L'INCONTOURNABLE CASTE DES FEMMES

Histoire des services de santé
au Québec et au Canada

Collection
SANTÉ ET SOCIÉTÉ

L'INCONTOURNABLE CASTE DES FEMMES

Histoire des services de santé au Québec et au Canada

Sous la direction de
Marie-Claude Thifault

Les Presses de l'Université d'Ottawa
2012

Les Presses de l'Université d'Ottawa (PUO) sont fières d'être la plus ancienne maison d'édition universitaire francophone au Canada et le seul éditeur universitaire bilingue en Amérique du Nord. Fidèles à leur mandat original, qui vise à « enrichir la vie intellectuelle et culturelle », les PUO s'efforcent de produire des livres de qualité pour le lecteur érudit. Les PUO publient des ouvrages en français et en anglais dans le domaine des arts et lettres et des sciences sociales.

Les PUO reconnaissent avec gratitude l'appui accordé à leur programme d'édition par le ministère du Patrimoine canadien, par l'intermédiaire du Fonds du livre du Canada, et par le Conseil des Arts du Canada. Elles tiennent également à reconnaître le soutien de la Fédération canadienne des sciences humaines à l'aide des Prix d'auteurs pour l'édition savante, ainsi que du Conseil de recherches en sciences humaines du Canada et de l'Université d'Ottawa.

La collection « Santé et société » est un espace de dialogue entre différentes disciplines (sociologie, psychologie, sciences politiques, biologie, nutrition, médecine, sciences infirmières, réadaptation, activité physique, etc.) qui se recoupent afin d'offrir un éclairage neuf sur les questions de santé, tant d'un point de vue individuel que populationnel. Elle contribue à la compréhension des enjeux qui préoccupent nos collectivités dans leur complexité, leur mouvance et leur diversité.

Révision linguistique : Sylvie Dugas
Correction d'épreuves : Sophie Marcotte
Mise en page : Atelier typo Jane
Maquette de la couverture : Claude Dubois

Photo de la couverture :
Balade en vélo pour se rendre au travail à Bramshott, en Angleterre. De gauche à droite : Margaret O. Porter, Marg Walt, "Freddie" Hendricks, et une collègue non identifiée, toutes des infirmières militaires du RAMC. Source : collection privée de Nancy Mohan, Un héritage de courage et d'amour, 1873-1973, Montréal : Thérien Frère Limitée, 1975, p. 62

Catalogage avant publication de Bibliothèque et Archives Canada

L'incontournable caste des femmes : histoire des services de santé au Québec et au Canada / sous la direction de Marie-Claude Thifault.

(Santé et société ; 1)
Comprend des réf. bibliogr. et un index.
Publ. aussi en formats électroniques.
ISBN 978-2-7603-0782-7

1. Femmes en médecine--Québec (Province)--Histoire. 2. Femmes en médecine--Canada--Histoire. 3. Personnel médical--Québec (Province)--Histoire. 4. Personnel médical--Canada--Histoire. 5. Santé, Services de--Québec (Province)--Histoire. 6. Santé, Services de--Canada--Histoire. I. Thifault, Marie-Claude, 1965- II. Collection: Santé et société (Ottawa, Ont.) ; 1

R692.I53 2012   610.69082   C2012-903054-6

Dépôt légal :
Bibliothèque et Archives Canada
Bibliothèque et Archives nationales du Québec
© Les Presses de l'Université d'Ottawa, 2012

TABLE DES MATIÈRES

Introduction   *Marie-Claude Thifault* 7

I.   Femmes de Dieu, femmes d'affaires, philanthropes

> **1.** Le soin des âmes : discours et programmes d'intervention des Sœurs du Bon-Pasteur d'Angers auprès des filles délinquantes et en danger à Montréal au XIXe siècle, 1869-1912   *Véronique Strimelle* ...   17

> **2.** Des femmes anglo-protestantes s'attaquent aux questions sanitaires. Les multiples facettes des soins de santé à Montréal au XIXe siècle et au début du XXe   *Janice Harvey* 35

> **3.** Mobilisées, organisées et aptes à s'occuper des autres : le travail sanitaire des femmes de la Croix-Rouge au Canada au XXe siècle   *Sarah Glassford* 59

> **4.** Les religieuses hospitalières du Québec au XXe siècle : une main-d'œuvre active à l'échelle internationale   *Aline Charles et François Guérard* 79

II.   Pionnières en soins infirmiers

> **5.** Aller au-delà de l'identité d'une infirmière de dispensaire de la Croix-Rouge : le parcours de Louise de Kiriline, 1927-1936   *Jayne Elliott* 105

> **6.** Des traces sur la neige : le passage des infirmières dans les régions isolées du Québec, 1932-1972   *Johanne Daigle* 127

> **7.** Au front et à l'avant-garde des progrès de la médecine : le rôle essentiel des infirmières militaires canadiennes, 1939-1945   *Cynthia Toman* 157

III. De gardes-malades à professionnelles de la santé

8. «À la fois infirmière et travailleuse sociale» : les infirmières militaires et le service social en santé dans l'entre-deux-guerres *Mélanie Morin-Pelletier* 185

9. L'intervention sociale en psychiatrie : le rôle des premières assistantes sociales à l'Hôpital Saint-Jean-de-Dieu de Montréal, 1920-1950 *Isabelle Perreault* 205

10. Du traitement moral à l'occupation thérapeutique : le rôle inusité de l'infirmière psychiatrique à l'Hôpital Saint-Jean-de-Dieu, 1912-1962 *Marie-Claude Thifault et Martin Desmeules* 229

11. Un autre modèle de femmes soignantes : infirmières et professions paramédicales au Québec, 1940-2010 *Julien Prud'homme*... 251

IV. Militantes féministes

12. La renaissance des sages-femmes dans la région de Kootenay, en Colombie-Britannique, 1970-1990 *Megan J. Davis* 271

13. Loin de chez moi : tourisme de l'avortement, espace carcéral et exil forcé au XXe siècle *Christabelle Sethna* 297

Bibliographie 319

Notices biographiques 349

Index 355

Introduction

Marie-Claude Thifault

Touchée par la colère de Micheline Dumont[1] concernant la place compensatoire que les femmes occupent dans l'histoire, mon intention est ici d'inscrire de façon significative le sujet «femmes» dans le large champ des soins de santé au Québec et au Canada. Cette démarche est indissociable de mon désir de répondre à la question de Mme Dumont, à savoir «le sujet "femmes" existe-t-il?» Cette impulsion m'est venue subitement en salle de classe, alors que j'étais debout devant 80 étudiantes et étudiants et que l'un d'entre eux a levé la main pour me demander : «Excusez-moi, madame, mais où sont les hommes?» Un constat se dégageait de cette question, soit la quasi-absence de la gent masculine (hormis les médecins) dans les soins de santé canadiens, et cela jusqu'à la fin de la Deuxième Guerre mondiale. Huit semaines s'étaient écoulées depuis le début du cours d'histoire des soins de santé avant que l'absence toute relative des hommes dans ce domaine au pays ne suscite cette question angoissée… Cette question permettait de découvrir et de mesurer, dans le cadre de ce cours, la présence incontournable des femmes dans l'offre de soins partout au pays. Sans qu'il ait été esquissé ainsi, ce cours axé sur l'histoire de la santé et du système de soins de santé permettait au sujet «femmes» d'exister, en accordant une attention particulière au rôle des professionnels (femmes et hommes) de la santé autres que les médecins.

Mes lectures préparatoires m'avaient déjà laissé entrevoir que les récentes recherches sur le rôle des femmes dans les soins de santé au cours du XIXe siècle et jusqu'à la première décennie du XXIe siècle mettaient en valeur leur contribution[2].

---

1. Micheline Dumont, «Mémoire et écriture : "elle" peut-elle devenir sujet?», dans Lucie Hotte et Linda Cardinal (dir.), *La parole mémorielle des femmes*, Montréal : Les éditions du remue-ménage, 2002, p. 17-32.
2. Denyse Baillargeon, *Naître, vivre, grandir. Sainte-Justine, 1907-2007*, Montréal : Boréal, 2007 ; Magda Fahrni, «"Elles sont partout…" Les femmes et la ville en temps d'épidémie, Montréal, 1918-1920», *RHAF*, vol. 58, n° 1, été 2004, p. 67-85 ; Jayne Elliott, Meryn Stuart et Cynthia Toman, *Place and Practice in Canadian Nursing History*, Vancouver :

Je n'ai pu m'empêcher de relever la grande variété des lieux de pratique où elles exerçaient et qui dépassait largement l'univers hospitalier. En ce sens, les études existantes sur les religieuses, les gardes-malades devenues infirmières, les sages-femmes, les assistantes sociales et autres paramédicales offrent une belle diversité de sujets permettant de lever le voile sur *L'incontournable caste des femmes*, de l'Atlantique au Pacifique. Toutefois, malgré les qualités intrinsèques de ces études, il n'en demeurait pas moins un défi d'offrir un cours en français sur l'histoire de la santé au Canada et de trouver des ouvrages traitant à la fois du Québec et du Canada. L'historiographie présente déjà plus d'ouvrages sur l'histoire de la médecine que sur l'histoire des soins de santé axée sur le rôle des professionnels de la santé au Canada. De plus, les ouvrages écrits par des Québécois s'intéressent principalement au Québec. Quant à la littérature anglophone, elle omet souvent la réalité québécoise, bien qu'elle propose des auteures et des thématiques plus nombreuses et plus diversifiées. Une exception mérite toutefois d'être mentionnée, soit la récente publication *Place & Practice in Canadian Nursing History*, qui témoigne du dynamisme du champ des soins de santé. Cet ouvrage est à mon avis le fruit d'une étroite et riche collaboration entre des collègues d'un océan à l'autre, amorcée par Meryn Stuart. Ses acolytes Jayne Elliott et Cynthia Toman sont bien sûr de la partie, mais également Kathryn McPherson, Geertje Boschma, Ruby Heap, Johanne Daigle et, récemment, Jacalyn Duffin[3].

UBC Press, 2008 ; Sarah Glassford, « The Greatest Mother in the World : Carework and the Discourse of Mothering in the Canadian Red Cross Society during the First World War », *Journal of the Association for Research on Mothering*, vol. 10, n° 1, 2008, p. 219-232 ; Esyllt Jones, *Influenza 1918 : Disease, Death and Struggle in Winnipeg*, Toronto : University of Toronto Press, 2007 ; Mélanie Morin-Pelletier, *Briser les ailes de l'ange. Les infirmières militaires canadiennes (1914-1918)*, Montréal : Athéna Éditions, 2006 ; Julien Prud'homme, *Professions à part entière. Histoire des ergothérapeutes, orthophonistes, physiothérapeutes, psychologues et travailleuses sociales au Québec*, Montréal : Les Presses de l'Université de Montréal, 2011.

3. Cynthia Toman et Meryn Stuart, « Emerging Scholarship in Nursing History », *Bulletin canadien d'histoire de la médecine*, vol. 21, n° 2, 2004, p. 223-228 ; Kathryn McPherson et Meryn Stuart, « Writing Nursing History in Canada. Issues and Approaches », *Canadian Bulletin of Medical History/Bulletin canadien d'histoire de la médecine*, vol. 11, 1994, p. 3-22 ; Meryn Stuart, Geertje Boschma et Barbara Brush, « The International Council of Nurses (ICN) », dans M. McIntyre et B. Thomlinson (dir.), *Realities of Canadian Nursing. Professional, Practice and Power Issues,* Philadelphie : Lippincott, 2003, p. 106-123 ; Meryn Stuart et Ruby Heap, « Research Note : Nurses and Physiotherapists. Issues in the Professionalization of Health Care Occupations during and after World War One », *Santé et société canadienne*, vol. 3, n°s 1 et 2, 1995, p. 179-193 ; Johanne Daigle, « The Call of the North. Settlement Nurses in the Remote Areas of Quebec, 1932-72 », dans Jayne Elliott, Meryn Stuart et Cynthia Toman, 2008 ; Jacalyn Duffin et Meryn Stuart, « Feminization of Canadian Medicine. Voices from the Second Wave », communication lors du Congrès annuel de la Société canadienne d'histoire de la médecine, Université Concordia, mai 2010.

C'est au fil des rencontres faites dans le cadre du cours sur les soins de santé au pays que l'idée d'un bouquin en français réunissant des collègues francophones et anglophones s'est précisée, alors que je relisais et découvrais des études qui confirmaient l'importance de l'expérience féminine dans le champ de la santé. Plus précisément, l'indispensable plaquette *Histoire de la santé au Québec*, de François Guérard, en tant que cadre chronologique de ce cours, m'a permis de constater que les nombreuses questions soulevées par l'auteur, confronté à un vide historiographique, avaient intéressé d'autres historiennes et historiens depuis 1996[4]. Ainsi, il était devenu possible d'explorer des thématiques demeurées marginales jusqu'à la fin du XXe siècle. Indubitablement, depuis les 10 dernières années, une relecture du catholicisme au Québec insuffle un nouvel intérêt pour l'œuvre des communautés religieuses. Pionnières dans les soins de santé au Québec et au Canada, leur aventure à titre de bâtisseuses dans l'offre de soins à l'échelle internationale, dans l'action interventionniste auprès des jeunes filles délinquantes, ou encore leur détermination à créer une école de gardes-malades et à offrir des soins spécialisés dans le traitement des maladies mentales et nerveuses enrichissent considérablement le volet de la contribution des communautés religieuses. Ces réalisations, qui permettent de dépasser largement le stéréotype de la dimension exclusivement caritative d'une aide basée sur un système paternaliste de régulation sociale, sont néanmoins intéressantes à analyser. À l'intervention des communautés religieuses dans le champ de l'action sanitaire s'ajoutent la participation philanthropique et bénévole des femmes anglophones de Montréal et celle de la Croix-Rouge partout au Canada.

L'impulsion des sciences médicales au tournant du XXe siècle et les nouvelles normes de soins hospitaliers, guidées par l'idéologie dite progressiste du *nursing* qui tend à prendre ses distances avec l'idéologie dite charitable, entraînent dans leur sillage une modernisation des soins. Le caractère vocationnel et sacré des soins est évacué par la mise en place de pratiques basées sur des soins professionnels et scientifiques dans l'exercice du métier d'infirmière et les conditions de travail mettent de l'avant le rôle pionnier de milliers de femmes œuvrant dans des contextes exceptionnels. Ici, les travaux de Yolande Cohen et de Kathryn McPherson côtoient de nombreuses recherches qui rendent compte de la diversité des pratiques de *nursing*[5]. Là où l'autonomie, la débrouillardise, l'indépendance, la force de caractère et la maîtrise des techniques de soin étaient indispensables, des femmes déterminées, audacieuses et courageuses ont prodigué des soins dans de nombreuses régions isolées du Canada, pendant que d'autres relevaient le défi de travailler à titre d'infirmières militaires canadiennes de l'autre côté de l'Atlantique. Un passé pertinent qui établit les assises de l'expertise féminine dans le domaine de la santé. Héroïnes de guerre,

---

4. François Guérard, *Histoire de la santé au Québec*, Montréal : Boréal Express, 1996.
5. Yolande Cohen, *Profession infirmière. Une histoire des soins dans les hôpitaux du Québec*, Montréal : Les Presses de l'Université de Montréal, 2000 ; Kathryn McPherson, *Bedside Matters. The Transformation of Canadian Nursing, 1900-1990*, Toronto : University of Toronto Press, 2003.

mais trop souvent encore invisibles dans le récit de l'offre de soins, les infirmières demeurent néanmoins les piliers des soins de santé au Québec et au Canada et des chefs de file dans de nombreuses professions dites paramédicales.

Depuis le travail colossal réalisé par Nadia Fahmy-Eid et ses collaboratrices dans *Femmes, santé et professions*[6], de récentes recherches se sont penchées sur d'autres professions paramédicales qui ont vu le jour dès la fin de la Première Guerre mondiale. Le modèle de l'infirmière militaire qui revient au pays pour prendre mari n'est pas périmé, mais franchement nuancé. Comme ces aventurières, plusieurs infirmières et infirmières hospitalières rejoignent les rangs des premières générations de diététistes, physiothérapeutes, ergothérapeutes et assistantes sociales. Voilà un secteur d'études en plein développement qui explore également la question du genre et les traditionnelles perspectives du *care* et du *cure*.

Un sujet comme la santé touche tout le monde, comme l'a déjà souligné Lise Payette en faisant un lien avec la mobilisation des femmes[7]. Il est vrai que dans les articles de presse écrite, les bulletins de nouvelles et les documentaires sur la santé en général ou, en particulier, sur les défauts du système de santé, la pénurie d'infirmières ou celle des médecins de famille et des spécialistes alimentent quotidiennement l'actualité. Un terreau fertile pour les historiennes et historiens qui tentent d'établir des lieux de passage entre les XIXe, XXe et XXIe siècles signalant l'évolution ou le recul de la société en matière de soins de santé. Cela permet également de constater, comme l'a dit avant moi Fahmy-Eid, à quel point il a été difficile pour les femmes d'améliorer leur position dans le temple d'Esculape. Cela dit, il est à propos de souligner que, malgré la contribution essentielle de la gent féminine aux soins de santé, c'est dans une position hiérarchique subalterne et souvent confinée à l'arrière-scène qu'elle a pourtant œuvré. L'image de la douce, gentille et souriante infirmière assujettie aux ordres du médecin, par exemple, a trop longtemps éclipsé celle de l'infirmière diplômée universitaire membre d'un ordre professionnel. C'est d'ailleurs l'une des raisons qui motivèrent certaines d'entre elles à cumuler les certificats et les diplômes : elles voulaient améliorer leur statut professionnel et occuper des fonctions plus autonomes dans le milieu de la santé. Néanmoins, même bardées de diplômes, les professionnelles de la santé – en majorité des femmes – ont encore aujourd'hui des conditions de travail instables, une rémunération peu élevée et une autonomie incontestablement relative[8]. Bien qu'indispensables tant dans la sphère

---

6. Nadia Fahmy-Eid *et al.*, *Femmes, santé et professions. Histoire des diététistes et des physio-thérapeutes au Québec et en Ontario, 1930-1980*, Montréal : Fides, 1997.
7. Lise Payette, « Santé effondrée », sur le site Internet du journal *Le Devoir*, disponible à l'adresse www.ledevoir.com/societe/sante/291497/sante-effondree. (Consulté le 25 juin 2010.)
8. Nadia Fahmy-Eid, 1997, p. 37 ; Patrick Martin et Phi Phuong Pham, « Libre opinion – Appel à la solidarité infirmière», *Le Devoir*, 9 août 2010 à l'adresse www.ledevoir. com/societe/sante/293986/libre-opinion-appel-a-la-solidarite-infirmiere. (Consulté le 9 août 2010.)

des soins que dans celle du diagnostic et de la guérison, elles auront longtemps été confrontées à une dynamique de rapports sociaux de sexe au sein de laquelle les médecins, les administrateurs et les représentants de l'État garderont l'autorité légale de décider de leur rôle et de leur position au sein de l'équipe multidisciplinaire. D'aucuns nieront que le secteur sanitaire a été marqué d'un savoir et d'un pouvoir hiérarchisés rarement favorables à la gent féminine. C'est cette réalité que j'ai voulu rappeler en me référant, dans le titre de ce collectif, à la « caste » des femmes. Non pas tant les castes basées sur les caractéristiques classiques étudiées par le sociologue Célestin Bouglé, mais plutôt comme étant une institution « vivante et particulièrement bien ancrée dans la vie moderne » : loin du fantasme de l'immuable[9]. Selon **Christophe Jaffrelot**, le système des castes en Inde se démocratise. S'il est maintenant reconnu malgré tout comme une structure « où il est très difficile de s'élever, sa logique même veut que chacun refuse de se résigner à son sort et essaie d'améliorer son statut[10] ». L'analogie avec le mot « caste » prend ici tout son sens puisqu'elle permet de ne point omettre l'empreinte de la structure hiérarchisée qui caractérise fortement le contexte du développement des soins de santé au Québec et au Canada. Elle met également en relief la détermination des femmes à revendiquer l'amélioration de leur position et de leur statut professionnel, comme le dévoilent les études des 15 auteur-e-s de ce collectif.

L'incontournable caste des femmes est divisé en quatre parties. Tout d'abord, la section *Femmes de Dieu, femmes d'affaires, philanthropes* contient quatre chapitres. Le premier lève le voile sur la portée de l'œuvre des Sœurs du Bon-Pasteur auprès des jeunes filles délinquantes et en danger. **Véronique Strimelle** s'interroge sur la gestion des écoles d'industrie et de réforme pour filles à Montréal prise en charge par la communauté du Bon-Pasteur d'Angers. Comment les religieuses envisageaientelles leur rôle auprès des filles déviantes ? Se considéraient-elles comme des éducatrices, des soignantes ou des surveillantes ? Le souci de contrôler des populations « difficiles » a-t-il pris le pas sur les autres formes d'intervention ? Ce texte constitue une intéressante analyse du discours sur la place accordée aux filles et aux femmes dans les politiques d'intervention pénale mises en œuvre au Québec à la fin du XIXe siècle. Il nous renseigne également sur le soin des âmes tel que pratiqué par les Sœurs du Bon-Pasteur. Le second chapitre explore des organisations peu connues fondées sur le travail philanthropique et bénévole de la gent féminine. **Janice Harvey** se penche sur l'action philanthropique des protestantes anglophones de Montréal qui soutiennent l'effort sanitaire pour combattre la maladie chez les plus démunis de la société. Il s'agit d'une rare incursion dans l'univers protestant montréalais et

9. Robert Deliège, *Le système des castes*, Paris : PUF, 1993 et « Les castes dans l'Inde d'aujourd'hui : évolution et adaptation », *Le monde de Clio*, disponible à l'adresse www.clio.fr/BIBLIOTHEQUE/les_castes_dans_l_inde_d_aujourd_hui_evolution_et_adaptation.asp. (Consulté le 4 juin 2011.)
10. Christophe Jaffrelot, *La démocratie en Inde. Religion, caste et politique*, Paris : Fayard, 1998, p. 234, cité dans Alain Policar, « Égalité et hiérarchie. Célestin Bouglé et Louis Dumont face au système des castes », *Esprit*, n° 1, janvier 2001, p. 40.

dans son réseau d'institutions, qui comprend des œuvres de bienfaisance pour enfants, des dispensaires diététiques et des maisons pour convalescents. Après les interventions du Montreal Local Council of Women au tournant du XXe siècle, le troisième chapitre porte sur celles amorcées par une autre association, soit les dames de l'élite montréalaise rassemblées sous la bannière de la Croix-Rouge. La Société canadienne de la Croix-Rouge regroupe, au cours du XXe siècle, une cinquantaine de filiales allant de Charlottetown, sur l'Île-du-Prince-Édouard, jusqu'à Victoria, en Colombie-Britannique. Les organisations bénévoles des comités féminins de la Croix-Rouge demeurent l'une des clés de voûte de l'éventail des initiatives sanitaires en temps de guerre comme en temps de paix tout au long du XXe siècle, comme nous l'apprend **Sarah Glassford**. Cette première partie prend fin avec le chapitre d'**Aline Charles** et de **François Guérard** sur les sœurs hospitalières et l'imposant réseau d'hôpitaux qu'elles développent au XXe siècle. Ce texte nous emmène bien au-delà des frontières du Québec, soit de l'Amérique du Nord au Tiers-Monde en passant par l'Europe. Portant sur un sujet très peu traité, ce texte met en lumière l'œuvre des sœurs hospitalières et insiste sur les modalités de leur travail, qui leur permirent de transgresser jusqu'à un certain point la division sexuelle du travail, telle que définie jusque dans les années 1960.

La deuxième partie du collectif, qui met l'accent sur le rôle des infirmières ayant prodigué des soins loin des centres hospitaliers, porte sur le travail des *Pionnières en soins infirmiers*. À titre d'illustration, on y décrit le parcours marginal de Louise de Kiriline, dépêchée en région éloignée, dans un dispensaire de la Croix-Rouge du nord de l'Ontario ; les parcours des infirmières de colonie, comme l'a été Gabrielle Blais ; et finalement ceux de Margaret M. Allemang, d'Irène Lavallée et de Constance Betty Nicolson Brown, qui ont servi dans les Forces armées canadiennes lors de la Seconde Guerre mondiale. Chacun des trois chapitres de cette section présente les conditions de travail des infirmières ayant évolué dans des contextes géographiques particuliers qui les ont obligées à faire preuve d'initiative et à prendre des risques. Le rôle médical amplifié des infirmières est analysé dans les fascinants textes des historiennes **Jayne Elliott**, **Johanne Daigle** et **Cynthia Toman**, qui suggèrent une certaine élasticité dans l'interprétation du rôle professionnel de ces infirmières.

La section *De gardes-malades à professionnelles de la santé* regroupe des textes qui jaugent, sur plus d'un siècle, l'arrivée des « professionnelles de la santé » dans l'offre de soins. **Mélanie Morin-Pelletier** restitue les infirmières qui sont de retour au pays après la Première Guerre mondiale dans un cadre de travail bien différent, où de nouveaux défis les attendent. Elle examine la participation des infirmières militaires vétéranes torontoises et montréalaises à l'expansion d'une nouvelle spécialisation : le service social en santé. Quant à **Isabelle Perreault**, elle explore, entre les murs de l'Hôpital Saint-Jean-de-Dieu, la création d'un département de service social et le rôle des deux premières assistantes sociales engagées dans cette institution, où elles œuvraient déjà à titre de gardes-malades. Ce chapitre rend compte des premiers pas du service social psychiatrique dans le Montréal franco-catholique de l'entre-deux-guerres. **Marie-Claude Thifault** et **Martin Desmeules** enquêtent de leur côté sur le rôle inusité des infirmières psychiatriques à Saint-Jean-de-Dieu. L'exemple de l'occupation thérapeutique leur permet d'anticiper la naissance de l'équipe thérapeutique et l'arrivée de nouveaux professionnels de la santé, dont les ergothérapeutes. Le mot de la fin de cette troisième partie revient à **Julien Prud'homme**, qui propose une analyse des rapports entre la profession d'infirmière et le genre féminin en comparant l'histoire des infirmières à celle des autres groupes féminins de la santé, comme les professions paramédicales et techniques qui émergent après 1940.

Dans la quatrième et dernière partie de l'ouvrage, *Militantes féministes*, **Megan J. Davis** nous fait découvrir, dans un texte sur la contre-culture, la région de Kootenay en Colombie-Britannique et la renaissance d'un groupuscule de sages-femmes qui pratiquent leur métier dans l'illégalité au cours des années 1970. Pourtant devenue une pratique légale, la profession de sage-femme demeure associée à une connotation «*flower power*» et «baba cool[11]» plutôt péjorative. Le cadre de cette pratique oscillant entre légalité et illégalité mobilise également toutes celles qui sont en quête, dans des circonstances moins heureuses, d'un avortement. Un itinéraire que se propose d'explorer **Christabelle Sethna** pour nous faire découvrir le tourisme de l'avortement. Pendant des décennies, l'exil forcé de jeunes femmes pour subir un avortement a été le sort des Canadiennes voulant interrompre une grossesse non désirée. Une situation qui pourrait se répéter en ce début de XXIe siècle, alors que le droit à l'avortement est à nouveau discuté sur la place publique. Encore une fois, après avoir cru que les acquis des femmes ne devaient pas être remis en question, voici que ces gains sont menacés. Les militantes féministes se remobilisent!

Le livre *L'incontournable caste des femmes* a été publié grâce à une subvention de la Fédération canadienne des sciences humaines, de concert avec le Programme d'aide à l'édition savante, dont les fonds proviennent du Conseil de recherches en sciences humaines du Canada. Il collige des recherches récentes dans le champ historique de la santé réalisées par des historiennes et des historiens francophones et anglophones. Ce beau défi de collaboration a été rendu possible grâce au soutien financier du Consortium national de la formation en santé (CNFS) d'Ottawa et à l'excellent travail de traduction réalisé par Emmanuelle Dubois. Les négociations autour des traductions ont nourri bien des discussions concernant, entre autres, certaines règles méthodologiques. Il a finalement été décidé, en accord avec la maison d'édition, que les mêmes règles seraient suivies par les auteures et auteurs franco-phones. C'est-à-dire que toutes les citations en anglais seraient traduites vers le français. Cette décision repose sur le désir d'offrir ce collectif historique à un lectorat francophone. Le minutieux travail de traduction rend justice aux versions originales de tous les textes de nos collègues anglophones : Janice Harvey, Sarah Glassford, Jayne Elliott, Cynthia Toman, Megan J. Davis et Christabelle Sethna. Ce travail, que

11. Ariane Lacoursière, «Sages-femmes : une image "grano" colle à la pratique», *La Presse*, 1er mai 2008.

nous estimons réussi, nous permet de confirmer que les propos tirés d'entrevues, de lettres ou d'autres sources primaires ont été traités avec respect et que le sens des expressions anglophones utilisées par les auteures n'a été aucunement dénaturé lors de la traduction.

L'incontournable caste des femmes. Histoire des services de santé au Québec et au Canada est une invitation à découvrir sur plus d'un siècle la place prédominante de plusieurs générations de femmes qui ont participé activement au développement du système de soins de santé, d'un bout à l'autre du Canada. Sages-femmes, religieuses, sœurs hospitalières, bénévoles, infirmières de la Croix-Rouge, de colonie, militaires, psychiatriques, assistantes sociales et professionnelles de la santé sont, d'un couvert à l'autre de ce bouquin, *sujet* de l'histoire dans le large champ des soins de santé au Québec et au Canada. Plus qu'un sujet, il est ici question d'une extraordinaire *caste*.

PREMIÈRE PARTIE

Femmes de Dieu, femmes d'affaires, philanthropes

I

Le soin des âmes : discours et programmes d'intervention des Sœurs du Bon-Pasteur d'Angers auprès des filles délinquantes et en danger à Montréal au XIXe siècle, 1869-1912

Véronique Strimelle

En 1869, l'*Acte concernant les écoles d'industrie* et l'*Acte concernant les écoles de réforme* jettent les bases du premier réseau institutionnel de prise en charge des mineurs jugés délinquants, abandonnés ou maltraités au Québec. La mise en place de ce réseau participe à un vaste mouvement d'institutionnalisation qui traverse alors le XIXᵉ siècle et touchera de nombreux pays occidentaux. Ce mouvement contribuera à la création d'établissements d'enfermement de plus en plus spécialisés, censés prendre en charge les différentes formes de « manque » constatées dans les sociétés de l'époque : manque de ressources matérielles, mais aussi manque d'aptitudes à fonctionner dans la société pour des raisons de santé (asiles, hôpitaux) ou pour des raisons de conduite (déviance[1], délinquance).

C'est à cette dernière catégorie que nous nous intéresserons dans le présent texte, en abordant l'étude des institutions montréalaises du Bon-Pasteur destinées aux jeunes filles délinquantes ou en danger.

Ce chapitre s'articulera comme suit : dans la première partie, nous préciserons les concepts et le cadre théorique dans lequel s'inscrit cette analyse. Par la suite,

---

1. Ce terme désigne une transgression des normes en vigueur dans une société donnée. Le concept de déviance recouvre un sens plus large que celui de délinquance ou de criminalité, car la sanction qui accompagne la reconnaissance de la déviance n'implique pas uniquement des sanctions pénales ou légales. De même, la déviance peut recouvrir toute une gamme de comportements qui seront plus ou moins jugés criminels. Ce point a son importance en ce qui concerne la déviance des filles qui se fonde sur une définition et des valeurs totalement différentes de celles portant sur les garçons. Raymond Boudon *et al.*, *Dictionnaire de sociologie*, Paris : Larousse-Bordas, 1999, p. 61.

après avoir situé la communauté du Bon-Pasteur et décrit les étapes de son histoire à Montréal, nous mettrons en évidence les valeurs et les méthodes d'intervention prônées par les religieuses auprès des mineures pour ensuite essayer de préciser en quoi consistait leur perception des soins à apporter aux personnes admises dans leurs institutions. En conclusion, nous nous attarderons aux résultats concrets de ce programme pour nous interroger finalement sur la portée de l'œuvre du Bon-Pasteur auprès des filles délinquantes et en danger à Montréal.

CADRE CONCEPTUEL : INSTITUTIONS ET ACTEURS SOUS TENSION

L'analyse du rôle de la communauté du Bon-Pasteur dans le paysage institutionnel du Québec de la seconde moitié du XIXe siècle soulève un questionnement plus vaste sur la place des acteurs et des gestionnaires dans l'établissement et le développement des institutions de prise en charge des populations déviantes. Sur ce point, il nous faut préciser ici la position théorique orientant notre analyse dans le présent texte.

Au sens large, une institution consiste en un ensemble complexe de valeurs, de normes et d'usages partagés par un certain nombre d'individus[2]. Une institution est une sorte de convention légitimée socialement, un ciment qui permet de faire tenir ensemble différents groupes sociaux. Celle-ci peut être formalisée dans des normes écrites, des pratiques ou rester volatile et néanmoins prégnante[3]. Instrument de cohésion, l'institution s'auto-entretient en créant des catégories de discours déterminant la manière dont les personnes vont penser, réagir, définir leurs expériences.

Si, pour reprendre Durkheim, les catégories de toute pensée sont des faits sociaux, l'esprit humain reste alors pris dans l'engrenage d'une vaste machinerie sociale dont il est incapable de se dégager. Le rôle des individus et des acteurs pris dans cette immense toile d'araignée ne peut qu'être limité, car toute forme de réaction de leur part ne peut s'inscrire que dans les catégories déterminées par les institutions. Comment, par exemple, penser sa situation dans la société sans utiliser les classifications établies par les institutions sociales elles-mêmes[4]? Quelle place accorder alors aux personnes qui subissent cette situation? Sont-elles écrasées? Dominées? Peuvent-elles réagir et même infléchir les décisions qui leur sont imposées? Dans une telle perspective, le danger est grand de considérer les institutions comme des instruments tout-puissants laissant peu de latitude aux personnes prises dans leurs rets[5]. Les études menées par les criminologues et les sociologues critiques au cours des années 1960-1970 ont adhéré à la conception de la toute-puissance des agences de contrôle et l'ont

---

2. Raymond Boudon *et al.*, 1999, p. 126 ; Mary Douglas, *Comment pensent les institutions. Suivi de « Il n'y a pas de don gratuit » et « La connaissance de soi »*, 2e éd., Paris : Éditions La Découverte et Syros (1986), 1999, p. 80-81.
3. Mary Douglas (1986), 1999, p. 81.
4. Mary Douglas (1986), 1999, p. 143.
5. Jean-Marie Fecteau, *La liberté du pauvre. Crime et pauvreté au XIXe siècle québécois*, Montréal : VLB Éditeur, 2004, p. 26.

notamment appliquée à l'étude des politiques pénales visant les personnes mineures et aux institutions d'enfermement qui leur étaient destinées.

D'après cette perspective théorique, la maladie mentale et la déviance ne devaient plus être considérées comme des problèmes sociaux en soi, mais plutôt comme des « constructions intellectuelles exprimant un rapport de pouvoir, et justifiant la création d'un espace (asilaire) permettant à ce pouvoir de se déployer librement[6] ». Ainsi, pour Anthony Platt[7], les premières institutions d'enfermement, particulièrement celles qui furent mises en place pour les mineurs, étaient des mécanismes de contrôle mis au point par les classes dominantes pour mieux gérer l'ensemble de la société, en discipliner les marges et favoriser la reproduction des inégalités sociales. L'institution (la prison, l'asile) était le lieu où pouvait s'exercer toute une gamme de techniques disciplinaires visant à rationaliser l'exercice du pouvoir et à favoriser la conformité aux normes et aux valeurs dominantes chez les personnes institutionnalisées[8]. Le fait d'accepter ce postulat pourrait conduire alors à présenter les humains comme des êtres passifs, ne disposant d'aucune initiative ni de créativité pour influencer le jeu social cristallisé au sein des structures et des hiérarchies.

L'approche critique a permis de mettre en lumière le caractère construit de la notion de délinquance ainsi que la prégnance et la complexité des formes institutionnelles de domination[9]. Cependant, une telle approche a aussi ses limites. Celle, par exemple, de considérer que les stratégies mises au point par ces appareils de contrôle fonctionnaient de manière uniforme, alors que d'autres études ont fait ressortir que les stratégies mises en place par l'État et les autres agences formelles ou informelles de contrôle n'apparaissaient pas toujours très cohérentes, ces instances étant traversées par des conflits et des contradictions internes complexes à démêler. Les travaux menés en anthropologie du droit, en sociologie, en histoire[10] ont aussi mis en évidence le caractère changeant des institutions au sens large. En effet, si les institutions peuvent connaître une certaine stabilité en matière de forme et de durée, elles ne sont pas des constructions figées : elles se transforment, se reconstruisent sous l'impulsion d'interactions entre diverses parties. Il existerait donc un jeu permanent d'interactions entre individus, groupes sociaux et institutions dont l'échange

6. *Ibid.*, p. 25.
7. Anthony Platt, *The Child Savers. The Invention of Deliquency*, 2ᵉ éd., Chicago : University of Chicago Press, 1977.
8. Michel Foucault, *Surveiller et punir. Naissance de la prison*, Paris : Gallimard, 1975 ; Jean-Marie Fecteau, 2004.
9. Philippe Mary, « La critique de la critique. Un fondement problématique de l'innovation pénale », *Champ pénal/Penal field, nouvelle revue internationale de criminologie*, Séminaire Innovations pénales, contribution de clôture (30 septembre 2007). Disponible à l'adresse : http://champpenal.revues.org/2691.
10. Norbert Rouland, *L'anthropologie juridique*, Paris : Presses universitaires de France, 1995 ; Jean Kellerhals, Marianne Modak et David Perrenoud, *Le sentiment de justice dans les relations sociales*, Paris : Presses universitaires de France, 1997 ; Jean-Marie Fecteau, 2004.

produirait une forme donnée de conventions appelées à se transformer suivant les actions et les réactions des groupes et des personnes en présence.

Plutôt que de se concentrer uniquement sur le fonctionnement des mécanismes de contrôle, l'approche dite des régulations sociales entend ainsi considérer les institutions comme le produit de processus et d'interactions toujours en mouvement. Cette prise de position fait alors ressortir le caractère complexe et impermanent de tout mécanisme de régulation et met en évidence le rôle et les capacités de réaction des personnes subissant ces mécanismes, ou les régissant au quotidien[11].

La présente analyse s'inscrit dans le cadre de cette préoccupation et vise à cerner le rôle joué par certains acteurs sociaux, notamment les Sœurs du Bon-Pasteur, au moment où s'élaborent et se construisent de nouvelles politiques à l'égard des mineurs jugés délinquants ou abandonnés dans le Québec du XIXe siècle. L'hypothèse avancée ici est que cette communauté était certes contrainte par un ensemble de règles ou de conditionnements, mais qu'elle disposait aussi d'une certaine capacité d'interprétation et d'adaptation pouvant dans certains cas modifier et transformer les modèles qu'elle était censée imposer.

Cette recherche couvre la période allant de 1869 à 1912, année où les institutions pour mineurs délinquants et en danger connaissent de profonds bouleversements à la suite de l'établissement, à Montréal, du premier tribunal pour mineurs et où la question de l'enfance délinquante prend une nouvelle direction.

Notre analyse se fonde sur l'étude critique de plusieurs types de documents d'époque : les lois et les débats parlementaires, qui ont permis de cerner les cadres légaux des institutions et leurs transformations au fil du temps ; les rapports annuels des inspecteurs de prisons et d'asiles[12], qui dressent un portrait plus ou moins détaillé de la situation des institutions visitées. Nous avons aussi consulté plusieurs documents et archives relatifs à la communauté du Bon-Pasteur, dont les écrits de la fondatrice du Bon-Pasteur d'Angers sur la tenue des classes. Ces documents nous ont permis de cerner l'esprit dans lequel on voulait éduquer les filles. Ils nous ont aussi apporté de précieux renseignements sur la discipline en vigueur dans les écoles d'industrie et de réforme.

LES PREMIÈRES INSTITUTIONS POUR MINEURS ET LA COMMUNAUTÉ DU BON-PASTEUR D'ANGERS

Au Canada, avant 1840, peu de gens se préoccupaient du sort des enfants malheureux ou considérés comme délinquants. C'est au cours des années 1840 et 1850 que s'opérera graduellement une reconnaissance de l'enfance délinquante et

---

11. Jean-Marie Fecteau, 2004, p. 23.
12. Ces rapports ont été publiés officiellement depuis 1859 pour le Canada-Uni, puis pour la province de Québec à partir de 1867.

en danger considérée comme un *problème social* nécessitant des mesures spécifiques[13]. Et c'est dans le cadre des institutions d'enfermement que vont se penser et s'élaborer les premières ébauches d'une politique spécifique de l'enfance.

Au Québec, appelé alors Bas-Canada, une première législation oblige les établissements pénitentiaires à séparer les enfants des adultes et entraîne la création, en 1857, de la première prison de réforme à l'Île-aux-Noix[14]. Cette loi ne concernait alors que les jeunes condamnés pour crimes graves et ne tenait pas compte des petits délinquants[15]. Le fait que les prisons de réforme étaient des institutions publiques, financées par l'État, expliquait cette attention aux cas jugés plus graves. En effet, par mesure d'économie, l'État colonial ne voulait pas se charger de tous les enfants pauvres et négligés. Ils étaient donc laissés aux soins d'associations caritatives privées. Mais ces associations ne s'occupaient que des enfants pauvres «honnêtes». Les jeunes délinquants et les petits vagabonds n'étaient guère touchés par ces modes d'intervention. La reconnaissance progressive de cette nouvelle frange de la population durant les années 1860 aboutira à l'émergence de nouvelles politiques à l'égard de l'enfance délinquante et abandonnée[16].

En 1867, année de la Confédération canadienne, la gestion des institutions d'enfermement autres que les pénitenciers passe sous juridiction provinciale. Cette modification attribuait aux provinces le pouvoir d'organiser leurs propres politiques sociales, ce qui permit à l'Église catholique d'étendre son pouvoir dans ce nouveau champ d'intervention[17]. En 1869, sous l'impulsion de la municipalité de Montréal, de membres des milieux catholiques – dont monseigneur Bourget, évêque ultramontain – et des inspecteurs de prisons, le Québec se dote d'un système organisé de protection de l'enfance dirigé et géré par un personnel religieux. Pour ces promoteurs, le personnel religieux est considéré, de par son état et sa vocation, comme le plus à même de moraliser les jeunes[18].

En avril de cette année-là, deux lois provinciales furent sanctionnées : l'*Acte concernant les écoles d'industrie* et l'*Acte concernant les écoles de réforme*[19]. Ces

13. Jean-Marie Fecteau, 2004, p. 184.
14. Véronique Strimelle, «La gestion de la déviance des filles et les institutions du Bon-Pasteur à Montréal», thèse de doctorat, Université de Montréal, 1998, p. 116.
15. Jean-Marie Fecteau, Jean Trépanier, Sylvie Ménard et Véronique Strimelle, «Une politique de l'enfance délinquante et en danger : la mise en place des écoles de réforme et d'industrie au Québec (1840-1873)», *Crime, histoire et sociétés*, vol. 2, n° 1, 1998, p. 75-110; Sylvie Ménard, *Des enfants sous surveillance. La rééducation des jeunes délinquants au Québec (1840-1950)*, Montréal : VLB, 2003; Jean-Marie Fecteau, 2004.
16. Véronique Strimelle, 1998; Jean-Marie Fecteau, 2004.
17. Véronique Strimelle, 1998, p. 89.
18. Jean-Marie Fecteau *et al.*, 1998, p. 92; Véronique Strimelle, 1998, p. 83; Jean-Marie Fecteau, 2004, p. 187.
19. Statuts du Québec (SQ), 32 Victoria, 1869, chap. 17 et 18.

lois-cadres permettront l'édification, au Québec, d'un ensemble d'institutions destinées au traitement d'enfants délinquants, abandonnés, négligés ou maltraités.

En vertu de ces deux lois, l'État avait le pouvoir d'accorder le statut d'école de réforme ou d'école d'industrie « certifiée » à des institutions privées qui en faisaient la demande et répondaient aux exigences requises[20]. La population détenue devait aussi être répartie suivant la confession religieuse, chaque groupe religieux organisant lui-même ses propres établissements[21].

À Montréal, les Frères de la Charité de Saint-Vincent-de-Paul ouvrent en 1873 une première école de réforme pour garçons catholiques : l'Institut Saint-Antoine[22]. En ce qui concerne les filles, les religieuses du Bon-Pasteur font leur demande d'accréditation en 1869. Dès 1870, elles sont en mesure d'ouvrir une école de réforme et une école d'industrie pour les jeunes filles catholiques dans leur vaste monastère de la rue Sherbrooke[23]. Communauté française fondée par saint Jean Eudes au XVIIe siècle, les religieuses du Bon-Pasteur étaient spécialisées dans la prise en charge des femmes et des filles « perdues » : prisonnières, jeunes filles « rebelles », prostituées. C'est à ce titre que l'évêque de Montréal, monseigneur Bourget, demande à la supérieure d'Angers de lui envoyer des religieuses qui pourraient organiser un réseau montréalais de prise en charge calqué sur le modèle français[24]. Arrivées à Montréal en 1844, les religieuses du Bon-Pasteur s'occupent d'abord des « pénitentes » qui demandent asile à la communauté, ainsi que des femmes et des jeunes filles qui leur sont envoyées par le tribunal. Elles prennent aussi en charge des « préservées », petites filles de moins de 12 ans abandonnées, orphelines ou maltraitées, ainsi que des jeunes filles destinées à la prison, mais envoyées au Bon-Pasteur pour éviter le contact avec les adultes. Il existait donc déjà au Bon-Pasteur une structure d'accueil pour les filles réputées en danger ou délinquantes. Cette situation semble avoir joué en faveur du choix des religieuses de s'occuper des premières écoles de réforme et d'industrie certifiées par le gouvernement[25].

D'après le contrat liant la communauté au gouvernement provincial, ce dernier allouait la somme de 5,50 $ par mois pour chaque enfant envoyé à l'école de réforme. Pour chaque fille envoyée à l'école d'industrie, le gouvernement accordait 5 $ par mois[26]. Les religieuses pouvaient recevoir dans chaque école 45 filles dont la

20. Jean-Marie Fecteau *et al.*, 1998.
21. Véronique Strimelle, « La gestion de la déviance des filles à Montréal au XIXe siècle. Les institutions du Bon-Pasteur d'Angers (1869-1912) », *Le temps de l'histoire,* no 5, 2003, p. 69.
22. Sylvie Ménard, 2003.
23. Édouard Gouin, *Le Bon-Pasteur et ses œuvres à Montréal*, Montréal : Institution des sourds-muets, 1916, p. 23 ; Strimelle, 2003, p. 64.
24. Véronique Strimelle, 2003, p. 63.
25. Archives de la Chancellerie de l'archevêché de Montréal (ACAM), Fonds des Sœurs du Bon-Pasteur, 525-107, 869-4.
26. Rapport des inspecteurs de prisons (RIP) pour 1879, vol. 14, no 1, Documents de la session (DS), no 8, p. 37.

pension était subventionnée par le gouvernement. L'intervention du gouvernement permettait d'assurer un revenu minimum aux religieuses, mais elle limitait aussi leurs initiatives d'expansion.

Les écoles d'industrie étaient destinées aux filles âgées de moins de 14 ans correspondant aux catégories suivantes : les filles prises en état de vagabondage ou n'ayant aucun moyen de subsistance, les orphelines, celles dont les parents ne pouvaient s'occuper, dont le père était emprisonné, celles qui fréquentaient les voleurs de profession, ou encore dont les parents n'arrivaient pas à garder la maîtrise et demandaient le placement. Les filles soutenues par une institution de charité et jugées réfractaires pouvaient aussi être envoyées en école d'industrie[27]. Les filles pouvaient au départ rester enfermées en école d'industrie jusqu'à l'âge de 16 ans. La loi destinait aux écoles de réforme les jeunes délinquantes déclarées coupables d'infractions passibles de prison et condamnées à être placées dans ces écoles pour une période de deux à cinq ans[28].

D'après les registres d'entrée tenus par les religieuses[29], la catégorie d'âge la plus représentée à l'école de réforme durant la période 1869-1912 était celle des filles de 13 à 16 ans (68 % du total), tandis que les filles de 7 à 12 ans étaient majoritaires (67 % du total) à l'école d'industrie. Le manque de ressources des parents ou des tuteurs constituait la principale raison pour laquelle les filles étaient placées à l'école d'industrie. Les filles internées en institution provenaient pour l'essentiel des groupes les plus pauvres de la société montréalaise. Vu le nombre élevé de demandes, les religieuses recueillaient aussi un certain nombre de filles « par charité », dont la pension n'était pas assurée par le gouvernement[30].

Il existe beaucoup moins de renseignements sur les motifs justifiant le placement des filles en école de réforme. D'après les renseignements très concis laissés dans les registres d'entrée pour la période 1915-1916, certaines filles étaient envoyées à l'école de réforme pour motif de vagabondage, ce qui pouvait en fait comprendre une multitude de comportements jugés répréhensibles à l'époque. En effet, sous ce terme, on pouvait désigner la simple flânerie, l'abandon du domicile familial ou la prostitution. Dans certains cas, le terme était apparemment employé pour justifier

---

27. Statuts du Québec (SQ), 32 Victoria, 1869, chap. 17, art. 12.
28. *Ibid.,* art. 15.
29. ASBP, Dossier 705 000. En regroupant toutes les données recueillies dans ces registres, nous comptons 2194 personnes entrées en école de réforme et d'industrie pour la période allant de 1870 à 1916. Les registres d'entrée conservés aux archives du Bon-Pasteur indiquent l'identité de la fille, sa date d'entrée, de sortie, son âge, ainsi que le nom et le travail de ses parents. Certaines rares observations indiquent occasionnellement le sort des filles *extra-muros.*
30. L'internement par charité était une pratique de longue date dans d'autres congrégations religieuses. Christelle Burban, *Les origines institutionnelles de la protection de l'enfance au Québec. L'École d'industrie de Notre-Dame de Montfort (1883-1913),* mémoire de maîtrise, Université Rennes 2, 1997. Nous ignorons le nombre de filles placées de cette façon, car elles n'étaient pas répertoriées dans les registres que nous avons consultés.

l'enfermement d'adolescentes ayant eu des rapports sexuels hors mariage ou de filles ayant refusé de travailler pour leurs parents[31]. En ce qui concerne les motifs de désobéissance ou de rébellion, d'incorrigibilité ou encore de refus de service, les filles étaient souvent amenées en cour par leurs parents[32].

L'étude des motifs d'internement nous renseigne sur la place importante tenue par les familles dans le processus de placement, surtout en école d'industrie. Le recours de plus en plus fréquent des parents au placement en école d'industrie à partir de la fin du XIXᵉ siècle semble aussi lié au fait que ces institutions furent alors considérées par bon nombre de parents dans le besoin comme une solution temporaire pour régler leurs problèmes matériels et familiaux. Cela contredit quelque peu la thèse selon laquelle un État tentaculaire aurait utilisé les institutions pour mieux faire la police des familles.

Au cours des 10 premières années de leur existence, les institutions montréalaises du Bon-Pasteur font l'objet de multiples remaniements censés séparer de façon plus stricte les enfants de l'école de réforme et ceux de l'école d'industrie. Ces transferts se justifient par le manque de place et le nombre de plus en plus élevé de filles placées en école d'industrie.

En plus de ces raisons pratiques, l'application de la loi de 1869 révèle très vite les lacunes de la distinction légale faite entre filles destinées à la réforme et à l'industrie, ce qui entraîne des modifications dans la classification concrète de ces populations au cours des années 1880. À cette époque, les inspecteurs des prisons constatent en effet que les religieuses maintenaient en école de réforme des filles destinées à l'école d'industrie parce qu'elles pouvaient avoir une « mauvaise » influence sur leurs compagnes[33], alors qu'elles envoyaient beaucoup de filles coupables de délits mineurs à l'école d'industrie pour éviter les contacts dangereux avec des délinquantes plus endurcies.

Cette école (l'école de réforme) ne reçoit jamais le nombre d'enfants qu'elle a le droit d'avoir parce que la plus grande partie des filles condamnées aux écoles sont presque

---

31. Carolyn Strange, *Toronto's Girl Problem : The Perils and Pleasures of the City, 1880-1930*, Toronto : University of Toronto Press, 1995, p. 254.
32. Barbara Brenzel, *Daughters of the State. A Social Portrait of the First Reform School for Girls in North America 1856-1905*, Cambridge, Mass. : MIT Press, 1983 ; Mary Odem et Steven Schlossman, « Guardians of Virtue. The Juvenile Court and Female Delinquency in Early XXᵗʰ-Century Los Angeles », *Crime and Delinquency*, vol. 37, nº 2, 1991, p. 186-203 ; Tamara Myers et Joan Sangster, « Retorts, Runaways and Riots. Patterns of Resistance in Canadian Reform Schools for Girls, 1930-1960 », *Journal of Social History*, vol. 34, nº 3, 2001, p. 669-697. Ces auteurs soulignent que dans les institutions qui ont fait l'objet de leurs recherches, la majorité des adolescentes placées étaient enfermées à la demande de leurs parents.
33. RIP pour 1883, vol. 17, D.S. nº 10, p. 49.

toutes envoyées à celle d'industrie, n'étant presque toutes nullement coupables de fautes assez graves pour leur mériter une condamnation à l'école de réforme[34].

Ces problèmes de contamination font l'objet de plusieurs tentatives de classement et de séparation de la part des religieuses, y compris l'envoi temporaire des enfants plus jeunes à la campagne dans l'institution de Saint-Hubert. En classant les personnes suivant des critères légaux, la législation des écoles de réforme et d'industrie ne tient pas compte du fait que les filles envoyées dans les institutions du Bon-Pasteur proviennent des mêmes milieux et connaissent les mêmes problèmes. D'après les sources relatives à la communauté, la plupart des filles envoyées au Bon-Pasteur semblent plutôt destinées à l'école d'industrie, car les actes qu'elles ont commis ne sont pas très graves.

Au cours des années 1880, les religieuses deviennent aussi plus sensibles aux inconvénients liés à la présence de filles dites «incorrigibles» dans leurs institutions, catégorie dont la classification légale ne réglait pas le sort. Dans la pratique, les religieuses ont ainsi tendance à placer les filles les plus difficiles en école de réforme, même si elles étaient destinées à l'école d'industrie. Elles réservent l'école d'industrie aux filles plus jeunes et aux délinquantes jugées corrigibles[35].

Par la suite, les sœurs doivent encore déménager à plusieurs reprises à cause de l'afflux de population lié notamment au nombre plus élevé de demandes d'internement à l'école d'industrie. L'augmentation de la population dans la ville de Montréal, l'appauvrissement des familles à la suite de plusieurs crises touchant certains secteurs d'emploi et l'immigration massive de familles pauvres expliquaient cette hausse des internements[36].

À la fin du XIXe siècle, le regard sur l'enfance commence à se transformer. Les discours des administrateurs pénitentiaires et des hommes politiques insistent alors

---

34. *Ibid.*, p. 85.

35. Cette nouvelle catégorisation n'est pas particulière aux institutions du Bon-Pasteur et correspond à un tournant dans la façon d'appréhender et de traiter la délinquance juvénile et les criminels en général. Laurent Mucchielli, «Criminologie, hygiénisme et eugénisme en France (1870-1914). Débats médicaux sur l'élimination des criminels réputés "incorrigibles"», *Revue d'histoire des sciences humaines,* vol. 2, n° 3, 2000, p. 57-88. Signe d'incorrigibilité, la récidive, c'est-à-dire le fait de commettre un nouveau délit officiellement enregistré, était perçue comme le symbole flagrant de l'échec de l'emprisonnement et plus généralement comme un problème social de première importance. Martine Kaluszinsky, «Le criminel à la fin du XIXe siècle. Autour du récidiviste et de la loi du 27 mai 1885. Le paradoxe républicain de l'exclusion», dans André Gueslin et Dominique Kalifa (dir.), *Les exclus en Europe, 1830-1930*, Paris : Éditions de l'Atelier, 1999, p. 255. La question de l'incorrigibilité touche aussi les plus jeunes et conduira à l'adoption de nouvelles mesures vis-à-vis des mineurs délinquants ou en danger à la fin du XIXe siècle.

36. Archives de la Ville de Montréal, vol. 001.4/1907 à 1912, rapports annuels concernant l'assistance municipale de 1907 à 1912.

sur la nécessité de protéger l'enfance malheureuse et de considérer les enfants délinquants et en danger comme des victimes du mauvais exemple donné par les membres de leur famille plutôt que comme des acteurs pleinement responsables[37]. La loi fédérale de 1908 sur les jeunes délinquants témoignera de cette approche plus protectrice des enfants et aboutira à la création de nouvelles formes d'intervention vis-à-vis des jeunes internés[38].

Les écoles de réforme et d'industrie visaient initialement à réformer les filles délinquantes et à assurer la protection et l'éducation des filles sans tutelle. Le point suivant aborde les principes et les valeurs sur lesquels reposait le programme d'intervention des religieuses.

Le programme de réforme au Bon-Pasteur

Enfermer pour préserver du vice

La vocation première de la communauté du Bon-Pasteur est de recevoir les filles et les femmes qui leur sont envoyées afin de corriger leurs vices, particulièrement leurs comportements sexuels jugés déviants[39]. Aux XVIIe et XVIIIe siècles, plusieurs œuvres destinées à s'occuper de ces populations et gérées par diverses communautés religieuses[40] voient le jour en France. Les femmes accueillies dans ces institutions étaient appelées pénitentes, madelonnettes, repenties, madeleines. Initialement, ces refuges devaient accueillir des pénitentes volontaires. Mais des femmes envoyées par leur famille pour des motifs d'immoralité ou arrêtées pour prostitution[41] s'y joignent bientôt.

La tendance à interpréter presque exclusivement la déviance des filles et des femmes en termes sexuels contribue au XIXe siècle à l'apparition de la «fille perdue», pour laquelle il n'y avait plus d'espoir de salut à cause du «mal» commis, c'est-à-dire la perte de la virginité. Le fait de transgresser l'ordre moral dominant en ayant, par exemple, des rapports sexuels hors mariage représentait alors un véritable danger pour une société accordant une place prépondérante à la pureté «naturelle» et au rôle domestique dévolu à la femme. Ayant trahi sa nature féminine, la femme

37. Bernard Schnapper, « La correction paternelle et le mouvement des idées au XIXe siècle (1789-1935) », *Revue historique*, tome 263, Fasc. 2 (534), avril-juin 1980, p. 319-349.
38. Jean Trépanier, « Protéger pour prévenir la délinquance : l'émergence de la Loi sur les jeunes délinquants de 1908 et sa mise en application à Montréal », dans Renée Joyal (dir.), *Entre surveillance et compassion. L'évolution de la protection de l'enfance au Québec des origines à nos jours,* Québec : Presses de l'Université du Québec, 2000, p. 49-95.
39. Gwénaël Murphy, « Prostituées et pénitentes (Poitiers et La Rochelle au XVIIIe siècle) », *Clio*, no 17, 2003, mis en ligne le 27 novembre 2006, p. 2. Disponible à l'adresse http://clio.revues.org/index583.html.
40. Henri Gaillac, *Les maisons de correction,* 2e éd., Paris : Cujas (1970), 1991, p. 114.
41. Gwénaël Murphy, 2003, p. 4.

était jugée criminelle, irrécupérable, et ses actes « contre nature » la rendaient plus dangereuse socialement à cause du mauvais exemple qu'elle pouvait propager. La solution prônée était alors d'enfermer ces femmes, de les soumettre à des règles strictes sous la férule de communautés religieuses cloîtrées, de les convertir et, si possible, de leur faire reprendre le « droit chemin[42] ».

En ce qui concerne les jeunes filles, leur jeune âge suscitait plus d'espoirs de réforme, même si l'inspecteur des prisons belges, Édouard Ducpétiaux, émettait des réserves sur ce point.

> Il est observé dans tous les pays qui possèdent des maisons de refuge qu'il est plus difficile de corriger les filles que les garçons et que l'œuvre de la réformation des premières devient même en quelque sorte impossible, lorsqu'elles ont été souillées par la prostitution[43].

Cette vocation de protéger du mauvais exemple et de la « contamination du vice » sera l'un des principaux motifs justifiant la création des écoles d'industrie et de réforme en 1869. Cette préoccupation se maintiendra par la suite puisqu'en 1897, les inspecteurs des prisons mentionneront encore l'importance de ce rôle préventif joué par les institutions du Bon-Pasteur de Montréal.

> La prison de Montréal pour les femmes y reçoit des prisonnières de toutes sortes, et les prostituées y tiennent une place considérable. Il est facile de concevoir quelles conséquences peuvent avoir pour des jeunes filles de 12 à 15 ans, le voisinage de pareilles créatures [...] L'école de réforme est, croyons-nous, le seul moyen de parer au danger que nous venons de signaler. Il n'y a pas dans ces institutions de *professionnelles du vice* comme il s'en trouve en prison. Les pensionnaires sont toutes de très jeunes filles, elles peuvent avoir commis un léger vol, elles ont sans doute de forts mauvais penchants, quelques-unes même peuvent avoir franchi la barrière du vice, mais en général ce sont plutôt des enfants vicieuses et mal élevées que des filles perdues[44].

L'institutionnalisation représentait alors le moyen idéal pour assurer le contrôle d'un grand nombre d'enfants et les éloigner de toute influence extérieure. De fait, le placement en institution facilitait, en théorie, la prise en charge totale et la rééducation. Voyons maintenant plus en détail comment les sœurs entendaient appliquer leur programme de prise en charge.

Silence, surveillance, discipline « maternelle »

Dès leur arrivée, les jeunes filles étaient plongées dans un univers très différent de celui qu'elles avaient connu auparavant. Silence, travail, école, prière rythmaient

---

42. *Ibid.*, p. 3.
43. Cité dans Gaillac, (1970) 1991, p. 114.
44. RIP pour 1897, vol. 32, n° 2, D.S., n° 9, p. 152.

leur nouvelle vie et devaient en principe les conduire à un changement d'attitude, à faire d'elles d'honnêtes femmes, aptes à revenir dans le monde. Dans le cadre de ce programme, les religieuses avaient un rôle capital à jouer et leur intervention devait porter sur tous les aspects de la vie des filles enfermées. La fondatrice du Bon-Pasteur, mère Marie-Euphrasie Pelletier, privilégiait plusieurs stratégies en vue de transformer les filles : la surveillance constante, le travail manuel, l'école, l'application d'une saine discipline, l'isolement, la vie régulière et la religion[45].

Elle insistait notamment sur la nécessité d'observer le silence au cours de toute activité. S'inspirant en cela du mode de vie conventuel, elle y voyait un moyen privilégié de moralisation, car le silence empêchait les propos «coupables et dangereux». Il garantissait aussi le bon ordre et facilitait la surveillance continuelle pour éviter toute tentative de désordre. Ainsi, même en temps de récréation, les filles devaient être surveillées pour éviter les «mauvais projets, les mauvaises liaisons, les amitiés sensibles[46]». Quand des filles semblaient développer une forme de lien, les religieuses devaient les séparer et les placer dans des dortoirs distincts[47]. En théorie, chaque pensionnaire devait donc pouvoir être surveillée et rester isolée des autres tant au travail, au repos que durant ses loisirs. L'utilisation d'une surveillance quasi panoptique était censée prévaloir sur toute forme de punition : «La punition n'est qu'un remède curatif et souvent impuissant. La grande affaire n'est donc pas de punir, mais de surveiller pour prévenir les fautes, et de les prévenir par la surveillance[48]. »

S'agissant de punition, les écrits de la fondatrice manifestaient le souci de sévir avec discernement, car d'après elle, l'accumulation de punitions ne faisait qu'émousser la sensibilité des enfants. Cinq catégories de fautes devaient être sanctionnées avec plus de rigueur : les fautes contre l'autorité, contre la charité, les encouragements à la révolte, les fautes contre les mœurs et les fautes «qui dénotent une impiété scandaleuse». Les modes de punition pouvaient aller de la simple réprimande à l'exclusion des congrégations, petits groupes constitués des meilleures élèves de chaque classe[49]. Toute forme de violence physique était proscrite par la fondatrice : «Les religieuses du Bon-Pasteur n'oublieront pas qu'il leur est défendu de frapper les enfants; elles n'infligeront jamais des punitions fatigantes, comme serait [sic] de tenir les bras en croix. Elles ne priveront pas les enfants de nourriture[50] ».

Dans l'optique de la communauté du Bon-Pasteur, les écoles de réforme et d'industrie n'étaient pas des institutions à vocation punitive, mais plutôt des institutions de réforme et de transformation. Les règlements imposés aux filles pouvaient

---

45. Anonyme, *Règles pratiques à l'usage des religieuses de Notre-Dame de Charité du Bon-Pasteur pour la direction des classes*, nouvelle édition, Angers : Le coq, 1916.
46. *Ibid.*, p. 172.
47. *Ibid.*, p. 197.
48. *Ibid.*, p. 134.
49. *Ibid.*, p. 141.
50. *Ibid.*, p. 139.

sembler sévères et coercitifs, mais en fait, ils ne différaient pas beaucoup du régime imposé aux sœurs elles-mêmes. Le port d'un uniforme, le respect du silence, le travail en atelier, la coupure avec le milieu extérieur, l'isolement, les nombreuses pratiques de piété caractérisaient aussi le mode de vie des religieuses. Cette communauté d'expérience devait favoriser, de la part des religieuses, un engagement total envers les filles et la création de liens de confiance de la part des filles avec ces femmes qui les côtoyaient quotidiennement. Le couvent devait ainsi représenter une nouvelle famille pour ces enfants, famille où les religieuses étaient censées partager tous les instants de la vie de leurs filles, leur prodiguer des soins maternels et les inspirer par leur exemple[51].

Réformer par le travail en atelier et à l'école

Dans de nombreuses congrégations religieuses masculines et féminines, le travail n'avait pas seulement pour fonction d'assurer la survie matérielle. Il était aussi considéré comme un moyen de s'unir à Dieu. En ce qui concerne les enfants des écoles d'industrie et de réforme, le travail revêtait aussi des vertus préventives :

> L'oisiveté est la mère de tous les vices. Dirais-je que le travail est le père de toutes les vertus ? Il en est à coup sûr le très vigilant gardien. Il retient le corps à l'ouvrage, le dispose au repos salutaire qui se prend au logis et prévient des flâneries, des veillées, des visites, fécondes en occasions dangereuses. Il occupe l'esprit et en ferme l'accès aux pensées mauvaises et aux désirs troublants qu'engendre le désœuvrement[52].

Instrument de moralisation, le travail des religieuses et des filles permettait aussi à la communauté de subsister et d'assurer la majorité des revenus de la communauté. Parmi les différents travaux rémunérés offerts par les sœurs, l'ouverture en 1888 d'une buanderie à vapeur permit d'assurer la survie matérielle de la communauté en offrant des services de nettoyage du linge pour des particuliers. On y employait des filles de l'école d'industrie et de l'école de réforme :

> Plusieurs enfants de l'école d'industrie aidaient les sœurs à étendre le linge, à le faire sécher […] Dans la salle à repasser travaillaient cinquante enfants de la Réforme. Ces jeunes filles, de dix à vingt ans, sortaient pour la plupart de maisons mal famées. Ce travail aida beaucoup à réformer leur caractère[53].

---

51. Marta Danylewycz, *Profession : religieuse. Un choix pour les Québécoises (1840-1920)*, Montréal : Boréal, 1988, p. 145-147 ; Susan Mumm, « "Not Worse than Other Girls" : The Convent-Based Rehabilitation of Fallen Women in Victorian Britain », *Journal of Social History*, vol. 29, n° 3, 1996, p. 538.
52. Édouard Gouin, 1916, p. 44.
53. *Annales des religieuses de Notre-Dame de charité du Bon-Pasteur d'Angers à Montréal, depuis leur établissement jusqu'à 1896,* 1895, p. 277.

Dans une optique plus formatrice, les religieuses considéraient aussi que les travaux manuels correspondaient pleinement aux tendances « naturelles » des filles internées :

> La plupart de ces enfants étant destinées à gagner leur vie par le travail manuel, elles doivent s'y exercer de longue date, afin d'acquérir la robustesse voulue et d'y devenir habiles. Par le fait même qu'on est habile en un travail, on l'aime davantage, et on s'y livre plus volontiers[54].

En principe, seules les filles plus âgées pouvaient passer plus de temps dans les ateliers, où elles étaient aussi initiées aux travaux de couture, de lessivage, de repassage et à tous les travaux ménagers usuels : vaisselle, nettoyage des planchers, balayage, époussetage[55].

En matière de scolarité, les heures de classe étaient consacrées à l'apprentissage de la lecture, de l'écriture et du calcul, car la plupart des filles entrées en institution ne savaient ni lire ni écrire. Les religieuses privilégiaient dans leurs programmes les matières pouvant favoriser l'éducation morale des élèves, l'éducation religieuse revêtant une importance capitale et étant privilégiée parmi les autres matières. Cela n'était pas étonnant, étant donné le rôle accordé aux vertus de l'éducation religieuse à l'époque.

Dans les classes, les élèves étaient regroupées en sections suivant leur âge et leurs aptitudes. En école d'industrie, les fillettes de six ans et un peu plus étaient placées dans la section enfantine, sorte de classe maternelle.

Les plus âgées partageaient leurs journées entre la classe, le travail manuel et les récréations. Les filles de l'école de réforme restaient en principe séparées des autres et avaient sensiblement le même type d'horaire[56]. Le programme mis au point par les religieuses visait à prendre soin des esprits, mais ne négligeait pas non plus la santé physique des enfants. Les religieuses veillaient à ce que leurs élèves puissent manger trois repas par jour et disposaient d'une infirmerie pour soigner celles qui étaient malades[57].

Aux yeux des religieuses, la trajectoire idéale qu'une jeune fille admise au Bon-Pasteur devait suivre passait par la conversion, l'abandon de son ancien mode de vie et l'adoption du modèle quasi monacal qui lui était imposé en institution. La seule voie vers une réforme réussie était celle qui passait par la conversion.

Pour les autorités de l'époque, religieuses comme laïques, la jeune fille ou la femme n'avait pas à jouer un rôle actif en société. Il était normal de la garder à l'écart du monde, surtout si on voulait la réformer. Si un tel modèle pouvait s'appliquer

---

54. ACAM, *Fonds des Sœurs du Bon-Pasteur*, 525-107, 912-8, p. 3.
55. Édouard Gouin, 1916, p. 46.
56. ASBP, 503-020 A, horaire des jeunes personnes condamnées a u Bon-Pasteur.
57. ACAM, *Fonds des Sœurs du Bon-Pasteur*, 525-107, 912- 8, p. 4.

à la situation des filles de la bourgeoisie, il ne correspondait pas aux besoins des filles et des femmes obligées plus tard de travailler pour subsister, celles qu'on trouvait en grande majorité au Bon-Pasteur. Tout cela met en évidence les difficultés à concilier, dans un programme d'intervention, la volonté de sauver les âmes et celle de les réinsérer socialement.

D'autre part, selon la perception véhiculée dans les discours et les programmes mis au point au Bon-Pasteur, la jeune délinquante et la jeune fille sans tutelle avaient en fait peu de chances de survie dans le monde. Non seulement parce qu'elles pouvaient plus facilement « retomber » dans le mal, mais aussi parce que ces filles étaient en quelque sorte « marquées » par leur ancien mode de vie ou par leur milieu d'origine.

Il faut noter ici à quel point la conception de la délinquance chez les filles diffère de celle des garçons[58]. Cette différence transparaît notamment dans les motifs invoqués pour interner les jeunes. Les délits ayant conduit les jeunes délinquants à l'École de réforme du Mont-Saint-Antoine sont pour la plupart des atteintes au droit de propriété, alors que les délits reprochés aux filles internées à l'École de réforme du Bon-Pasteur sont essentiellement liés à une infraction au code moral. On a donc affaire à deux profils de délinquance et à deux stratégies d'intervention distinctes, organisées en fonction du rôle social déterminé pour chaque genre[59].

LA PORTÉE DE L'ŒUVRE DU BON-PASTEUR
AUPRÈS DES MINEURES DÉLINQUANTES ET EN DANGER

Dans quelle mesure ce programme mis au point au Bon-Pasteur a-t-il fonctionné ? Comme les indicateurs de succès varient dépendamment des personnes qui les définissent, il est impossible d'en avoir une représentation exacte.

La communauté du Bon-Pasteur disposait de plusieurs avantages pour mener à bien son programme auprès des mineures. Dès son établissement à Montréal, elle avait bénéficié du soutien matériel et moral de l'épiscopat et de la bourgeoisie catholique. La vie cloîtrée que les sœurs menaient et imposaient à leurs élèves facilitait la prise en charge globale de ces populations. En outre, cette fermeture au monde les rendait imperméables au contrôle des administrateurs, des inspecteurs et des supérieurs hiérarchiques qui se préoccupaient d'ailleurs beaucoup plus du sort des garçons internés que de celui des filles. Tous ces éléments ont permis aux religieuses de gérer leurs établissements à leur façon et de développer un style d'intervention qui servait leurs intérêts d'expansion, tout en assurant leur survie en tant qu'institution.

---

58. Sylvie Ménard, 2003 ; Véronique Strimelle, 2003.
59. Véronique Strimelle, 2003.

Par contre, le surpeuplement fréquent, les populations de plus en plus mouvantes et le manque de moyens financiers ont entravé leur travail de réforme auprès des filles. Dans ce contexte, leurs efforts n'ont sans doute pas donné les résultats escomptés. Les quelques détails glanés dans les archives mettent en évidence les failles du système pratiqué au Bon-Pasteur. La vie y est peu adaptée aux besoins des personnes incarcérées et à leur retour à la vie en société. Le rythme de vie réglementé dans les moindres détails vise plus à uniformiser et à standardiser les comportements. Le personnel chargé de s'occuper des enfants ne semble pas toujours adéquatement formé et, malgré l'importance numérique des religieuses, les flux de population empêchent une approche personnalisée auprès des élèves. Dans ces conditions, la discipline semble plutôt garantir l'ordre que la réforme. Les besoins matériels toujours pressants et le souci des religieuses de développer leurs œuvres auprès de différentes catégories de femmes déviantes ont aussi contribué à mettre davantage l'accent sur la survie de l'institution que sur l'intérêt des enfants. De ce fait, l'éducation et la formation professionnelle sont restées sommaires[60].

Étant donné l'absence de témoignages directs de la part des filles enfermées, il est difficile de préciser l'impact de leur passage en institution. Dans la plupart des cas, le placement en école de réforme ou d'industrie constituait la seule solution à la misère et aux mauvais traitements. Le rôle des parents des filles placées en école d'industrie apparaît capital à cet effet puisque certains d'entre eux, en multipliant les demandes de placement de leurs enfants, ont réussi à transformer la vocation initiale de l'école d'industrie. À la fin du XIXe siècle, cette dernière était en effet considérée davantage comme un abri temporaire que comme une école de formation morale et professionnelle. Le raccourcissement progressif de la durée de séjour en institution viendra d'ailleurs confirmer cette nouvelle vocation et empêcher par le fait même l'œuvre de réforme profonde que les religieuses voulaient entreprendre auprès de leurs élèves.

Malgré tous ces «ratages», comment expliquer la permanence de ce modèle institutionnel qui durera jusque dans les années 1960? L'analyse faite par Michel Foucault semble apporter une réponse partielle à la question. Dans une entrevue publiée après sa mort, il évoque la question de l'échec de la prison. Pour lui, malgré toutes les critiques infligées au modèle pénitentiaire depuis sa création, ce modèle a parfaitement réussi, car la création des institutions d'enfermement a permis de prendre en charge des franges marginales de la société qui étaient considérées comme un danger grandissant pour le maintien de l'ordre social[61]. Ce faisant, la

60. Au début du XXe siècle, cette fermeture au monde et les carences en matière de formation professionnelle seront d'ailleurs critiquées, mais il faudra attendre les années 1940 pour que leur programme d'éducation et de réforme soit modifié de manière à mieux correspondre aux besoins de formation de leurs élèves. Tamara Myers et Joan Sangster, 2001.
61. Cité dans Jean-Paul Brodeur, «Alternatives à la prison. Diffusion ou décroissance du contrôle social: une entrevue avec Michel Foucault», *Criminologie*, vol. 26, n° 1, 1993, p. 28.

prison a créé de toutes pièces le délinquant. Dans cette perspective, on peut avancer que les Sœurs du Bon-Pasteur ont elles aussi contribué à la création et à la prise en charge de nouvelles catégories de populations jugées déviantes, dérangeantes. Cette intervention a ainsi favorisé la stigmatisation et la mise en marge de ces groupes au nom de la protection d'une société dite « normale[62] ».

---

62. Jean-Paul Brodeur, 1993.

II

Des femmes anglo-protestantes s'attaquent aux questions sanitaires. Les multiples facettes des soins de santé à Montréal au XIXe siècle et au début du XXe [1]

Janice Harvey

> Seuls ceux qui ont visité les logements des pauvres peuvent comprendre la souffrance qu'ils endurent lorsque la maladie les frappe. Les pièces délabrées, étouffantes en été, misérables en tout temps, la nourriture désagréable au goût, en plus de l'indigence et de la douleur inspirent une compassion sincère. Ceux qui peuvent soulager les miséreux et améliorer leur situation le feront volontiers [2].

C'est ainsi que le dispensaire diététique de Montréal explique sa contribution indispensable aux efforts sanitaires déployés pour combattre la maladie chez les démunis. De même, d'autres organisations dirigées par des femmes s'attaquent à des problèmes de santé publique et portent secours aux enfants abandonnés, aux orphelins, aux nourrissons, aux personnes âgées et aux convalescents. La majorité de ces initiatives voient le jour au XIXe siècle, période que les historiens désignent souvent comme le siècle du bénévolat. Et les femmes constituent la plupart des soldats de cette armée de bénévoles.

De nombreuses femmes participeront en effet à l'élaboration du système de santé publique montréalais tout au long du XIXe et du XXe siècle. Or, à ce jour, peu d'auteurs se sont penchés sur le rôle joué par les femmes anglo-protestantes.

1. Une partie de cette recherche a été menée sous l'égide du Centre d'histoire des régulations sociales, avec le soutien financier du Fonds de recherche Société et culture. Cette recherche a aussi été rendue possible grâce à la permission d'accéder au fonds Summerhill Homes de Bibliothèque et Archives Canada, accordée par les Centres de la jeunesse et de la famille Batshaw.
2. « Diet Dispensary », *Daily Witness*, 3 décembre 1883.

Le présent texte a pour objet de remédier à cette lacune en étudiant le réseau d'institutions géré par des groupes de femmes bénévoles, composé notamment d'œuvres caritatives pour enfants, de dispensaires diététiques et de maisons pour convalescents. Au tournant du siècle, le Montreal Local Council of Women ajoute sa contribution en procédant à l'ouverture de centres de distribution de lait sain et en organisant des campagnes d'éducation sanitaire. Qu'il s'agisse d'initiatives visant à faire progresser la santé infantile au sein d'institutions existantes ou de la création de nouveaux établissements, l'apport des protestantes anglophones de Montréal au développement du système de soins de santé à Montréal a été remarquable. Leurs efforts méritent d'être soulignés et reconnus.

Le texte est divisé en trois parties. Dans la première, l'exemple des œuvres de bienfaisance pour enfants illustre l'importance que revêtent les préoccupations sanitaires dans la gestion interne des institutions d'internement. Le deuxième volet porte sur les organisations créées par des Montréalaises désireuses de s'attaquer à des problèmes sanitaires tels que la mortalité infantile, la prise en charge des personnes âgées, des convalescents et des malades incurables ainsi que la malnutrition responsable de nombreuses maladies. La dernière section traite des efforts sanitaires déployés par le Montreal Local Council of Women.

LES QUESTIONS SANITAIRES AU CŒUR DES ACTIVITÉS DE BIENFAISANCE MENÉES PAR DES PROTESTANTES

Au cours du XIXe siècle, de nombreux habitants de la ville vivent dans une grande précarité. Des vagues successives d'immigrants complètement démunis arrivent à Montréal. La métropole connaît alors une intense industrialisation caractérisée par la prédominance d'emplois non qualifiés et de salaires dérisoires, ainsi que par un chômage systémique, surtout en hiver. En l'absence de règlementation sanitaire, l'hygiène laisse à désirer dans les quartiers pauvres. Les Montréalais s'entassent dans des logements surpeuplés et insalubres. De plus, le lait et les aliments sont souvent impropres à la consommation. Une grande partie de la population vit dans des conditions misérables, sans cesse confrontée à la menace que représentent la maladie et la mort prématurée, particulièrement celle des nourrissons. La famille et les voisins constituent généralement les options de premier recours en cas de besoin, avant le réseau d'œuvres de bienfaisance mis sur pied par les élites locales.

Les conditions sanitaires extrêmement difficiles qui prévalent à cette époque ne laissent pas indifférentes les élites protestantes montréalaises, qui veulent contribuer aux efforts caritatifs. Comme dans d'autres pays d'Amérique du Nord et d'Europe, ce sont surtout les femmes qui s'engagent corps et âme dans le mouvement de création d'établissements caritatifs du XIXe siècle. Montréal fait néanmoins figure d'exception, car ses services sociaux relèvent de deux réseaux distincts – de confession catholique ou protestante. En outre, l'État joue un rôle plus restreint qu'ailleurs, car aucune loi ne l'oblige à fournir des services aux démunis.

Les institutions et associations protestantes ont de nombreuses caractéristiques communes, notamment le fait qu'elles soient toutes privées et non confessionnelles. Des groupes de femmes appartenant à diverses églises protestantes travaillent ensemble pour mettre sur pied des organisations offrant des services principalement à la population protestante. Les établissements qui accueillent les plus démunis coûtent très cher et les fonds nécessaires à leur survie proviennent surtout de contributions annuelles versées par les membres de chaque organisation, auxquelles s'ajoutent celles d'activités de financement comme des bazars ou des concerts-bénéfices. Lorsque l'achat ou la construction d'édifices s'avère nécessaire, des comités de sympathisants masculins mettent sur pied des campagnes de financement ponctuelles et prennent les rênes du projet.

Bien que le Protestant Orphan Asylum et la Montreal Ladies' Benevolent Society ne soient pas les seules institutions montréalaises entièrement gérées par des femmes, nous les avons retenues comme exemples sur lesquels appuyer notre analyse sur les œuvres de bienfaisance consacrées aux enfants. Leurs abondantes archives – composées de rapports annuels, de procès-verbaux de réunions mensuelles de divers comités, de chroniques rédigées par la matrone ou le surintendant – permettent d'en faire une étude approfondie tout en présumant que leur modèle s'applique à d'autres institutions. Nul doute que ces précieux documents témoignent de l'importance des questions sanitaires dans la gestion des institutions d'internement[3].

Les œuvres de bienfaisance consacrées aux enfants

Le premier organisme caritatif protestant est fondé à Montréal en 1815 par un groupe de femmes qui créent la Female Benevolent Society. Cette société a pour objectif de fournir aux femmes et aux enfants tous les services dont ils pourraient avoir besoin. En 1819, cette association gère une école et un pensionnat pour enfants, une maison pour femmes convalescentes, une soupe populaire et un dispensaire[4]. Au fil des ans, d'autres institutions, telles que le nouveau Montreal General Hospital, prennent la relève de la Female Benevolent Society, qui sera dissoute. C'est à la suite du constat d'absence de ressources pour les enfants, confiés aux bons soins des églises protestantes, qu'est fondé en 1822 le Protestant Orphan Asylum (POA). Cette initiative féminine participe de la volonté d'accueillir dans un orphelinat les enfants ayant perdu leurs deux parents. L'orphelinat, sis en 1849 dans un bâtiment érigé sur deux terrains situés au coin des rues Sainte-Catherine et Drummond[5], emménage en 1894 dans un bâtiment beaucoup plus spacieux à

3. Les archives de ces deux associations se trouvent à Bibliothèque et Archives Canada (BAC), Summerhill Homes, MG 28, I 388.
4. N.C. Pearse et Alister Mitchel, *History of the Montreal Ladies' Benevolent Society 1815-1920*, Montréal : publication privée, *circa* 1920, p. 9-25.
5. POA, *Minutes*, novembre 1848. Le POA est constitué en personne morale en 1843. *Statuts du Canada*, 1843, 7 Vict., chap. 52.

l'intersection des rues Côte-des-Neiges et Summerhill. Entre 1822 et 1900, plus de 900 enfants sont admis au POA et une trentaine d'entre eux en moyenne sont présents en même temps au sein de l'institution.

En 1832, une épidémie de choléra s'abat sur Montréal, laissant dans son sillage veufs, veuves et orphelins en grand nombre. Comme le POA ne peut répondre aux besoins décuplés de la population et n'a pas pour objet de porter secours aux femmes, la Female Benevolent Society est ravivée et rebaptisée Montreal Ladies' Benevolent Society (LBS)[6]. Le manque d'espace oblige la LBS à déménager plusieurs fois avant de se faire construire, en 1856, un vaste édifice de trois étages sur la rue Berthelot (aujourd'hui la rue Ontario). Des annexes s'ajouteront en 1871 et en 1881 pour compléter le bâtiment initial. Malgré ces agrandissements, il n'est pas rare que toutes les pièces disponibles soient transformées en dortoir.

Au cours du XIXe siècle, bien que les services offerts par la LBS se multiplient, ceux qui demeurent prioritaires sont les services mis à la disposition des enfants démunis. En 1900, le nombre total d'enfants bénéficiaires de la LBS s'élève à 2572. Devenue déjà beaucoup plus vaste dans les années 1850 que le POA, la nouvelle institution accueille un maximum de 61 enfants en même temps sous son toit. Ce nombre augmente considérablement entre 1856 et 1899, pour atteindre un maximum de 98 enfants.

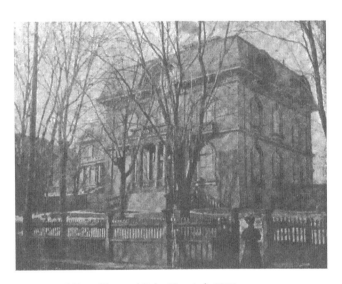

Le Montreal Foundling and Baby Hospital, 1897.
Source : *6ᵉ rapport annuel, The Montreal Foundling and Baby Hospital*, 43, av. Argyle, 31 mai 1897, page couverture

---

6. N.C. Pearse et Alister Mitchel, *History of the Montreal Ladies' Benevolent Society*, vers 1920. La LBS est constituée en personne morale en 1841. *Statuts du Canada*, 1841, 4 et 5 Vict., chap. 66.

Épidémies et bâtiments annexes

Les crises qui suivent les vagues d'épidémie, notamment, mettent en relief le rôle indispensable des œuvres de bienfaisance qui offrent refuge et services médicaux aux enfants malades et abandonnés. Lors de l'épidémie de choléra qui sévit en 1832, 23 enfants sont hébergés dans un bâtiment secondaire annexé à l'orphelinat et loué grâce à un don versé par la Friendless Emigrant Society[7]. Les besoins explosent lors de l'épidémie de typhus qui s'abat sur Montréal en 1847. Le POA accueille 13 orphelins et s'empresse de solliciter le soutien financier du gouvernement, afin de faire construire des installations spéciales[8]. Le Conseil exécutif accepte de verser la même indemnité journalière que celle accordée aux Sœurs grises pour la prise en charge d'orphelins catholiques, en plus d'octroyer au POA des fonds supplémentaires pour les soins médicaux[9]. L'orphelinat, dont le bâtiment principal se trouve rue Saint-Antoine, loue alors des locaux près des quais, rue Williams[10].

L'annexe accueille en tout 95 orphelins. La plupart d'entre eux y séjournent quelques mois, jusqu'à ce que leur état leur permette d'être transférés, conformément aux directives du gouvernement[11]. En novembre, les indemnités journalières subissent des compressions, mais le POA réussit à obtenir des fonds supplémentaires afin que 23 enfants, trop jeunes ou trop malades pour être placés dans des familles ou simplement transférés dans l'édifice principal, puissent demeurer dans l'annexe[12]. Une demande faite au gouvernement par la LBS, visant à obtenir des indemnités équivalentes à celles versées pour les orphelins afin d'accueillir également des veuves et leurs enfants, ne reçoit ni aval ni financement[13].

Politiques et conditions sanitaires dans les institutions

Les dames qui gèrent les deux œuvres de bienfaisance, tant le POA que la LBS, sont reconnues comme étant des «ladies», comme il sied à leur classe sociale. Elles estiment que leur travail consiste à soustraire les enfants démunis à leurs conditions misérables et à les protéger en leur offrant un refuge, des soins de santé, une éducation, de la formation et une instruction religieuse. L'importance du foyer étant un aspect prédominant de l'idéologie des classes bourgeoises et aisées, les

7. POA, *Minutes*, juillet 1832, p. 147-149 ; août 1832, p. 154.
8. POA, *Minutes*, juin-juillet 1847, p. 158-163 ; BAC, *Canada State Books*, vol. G, Reel C-113, « Report by W. Morris on letter from the POA and the committee's recommendation », 12 juillet 1847, p. 113.
9. *Canada State Books*, 26 juillet, 1847, p. 214 ; 10 septembre, 1847, p. 379.
10. POA, *Minutes*, août 1847, p. 164-167 ; *Canada State Books*, 26 juillet 1847, p. 214.
11. POA, *Minutes*, octobre 1847, p. 175-176.
12. POA, *Minutes*, novembre 1847, p. 176-177 ; décembre 1847, p. 184 et 187 ; mai 1848, p. 205.
13. LBS, *Minutes*, juillet 1847, p. 140-42 ; août 1847, p. 1 ; *Canada State Books*, 4 août 1847, p. 218.

«ladies» tentent donc de recréer une atmosphère familiale dans leurs institutions. La santé est également très importante et plusieurs des politiques des deux établissements insistent sur la qualité de l'alimentation et la pratique d'exercice physique. Les dames savent pertinemment qu'il faut consulter un médecin en cas de doute et intervenir rapidement pour éviter la contamination. À part ces aspects hygiéniques, d'autres facteurs influent sur la gestion des établissements. Les restrictions budgétaires freinent l'application rigoureuse des politiques. De plus, certains préjugés liés à la classe sociale et l'obligation de respecter les convenances empêchent les institutions de créer des conditions jugées idéales à cette époque.

Selon les directrices, les établissements caritatifs doivent offrir un environnement salubre et convenable, sans plus. Comme ces organismes doivent leur existence à des fonds essentiellement privés, les dames qui les gèrent demeurent soucieuses de ne pas se faire taxer d'extravagance. Au cours du XIXᵉ siècle, économie et frugalité demeurent la devise des «ladies», qui chercheront toutefois à placer la santé des enfants au premier plan vers la fin du siècle[14].

Malgré tout, les conditions sanitaires qui règnent dans les deux institutions sont généralement bonnes. Le taux de mortalité des enfants qui y séjournent demeure plus faible que celui des autres enfants montréalais. Il s'établit à près de 3 % pour la LBS et à 8 % pour le POA, bien que l'épidémie de typhus en 1847 vienne augmenter ce dernier calcul. En effet, le taux de mortalité des enfants atteints de typhus s'élève à 17 %. Au cours de la deuxième moitié du XIXᵉ siècle, on craint les maladies contagieuses. Par conséquent, les médecins examinent tous les enfants hébergés dans ces institutions, les vaccinent contre la variole et leur rasent la tête pour éviter les poux[15]. Lors d'épidémies, les visites sont interdites et les admissions sont interrompues.

Malgré ces politiques, les épidémies représentent de réels dangers au sein de ces deux établissements, notamment les épidémies de choléra, de scarlatine et de variole. À ces dernières s'ajoutent les nombreuses maladies contagieuses qui sévissent dans de telles institutions : rougeole, coqueluche, diphtérie et teigne[16]. La LBS est particulièrement touchée en raison du roulement considérable des enfants qu'elle recueille. La faiblesse des taux de mortalité témoigne cependant des efforts déployés par les comités de gestion et par l'ensemble du personnel pour maintenir des conditions sanitaires adéquates. Des médecins rattachés aux institutions y effectuent des visites régulières et, à partir des années 1880 et 1890, des oculistes et des dentistes offrent gratuitement leurs services aux enfants. Vu que le manque d'espace empêche la LBS d'aménager une infirmerie, les cas de contagion sont envoyés à l'hôpital. Lorsque cela s'avère impossible, le comité impose une quarantaine et convertit des

---

14. LBS, *Annual Report*, 1898 ; POA, *Annual Report*, 1896, 1897.

15. POA, *Minutes*, février 1841, p. 5.

16. En 1905 par exemple, le coût des médicaments et des salaires nécessaires pour maîtriser une éclosion de dermatomycose s'élève à 1 100 $. LBS, *Minutes*, septembre 1905.

bureaux en infirmerie temporaire. Le personnel reçoit l'ordre de désinfecter et de blanchir toutes les pièces à la chaux immédiatement après l'éclosion de maladies contagieuses. Outre la longue liste de maladies transmissibles, les enfants sont fréquemment affligés d'infections de la peau, des yeux et des oreilles, ainsi que de rhumes et de troubles respiratoires, exacerbés par l'humidité et les défis que pose le chauffage des édifices vieillissants. Soucieux d'offrir aux enfants des conditions acceptables, le comité n'hésite pas à s'endetter pour acheter du charbon.

La ventilation et la tuyauterie inadéquates représentent aussi d'importants problèmes pratiques. Au cours des années 1880, les inspecteurs municipaux évaluent régulièrement l'état sanitaire des institutions. Obéissant à leurs recommandations, les comités de gestion effectuent des réparations majeures aux tuyaux d'évacuation. Le comité du POA se préoccupe grandement de l'état de ses bâtiments. En 1893 d'ailleurs, il invite un inspecteur municipal à examiner les plans d'un nouvel édifice pour en vérifier la salubrité, même si aucune loi ne l'y oblige. Le comité suit tous les conseils de l'inspecteur, sauf celui de poser des tuiles dans les salles de bain, un élément perçu comme inutilement luxueux[17].

À cette époque, l'été fait frémir les institutions caritatives, car de nombreuses maladies s'abattent sur Montréal pendant la belle saison. À partir de 1874, les œuvres de bienfaisance tentent d'éviter la propagation de maladies contagieuses en relogeant temporairement les enfants malades ou fragiles à la Murray Bay Convalescent Home, dans le Bas-Saint-Laurent. La LBS envoie également quelques rares enfants à la campagne, chez des membres de leur famille. En 1890, la pratique devient systématique et presque tous les enfants passent l'été chez des amis ou des membres de leur famille.

Bien que les deux institutions soient sises au centre-ville de Montréal, les comités de gestion adhèrent aux théories de l'époque – qui vantent les mérites de la campagne. Ainsi, aux yeux des directrices, l'exercice physique et le jeu ont une grande importance et elles s'efforcent de fournir aux enfants des aires de récréation. C'est à cette fin que le POA achète en 1856 un terrain adjacent à l'orphelinat. De plus, les deux établissements estiment que le jardinage forge le caractère des enfants tout en constituant un excellent exercice. Des résolutions stipulent d'ailleurs que les enfants doivent faire des promenades quotidiennes ou bénéficier chaque jour d'un exercice extérieur, mais les rapports des matrones et des surintendants révèlent que ces promenades n'ont lieu qu'une fois par semaine[18]. Cette dérogation aux règles s'explique par de nombreux

---

17. POA, *Minutes*, mars 1893, p. 223 ; septembre 1893, p. 319. En 1894, le gouvernement impose des normes minimales concernant les édifices publics et exige que les plans de construction soient approuvés par un inspecteur public. Cette loi s'applique aux orphelinats à partir de 1908. Renée Joyal, *Les enfants, la société et l'État au Québec, 1608-1989. Jalons*, Montréal : Éditions Hurtubise, Cahiers du Québec, 1999, p. 106.

18. LBS, *Minutes*, février 1842, p. 12 ; mars 1848, p. 35 ; janvier 1894, p. 87 ; POA, *Minutes*, mai 1839, p. 100 ; mars 1889, p. 354-355. Cette règle a été ajoutée aux règlements administratifs de la LBS en 1897.

facteurs. D'abord, aux yeux des dames, il n'est pas justifié de puiser dans les fonds des institutions pour acheter des jouets ou de l'équipement sportif, de sorte que les cours extérieures, dépourvues de tout accessoire, ne suscitent aucun enthousiasme chez les enfants. Le POA dispose d'une salle de jeux intérieure, mais pendant tout le XIXᵉ siècle, les locaux de la LBS demeurent trop exigus pour qu'elle puisse doter ses pupilles d'une aire de jeux. Les promenades ou les séances d'exercice à l'extérieur s'avèrent problématiques pour la LBS en hiver, vu la pénurie de vêtements chauds. En été, les sorties deviennent beaucoup plus faciles et les enfants participent dès 1860 à de nombreux pique-niques et excursions organisés par les membres des comités. En 1920, les enfants passent une partie de l'été à la campagne.

Les préoccupations sanitaires des institutions se reflètent aussi dans les politiques sur l'alimentation. De façon générale, les dames estiment que les besoins nutritionnels des enfants doivent être comblés, sans plus. Les contraintes budgétaires exercent une influence décisive sur la gestion des établissements dans ce domaine. En effet, les comités doivent acheter la nourriture fournie aux enfants, exception faite du lait et des légumes, offerts par des agriculteurs locaux et les membres des comités qui possèdent des vergers ou des potagers. Les deux établissements entretiennent un potager et le POA se dote d'un petit verger[19]. Malgré l'apparente abondance de lait, le beurre et les autres produits laitiers sont jugés superflus ; le mot « fromage » n'apparaît même pas dans les documents d'archives. Les idées répandues dans les classes aisées se reflètent dans les débats sur l'importance du beurre et du lait entier pour la santé. La liste alimentaire du POA, rédigée en 1823 puis révisée en 1849, nous révèle les menus élaborés dans les institutions caritatives de Montréal. La diète des enfants repose sur les glucides. Au déjeuner et au souper, ils reçoivent du pain, du gruau ou du pouding. Leur dîner consiste en de la soupe, de la viande ou du poisson avec du pouding ou des légumes, ou encore du porc et des haricots, le tout accompagné de lait, de riz, de chocolat et parfois de mélasse. Les produits laitiers suscitent des débats à partir des années 1870. Le beurre est ajouté au menu dominical en 1872[20], mais en 1888, le comité refuse que les enfants reçoivent du beurre chaque jour. En revanche, les directrices acceptent d'ajouter le lait, entier de préférence, au menu de deux repas quotidiens et laissent les enfants choisir la combinaison de lait, d'eau et de mélasse qu'ils préfèrent[21].

Ces discussions sur l'importance du lait et du beurre conduisent à la mise sur pied d'un sous-comité chargé d'examiner la diète des enfants. Ses membres exécutent leur mandat avec sérieux, étudiant les menus d'établissement tel le Montreal General Hospital. Leurs recommandations suscitent de grands changements dans le régime alimentaire des enfants, qui bénéficient dès lors d'aliments beaucoup plus nutritifs[22] : du lait entier et du beurre deux fois par jour ; de plus grandes quantités

---

19. POA, *Minutes*, juin 1849, p. 93.
20. POA, *Minutes*, avril 1872, p. 77.
21. POA, *Minutes*, février 1888, p. 211-212.
22. POA, *Minutes*, novembre 1888, p. 329-330.

de bœuf, de mouton, de poisson, de légumes (carottes, chou, navet et oignons) ; l'ajout de riz et de mélasse ainsi que des pommes de terre et des pommes.

Aucune liste détaillée des aliments servis à la LBS ne subsiste aujourd'hui. Il est probable que la diète des enfants ait été moins riche que celle des enfants logeant au POA, compte tenu des restrictions budgétaires. Ainsi, nous savons qu'en 1848 et en 1854, le comité de gestion de la LBS élabore des menus moins coûteux[23]. Les vieilles femmes hébergées dans l'institution bénéficient d'une considération particulière, ce qui entraîne des dépenses supplémentaires. Le riz et le mouton sont ajoutés à leur régime une fois par semaine dès 1853, et le beurre vient graduellement enrichir leurs menus entre 1864 et 1894[24]. Bien que le comité envisage aussi d'offrir du beurre aux enfants dès 1878, la mesure n'entre en vigueur qu'en 1883. Les enfants reçoivent alors du beurre deux fois par semaine[25]. Des enquêtes menées en 1885 et en 1894 donnent lieu à des changements mineurs[26]. En 1908, plusieurs membres du comité estiment que la valeur nutritive des aliments fournis aux enfants doit être rehaussée[27]. Comme le médecin rattaché aux institutions juge les menus adéquats, les comités mettent l'accent sur la variété. Mais en 1920, 12 enfants souffrant de malnutrition doivent recevoir des soins, ce qui soulève de nombreuses questions[28].

Dans les deux établissements, des dortoirs séparés hébergent les garçons et les filles, mais deux ou trois enfants doivent souvent partager une seule paillasse étendue sur un lit de bois[29], ce qui soulève de grandes inquiétudes sanitaires et morales chez les dames. Le POA acquiert des lits de fer en 1888 alors qu'à la LBS, le remplacement des lits de bois s'effectue entre 1878 et 1898. La LBS en profite pour doter chaque enfant de son propre lit[30].

Ainsi, la santé des enfants représente une préoccupation constante pour les femmes qui gèrent ces institutions caritatives. Elles s'en remettent aux conseils des médecins et arrêtent des politiques de contrôle des maladies contagieuses, protégeant ainsi les enfants de ce fléau. Elles imposent des règles strictes en matière d'exercice et de diète pour promouvoir la santé des enfants et s'efforcent d'assurer la salubrité de leurs institutions dans la mesure où les budgets leur permettent de le faire. Bien que les établissements n'offrent qu'une famille artificielle aux enfants et que les activités quotidiennes de ces derniers obéissent à une discipline rigoureuse, les

---

23. LBS, *Minutes*, décembre 1848, p. 78 ; juillet 1853, p. 28 ; décembre 1853, p. 51 ; janvier 1854, p. 58.
24. LBS, *Minutes*, mars 1864, p. 236 ; juin 1869, p. 145.
25. LBS, *Minutes*, décembre 1878, p. 110 ; mars 1883, p. 58.
26. LBS, *Minutes*, septembre 1885, p. 122 ; février 1894, p. 70 ; avril 1894, p. 98.
27. LBS, *Minutes,* janvier 1908 ; février 1908.
28. LBS, *Annual Report*, 1920, p. 13. On ne sait pas depuis combien de temps ces enfants séjournaient dans cet établissement ou s'ils venaient à peine d'y être accueillis.
29. LBS, *Minutes*, janvier 1894, p. 87.
30. LBS, *Minutes*, janvier 1898, p. 65.

comités tentent de recréer un foyer pour ces enfants en veillant sur leur santé, et cet objectif est atteint en grande partie.

ORGANISER DES SERVICES À VISÉE SANITAIRE À MONTRÉAL

Les dames appartenant à l'élite protestante de Montréal ne se contentent pas de gérer des établissements caritatifs qui accueillent des enfants démunis et orphelins. Elles s'attaquent aussi à d'autres problèmes de santé publique, tels les taux effarants de mortalité et d'abandon des nourrissons, l'absence d'établissements de convalescence pour vieillards et malades incurables ainsi que la sous-alimentation des pauvres. La deuxième partie de ce texte traite de la contribution des femmes de l'élite protestante au système de santé publique de Montréal.

La prise en charge des nourrissons

L'indigence pousse de nombreuses femmes, surtout des mères célibataires, à abandonner leurs nourrissons ou leurs jeunes enfants pour s'engager comme nourrices ou comme domestiques. Cette situation constitue une source particulière d'inquiétude pour l'élite anglophone puisqu'aucun établissement protestant n'accueille les enfants abandonnés par ces femmes. En raison du manque d'espace, il arrive que certains d'entre eux soient pris en charge par les Sœurs grises qui, à leur tour, les confient à des nourrices. Selon Peter Gossage, les chances de survie des nourrissons abandonnés n'atteignent que 10 %[31]. Vers 1850, les philanthropes protestantes s'inquiètent sérieusement de cette situation et prennent des mesures pour faire chuter le taux de mortalité des jeunes enfants, dans un premier temps, et dans un second temps, pour freiner l'exode de ces pauvres âmes remises aux soins des institutions catholiques.

La première initiative en ce sens est lancée en 1855, lorsque la Home and School of Industry (créée en 1847) ajoute trois pouponnières hébergeant des nourrissons et leurs mères à son institution. Malheureusement, l'absence de financement sonne le glas de ce service deux ans plus tard[32]. En 1869, les directrices de la Home and School of Industry envisagent de créer un établissement distinct pour accueillir des nourrissons[33]. La Protestant Infants' Home (PIH) voit le jour en 1870 et devient rapidement l'un des plus importants établissements sanitaires gérés par des femmes[34]. La nouvelle institution accueille des enfants de moins de quatre ans et des nourrissons accompagnés de leur mère. En 1879, le comité de gestion achète un édifice situé rue Guy.

---

31. Peter Gossage, « Les enfants abandonnés à Montréal au 19e siècle. La Crèche d'Youville des Sœurs grises, 1820-1871 », *Revue d'histoire de l'Amérique française*, vol. 40, n° 4, printemps 1987, p. 537-559.
32. Home and School of Industry, *Annual Report*, 1855.
33. Home and School of Industry, *Annual Report*, 1869, p. 5.
34. *Statuts du Canada*, 1870, 34 Vict., chap. 56.

De 1875 à 1905, le refuge porte secours à 2329 enfants et 747 mères allaitantes[35]. Les fondatrices souhaitent fournir aux enfants « de bons aliments, de bons soins et de l'attention » afin de sauver la vie à ces démunis[36]. Si les fondatrices acceptent de recueillir les mères en plus des nourrissons, c'est parce qu'elles reconnaissent que par l'allaitement, les mères fournissent « les meilleurs soins et une nourriture riche et abondante[37] ».

Dès son ouverture, la PIH reçoit 93 jeunes enfants. Bien que le comité accepte les enfants illégitimes, il réprouve l'abandon de nourrissons et insiste donc pour rencontrer les mères afin de les convaincre de demeurer auprès de leurs petits ou, à tout le moins, de contribuer aux frais de leur prise en charge. Ainsi, entre 1893 et 1898, l'établissement ne recueille que 8 enfants trouvés sur 445. Durant la même période, l'établissement héberge 41 % d'enfants illégitimes.

Comme l'institution ne peut loger les mères de tous les enfants qu'elle recueille, certaines doivent allaiter plus d'un nourrisson. Les mères allaitantes demeurent auprès de leurs bébés jusqu'à ce qu'ils soient sevrés et le PIH prend en charge les enfants après le départ de leur mère, pourvu que celle-ci continue de payer une partie de leur pension. On encourage également les mères à visiter leurs enfants une fois par semaine.

Si le fait d'assurer la survie des nourrissons relève de l'exploit, la PIH acquiert néanmoins une excellente réputation en ce domaine. Les taux de mortalité oscillent entre 25 et 41 % pendant la période suivant l'ouverture de l'institution, mais chutent à 17 % en 1879 pour s'établir entre 11 et 26 % au cours des années 1880 et 1890[38]. La plupart des mortalités surviennent lors de la première année de vie des nourrissons, souvent dès leur arrivée. Ces chiffres demeurent beaucoup plus faibles que le taux de mortalité de 90 % qui frappe les nourrissons placés chez des nourrices. De nombreux spécialistes de l'époque se prononcent sur la question[39].

Une série de facteurs expliquent cette différence. Contrairement aux Sœurs grises, qui reçoivent de nombreux nouveau-nés âgés d'à peine quelques jours et dont la santé est chancelante, la PIH impose des conditions d'admission qui influencent ces taux plus bas de mortalité[40]. Ainsi, l'établissement ne recueille que les nourrissons de plus de huit jours qui ne manifestent aucun signe de maladie « contagieuse, incurable ou de quelque autre nature que ce soit ». En outre, les

---

35. « The Poor of Montreal », *Montreal Daily Herald*, 7 novembre 1905, p. 10.
36. « By-laws of the Corporation », dans Protestant Infants' Home, *Annual Report,* 1898, p. 31.
37. PIH, *Annual Report*, 1894, p. 5. ICMH nº 00520.
38. PIH, *Annual Report*, 1873 ; 1876 ; 1879 ; 1894 ; 1896 ; 1898 ; 1899.
39. Voir par exemple Archives municipales de la Ville de Montréal (AVM), A.B. Laroque, *Report of the Medical Officers of Health of the City of Montreal for the Year Ending 31st December 1875.*
40. Peter Gossage, *Abandoned Children in Nineteenth-Century Montreal*, mémoire de maîtrise, Université McGill, 1983, p. 106.

membres du comité appliquent les rigoureuses politiques sanitaires en vigueur au POA et à la LBS : tous les enfants et les nourrissons sont vaccinés dès leur arrivée et reçoivent régulièrement la visite d'un médecin[41]. Mais c'est la décision d'accueillir aussi les mères qui semble avoir le plus contribué à la réduction du taux de mortalité. Comme le nombre d'enfants dépasse généralement celui des mères, certains d'entre eux sont nourris au biberon. Moins résistants que les nouveau-nés allaités, ils meurent en plus grand nombre. Le rapport annuel de 1876 distingue les taux de mortalité des deux groupes d'enfants. Le taux de mortalité s'établit à 22 % pour les nouveau-nés allaités alors qu'il atteint 77 % chez les enfants nourris au biberon[42], des données comparables à celles compilées par les Sœurs grises, si l'on tient compte des exigences relatives à l'âge minimal des nourrissons admis et aux soins médicaux. Ce résultat illustre l'efficacité de la politique d'admission des mères.

Mais comme la PIH refuse d'héberger des enfants trouvés, environ 60 nouveau-nés protestants sont recueillis chaque année par les Sœurs grises. L'organisme Associated Charities, fondé en 1883 pour coordonner les œuvres de bienfaisance protestantes, se préoccupe de cette question à partir de 1886[43]. En 1887, les Sisters of St. Margaret, une congrégation de religieuses anglicanes, ouvrent une pouponnière, mais celle-ci doit fermer ses portes après quelques années d'existence, faute de financement. Elles auront accueilli, pendant cette période, en moyenne 40 nourrissons et 20 mères par année[44].

En 1891, la prise en charge des nourrissons est assumée par un comité laïque qui fonde le Montreal Foundling and Baby Hospital (MFBH). L'établissement recueille «les enfants malades et abandonnés âgés de moins de deux ans[45]», venant ainsi prêter main-forte à la PIH. La moitié des patients du nouvel hôpital est composée d'enfants trouvés[46]. En outre, une unité de soins destinée aux bébés malades voit le jour en 1897. Le MFBH devient alors le premier hôpital pour enfants de la ville[47]. Situé rue Argyle, il est géré par un comité de femmes assisté d'une commission médicale. En 1914, l'hôpital est constitué en personne morale ; il occupe alors un édifice de la rue Saint-Urbain[48].

Entre 1891 et 1905, 167 enfants sont admis en moyenne chaque année. Cependant, 36 enfants au maximum sont hébergés au même moment. Dès sa construction, l'unité de soins pour nourrissons permet à l'établissement d'accueillir

---

41. «Rules Relating to the Admission of Children», dans PIH, *Annual Report*, 1894, p. 31.
42. PIH, *Annual Report*, 1876.
43. LBS, *Minutes*, février 1886, p. 154-155.
44. *St. Margaret's Home for Aged Women. Seventy-Five Years, 1883-1958* (publication maison).
45. MFBH, *Annual Report*, 1897, p. 3.
46. MFBH, *Annual Report*, 1905, p. 12.
47. MFBH, *Annual Report*, 1897, p. 9. Le Montreal Children Hospital est créé en 1904, Sainte-Justine en 1908.
48. MFBH, *Annual Report*, 1913, p. 6 ; *Statuts du Canada*, 1914, 4 Geo., chap. 151.

20 enfants supplémentaires par année. Au départ, l'hôpital admet également les mères, mais cette politique est abandonnée en 1897 avec l'arrivée de bébés malades[49]. Dès lors, l'alimentation des enfants consiste en du lait de vache préparé spécialement pour l'établissement. Cette politique a sans doute une incidence sur le taux de mortalité des nourrissons, qui demeure stable, passant de 53 % en 1897 à 48 % en 1905. Avec le concours du Montreal Local Council of Women, l'hôpital ouvre également un centre de distribution de lait en 1901. Dès l'année suivante, 4000 bouteilles de lait modifié y sont vendues au prix coûtant[50]. À partir de 1911, l'hôpital s'occupe lui-même de fournir la majorité du lait destiné aux centres de distribution de lait, alors gérés par le Council of Women[51]. Les centres prodiguent aussi aux mères démunies des conseils sur les soins, les aliments et les bains que doivent recevoir les nourrissons. Ses fondatrices font ainsi œuvre de pionnières que le mouvement Gouttes de lait ne prenne de l'ampleur à Montréal en 1910-1911 et avant que des cliniques pour nouveau-nés n'ouvrent leurs portes à Toronto en 1912[52]. Dès 1907, le comité crée une école de puéricultrices[53].

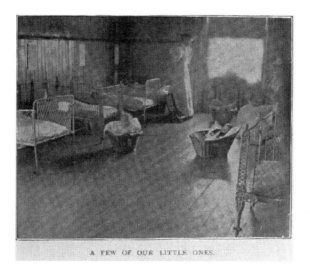

Des bébés au Montreal Foundling and Baby Hospital.
Source : *6ᵉ rapport annuel, The Montreal Foundling and Baby Hospital*, 43, av. Argyle, 31 mai 1897, p. 10

49. MFBH, *Annual Report*, 1897, p. 9.
50. MFBH, *Annual Report*, 1902, p. 5 ; 1911, p. 6.
51. MFBH, *Annual Report*, 1911, p. 7.
52. Denyse Baillargeon, « Fréquenter les Gouttes de lait. L'expérience des mères mont-réalaises 1910-1965 », *Revue d'histoire de l'Amérique française,* vol. 50, nᵒ 1, été 1996, p. 29-66 ; Cynthia Comacchio, *Nations Are Built of Babies. Saving Ontario Mothers and Children 1900-1940*, Montréal et Kingston : McGill-Queen's University Press, p. 48-49.
53. MFBH, *Annual Report*, 1908, p. 6 et 13.

Les personnes âgées, les convalescentes et les malades incurables

Comme on le voit, ce réseau d'œuvres caritatives mis sur pied par des femmes issues de la bourgeoisie montréalaise permet de s'attaquer à des questions telle la prise en charge des enfants démunis et abandonnés. Mais d'autres groupes souffrent de problèmes sociosanitaires, notamment les personnes âgées, les convalescents et les malades incurables.

Bien que la Ladies' Benevolent Society accueille avant tout des enfants, l'institution héberge un certain nombre de femmes âgées et démunies tout au long du XIXe siècle, plus précisément jusqu'en 1917. Les registres de 1832 à 1900 révèlent qu'environ 200 femmes âgées ou handicapées comptent parmi les pensionnaires de l'établissement. La plupart d'entre elles y séjournent longtemps, parfois même pendant 50 ans ou jusqu'à leur mort. Ces vieilles nécessitent des soins continus en raison des maladies ou des invalidités dont la plupart d'entre elles sont affligées. De plus, le comité élabore des recommandations particulières, sur leur diète notamment, afin de remédier à leur piètre état de santé[54].

Les femmes peuvent également trouver refuge à l'Anglican Church Home, fondée en 1855 par Mary Fulford, épouse de l'évêque. Bien que l'établissement accueille des jeunes femmes en quête d'un toit, il reçoit surtout des femmes âgées[55]. Grâce au soutien financier de la cathédrale, le refuge loue des locaux situés rue Aylmer. Il héberge en moyenne 10 pensionnaires à la fois. À partir de 1870, la gestion de l'établissement incombe au diocèse, qui met un terme à son financement. En 1874, des bailleurs potentiels offrent d'acheter une maison pour abriter des femmes aisées « se trouvant dans la gêne[56] ». Le refuge est alors constitué en personne morale pour faciliter la gestion des dons par l'entremise d'une fondation et une maison de la rue University est achetée[57]. Celle-ci accueille de nouvelles pensionnaires pendant quelques années, mais les administrateurs décident en 1889 de cesser d'héberger des femmes indigentes. L'année suivante, l'institution déménage dans la

---

54. Janice Harvey, *The Protestant Orphan Asylum and the Montreal Ladies' Benevolent Society. A Case Study in Protestant Child Charity in Montreal, 1822-1900*, thèse de doctorat, Université McGill, 2001, p. 83.

55. Montreal Anglican Diocesan Archives (ADA), *Outline of Church Home History 1855-1890*, manuscrit dactylographié par la première directrice pour le compte des comités exécutif et consultatif, novembre 1989, p. 1.

56. « Dedicated to Service », *Montreal Gazette*, 18 septembre, 1890; John Cooper, *The Blessed Communion. The Origins and Histories of the Diocese of Montreal, 1760-1960*, Montréal : The Archives Committee of the Diocese of Montreal, 1960, p. 132; M. E. Reisner, *The Measure of Faith. Annals of the Diocese of Montreal 1760-2000*, Toronto : ABC Publishing Book Center, 2002, p. 159 et 161.

57. Statuts du Canada, 1875, 39 Vict., chap. 70.

rue Guy, où elle se trouve toujours. L'établissement accueille des femmes âgées et sans-abri, mais elles doivent dès lors acquitter une partie des frais de leur pension[58].

Les comités féminins se penchent également sur le problème des convalescents. La LBS accueille depuis toujours un nombre restreint de femmes qui se remettent d'une maladie, soit environ une centaine en tout. En 1856, le comité officialise ce service en aménageant une aile de l'institution qui accueille des patientes en convalescence ayant reçu leur congé de l'hôpital, mais dont la santé chancelante ne leur permet pas de retourner au travail. Environ 350 convalescentes trouvent refuge à la LBS entre 1856 et 1900. En moyenne, 5 femmes par année séjournent de deux à quatre semaines dans l'établissement entre 1856 et 1884, ce nombre passant à 16 de 1885 à 1900[59]. Pour se rétablir, elles doivent bénéficier de locaux et d'aliments particuliers. Comme il s'agit de denrées onéreuses que la LBS n'a pas les moyens d'offrir à ses protégées convalescentes ou âgées, le comité sollicite des dons pour se procurer des légumes, des fruits, de la gelée de viande ainsi que du bouillon, du vinaigre de framboise, du vin et des spiritueux[60].

Fondé en 1874 par Eliza Hervey, la Murray Bay Convalescent Home offre également un répit aux Montréalaises indigentes[61]. L'établissement accueille des groupes de femmes et d'enfants malades ou fragiles dans l'espoir qu'un séjour de deux semaines au bord du fleuve, à Pointe-au-Pic, leur permette de regagner des forces[62]. Toutefois la pénurie d'hébergement pour convalescents s'aggrave et les journaux de la ville s'emparent du sujet[63]. En 1890, le YWCA consacre trois chambres dans sa Working Girls' Home, sise rue Drummond, aux femmes et aux filles qui se remettent d'une maladie ou dont l'état de santé se détériore[64]. Toutefois, à la même époque, la Ladies' Benevolent Society semble avoir cessé d'accueillir des malades en voie de guérison, laissant ainsi au YWCA, pourvu de 16 lits, le soin d'accueillir les jeunes convalescentes nécessiteuses. En effet, moyennant paiement, les femmes âgées qui se remettent d'une maladie peuvent séjourner à la Moore Convalescent Home, logée dans l'édifice de la Protestant Old People's Home à

---

58. Montreal Anglican Diocesan Archives (ADA), *Outline of Church Home History*, p. 2-3 ; ADA, *History of the Church Home of Montreal Founded 1855* (édition privée, 1955), p. 3 ; ADA, The Church Home, *Annual Reports*, 1878-1900.

59. Janice Harvey, 2001, p. 83-84.

60. *Ibid.*

61. Murray Bay Convalescent Home, *Annual Reports*, 1874-1877, 1882-1883, 1885, ICMH, n° 00569.

62. « The Murray Bay Convalescent Home », *Montreal Daily Witness*, 12 juin, 1878.

63. « Convalescent Homes and Homes for Incurables », *Montreal Daily Witness*, 14 septembre 1878 ; « Mrs. Radford Pleads for Establishment of a Convalescent Home », *Montreal Daily Witness*, 17 mars 1911.

64. « For Convalescent Women », *Montreal Daily Witness*, 5 mai 1890 ; « The Convalescent Home », *Montreal Daily Witness*, 15 mai 1890.

Longue-Pointe[65]. D'autres lits deviennent disponibles en 1912 quand la Protestant Orphan's Home consacre aux convalescents deux étages de son nouveau bâtiment de la rue Côte-des-Neiges[66].

Les soins aux malades incurables constituent une autre lacune du système de santé que les femmes tentent de combler. Ainsi, les Sisters of St. Margaret ouvrent en 1883 un foyer pour les handicapés et les malades incurables. Un financement insuffisant les oblige à déménager lors des années suivantes. Malheureusement, le foyer ne bénéficie pas du soutien de l'évêque anglican ni du clergé, de façon générale. Néanmoins, il recueille des dons provenant de quelques particuliers fortunés tels Sir George et Lady Julia Drummond, ce qui lui permet d'assurer sa survie. En 1893, les époux Drummond achètent un édifice au coin des rues Sherbrooke et Clarke, qu'ils mettent à la disposition des Sisters of St. Margaret. Ces dernières peuvent ainsi accueillir un plus grand nombre de patients et oublier leurs inquiétudes financières[67]. En 1920, l'établissement devient un centre de soins prolongés pour femmes[68].

Le problème de l'alimentation des pauvres

À l'époque, le lien entre pauvreté et maladie ne fait aucun doute, comme nous l'avons déjà souligné. Le YWCA, qui souhaite fournir des aliments salubres aux malades pauvres, décide de créer le Montreal Diet Dispensary (MDD) en 1879. Ses fondatrices veulent offrir des repas nourrissants et équilibrés aux pauvres dont le logement délabré et les maigres ressources ne leur permettent pas de se préparer des repas. En 1890, le MDD est constitué en personne morale. Ouvert six jours par semaine, le Dispensary offre gratuitement des aliments tels du bouillon de bœuf et de poulet, de la gelée de vin et de viande, du gruau, des poudings légers, des viandes cuites, du lait, des œufs et des fruits aux personnes munies d'un certificat signé par un médecin, un membre du clergé, un missionnaire de la ville ou un membre du comité. En outre, le dispensaire vend ces aliments au prix coûtant ou à prix encore moindre aux autres habitants de la ville. Pour la plupart, les bénéficiaires du MDD y sont envoyés par des médecins « qui reconnaissent la précieuse contribution

65. Ces établissements n'ont pas été mentionnés dans le présent texte car ils relevaient de la Montreal Protestant House of Industry and Refuge, une organisation gérée par des hommes.
66. BAC, MG28, I164, MCLW, « Reports from the Affiliated Societies of the Montreal Local Council of Women, 1914-1915 » ; « Montreal Local Council of Women, Twentieth Annual Report, May 1914 », *Montreal Local Council of Women, 21st Anniversary, 1893-1915*, p. 73.
67. Janice Harvey, « La religion, fer de lance de l'aide aux démunies dans la communauté protestante montréalaise au XIXe siècle et au début du XXe siècle », SCHEC, *Études d'histoire religieuse*, no 73, 2007, p. 13.
68. M. E. Reisner, *The Measure of Faith. Annals of the Diocese of Montreal 1760-2000*, Toronto : ABC Publishing Anglican Book Center, 202, p. 185-186.

qu'apporte cet établissement au noble travail de guérison[69] ». En 1901, un médecin affirme qu'il «imagine mal les médecins s'acquitter de leur mission sans l'aide d'un tel établissement, surtout à une époque où l'on s'intéressait davantage à l'alimentation du patient qu'aux médicaments[70] ». En fait, le MDD offre un service indispensable aux «malades vivant dans des hôtels et des pensions de famille de la ville qui ne peuvent obtenir une nourriture adéquate[71] ».

Les demandes d'aide connaissent une augmentation fulgurante au fil des ans. En 1884, l'établissement fournit 2560 repas, un nombre qui grimpe à 17 336 repas en 1899, dont 16 338 sont offerts gratuitement[72]. En 1911, le nombre de repas atteint 22 851. L'importance relative des aliments évolue aussi au fil du temps, ce qu'illustre parfaitement l'exemple du lait. En effet, le lait occupe une place grandissante dans les repas, au détriment du bouillon de viande, dès que la tuberculose commence à se propager chez les démunis et que l'on découvre les vertus roboratives du lait. Au cours du XXe siècle, le MDD embauche des nutritionnistes ainsi qu'un plus grand nombre d'employés qualifiés[73]. En 1887, l'établissement se dote d'une infirmière visiteuse, à laquelle s'ajoutent en 1894 une infirmière supplémentaire et une autre en 1899. Elles s'occupent des malades, sollicitent l'aide de médecins, organisent le transfert des patients à l'hôpital, ou encore les aiguillent vers d'autres services. En outre, elles interviennent lors des accouchements ou en cas de décès et veillent souvent au chevet des patients. En 1899, ces infirmières effectuent 5240 visites, participent à 74 naissances et assistent à 13 décès[74].

Jusqu'en 1897, le MDD occupe le sous-sol de l'American Presbyterian Church. En 1905, le comité de l'établissement acquiert un édifice sis rue Mansfield[75]. Les activités du MDD connaissent rapidement une vaste expansion dans d'autres secteurs de la ville. En effet, une succursale ouvre ses portes en 1906 rue Cartier, dans l'est de la métropole. En 1921, l'établissement compte cinq annexes, situées dans divers quartiers : Rosemont, Hochelaga, Verdun, Pointe-Saint-Charles et Côte-Saint-Paul[76].

Les dames dont il a été question jusqu'ici ont toujours manifesté le plus grand respect à l'égard des médecins. Elles comprennent parfaitement que leur travail consiste à fournir un appui au réseau de santé publique. En effet, au cours du

---

69. «Food for the Sick», *Montreal Daily Witness*, 7 juin 1882.
70. «Diet Dispensary», *Montreal Daily Witness*, 8 mars 1901.
71. *Ibid.*
72. YWCA/Montreal Diet Dispensary, *Annual Reports*, 1884-1899.
73. Yolande Cohen, «De la nutrition des pauvres malades. L'histoire du Montreal Diet Dispensary de 1910 à 1940», *Histoire sociale / Social History*, vol. XLI, n° 81, mai 2008, surtout p. 146-163.
74. YWCA/Montreal Diet Dispensary, *Annual Reports*, 1887 ; 1894 ; 1899.
75. «In New Quarters», *Montreal Daily Witness*, 4 mai 1905.
76. «Delicacies for the Sick Poor from Dispensary Filled 15,757 Orders», *Montreal Daily Witness*, 25 janvier 1921.

XIXe siècle, le nombre et la taille des hôpitaux ne cessent de croître. De plus, ces établissements ne cessent de se spécialiser ; les hôpitaux généraux se dotent de cliniques et fournissent des soins à des patients externes. Quelques hôpitaux protestants gérés par des comités féminins voient le jour, parmi lesquels figure le Montreal Maternity Hospital – créé en 1843 pour offrir aux femmes enceintes célibataires et démunies un endroit où accoucher en toute sécurité[77]. Des comités féminins participent également aux activités d'autres hôpitaux, mais n'en assument pas la gestion.

LE MONTREAL LOCAL COUNCIL OF WOMEN

En 1893, toutes les associations féminines que nous avons citées précédemment se joignent au tout nouveau Montreal Local Council of Women (MLCW). L'organisme se donne de nombreuses missions, mais les questions sanitaires demeurent à l'avant-plan de ses préoccupations. Le comité sur la santé et l'hygiène publiques est l'un des premiers que les femmes constituent et il demeurera l'un des plus actifs. Il s'occupe d'un vaste éventail de questions comprenant la mortalité infantile, la protection de l'enfance, l'inspection médicale des écoles, la promotion des terrains de jeu et des parcs et la lutte contre la tuberculose. Cette longue liste ne nous permet pas d'aborder en détail toutes les fonctions que le comité s'est données. Précisons toutefois que l'objectif principal visé par ses fondatrices consiste à rehausser les conditions sanitaires qui règnent à Montréal et à faire chuter le taux de mortalité infantile. Le MLCW estime que, pour atteindre cette deuxième cible, il importe avant tout de sensibiliser les mères aux bonnes pratiques d'hygiène et d'améliorer l'approvisionnement en lait dans la métropole[78]. Ainsi, dans le contexte de cette troisième partie consacrée aux femmes et à leurs efforts sanitaires, nous mettrons l'accent sur trois sujets : le travail de sensibilisation mené auprès des mères, les centres de distribution de lait et l'exposition sur le bien-être des enfants tenue en 1912.

Le MLCW cherche d'abord à informer et à sensibiliser les Montréalaises aux bonnes pratiques d'hygiène. Il commence par organiser des conférences destinées à ses membres, puis élargit son champ d'action pour rejoindre d'autres femmes, particulièrement les mères démunies. Dès 1895, le comité d'hygiène prépare des feuillets pouvant servir d'affiches et contenant des directives sur les soins à donner aux nourrissons. Grâce au soutien des responsables sanitaires de la métropole, ces feuillets sont distribués gratuitement. En 1899-1900, les séances d'information du MLCW attirent plus de 1000 anglophones et 2600 francophones [79]. Afin d'élargir l'auditoire, des curés et des pasteurs annoncent à leurs fidèles la tenue de ces exposés didactiques prononcés dans des écoles, des salles de conférence ou des églises. Des

---

77. Pour cet hôpital, voir Rhona Kenneally, *The Montreal Maternity, 1843-1926. Evolution of a Hospital*, mémoire de maîtrise, Université McGill, 1983.

78. *MLCW, 21st Anniversary*, p. 9.

79. *Ibid.*

feuillets d'information sont ensuite remis à toute l'assistance[80]. De 1902 à 1904, la Pure Milk League participe à l'organisation de ces séances. De 1906 à 1910, c'est au tour de la Natural History Society d'apporter sa contribution. Au cours de la seule année 1909, pas moins de 46 conférences, dont la plupart traitent de questions de santé publique, sont données dans toute la ville[81].

En 1900, le docteur D. J. Evans prend la parole devant le Council pour lui faire connaître les expériences menées dans des villes américaines en rapport avec le lait sain. Après quelques consultations, les membres du Council sollicitent l'aide du colonel Jeffrey Burland – qui s'intéresse à la question et décide d'acheter tout l'équipement nécessaire à la mise sur pied d'un centre de distribution de lait et d'assumer les coûts de sa première année d'exploitation. Le rapport annuel de 1902 précise que la préparation du lait se fait selon la méthode Pasteur[82]. Comme nous l'avons déjà souligné, ce poste de distribution relève du Montreal Foundling and Baby Hospital (MFBH); le personnel de l'hôpital fournit également aux mères qu'il accueille des conseils sur les soins à donner aux nourrissons[83]. L'éducation populaire a toujours occupé une place importante parmi les activités des centres de Gouttes de lait, dont cet hôpital est un précurseur.

Le but de ces centres consiste à vendre du lait au prix coûtant. Les centres de distribution ouvrent leurs portes surtout durant l'été, saison chaude au cours de laquelle les risques de mortalité infantile et de contamination du lait par des bactéries demeurent le plus élevés. Le Council souhaite d'ailleurs mettre rapidement sur pied d'autres centres dans les quartiers démunis de la ville, puisque le MFBH se trouve rue Argyle, à Westmount[84]. Des articles publiés dans les éditions de juin et juillet 1902 du *Daily Witness* nous apprennent que l'on envisageait d'ouvrir des postes satellites à Pointe-Saint-Charles et dans l'est de la ville. Cependant, ces succursales n'ont jamais vu le jour[85]. Pendant quelques années, une association de médecins montréalais regroupés dès 1903 sous le nom de Pure Milk League gère le projet

---

80. BAC, MG28-I164, microfilm M-8712, MLCW, *Scrapbook*, p. 1895-1899.

81. *MLCW, 21st Anniversary*, p. 10.

82. *Ninth Annual Report, Local Council of Women of Montreal, May 1903*, Montréal : Witness Printing House, 1903, p. 12.

83. Un autre poste de distribution de lait voit le jour rue Ontario à l'été 1901 grâce à des médecins francophones et des dons sont sollicités par l'entremise du journal *La Patrie*. « L'œuvre de la Goutte de lait », *La Patrie*, 6 juillet 1901 ; « Saving the Babies. Benevolent Institutions Which Are Doing a Good Work », *Montreal Daily Witness*, 6 juillet 1901.

84. *Seventh Annual Report, Local Council of Women of Montreal, May 1901*, Montréal : Witness Printing House, 1901, p. 7.

85. « Pure Milk Dispensary », *Montreal Daily Witness*, 30 juin 1902 ; « Saving the Babies. Benevolent Institutions Which Are Doing a Good Work », *Montreal Daily Witness*, 6 juillet 1901.

(ouverture d'autres centres que celui du MFBH) en s'inspirant d'associations semblables créées dans des villes américaines[86].

Le MLCW reprend toutefois le flambeau en 1911, estimant que les travaux progressent trop lentement[87]. Le Council organise alors deux conférences sur le sujet, recueille 1000 $ en dons pour le projet et persuade la Ville de lui accorder une subvention de 1500 $. Grâce à ce total de 2500 $, le comité sur l'hygiène érige trois centres de distribution de lait sur la rue Dorchester, à Saint-Henri et à Pointe-Saint-Charles. Avec l'aide du MFBH, qui fournit le lait, des infirmières de l'ordre de Victoria et de 18 médecins, le Council réussit à maintenir les centres de distribution à flot pendant quatre mois[88]. À la fin octobre, 500 nourrissons bénéficient ainsi des services offerts par les centres de distribution. Grâce à une nouvelle subvention de la Ville, les centres satellites poursuivent leurs activités pendant tout l'hiver, alors que le centre principal ouvre ses portes durant toute l'année.

Bien que les centres aient été conçus pour être autosuffisants, cela ne s'est jamais produit. Le financement accordé par le MLCW continue de croître pendant plusieurs années – les campagnes de collecte de fonds du MLCW étant surtout axées sur les besoins des centres. Grâce à ce financement, les centres continuent donc d'offrir leurs services. En 1913, le centre principal est relogé dans l'église Saint John the Evangelist (rue Ontario), qui l'héberge gratuitement[89]. Au même moment, un nouveau comité se voit confier la responsabilité des collectes de fonds[90].

Les rapports annuels nous renseignent très peu sur le sujet, mais il semble qu'à cette époque, seul le centre principal relève du MLCW, alors que d'autres groupes, comme le Iverly Settlement[91], gèrent les autres centres. Les documents contenus dans les archives du MLCW font mention d'un centre (au singulier) et ne mentionnent qu'une seule adresse. Nous savons en outre qu'en 1915, les autorités sanitaires de la Ville de Montréal demandent au MLCW de consulter tous les centres anglophones au sujet d'une éventuelle fusion et de l'adoption d'une méthode statistique commune

---

86. « Pure Milk League », *Montreal Daily Witness*, 10 mai 1905. Des articles sur la qualité du lait à Montréal paraissent régulièrement dans des journaux comme le *Daily Witness* de Montréal. Des lois sur la pasteurisation obligatoire sont adoptées en 1926 seulement. Denyse Baillargeon, « Fréquenter les Gouttes de lait », 1996, p. 30.

87. « Seventeenth Annual Report, October 1911 », dans *MLCW, 21st Anniversary*, p. 27 et 29. Voir aussi « Milk for Poor Children », *Montreal Daily Witness*, 9 mai 1911.

88. « Seventeenth Annual Report », p. 29.

89. Les postes de distribution de lait accumulent un énorme déficit bien que les fonds consacrés à ces postes aient doublé. « Eighteenth Annual Report, May 1912 », dans *MLCW, 21st Anniversary*, p. 37.

90. « Twentieth Annual Report, May 1914 », dans *MLCW, 21st Anniversary*, p. 57.

91. « Report of the Affiliated Societies of the Montreal Local Council of Women, 1914-1915 », dans *MLCW, 21st Anniversary*, p. 75.

pour la préparation de rapports[92]. La même année, le nouvel édifice du Foundling Hospital accueille le centre de distribution de lait, qui relève toujours du MLCW[93]. Cette entente s'avère fructueuse et dès 1917, la gestion du centre est confiée à l'hôpital, qui se voit aussi remettre une liste des plus importants donateurs pour l'aider à couvrir les coûts[94].

Quand la City Improvement League (Ligue du progrès civique) envisage d'organiser une exposition sur le bien-être des enfants, elle se tourne tout naturellement vers le Council pour solliciter sa participation, puisqu'il possède une longue expérience en matière de santé publique. Le MLCW joue ainsi un rôle capital dans l'organisation de l'exposition, de concert avec la City Improvement League, la Fédération nationale Saint-Jean-Baptiste et la Société Saint-Jean-Baptiste[95]. Cependant, seul le Council verse une contribution financière à l'événement[96]. Tenue à Montréal en 1912, l'exposition vise à sensibiliser la population aux «difficultés à surmonter pour assurer le bien-être des enfants[97]» et aux solutions pour y remédier, en vue de susciter des réformes et de «bâtir la race canadienne de demain[98]». La préparation de l'exposition occupe les organismes caritatifs pendant un an et demi. L'événement reprend un modèle déjà éprouvé et couronné de succès aux États-Unis. Un grand nombre de sociétés affiliées au MLCW collaborent aux préparatifs en fournissant des affiches pour illustrer certains messages, ainsi que des photographies, de l'équipement, des documents ou des kiosques complets où sont exposées des maquettes de chambres d'enfants ou de terrains de jeu. Les membres du Council qui assistent à l'exposition expliquent au public le contenu des présentoirs et se chargent des pouponnières[99].

L'exposition, qui se tient en octobre dans le Drill Hall (salle d'exercices militaires), rue Craig, dure deux semaines. Une série de conférences sont présentées et un cahier-souvenir de 40 pages, tiré à 20 000 exemplaires en anglais et à 30 000 en français, est distribué lors de l'événement[100]. Le cahier-souvenir comprend des textes explicatifs ainsi que des tableaux et des illustrations sur tous les sujets couverts par l'exposition. Il devient ainsi un précieux outil d'éducation populaire. L'exposition couvre une vaste gamme de questions liées au bien-être des enfants, comme la

---

92. «Report of the Milk Station Committee, May 1915», dans *MLCW, 21ˢᵗ Anniversary*, p. 86.

93. «Twenty-First Annual Report, May 1915», dans *MLCW, 21ˢᵗ Anniversary*, p. 69.

94. *Montreal Local Council of Women, Annual Report 1916-1917*, p. 19.

95. «The Plan of the Exhibition and the Handbook», dans *Child Welfare Exhibition, Souvenir Handbook*, Montreal : La Patrie, 1912, ICMH, n° 73744.

96. «Special Report of the Work of the Montreal Local Council of Women in Connection with the Child Welfare Exhibition», dans *MLCW, 21ˢᵗ Anniversary*, p. 49.

97. «Child Welfare Exhibition, Montreal, October, 1912. An Appeal for Cooperation», MLCW, *Scrapbooks, 076*.

98. *Souvenir Handbook*, 1912, p. 3.

99. «Special Report», p. 50-52.

100. «The Plan of the Exhibition and the Handbook»; *Souvenir Handbook*, 1912, p. 43.

santé, la maison, le contexte urbain, la philanthropie et les loisirs. Les journaux tel le *Daily Witness* consacrent de pleines pages à l'exposition dès le mois de mai 1912. Ils reprochent à la Ville l'absence de règlements sanitaires et insistent sur l'importance de sensibiliser les parents à l'hygiène et aux soins essentiels qui doivent être prodigués aux nourrissons[101].

L'exposition met en relief le taux élevé de mortalité infantile qui sévit à Montréal. La section portant sur la santé des enfants incite les mères à allaiter leurs nourrissons ou à faire bouillir le lait, et à s'abstenir de vêtir leurs nourrissons trop chaudement en été. L'exposition fait la promotion des inspections médicales dans les écoles. En outre, des tableaux comparatifs préparés par le Montreal Diet Dispensary expliquent la valeur nutritive de divers aliments et en indiquent le prix. D'autres tableaux soulignent l'importance de l'air frais, de l'eau pure, de la lumière solaire, de l'exercice et d'une saine alimentation. Des séances d'examen clinique des nourrissons ont lieu tous les après-midi pour permettre aux mères de faire examiner leurs enfants par un médecin et d'assister à des conférences portant sur de nombreux sujets[102].

Dans la section consacrée au logement, on a recours à des photographies pour montrer certains des « pires quartiers de Montréal », où l'on trouve des appartements situés au sous-sol qui sont inondés chaque printemps, ou encore des appartements délabrés peu éclairés et peu aérés donnant sur des cours intérieures[103]. L'exposition fait clairement ressortir l'incidence de ces piètres conditions de vie sur la santé des enfants. Les organisateurs dénoncent le surpeuplement, les logements insalubres et l'absence de terrains de jeu. Selon eux, l'urgence de la situation exige « que se mobilise une opinion publique suffisante pour susciter des changements dans les secteurs privé et public[104] ». Un tableau – du même type que celui qui établit que Montréal a le plus haut taux de mortalité infantile en Amérique du Nord – illustre la nécessité de créer des parcs en comparant Montréal à des villes comme Toronto et Boston[105]. La section de l'exposition portant sur la philanthropie et les conditions industrielles témoigne de la pauvreté, de la maladie et des piètres conditions de vie qui obligent de nombreux parents à abandonner leurs enfants à des œuvres caritatives. On peut voir que ces établissements débordent, tout comme les hôpitaux d'ailleurs, qui sont remplis de patients atteints de tuberculose, une maladie devenue inévitable dans un contexte aussi lamentable[106].

---

101. Voir « Child Welfare Exhibition », *Montreal Daily Witness*, 18 mai 1912 ; « Infant Mortality and the Child Welfare Exhibition », *Montreal Daily Witness*, 25 mai 1912 ; « The Home of the Child in Montreal and the Child Welfare Exhibition », *Montreal Daily Witness*, 3 juin 1912 ; « Child Welfare Exhibition », *Montreal Daily Witness*, 3 août 1912.

102. *Souvenir Handbook,* p. 5-9, 11.

103. *Ibid.*, p. 9-10.

104. « Child Welfare Exhibition… An Appeal for Cooperation », dans MCLW, *Scrapbooks, 073.*

105. *Souvenir Handbook*, p. 12.

106. *Ibid.*, p. 25, 29, 30, 32-33.

En somme, l'exposition sur le bien-être des enfants met en relief de nombreux problèmes sanitaires qui accablent les petits Montréalais. Les sujets abordés dépassent cependant cet aspect, car ils portent aussi sur les piètres conditions de vie et de travail qui sévissent dans la ville. Cette exposition devient du coup une campagne d'éducation populaire et un appel à l'action dirigé vers la Ville et l'élite.

Conclusion

Tout comme le Montreal Local Council of Women a joué un rôle essentiel dans l'organisation de l'exposition sur le bien-être des enfants en 1912, les femmes de l'élite protestante de Montréal ont mené dès 1815 des actions indispensables dans le domaine de la santé publique. Ces femmes estiment qu'elles ont le devoir de s'engager en faveur des indigents; les besoins qu'elles tentent de combler sont souvent d'ordre sanitaire. Certaines de ces femmes mettent sur pied des œuvres de bienfaisance pour les enfants issus de familles démunies souffrant de maladies. Elles reconnaissent l'importance de la santé dans la gestion des établissements qu'elles fondent et élaborent des politiques pour remédier aux lacunes en cette matière. D'autres associations féminines interviennent pour lutter contre le taux de mortalité infantile en créant des établissements qui mettent en œuvre des initiatives novatrices, telle l'admission des mères allaitantes. Ce sont également des femmes qui ouvrent les premières institutions destinées à accueillir les femmes âgées, les convalescentes et les malades incurables. Elles veillent aussi à l'approvisionnement des malades indigents en nourriture saine. Enfin, le Local Council of Women réunit toutes les associations féminines de la métropole non seulement pour discuter de leurs travaux respectifs, mais aussi pour lancer de vastes efforts de sensibilisation sur les questions sanitaires auprès de la population. Elles mettent en effet sur pied des centres de distribution de lait dont elles assument la gestion. Ainsi, les dames de l'élite anglo-protestante de Montréal sont à l'origine de nombreuses associations ou institutions composant les services de santé protestants de la ville. Elles feront donc grandement progresser, de façon générale, les conditions sanitaires de la métropole.

III

Mobilisées, organisées et aptes à s'occuper des autres : le travail sanitaire des femmes de la Croix-Rouge au Canada au XXe siècle[1]

Sarah Glassford

Pendant l'hiver 1900, un groupe de dames montréalaises très en vue s'organise sous la bannière de la Croix-Rouge. Leur comité « recueille de l'argent, achète du matériel, fabrique des vêtements et produit des fournitures pour hôpitaux[2] », y compris des bandages et des pansements chirurgicaux, que l'Hôpital Royal Victoria accepte de stériliser. Le comité envoie les fruits de son travail – qu'il s'agisse d'argent ou d'articles divers – au lieutenant-colonel G. S. Ryerson, représentant de la Croix-Rouge en lointaine Afrique du Sud, afin que ceux-ci soient distribués aux soldats venus du Canada (ou d'autres territoires de l'Empire britannique) pour participer à la guerre des Boers[3]. À l'instar de 53 autres filiales de la Société canadienne de la Croix-Rouge – allant de Charlottetown, sur l'Île-du-Prince-Édouard, jusqu'à Victoria, en Colombie-Britannique –, le comité montréalais de la Société participe entre 1899 et 1902 à l'organisation d'initiatives semblables, avec l'appui de bénévoles et d'experts. Bien que ces bénévoles ne puissent l'imaginer à l'époque, les efforts qu'elles déploient en faveur des soldats canadiens malades ou blessés au combat en Afrique du Sud marquent le début d'une longue tradition de travail sanitaire et caritatif sous l'égide de la Croix-Rouge. Cette tradition est toujours vivante à l'aube du nouveau millénaire. La Croix-Rouge a connu de grands bouleversements au cours des décennies, mais le travail bénévole des comités féminins demeure l'une des

---

1. Ces travaux ont bénéficié du soutien financier du Conseil de recherches en sciences humaines du Canada, de la Toronto Loyalist League, de la bourse de recherche Ramsay-Cook octroyée par l'Université York et du soutien moins tangible, mais non moins important de l'Unité de recherche sur l'histoire des sciences infirmières de l'AMS de l'Université d'Ottawa.
2. Société canadienne de la Croix-Rouge, *Report by the Canadian Red Cross Society of its Operations in the South African War 1899-1902*, Toronto : Canadian Red Cross Society (CRCS), 1902, p. 60.
3. *Ibid.*

clés de voûte de la Société. Cet apport lui permet d'élargir l'éventail de ses initiatives sanitaires en temps de guerre ou de paix.

Les organisations bénévoles, telle la Société canadienne de la Croix-Rouge, sont souvent négligées par les historiens de la santé. Néanmoins, elles constituent un élément important des initiatives sanitaires lancées au XXe siècle. Après 1899, la Société mobilise des millions de femmes partout au Canada et les prépare à combler de nombreuses lacunes dans la prestation des soins de santé. Longtemps perçues comme possédant les aptitudes nécessaires pour le travail sanitaire de la Croix-Rouge, les femmes – qu'elles soient bénévoles ou professionnelles – apportent leur énergie et leurs compétences à l'organisation. Cela lui permettra de jouer un rôle à la fois symbolique et concret auprès du système de santé militaire et civil au Canada, tout au long du XXe siècle.

Sur cette toile de fond, ce chapitre s'intéresse à un volet trop peu connu de l'action féminine en matière de soins de santé au sein de la société canadienne, celui d'un travail bénévole discret, mais bel et bien concret. Divisé en trois parties, ce chapitre présente dans un premier temps l'évolution de la Société canadienne de la Croix-Rouge au XXe siècle. Les deuxième et troisième parties traitent respectivement de la mobilisation des femmes au sein de la Croix-Rouge, particulièrement en temps de guerre, ainsi que de l'évolution et de l'amélioration des services offerts principalement par des femmes en temps de paix.

LA SOCIÉTÉ CANADIENNE DE LA CROIX-ROUGE

Il existe au Canada une longue tradition d'action caritative et bénévole. Comme tous les autres peuples, les Canadiens appuient depuis toujours de nombreuses causes, pour des motifs religieux ou non. Ils fournissent leur temps, leur dynamisme, leurs compétences et leurs ressources en vue d'un objectif commun. Certaines œuvres de bienfaisance, issues de circonstances particulières, remplissent leur mission avant de disparaître pour faire place à des initiatives mieux adaptées à l'évolution de la société. La contribution apportée par les organisations bénévoles et caritatives au développement de la société canadienne revêt une importance incontestable. En effet, ces organisations ont lancé des initiatives novatrices et répondu à l'appel de leur communauté locale, nationale ou internationale[4]. Alors que les gouvernements ou autres instances publiques agissent avec lenteur et hésitation, redoutant les initiatives inédites susceptibles de créer des tensions politiques, les organismes caritatifs, bien qu'imparfaits, peuvent à tout le moins prendre des décisions rapides et intervenir sans délai. Ils jouaient un rôle essentiel dans le Canada d'autrefois et demeurent encore, en ce début de XXIe siècle, un élément majeur (quoique souvent négligé) du tissu social.

4. Paul Weindling, « Introduction », dans Paul Weindling (dir.), *International Health Organisations and Movements, 1918-1939*, Cambridge : Cambridge University Press, 1995, p. 1-2.

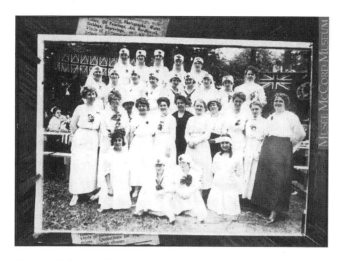

Groupe de femmes de la Croix-Rouge, Québec, vers 1900
Source : www.musee-mccord.qc.ca/scripts/order.php?Lang=2

La longévité de la Société canadienne de la Croix-Rouge et sa présence dans toutes les régions du Canada justifient qu'on l'étudie. Fondée en 1896, elle demeure l'une des plus grandes organisations humanitaires d'envergure nationale, après 116 ans d'existence. Qui plus est, elle fait partie du mouvement international de la Croix-Rouge, entretient des liens complexes avec divers paliers de gouvernement, assume une mission importante en temps de guerre comme de paix, détient un énorme pouvoir symbolique lors d'événements marquants de l'histoire, et joue un rôle essentiel dans le système canadien de don de sang depuis cinq décennies, en plus d'offrir un vaste éventail de services. L'histoire de la Société canadienne de la Croix-Rouge constitue un exemple type de l'évolution d'une organisation bénévole, qui jette un nouvel éclairage sur l'instauration d'un système de santé moderne, les efforts d'éducation civique auprès des jeunes et surtout le rôle des femmes dans la société.

La fondation de la Croix-Rouge est issue de la prise de conscience, par les dirigeants européens, de l'insuffisance des soins médicaux prodigués aux soldats alors que les nouvelles armes de guerre font des ravages de plus en plus grands. En outre, le sort des combattants blessés ou malades préoccupe des observateurs tel le Suisse Henry Dunant. Ses récits du carnage qui suit la bataille de Solferino en 1859 et sa proposition de créer une société bénévole jettent les bases de la formation, en 1863, du Comité international de la Croix-Rouge (CICR)[5]. Le CICR organise alors une série de conférences internationales qui conduisent à l'adoption des Conventions de Genève sur le comportement des nations en guerre, en particulier le

---

5. Henry Dunant, *A Memory of Solferino*, Genève : CICR, [1862] 1986.

traitement des blessés, des malades et des prisonniers de guerre[6]. Parmi les dispositions des Conventions figurent la création de comités nationaux d'aide aux services de santé militaires ainsi que l'adoption d'un emblème aisément reconnaissable indiquant la neutralité des bénévoles sur le champ de bataille, soit le brassard blanc à croix rouge.

Créée en 1896, la filiale canadienne de la British National Society for Aid to the Sick and Wounded (le nom que portait alors la Croix-Rouge canadienne) remplit exactement les fonctions imaginées par Henry Dunant. Inactive en temps de paix, la Société renaît brièvement entre 1899 et 1902, lors de la guerre des Boers, et achemine les fruits du labeur des bénévoles aux malades et aux blessés. Puis, après 12 ans de paix et de répit, la Première Guerre mondiale éclate et ravive la Croix-Rouge canadienne, principale organisation humanitaire et partenaire majeur, à la fois symbolique et réel, de l'effort de guerre du Canada. Le prestige et le succès financier récoltés par la Croix-Rouge pendant la Grande Guerre, ainsi que l'avènement de nouveaux dirigeants internationaux, suscitent de grands changements. En effet, dès 1919, le mouvement international de la Croix-Rouge, tout comme sa filiale canadienne, s'engage corps et âme dans le domaine de la santé publique. Une série d'initiatives de promotion de la santé et de prévention des maladies voit le jour. Puis, avec la Seconde Guerre mondiale, l'organisation revient à sa mission initiale et s'occupe des blessés, des malades et des prisonniers de guerre, en plus de s'intéresser pour la première fois au sort des victimes civiles du conflit. Dès la fin des hostilités et avec le retour à la paix, brièvement interrompue par la guerre de Corée entre 1950 et 1953, l'organisation relance ses programmes de santé publique. En outre, la Société canadienne de la Croix-Rouge met sur pied un programme civil de don de sang pour l'ensemble du pays. Ainsi, à l'aube du nouveau millénaire, les principes humanitaires qui animent la Croix-Rouge canadienne rejoignent encore les idéaux de ses fondateurs, bien que le travail quotidien et les priorités de la Société se soient éloignés des objectifs établis en 1896[7].

---

6. Au sujet de l'histoire du CICR et des Conventions de Genève, voir Geoffrey Best, *Humanity in Warfare. The Modern History of the International Law of Armed Conflicts*, London : Weidenfeld and Nicolson, 1980 ; John F. Hutchinson, *Champions of Charity. War and the Rise of the Red Cross*, Boulder, Colorado : Westview Press, 1996 ; Caroline Moorehead, *Dunant's Dream. War, Switzerland and the History of the Red Cross*, New York : Carroll & Graf Publishers, 1998 ; Jean Pictet, *Development and Principles of International Humanitarian Law*, Dordrecht, Netherlands : Martinus Nijhoff Publishers, 1985.

7. Pour une étude de l'histoire de la Croix-Rouge canadienne pendant la première moitié du XXe siècle, voir Sarah Glassford, « "Marching as to War". The Canadian Red Cross Society, 1896-1939 », York University, thèse de doctorat, 2007. Une histoire plus anecdotique est proposée par McKenzie Porter, *To All Men. The Story of the Canadian Red Cross*, Toronto : McClelland & Stewart, 1960. Le programme de don de sang a été confié à deux nouvelles organisations : Héma-Québec (pour le Québec) et la Société canadienne du sang (pour le reste du Canada) à la fin des années 1990, à la suite du scandale du sang contaminé et de la commission d'enquête chargée de faire la lumière sur cette question, mieux connue sous le nom d'enquête Krever.

Deux constantes demeurent présentes tout au long du XXe siècle qui amènent pourtant de grands bouleversements au sein de la Société canadienne de la Croix-Rouge : un intérêt indéfectible pour la santé, dans son sens le plus large, et un recours au travail des femmes, d'abord exclusivement à titre bénévole, mais de plus en plus à titre professionnel. La Croix-Rouge canadienne ayant été dirigée, à l'échelle provinciale et nationale, surtout par des hommes, on ne peut affirmer qu'il s'agit d'une organisation strictement féminine. Toutefois, la Société dépend largement du travail des femmes et constitue, selon Adelaide Plumptre, un exutoire à leur besoin de servir et d'aider leur prochain[8]. Les femmes y travaillent pour de nombreuses raisons. D'abord, la classe sociale, l'origine ethnique et le genre déterminent les études et les emplois que la société permet aux femmes de choisir tout au long du XXe siècle. Ensuite, les femmes des classes moyenne et aisée s'engagent dans le travail bénévole et caritatif pour contourner les interdits qui frappent l'accès aux études et à la profession de leur choix. Les œuvres de bienfaisance constituent ainsi un domaine d'activité acceptable, ce qui rend possible la participation des femmes aux activités de la Croix-Rouge dès le début du XXe siècle[9]. Cet intérêt s'explique également par un autre facteur essentiel : l'héritage du passé voulant que les femmes aient traditionnellement joué le rôle de soignantes, manifestant ainsi leur compassion naturelle. Or, à part quelques exceptions notables, dont les infirmières formées dans les hôpitaux et les sœurs hospitalières, les femmes du XIXe siècle demeurent exclues des milieux médicaux[10]. Pourtant, depuis l'aube des temps, les femmes ont été guérisseuses de village, sages-femmes ou infirmières auprès des membres de leur famille, et elles ont prodigué des soins aux malades. Cette tradition a toujours résisté aux normes sociales[11]. Une inclination pour le travail de soi-

---

8. Adelaide Plumptre, « Canada's Love-Gifts », *Canada in the Great World War. An Authentic Account of the Military History of Canada from the Earliest Days to the Close of the War of the Nations*, vol. II : *Days of Preparation*, Toronto : United Publishers of Canada, 1917, p. 198. Mme Plumptre était l'une des têtes dirigeantes de la Croix-Rouge canadienne.

9. Sur les femmes et le travail caritatif et de réforme à la fin du XIXe siècle et au début du XXe siècle, voir Julia Bush, *Edwardian Ladies and Imperial Power*, Londres : Leicester University Press, 2000 ; Linda Kealey (dir.), *A Not Unreasonable Claim. Women and Reform in Canada, 1880s-1920s*, Toronto : The Women's Press, 1979 ; Katie Pickles, *Female Imperialism and National Identity. Imperial Order Daughters of the Empire*, Manchester : Manchester University Press, 2002 ; Veronica Strong-Boag, « "Setting the Stage". National Organization and the Women's Movement in the Late 19th Century », dans Susan Mann Trofimenkoff et Alison Prentice (dir.), *The Neglected Majority. Essays in Canadian Women's History*, Toronto : McClelland & Stewart, 1977.

10. Pour un aperçu de cette tendance, voir Jacalyn Duffin, *History of Medicine. A Scandalously Short Introduction*, Toronto : University of Toronto Press, 1999, chap. 11.

11. Kristin Burnett propose un exemple fascinant du travail de soignante effectué par des femmes autochtones dans l'ouest du Canada avant l'arrivée de médecins dans « The Healing Work of Aboriginal Women in Indigenous and Newcomer Communities », dans Jayne Elliott, Meryn Stuart et Cynthia Toman (dir.), *Place and Practice in Canadian Nursing History*, Vancouver : UBC Press, 2008, p. 40-52.

gnante[12], de même que les idées reçues de l'époque victorienne sur la sollicitude
« naturelle » des femmes et leurs qualités maternelles, influencent de nombreuses
Canadiennes de toutes origines ethniques et classes sociales. Comme le soulignent
Dianne Dodd et Deborah Gorham, les soins de santé ne se restreignent pas à la
médecine et les femmes « ont souvent contribué à redéfinir certains aspects des
services de santé, malgré leurs propres limites et malgré les obstacles imposés par
l'origine ethnique, la classe sociale et le genre[13] ». Le bénévolat et la participation
aux activités de la Croix-Rouge permettent ainsi aux femmes d'exercer une certaine
influence dans le domaine médical.

Le système des soins de santé subit des réformes radicales au cours du XXe siècle.
La médecine occidentale connaît une évolution fulgurante : les percées technologiques,
scientifiques et pharmaceutiques se multiplient. Le développement de spécialités
médicales et chirurgicales s'accélère. L'urbanisation, l'industrialisation et finalement
l'ère numérique bouleversent les hôpitaux et le travail de leurs employés. Par
ailleurs, les femmes bénéficient d'un accès croissant aux études supérieures ; elles
ne sont plus cantonnées à la profession d'infirmière. En outre, les gouvernements
s'intéressent davantage à la santé publique. Ainsi, la création d'un régime national
d'assurance maladie vient révolutionner la prestation des soins au Canada. Plus la
professionnalisation, la spécialisation et l'intervention de l'État gagnent du terrain,
moins le secteur de la santé recourt aux bénévoles et aux amateurs. Des organisations
comme la Croix-Rouge abandonnent parfois volontairement une part de leurs
initiatives au gouvernement et aux organisations professionnelles, tandis que les
bénévoles cèdent leur place aux employés professionnels. Ces changements
secouent également les secteurs du travail social et caritatif. En effet, les œuvres de
bienfaisance commencent à embaucher des spécialistes du financement et autre
personnel à temps plein[14]. Au début du siècle, les normes sociales en matière de
genre et de conditions socio-économiques obligent les femmes à exercer bénévolement

---

12. Dianne Dodd et Deborah Gorham, « Introduction », dans Dianne Dodd et Deborah
    Gorham (dir.), *Caring and Curing. Historical Perspectives on Women and Healing in
    Canada*, Ottawa : University of Ottawa Press, 1994. Les rédactrices soutiennent que
    l'idéologie médicale de la fin du XIXe siècle et du début du XXe siècle donne lieu à un
    partage des tâches fondé sur le genre, où les médecins masculins (et héroïques) guérissent
    les malades tandis que les infirmières féminines (et dépréciées) prodiguent des soins.
    Or, les femmes adhèrent davantage à des traditions plus anciennes « qui n'établissent
    aucune hiérarchie entre la guérison et les soins », p. 2.
13. Dianne Dodd et Deborah Gorham, 1994, p. 12.
14. Paul Weindling, 1995, p. 9. La modernisation et la professionnalisation du travail social,
    de la santé publique et du secteur bénévole commencent pendant l'entre-deux-guerres
    puis connaissent une accélération, comme le montrent des études telles : Paul Weindling,
    « Social Medicine at the League of Nations Health Organisation and the International
    Labour Office Compared », et Martin Bulmer, « Mobilising Social Knowledge for Social
    Welfare : Intermediary Institutions in the Political Systems of the United States and
    Great Britain Between the First and Second World Wars », toutes deux dans Paul
    Weindling (dir.), 1995.

les activités qui les intéressent, alors qu'elles pourront les pratiquer à titre de professionnelles qualifiées à peine quelques décennies plus tard. Il s'agit évidemment d'une transformation majeure qui ne contredit cependant pas l'importance du rôle des bénévoles et n'élimine pas non plus leur place au sein du milieu de la santé. En effet, ce sont les efforts de même que les compétences de ses employées bénévoles et professionnelles qui ont permis à la Croix-Rouge de contribuer à l'évolution du système de soins de santé tout au long du XXᵉ siècle, en temps de guerre comme en temps de paix.

Mobilisation des femmes en temps de guerre

La guerre des Boers

C'est d'abord la guerre des Boers qui, dès le début du XXᵉ siècle, entraîne les femmes, la Croix-Rouge canadienne et les travailleurs bénévoles au service des combattants. Les efforts déployés par l'organisation, dès sa création en 1896, pour s'implanter dans la société canadienne demeurent vains, car l'objectif de soulager les soldats de leurs souffrances ne suscite pas l'enthousiasme voulu dans un pays en paix. Même le déclenchement de la guerre des Boers ne parvient pas à rallier les Canadiens autour de la mission de la Croix-Rouge, jusqu'à ce que ses dirigeants décident, en janvier 1900, de solliciter l'aide des femmes[15].

Grâce au travail organisationnel du Conseil national des femmes du Canada, des sections de la Croix-Rouge voient le jour dans tout le pays, alors que de petits groupes de bénévoles jadis actifs en temps de guerre reprennent du service sous la bannière de la Croix-Rouge. Les quelques dossiers qui subsistent aujourd'hui nous indiquent que les 53 sections créées à cette époque sont dirigées par des dames de la bonne société, souvent mariées et issues des classes moyenne et aisée[16]. La Croix-Rouge permet à ces femmes de mettre à profit leur instruction, leur talent et leurs compétences dans une société où très peu de débouchés s'offrent à elles.

En outre, grâce à leur travail pour la Croix-Rouge, les femmes peuvent exprimer leur patriotisme et apporter un soutien tangible aux soldats canadiens blessés ou malades. Dès que les Canadiennes prennent en main l'approvisionnement des combattants en matériel médical, elles mobilisent leurs réseaux sociaux et canalisent toutes les activités féminines traditionnelles vers l'effort de guerre. Elles organisent par exemple une multitude de concerts patriotiques, de thés ou de dîners de bienfaisance, de discours, de journées de collecte publique et de porte-à-porte pour

15. « Women of Canada. An Appeal to Them on Behalf of the Red Cross », *The Globe*, 4 janvier 1900, p. 5 ; Rosa L. Shaw, *Proud Heritage. A History of the National Council of Women of Canada*, Toronto : Ryerson Press, 1927, p. 153.
16. CRCS, *Report By the Canadian Red Cross Society of Its Operations in the South African War 1899-1902*, Toronto : Canadian Red Cross Society, 1902, p. 60, 62, 67-69, 72-76.

recueillir des fonds[17]. Elles se réunissent pour préparer des bandages, coudre ou tricoter des pyjamas et autres vêtements destinés aux convalescents. Un appui à la Croix-Rouge devient une façon de manifester son patriotisme et de répondre à l'appel du devoir. Des articles de journaux décrivent les travaux de couture et les initiatives lancées par les femmes pour récolter des fonds et explicitent ce lien dans des titres tel « Des dames cousent et tricotent des vêtements. La Croix-Rouge de St-John affiche son patriotisme[18] ».

Les dons recueillis par la Société canadienne de la Croix-Rouge à l'époque de la guerre des Boers[19] financent le matériel acheminé sur les champs de bataille par les divers travailleurs de la Croix-Rouge. Ce financement permet de fournir aux équipes médicales divers produits nécessaires à l'époque, comme des sous-vêtements, des oreillers, du brandy, du bouillon de bœuf et des bassins hygiéniques. L'envoi de ces produits permet de pallier les lacunes des services médicaux de l'armée britannique dont l'équipement est insuffisant et le ravitaillement imprévisible[20]. Louangées tant par les autorités britanniques civiles et militaires que par les infirmières canadiennes servant à l'étranger, les activités de quelques éminents dirigeants de la Croix-Rouge reposent en réalité sur le travail effectué par des milliers de femmes au Canada. Bien que les bénévoles féminines de la Croix-Rouge ne soient pas dépêchées en zone de guerre, elles prennent conscience du rôle important qu'elles jouent dans la prestation de soins de santé auprès des militaires lorsque les femmes et les jeunes filles du pays commencent à s'habiller « comme des infirmières de la Croix-Rouge » pour recueillir des fonds lors de concerts patriotiques, de dîners et de thés. Cela, même si à l'époque, la Société n'emploie aucune infirmière[21]. Les étudiantes et les infirmières diplômées de la Toronto General Hospital Training School for Nurses, qui ne peuvent servir en Afrique du Sud (seules quelques-unes de leurs consœurs y sont déployées), décident de recueillir des dons pour la Croix-Rouge[22]. Les Canadiennes estiment qu'à défaut de se rendre en zone de guerre pour porter directement secours aux soldats, le mieux est de faire du bénévolat pour la Croix-Rouge.

---

17. Voir, la description d'un concert patriotique à St. Catharines en Ontario dans « Chit Chat », *The Globe*, 10 mars 1900, p. 21.
18. « Ladies Make Garments. Red Cross Society at St. John Shows Its Patriotism », *Montreal Gazette*, 29 décembre 1899, p. 2.
19. Selon le calculateur d'inflation de la Banque du Canada (qui remonte jusqu'en 1914), 80 000 $ en dollars de 1914 équivalent à 1 505 573,77 $ en dollars de 2009. La valeur actuelle de 80 000 $ en dollars de 1902 est donc encore plus élevée et constitue un montant impressionnant pour un organisme humanitaire au statut flageolant. Disponible à l'adresse : www.bankofcanada.ca/en/rates/inflation_calc. html (consulté le 3 février 2009).
20. CRCS, *South African War Report*, 1902, p. 17-25.
21. Voir « Chit Chat », *The Globe*, 5 mai 1900, p. 25 ; « Red Cross Society Ball », *Edmonton Bulletin*, 27 avril 1900.
22. « Chit Chat », *The Globe*, 17 février 1900, p. 19.

Les deux grandes guerres mondiales

Quand la Société met un terme à ses activités en Afrique du Sud en 1902, les femmes retournent à leurs occupations et la Croix-Rouge canadienne cesse pratiquement d'exister. Mais en août 1914, dès le déclenchement de la Grande Guerre, les femmes se portent volontaires en grand nombre et ressuscitent l'organisation. Encore une fois, les Canadiennes travaillent bénévolement pour venir en aide aux soldats blessés ou malades, un scénario qui se répétera en septembre 1939, quand éclatera la Seconde Guerre mondiale. Le travail des femmes pour la Croix-Rouge demeure presque inchangé pendant ces deux « guerres totales », séparées par un intervalle d'à peine 20 ans. Les bénévoles sont souvent les mêmes, évidemment moins jeunes en 1939 qu'elles ne l'étaient à l'aube de la Grande Guerre, mais pourvues d'une vaste expérience qui contribue à orienter les opérations lors de la Seconde Guerre mondiale. Ainsi Lady Julia Drummond, pilier du bureau d'information de la Société canadienne de la Croix-Rouge en Angleterre, inscrit les mots « À nouveau la guerre! 1939 » sur la page de garde d'un ouvrage consacré au travail du bureau lors de la Grande Guerre. Cet ouvrage est envoyé à Norman Somerville, membre du conseil de la Croix-Rouge canadienne, en septembre 1939[23]. Lady Drummond présume à juste titre que les leçons tirées de la Première Guerre mondiale s'avéreront précieuses.

Le travail effectué par la Société pendant les deux conflits mondiaux est semblable aux efforts déployés lors de la guerre des Boers : la Croix-Rouge s'en remet aux femmes pour organiser et mobiliser leurs réseaux sociaux afin de recueillir de volumineux montants et pour coordonner une importante production de vêtements faits à la main, de bandages et autres articles nécessaires en vue d'assurer les soins et le confort des blessés et des malades[24]. Toutefois, l'ampleur des deux conflits mondiaux dépasse largement celle de la guerre des Boers. Non seulement le matériel doit-il être produit en quantités beaucoup plus grandes, mais la Croix-Rouge élargit son éventail d'activités. Des millions de femmes de tous âges organisent des activités de financement, préparent des bandages, tricotent des vêtements chauds, écrivent des lettres sur l'état des soldats, rendent visite à des soldats hospitalisés, préparent des colis destinés aux prisonniers de guerre et assument la myriade de tâches administratives requises pour mener à bien leur mission. De plus, la Société finance la construction et la rénovation d'hôpitaux et de maisons de repos en France et en Angleterre, achemine de la nourriture et des vêtements aux prisonniers de guerre canadiens et alliés, retrouve des soldats malades, blessés ou disparus à la demande de leurs proches, et leur rend visite. Les bénévoles proviennent

23. Julia Drummond, inscription sur la page de garde de Iona K. Carr, *The Canadian Red Cross Information Bureau During the Great War*. Document non daté. Exemplaire conservé aux archives de la Société canadienne de la Croix-Rouge (CRCNA), Ottawa.
24. Entre 1914 et 1919, les dons reçus par la Croix-Rouge totalisent un montant de 9 073 485,56 $. *The Canadian Red Cross Society 1914 – and after*, Toronto : CRCS, 1939, p. 3.

de toutes les couches de la société canadienne. Cependant, les dirigeantes des sections locales et nationale de la Croix-Rouge canadienne appartiennent généralement aux classes moyenne et aisée, car leur éducation, leur statut social et le temps libre dont elles disposent leur permettent de faire reculer les frontières du travail féminin toléré par la société, au nom de l'aide humanitaire en temps de guerre. Par ailleurs, le gouvernement encourage le bénévolat, car il rallie les femmes à l'effort de guerre et compense l'insuffisance des services et du matériel fournis par l'État.

Depuis la guerre des Boers, les effets du travail de la Croix-Rouge se mesurent non seulement à l'aune des résultats concrets, comme les fonds recueillis ou le matériel amassé, mais aussi en regard de la valeur symbolique accordée à la Société lors des conflits armés. Les campagnes de promotion décrivent les efforts des bénévoles comme une extension du rôle maternel des femmes à l'ensemble du pays, ou encore comme une incarnation de la compassion naturelle des femmes pour le bien de la nation[25]. Dans une lettre émouvante envoyée au bureau d'information de la Société canadienne de la Croix-Rouge, un Canadien anonyme écrit : « Je sais que vous avez l'amour d'une mère et je vous dis au revoir et que Dieu bénisse votre beau travail[26]. » Certaines bénévoles sont motivées à se consacrer au travail humanitaire par leur foi chrétienne – la guerre constituant à leurs yeux une épreuve purificatoire pour le pays –, ou encore par leur indéfectible patriotisme et leur adhésion aux enjeux humanitaires du conflit[27]. Pour d'autres Canadiennes, la Croix-Rouge représente une occasion d'atténuer leur anxiété et leur frustration en compagnie de femmes, tout en contribuant indirectement au bien-être des êtres chers qu'elles n'ont pu accompagner[28].

Si les activités de la Croix-Rouge connaissent une expansion lors de la Première Guerre mondiale, elles explosent lors de la Seconde Guerre mondiale. Alors que l'entre-deux-guerres marque l'avènement d'importants changements dans la société canadienne – qui permettent à la Croix-Rouge de modifier le rôle de ses bénévoles, voire l'obligent à le faire –, l'organisation reprend, à plus grande échelle, les initiatives lancées en 1914. En effet, les jeunes femmes ne se contentent plus de rester chez elles pour préparer des bandages, contrairement à leurs mères et à leurs grands-mères satisfaites de ressortir leurs trousses de couture ou leurs

---

25. Sarah Glassford, « "The Greatest Mother in the World" : Carework and the Discourse of Mothering in the Canadian Red Cross Society During the First World War », *Journal of the Association for Research on Mothering*, vol. 10, n° 1, 2008, p. 219-232.

26. « Thanks to the Information Department », *CRCS Bulletin*, juin 1916, p. 35.

27. Pour une étude approfondie des motivations ayant poussé les Canadiens à travailler pour la Croix-Rouge pendant la Première Guerre mondiale, voir Sarah Glassford, 2007, chap. 7. Les mêmes motivations ont incité les Canadiens à renouveler leur participation aux activités de la Croix-Rouge pendant la Seconde Guerre mondiale.

28. Bruce Scates, « The Unknown Sock Knitter. Voluntary Work, Emotional Labour, Bereavement and the Great War », *Labour History*, n° 81, Australie, novembre 2002, p. 29-49.

aiguilles à tricoter. Sans doute motivées par l'accès aux études supérieures, l'acquisition du droit de vote et l'évolution du rôle socialement acceptable des femmes[29], elles souhaitent participer plus directement à l'effort de guerre. La création d'organisations paramilitaires indépendantes composées de femmes et le contexte de pénurie de main-d'œuvre poussent le gouvernement à former des sections féminines au sein de l'armée de terre, de la marine et de l'armée de l'air[30]. Répondant au désir des femmes de jouer un rôle plus actif et palliant l'exode de ses bénévoles vers les forces armées, la Croix-Rouge crée une nouvelle entité : le Corps de la Croix-Rouge canadienne, composé de femmes qui deviennent presque des «bénévoles professionnelles». Disciplinées et vêtues d'un uniforme, les membres du Corps sont divisées en quatre sections selon leurs antécédents : le transport, l'administration de bureau, la gestion de la nourriture et le service d'infirmières auxiliaires. En plus d'exercer les fonctions qui leur sont attribuées, elles reçoivent une formation sur l'intervention en cas d'urgence. Les bénévoles du service d'infirmières auxiliaires exécutent des tâches semblables à celles du personnel de détachement volontaire de l'Ambulance Saint-Jean : elles assistent les infirmières qualifiées dans les hôpitaux civils ou militaires de tout le pays. Des membres des quatre sections travaillent en Angleterre ou en Europe à titre d'«officiers responsables du bien-être des troupes» et veillent au confort des militaires canadiens malades ou blessés, en permission ou en service. Les bénévoles distribuent aussi des denrées essentielles aux populations des zones libérées[31]. Dépêchée «quelque part en Europe», Marjorie Harvie écrit dans l'un de ses rapports que le fait de laver le visage des soldats blessés, de leur distribuer des cigarettes et de leur apporter de l'eau peut sembler anodin, mais que leur reconnaissance sincère témoigne de l'utilité de ses efforts[32]. Le Corps de la Croix-Rouge canadienne offre aux femmes une occasion inédite de séjourner en

29. Au sujet des changements qui bouleversent la vie des femmes pendant l'entre-deux-guerres et la Seconde Guerre mondiale, voir Alison Prentice *et al.*, *Canadian Women. A History*, 2e éd., Toronto : Harcourt Canada, 1996, chap. 9-12, et Veronica Strong-Boag, *The New Day Recalled. Lives of Girls and Women in English Canada, 1919-1939*, Toronto : Copp Clark Pitman, 1988.

30. Jean Bruce, *Back the Attack! Canadian Women During the Second World War – At Home and Abroad*, Toronto : Macmillan of Canada, 1985, p. 21-33 ; Ruth Roach Pierson, «*They're Still Women After All». The Second World War and Canadian Womanhood*, Toronto : McClelland & Stewart, 1986, chap. 3. Voir aussi la réfutation de Jeff Keshen à l'égard des arguments de Pierson dans Jeffrey A. Keshen, *Saints, Sinners, and Soldiers. Canada's Second World War*, Vancouver : UBC Press, 2004, chap. 6 et 7.

31. Les expériences des 641 membres du Corps dépêchés à l'étranger sont relatées dans Lois MacDonald Cooper, *Wartime Letters Home*, Ottawa : Borealis Press, 2005 ; Frances Martin Day, Phyllis Spence et Barbara Ladouceur, *Women Overseas. Memoirs of the Canadian Red Cross Corps (Overseas Detachment)*, Vancouver : Ronsdale Press, 1998 ; Jean M. Ellis et Isabel Dingman, *Face Powder and Gunpowder*, Toronto : S. J. Reginald Saunders and Company Ltd., 1947.

32. Marjorie Harvie, *Reports of Marjorie Harvie and Frances Schmid (excerpts)*, 1944. Originaux conservés à Windsor-Essex County Branch, Croix-Rouge canadienne.

Europe pour réaliser un travail bénévole concret peu flamboyant, mais non moins important, conformément à leur désir de participer plus activement à l'effort de guerre et à la professionnalisation récemment amorcée du secteur bénévole.

Une autre innovation issue de la Seconde Guerre mondiale, qui existe toujours, consiste en la création d'un programme de collecte de sang auprès de la population civile en vue d'approvisionner les services médicaux de l'armée. La Société canadienne de la Croix-Rouge, une organisation sanitaire qui a fait ses preuves en temps de guerre, se voit confier la tâche de solliciter et de recueillir les dons de sang[33]. Ce programme, qui contribue à la survie de nombreux militaires, repose en grande partie sur l'ardeur et le dévouement de milliers de femmes qui mènent des campagnes de sensibilisation et organisent des collectes de sang, de concert avec des milliers d'infirmières responsables des aspects techniques des prélèvements. En effet, non seulement le programme de don de sang lancé en temps de guerre permet à tous les Canadiens d'apporter une contribution médicale au rétablissement des soldats blessés ou malades, mais il illustre également l'importance grandissante du rôle joué par les professionnels rémunérés dans les activités de la Croix-Rouge.

Lors de la Seconde Guerre mondiale, le gouvernement et les associations professionnelles s'immiscent davantage dans les travaux de la Croix-Rouge, assujettie à une supervision beaucoup plus étroite. Si les autorités laissent le champ libre aux organisations bénévoles pendant la guerre des Boers et la Première Guerre mondiale, un revirement commence à s'opérer dès le début de la Seconde Guerre mondiale. Soucieux de mettre à profit les leçons tirées de la Grande Guerre, le gouvernement de Mackenzie King centralise dès 1939 les activités d'appui aux militaires en créant le ministère fédéral des Services nationaux de guerre, qui régit et surveille des centaines d'organismes caritatifs soutenant l'effort de guerre[34]. D'autres restrictions s'ajoutent alors au travail de la Croix-Rouge, soit parce que d'autres organisations veulent occuper son champ d'activité, soit parce que l'État revendique une compétence exclusive dans certains champs d'intervention[35]. La place laissée au travail bénévole et amateur commence à diminuer : ce dernier doit céder le pas devant l'intervention

---

33. Richard W. Kapp, « Charles H. Best, the Canadian Red Cross Society, and Canada's First National Blood Donation Program », *Canadian Bulletin of Medical History*, vol. 12, n° 1, 1995, p. 27-46.

34. J. L. Granatstein, *Canada's War. The Politics of the Mackenzie King Government, 1939-1945*, Toronto : Oxford University Press, 1975. Pour une discussion comparative des démarches canadienne et australienne en matière de règlementation des œuvres de bienfaisance qui contribuent à l'effort de guerre pendant la Seconde Guerre mondiale, voir Mélanie Oppenheimer, « Control of Wartime Patriotic Funds in Australia. The National Security (Patriotic Funds) Regulations, 1940-1953 », *War & Society*, vol. 18, n° 1, 2000, p. 77-79.

35. Un bon exemple des difficultés auxquelles la Croix-Rouge canadienne est confrontée est abordé dans Jonathan F. Vance, « Canadian Relief Agencies and Prisoners of War, 1939-45 », *Journal of Canadian Studies*, vol. 31, n° 2, 1996, p. 133-147.

accrue du gouvernement et la professionnalisation croissante du secteur dans l'après-guerre.

La guerre de Corée

Peu après la Seconde Guerre mondiale, un autre conflit éclate. Déclenchée en 1950, la guerre de Corée durera trois ans. Le Canada dépêche des soldats qui font partie du contingent des Nations Unies, mais la participation du pays à ce conflit diffère largement, sur les plans civil et militaire, des efforts déployés entre 1939 et 1945. En effet, la guerre de Corée ne requiert pas un engagement aussi intense ni aussi vaste de la part des autorités canadiennes. Par conséquent, les activités de la Croix-Rouge demeurent beaucoup plus restreintes. Il ne s'agit plus d'un conflit direct, mais d'un conflit localisé. Ainsi, la Croix-Rouge canadienne recueille des fonds et fait parvenir du matériel médical et des denrées essentielles aux combattants, comme ce fut le cas auparavant. Cependant, la Société ne cherche pas à mobiliser les femmes, qui ne ressentent d'ailleurs pas un élan collectif les incitant à s'engager dans le cadre d'un conflit dont les enjeux sont d'un nouvel ordre. Comme le Canada envoie assez peu de militaires au front, l'effort de guerre se gère beaucoup plus aisément et le gouvernement parvient à fournir presque tout l'équipement et les denrées nécessaires.

Toutefois, il existe un domaine où la contribution à la fois symbolique et réelle de la Croix-Rouge s'avère précieuse : l'apport en bénévoles féminines dépêchées en Asie. En 1952, le ministère canadien de la Défense demande en effet à la Société de constituer une équipe qui est envoyée en Extrême-Orient et dont les fonctions ressemblent à celles du Corps canadien de la Croix-Rouge. Stationnée en Corée et au Japon pour accueillir les soldats canadiens en permission, l'équipe de secours en Extrême-Orient (Far East Welfare Team) est certes petite, mais ses membres répondent à des critères de sélection fort rigoureux. En accordant à la Croix-Rouge canadienne l'autorisation exclusive de fournir un soutien aux soldats déployés en Corée, le gouvernement canadien établit un précédent et fixe de nombreuses exigences relatives aux antécédents des bénévoles retenues pour cette mission. La moitié des bénévoles doit être bilingue, compte tenu de l'importance du contingent de soldats francophones. Les candidates sont issues de plusieurs professions : travailleuses sociales, ergothérapeutes, infirmières, gestionnaires des ressources humaines en entreprise. Certaines autres ont appartenu aux forces armées ou aux équipes expéditionnaires du Corps canadien de la Croix-Rouge[36]. Bien qu'elles travaillent bénévolement pour la Croix-Rouge au Japon et en Corée, leur sélection illustre l'importance croissante de la formation professionnelle. Même si la Croix-Rouge n'impose aucune exigence en ce sens, ce n'est pas le cas du gouvernement.

---

36. Margaret E. Wilson, «Report to Presidents of Dr. Stanbury's statement re : Red Cross Workers for Japan», 27 mars 1952, *Minutes of 446th National Executive Meeting*, CRCS Archived Minutebook V (1952-55), CRCNA.

Comme les 641 membres du Corps canadien de la Croix-Rouge qui les ont précédées, les bénévoles dépêchées en Extrême-Orient jouent plusieurs rôles dans le soutien des soldats venus du Canada et d'autres pays du Commonwealth. Ainsi, elles organisent des activités récréatives et rendent visite aux blessés et aux malades. En outre, des travailleuses sociales « mènent des enquêtes sur d'éventuels mariages entre Canadiens et Japonaises » et « initient les épouses japonaises au sujet du mode de vie canadien », ce qui constitue une première dans l'histoire de la Société[37]. Les équipes de bénévoles envoyées en Corée voient en ce travail l'occasion inédite de servir leur pays, d'apporter une aide tangible aux soldats canadiens, de visiter des contrées lointaines et exotiques et de vivre l'aventure que tout cela suppose[38]. Une lettre éloquente écrite par une bénévole à une amie restée au Canada nous éclaire sur l'un des motifs supplémentaires ayant poussé le gouvernement à dépêcher des bénévoles féminines en Extrême-Orient. En effet, l'auteure de la lettre décrit les tâches qui leur sont confiées dans les hôpitaux et les clubs. S'agissant du Maple Leaf Club de Tokyo, elle précise : « Si notre présence est requise, c'est parce que nous sommes des blanches (!), et donc un rappel constant du Canada, de ses femmes et de ses valeurs. » Toujours selon l'auteure de cette lettre, le rôle des bénévoles consiste à ralentir la propagation des maladies vénériennes parmi les soldats canadiens enclins à se prévaloir des services de nombreuses Japonaises indigentes qui survivent grâce à la prostitution. « Notre travail, poursuit-elle, a pour objet de leur apporter une certaine stabilité généralement associée au foyer et à la compagnie d'une femme respectable[39]. » Encore une fois, les bénévoles de la Croix-Rouge fournissent un soutien essentiel à la santé et au bien-être des militaires. En outre, leur féminité et leur origine ethnique leur confèrent un rôle symbolique important, celui de phares de la moralité et de la pureté sexuelle dans un océan de tentations.

Ainsi, bien que le travail sanitaire des bénévoles de la Croix-Rouge canadienne prenne plusieurs formes tout au long des conflits armés qui secouent le XXe siècle, certains aspects communs se dégagent des tâches qui leur sont attribuées. En premier lieu, les activités des bénévoles de la Croix-Rouge lors de la guerre des Boers, de la Grande Guerre, de la Seconde Guerre mondiale et de la guerre de Corée visent à répondre aux besoins d'une clientèle particulière, composée principalement d'hommes (des soldats représentant le Canada, l'Empire britannique, les Alliés et les Nations Unies), mais aussi de victimes civiles et de réfugiés. Cette toile de fond fait en sorte que ce travail sanitaire est presque toujours dirigé vers l'étranger et suppose une relation d'aide à distance. Deuxièmement, lors de ces quatre conflits, les organisations caritatives comme la Croix-Rouge permettent de mobiliser les femmes. Bien que leur genre les empêche de participer aux combats, les femmes

---

37. W. Stuart Stanbury, « Report of the National Commissioner », *Annual Report 1952*, Toronto : CRCS, 1953, p. 19-20.

38. Voir les mémoires de Dorothea Powell Wiens, Florence Bell et Jacqueline Robitaille Van Campen dans Martin Day, Phyllis Spence et Barbara Ladouceur, 1998, p. 343-367.

39. « Letter from Member of Canadian Red Cross Welfare Team to Friend in Canada », File 20.III, « Far East Welfare Team – Bio's », boîte 20, CRCNA.

constituent néanmoins une main-d'œuvre disponible et enthousiaste à laquelle le gouvernement et la Croix-Rouge recourent pour combler certaines lacunes dans la prestation de soins de santé et de soutien aux militaires. Leur présence sert en plus à rehausser le moral des troupes en ralliant l'ensemble du pays autour de l'effort de guerre. Troisièmement, la définition de la santé proposée par la Croix-Rouge, non seulement en temps de guerre, mais tout au long du XXe siècle, s'avère plus large que la définition traditionnelle du terme et comprend le confort et le bien-être, en sus de la stricte condition physique. Dans ce contexte, les soins dispensés aux soldats blessés et malades comprennent tant les attentions et la sollicitude que les actes médicaux nécessaires à la guérison. Quatrièmement, les croyances au sujet de la compassion et des qualités maternelles inhérentes aux femmes font en sorte que la féminité devient l'un des principaux prérequis pour effectuer le travail mené par la Croix-Rouge et les autres organismes caritatifs qui contribuent à l'effort de guerre. Enfin, le bénévolat effectué sous l'égide de la Croix-Rouge représente pour les femmes un exutoire face au carcan des rôles sociaux liés au genre qui les limitent dans leurs actions. Nombreuses sont les femmes qui se portent volontaires. Elles demeurent toutefois les ultimes responsables de leur décision et peuvent choisir la nature et l'ampleur de leur participation. L'essence même du travail bénévole signifie d'ailleurs qu'il s'agit d'un choix délibéré ne résultant d'aucune contrainte. Ainsi, les femmes qui se joignent à la Croix-Rouge répondent soit à l'appel du devoir, soit à leurs besoins émotionnels et sociaux.

PROFESSIONNALISATION ET AMÉLIORATION DES SOINS DE SANTÉ EN TEMPS DE PAIX

L'aide humanitaire fournie aux victimes de conflits armés ne constitue qu'un aspect des travaux de la Croix-Rouge canadienne. La Société fait preuve de constance dans l'exercice de sa mission en temps de guerre, mais les années de paix lui permettent d'entreprendre de nouvelles activités. Ainsi, pendant l'entre-deux-guerres (1919-1939), la Société fait une première incursion dans le domaine de la santé publique. Si ce changement d'orientation lui permet d'assurer sa survie après l'armistice, il n'en repose pas moins sur de réelles préoccupations sanitaires. Devant l'insuffisance criante des normes d'hygiène révélée par l'examen médical des recrues pendant la Première Guerre mondiale, et avec les millions de morts provoquées par le conflit et par l'épidémie de grippe espagnole subséquente, la santé publique acquiert une nouvelle importance pendant cette période. Ainsi, il apparaît désormais évident que les soins de santé dispensés aux Canadiens, surtout aux habitants des régions rurales, nordiques ou récemment colonisées, sont nettement inadéquats. Pour les dirigeants de la Croix-Rouge canadienne, il s'agit là d'une lacune que leur organisation peut très bien combler.

Or, pour apporter une contribution fructueuse au domaine de la santé publique, la Croix-Rouge doit faire appel à du personnel qualifié. La Société a déjà l'habitude de recourir aux services de professionnels ; pendant la Première Guerre mondiale, elle en a recruté quelques-uns à titre de conseillers honoraires ou de consultants bénévoles, chargés d'organiser la stérilisation des bandages et des pansements, ou encore l'expédition de denrées vers l'est du Canada puis l'Europe. Certes, les bénévoles continuent de jouer un rôle essentiel à la poursuite des activités de la Croix-Rouge après la Grande Guerre. Ainsi, grâce à un programme d'accueil des immigrants offert dans les ports maritimes de l'est du Canada, des femmes donnent aux mères et aux enfants qui attendent leur autorisation de séjour de la nourriture, un toit et des renseignements sur les pratiques canadiennes en matière d'hygiène et de nutrition. De même, ce sont des bénévoles féminines qui apportent réconfort et menus articles aux anciens combattants de la Grande Guerre confinés dans un hôpital ou un établissement de soins prolongés. Mais pendant l'entre-deux-guerres, des professionnels qualifiés, surtout des experts en santé publique, des infirmières et des enseignantes, occupent de nouvelles fonctions au sein de la Croix-Rouge.

Tirant parti de l'engouement qu'elle a suscité pendant la Première Guerre mondiale, la Société publie des documents promotionnels qui exhortent les Canadiens à soutenir ses efforts visant à offrir un meilleur avenir au pays. «Vous avez fait preuve d'une grande générosité envers la Croix-Rouge alors que sévissaient la guerre et la destruction. Pourquoi ne pas donner aussi généreusement à la Société alors qu'elle s'efforce de moderniser notre nation?» peut-on lire dans une brochure publiée au milieu des années 1920[40]. Inspirée par des experts en santé publique mondialement reconnus à l'époque, la Croix-Rouge estime que la façon la plus efficace de renforcer le pays consiste à mettre l'accent sur la santé des femmes et des enfants. Dès 1919, afin de poser la première pierre de cette initiative, la Société lance son programme de soins infirmiers en régions éloignées et embauche des infirmières professionnelles rémunérées qui dirigent des dispensaires ou des petits hôpitaux dans des zones rurales ou isolées du Canada. L'utilité manifeste du travail qu'elles accomplissent est confirmée par le fait qu'elles sont souvent les seules prestataires de soins de santé dans ces régions[41]. Des infirmières comme Gertrude LeRoy Miller, membre du personnel de l'hôpital isolé de Wilberforce en Ontario de 1930 à 1934, ne se contentent pas d'exercer les fonctions qui leur incombent habituellement; elles parcourent de longues distances pour effectuer des visites à domicile et mettent en œuvre des programmes d'éducation sanitaire dans les écoles[42]. La Croix-Rouge affermit ses liens avec les infirmières diplômées en concevant des cours de santé publique qui seront dispensés par cinq universités canadiennes. Ainsi,

---

40. «Still Serving. The Red Cross in Pictures», quatrième de couverture, dossier 11. II, boîte 11, CRCNA.
41. Au sujet des infirmières en régions éloignées, voir Jayne Elliott, «Blurring the Boundaries of Space. Shaping Nursing Lives at the Red Cross Outposts in Ontario, 1922-1945», *Canadian Bulletin of Medical History*, vol. 2, n° 1, 2004, p. 303-325, et «"Keep the Flag Flying" : Medical Outposts and the Red Cross in Northern Ontario, 1922-1984», thèse de doctorat, Queen's University, 1996.
42. Gertrude LeRoy Miller, *Mustard Plasters and Handcars. Through the Eyes of a Red Cross Outpost Nurse*, Toronto : Natural Heritage Books, 2000, p. 223.

non seulement la Croix-Rouge recourt-elle aux services d'infirmières professionnelles qui concrétisent ses programmes en temps de paix, mais elle s'intéresse désormais aussi à la formation de candidates potentielles.

En outre, d'autres professionnelles qui ne sont pas rémunérées participent aux activités menées par la Croix-Rouge pendant l'entre-deux-guerres. Un programme baptisé Croix-Rouge jeunesse, destiné à enseigner aux enfants des principes civiques, sanitaires et de services envers les autres, illustre à merveille la contribution apportée par de nombreuses professionnelles aux activités de la Société. En effet, celle-ci tente de convaincre les ministères provinciaux de l'Éducation, les écoles et les institutrices d'intégrer ce programme à leur enseignement tous les vendredis après-midi. Dans les classes primaires et les écoles de campagne à classe unique, où le programme de la Croix-Rouge jeunesse est rapidement adopté, le personnel enseignant se compose surtout de femmes. Ces institutrices choisissent d'ajouter ce programme facultatif à l'instruction des enfants, en plus de mettre à profit leur formation professionnelle et leur autorité sur les élèves pour mettre en pratique les objectifs de la Croix-Rouge jeunesse[43]. Les hôpitaux en régions éloignées, l'enseignement infirmier en santé publique et la Croix-Rouge jeunesse, toutes des initiatives lancées après la Première Guerre mondiale, ouvrent de nouvelles portes aux femmes et donnent à des professionnelles l'occasion de jouer un rôle important dans la prestation de soins de santé ou de programmes d'éducation sanitaire destinés aux familles canadiennes.

Les années d'entre-deux-guerres permettent à la Croix-Rouge d'asseoir ses programmes de santé publique. Si, pendant la Seconde Guerre mondiale et la guerre de Corée, ces activités cèdent le pas aux secours aux soldats blessés, aux prisonniers de guerre et aux victimes civiles des bombardements de Londres, la Société maintient néanmoins ses programmes sanitaires. Toutefois, pendant ces deux conflits, l'intervention croissante du gouvernement et le recours à des professionnelles entraînent une réorganisation du travail bénévole. Après 1945, la Croix-Rouge met à nouveau l'accent sur la santé publique et de nouvelles initiatives voient le jour, ce qui bouleverse d'autant plus le rôle des bénévoles et des professionnelles dans la prestation de services sanitaires et celui des organisations caritatives au sein du système de santé canadien.

Grâce aux efforts de sensibilisation à la protection civile déployés par le gouvernement, les cours de secourisme et de soins infirmiers à domicile offerts par la

---

43. Au sujet de la Croix-Rouge jeunesse, voir Sarah Glassford, « Marching as to War », 2007, p. 340-342 ; ainsi que les deux articles de Nancy Sheehan, « Junior Red Cross in the Schools. An International Movement, a Voluntary Agency, and Curriculum Change », *Curriculum Inquiry*, vol. 17, n° 3, 1987, p. 247-266, et « The Junior Red Cross Movement in Saskatchewan, 1919-1929. Rural Improvement Through the Schools », dans David C. Jones et Ian MacPherson (dir.), *Building Beyond the Homestead. Rural History on the Prairies*, Calgary : University of Calgary Press, 1985.

Croix-Rouge connaissent une immense popularité pendant l'après-guerre[44]. Des infirmières et des secouristes qualifiés enseignent à des citoyens ordinaires les rudiments de l'aide à fournir aux personnes malades ou blessées, que ce soit à la maison ou dans un lieu public, en situation d'urgence ou d'invalidité permanente. Alors que la formation en secourisme s'adresse à l'ensemble des Canadiens, les cours de soins infirmiers à domicile, qui s'étendent sur plusieurs semaines, visent à permettre aux femmes d'apprendre à s'occuper de leurs proches malades ou blessés. Ainsi, des infirmières qualifiées transmettent les bases du métier de soignante à des femmes qui, à leur tour, assumeront la mission de la Croix-Rouge en veillant à la santé des membres de leur famille. Le programme de soins infirmiers à domicile tire parti des traditions ancestrales voulant que les femmes s'occupent du bien-être de leur entourage. Mais plutôt que de présumer que le rôle de soignante leur est inné ou légué par leurs mères, la Croix-Rouge recrute des infirmières professionnelles qui communiquent à des profanes les notions nécessaires pour qu'elles puissent prodiguer des soins à leurs proches. Certes, à la fin de la Seconde Guerre mondiale, les femmes demeurent, aux yeux de la société, des soignantes naturelles pétries d'une sollicitude toute maternelle. Mais il est désormais acquis que certaines pratiques infirmières essentielles doivent être respectées et enseignées par des professionnelles qualifiées.

Parmi les activités de la Croix-Rouge pendant l'après-guerre, c'est le programme de collecte de sang – le plus médiatisé jusqu'à la fin du XXe siècle – qui illustre le mieux le nouveau mode de fonctionnement de la Société : recourir à des professionnels rémunérés ainsi qu'à des bénévoles, en plus de mobiliser les femmes du pays. Le système national et permanent de collecte de sang reposait à ses débuts sur la contribution de nombreux volontaires ; aujourd'hui, les Canadiens choisissent toujours de donner du sang sans obtenir d'indemnisation en contrepartie. En revanche, l'organisation des collectes de sang et la sollicitation de dons requièrent l'apport de bénévoles et de professionnels. Comme pendant la Seconde Guerre mondiale, des infirmières et des techniciennes procèdent au prélèvement de sang et au traitement des échantillons alors que des bénévoles s'occupent de faire connaître les collectes de sang, de mobiliser et d'accueillir les donneurs, en plus d'exécuter des tâches administratives et de soutien. À partir de 1950, le prélèvement et le traitement des échantillons de sang deviennent de plus en plus complexes ; la Société a donc recours à un nombre croissant de professionnels : infirmières, techniciens, scientifiques et coordonnateurs des bénévoles. Le visage du programme de collecte de sang géré par la Croix-Rouge demeure avant tout bénévole et féminin. Des retraités commencent à gonfler les rangs des bénévoles, mais les femmes, qu'elles soient bénévoles, infirmières, techniciennes et, de plus en plus, retraitées elles aussi,

44. Tarah Brookfield, « "Our Deepest Concern Is for the Safety of Our Children and Their Children". Canadian Women Respond to Cold War Fears at Home and Abroad, 1950-1980 », thèse de doctorat, York University, 2008, chap. 1.

demeurent majoritaires au sein de l'effectif chargé des collectes de sang[45]. S'il est clair que les services de prélèvement sanguin de la Croix-Rouge n'auraient pu être assurés sans employés professionnels, les bénévoles ont toutefois toujours conservé une place importante au sein de ces programmes. Ainsi, âgée d'à peine 16 ans à l'époque, j'ai offert à l'été 1996 des biscuits, du jus et des remerciements enthousiastes aux donneurs de sang, lors d'une journée de collecte organisée à Windsor, en Ontario.

En 1918, la Croix-Rouge canadienne décide de poursuivre ses travaux en temps de paix et de mettre l'accent sur la santé publique, ce qui constitue un tournant dans l'histoire de l'organisation. Entre 1919 et 1939, puis à partir de 1945, la Société s'engage dans une vaste gamme de programmes et d'initiatives sanitaires partout au pays. Or, comme pour ses interventions en temps de guerre, des caractéristiques communes s'appliquent à ces initiatives qui peuvent d'emblée paraître hétéroclites. En premier lieu, les programmes d'éducation sanitaire et de prévention médicale, qui s'éloignent de l'assistance aux blessés ou aux malades, acquièrent une place prioritaire dans les plans de la Société. En second lieu, les efforts de la Croix-Rouge visent de nouveaux bénéficiaires qui ne traversent plus les mêmes épreuves que les victimes de conflits armés. En effet, la Croix-Rouge s'intéresse désormais aux Canadiens ordinaires vivant au Canada. Les anciens combattants hospitalisés ou confinés dans des unités de soins de longue durée reçoivent toujours la visite de bénévoles. Mais les Canadiens ordinaires, surtout les femmes et les enfants, bénéficient eux aussi des programmes de la Croix-Rouge. En troisième lieu, les efforts déployés par la Société en temps de paix requièrent la participation de professionnels qualifiés et de spécialistes. Les bénévoles, en particulier les femmes, continuent de jouer un rôle important au sein de la Croix-Rouge, mais les professionnels et les spécialistes s'avèrent de plus en plus essentiels à la mise en œuvre des initiatives sanitaires de l'organisation.

CONCLUSION

« Sans nos femmes, la Croix-Rouge telle que nous la connaissons n'existerait pas », écrit à la fin des années 1960 P. H. Gordon, président du comité exécutif de la Croix-Rouge canadienne[46]. Ce bref aperçu des efforts déployés de la Croix-Rouge tout au long du XXe siècle en temps de guerre comme de paix met en relief deux éléments importants qui nous éclairent sur l'histoire des services de santé au Canada. D'abord, il révèle le rôle joué par des organisations extérieures au milieu hospitalier et aux institutions sanitaires traditionnelles, qui mettent en œuvre des projets

---

45. Ce paragraphe est fondé sur mes observations personnelles lors de nombreuses collectes de sang organisées par la Croix-Rouge de 1996 à 1998, ainsi que sur des conversations avec des bénévoles et des membres du personnel travaillant depuis longtemps pour la Société, tenues pendant les étés de 1998 à 2001. Je travaillais à cette époque pour le bureau du comté de Windsor-Essex.
46. P. H. Gordon, *Fifty Years in the Canadian Red Cross*, document non daté [1969], p. 97.

novateurs, dispensent des soins et reflètent les opinions de la population au sujet des soins de santé. Cette question préoccupe tous les Canadiens, pas seulement le personnel soignant. Des organisations telles la Croix-Rouge contribuent aussi depuis longtemps au système canadien de santé. En second lieu, les antécédents de la Société illustrent la contribution essentielle de nombreuses bénévoles féminines. Au cours du XXe siècle, de multiples changements bouleversent les tâches assumées par des femmes pour la Croix-Rouge, ainsi que les rôles respectifs des bénévoles et des professionnels rémunérés au sein de l'organisation. Malgré cette transformation, la Société continue de mobiliser des femmes désireuses d'offrir leurs services, comblant ainsi les lacunes du système de soins de santé en temps de guerre comme de paix. Les femmes répondent en grand nombre à l'appel de la Croix-Rouge, ce qui leur donne l'occasion de participer activement à la prestation de soins médicaux, qu'elles soient profanes ou professionnelles. Bien que la Société confie également certaines fonctions bénévoles à des hommes, les femmes paraissent toutes désignées pour mener à bien sa mission, principalement à cause de leurs qualités féminines, mais aussi grâce à leurs qualifications professionnelles. Au cours du XXe siècle, la Croix-Rouge a su rallier de nombreuses femmes à sa cause, car l'organisation, tout comme la société canadienne, estimait que les femmes possédaient naturellement les dispositions requises pour veiller à la santé de leurs concitoyens.

IV

Les religieuses hospitalières du Québec au XXe siècle : une main-d'œuvre active à l'échelle internationale

Aline Charles et François Guérard

En 2004, Cynthia Toman et Meryn Stuart suggéraient que l'histoire canadienne de la santé se penche davantage sur les communautés religieuses féminines (et masculines), comme cela se faisait au Québec[1]. Des chercheuses, surtout, ont effectivement remonté plusieurs des pistes tracées par ces femmes en sol québécois, là où l'Église catholique joua longtemps un rôle de premier plan en matière de santé. Leur impact décisif sur la profession infirmière, leur organisation du travail si particulière, leurs rapports complexes avec l'État, l'évolution si révélatrice de leurs bâtiments institutionnels, l'imbrication étroite de leurs hôpitaux et de leurs communautés ont par exemple été sondés[2]. S'appuyant sur ces avancées, ce texte propose d'explorer

---

1. Cynthia Toman et Meryn Stuart, « Emerging Scholarship in Nursing History », *Bulletin canadien d'histoire de la médecine*, vol. 21, n° 2, 2004, p. 227. Plus récemment, un collectif commençait cependant à explorer ce terrain : Elizabeth M. Smyth (dir.), *Changing Habits. Women's Religious Orders in Canada*, Ottawa : Novalis, 2007.

2. Outre les nombreuses monographies d'institutions ou de communautés hospitalières, voir notamment Aline Charles, « Women's Work in Eclipse. Nuns in Quebec Hospitals, 1940-1980 », dans Gina Feldberg *et al.* (dir.), *Women, Health and Nation. Canada and the United States Since 1945*, Montréal : McGill-Queen's University Press, 2003, p. 264-291 ; Danielle Juteau et Nicole Laurin, « La sécularisation et l'étatisation du secteur hospitalier au Québec de 1960 à 1966 », dans Robert Comeau (dir.), *Jean Lesage et l'éveil d'une nation*, Québec : Presses de l'Université du Québec, 1989, p. 155-167 ; Esther Lamontagne et Yolande Cohen, « Les Sœurs grises à l'Université de Montréal, 1923-1947. De la gestion hospitalière à l'enseignement supérieur en *nursing* », *Historical Studies in Education/Revue d'histoire de l'éducation*, vol. 15, n° 2, 2003, p. 273-297 ; Tania Marie Martin, *The Architecture of Charity. Power, Religion, and Gender in North America, 1840-1960*, thèse de doctorat, Berkeley : University of California, 2002 ; François Rousseau, *La croix et le scalpel. Histoire des Augustines et de l'Hôtel-Dieu de Québec*, 2 tomes, Québec : Les Éditions du Septentrion, 1989 et 1994.

une autre facette de l'histoire des hospitalières. Plus précisément, il s'intéresse à l'imposant réseau d'hôpitaux qu'elles développent au XXᵉ siècle et qui, partant du Québec, s'étend au Canada et aux États-Unis surtout, mais aussi à d'autres continents, de l'Amérique du Sud à l'Asie en passant par l'Afrique et l'Europe. Certaines congrégations pilotent de vastes conglomérats d'hôpitaux qui enjambent allègrement les frontières et les mers. D'autres, au contraire, n'opèrent qu'à très petite échelle et se contentent d'administrer un ou deux modestes établissements en sol québécois. Mais que leurs aires d'influence soient grandes ou petites, ces communautés de femmes établies au Québec se trouvent collectivement placées à la tête d'un ensemble impressionnant d'institutions. Et rappelons qu'il s'agit ici d'une direction massivement et foncièrement féminine : si les communautés masculines font bien acte de présence dans ce réseau d'hôpitaux géré par des membres de l'Église, elles y sont fort rares[3].

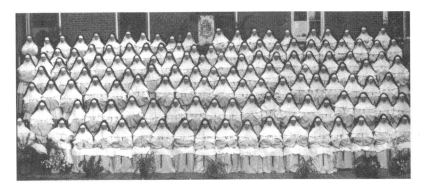

Religieuses professes de l'Hôtel-Dieu Saint-Vallier en 1933
Photographe : Joseph-Eudore Lemay, 1933
Fonds d'archives : Archives des Augustines de Chicoutimi
Source : Hôtel-Dieu Saint-Vallier, *Histoire de l'Hôtel-Dieu Saint-Vallier de Chicoutimi 1884-1934*, Chicoutimi : Imprimerie du Progrès du Saguenay, 1934

Dans leur article de 2004, Cynthia Toman et Meryn Stuart plaidaient aussi pour que l'histoire des soins de santé au Canada abandonne ses approches en «silos» pour s'arrimer à des problématiques plus générales, celles du genre et du travail notamment[4]. Cet article tente de répondre à cet appel en montrant combien le vaste réseau hospitalier édifié par les congrégations religieuses[5] repose, jusqu'aux années 1960, sur un travail féminin, non rémunéré et collectif. D'autres raisons, bien sûr, en expliquent l'étendue : la tradition hospitalière très ancienne des religieuses

---

3. Deux congrégations masculines seulement, les Frères hospitaliers de Saint-Jean-de-Dieu et les Frères de la Charité, tiennent des hôpitaux au Québec.

4. Cynthia Toman et Meryn Stuart, 2004, p. 226.

5. C'est-à-dire les hôpitaux qui appartiennent à une communauté religieuse ou sont administrés par elle.

catholiques, les ressources humaines et financières des congrégations, l'essor du catholicisme social, les pressions papales incitant les communautés à développer les « missions extérieures », etc.[6]. De tels facteurs sont relativement bien connus. La main-d'œuvre religieuse, son organisation et ses modalités de travail, par contre, restent très peu explorées. Or, ces éléments jouent un rôle capital pour expliquer tant l'ampleur du dispositif hospitalier déployé par ces femmes durant une bonne partie du XXᵉ siècle que son effondrement rapide dans les années 1960 et 1970.

Il sera ainsi question de cet imposant réseau d'hôpitaux qui prend son essor à partir du Québec, puis de cette main-d'œuvre si particulière qui le tient à bout de bras, un temps… jusqu'à n'en plus pouvoir.

LA FORMATION D'UN VASTE RÉSEAU D'HÔPITAUX JUSQU'EN 1960

Le développement du dispositif hospitalier érigé par les congrégations religieuses féminines qui gèrent des hôpitaux au Québec impressionne par son envergure. Les ramifications de leurs réseaux d'établissements, dont certains évoquent par leur taille de petits empires, s'étendent parfois à l'échelle canadienne et internationale, notamment à travers leurs œuvres missionnaires. Cela est d'autant plus remarquable que ces congrégations ont plus d'une vocation.

Des congrégations aux vocations multiples

Les activités des congrégations hospitalières[7] ne sont en effet pas qu'hospitalières. Certaines congrégations, certes, ont comme vocation principale les soins de santé dans les hôpitaux. D'autres, sans être spécialisées dans ce domaine, possèdent ou dirigent tout de même un ou quelques hôpitaux. Presque toutes, spécialisées ou non, sont présentes dans plus d'un secteur d'activité. En plus de tenir des hôpitaux, elles peuvent ainsi œuvrer dans des écoles, des jardins d'enfants, des crèches, des orphelinats ou des hospices destinés aux vieillards, visiter des malades, recueillir des dons pour les pauvres et les distribuer, assister dans leurs tâches les membres masculins du clergé, ou évangéliser les populations de territoires considérés païens.

L'exemple des Sœurs de la Charité de la Providence de Montréal, lesquelles tiennent un nombre particulièrement élevé d'hôpitaux, permet d'appréhender l'envergure et la diversité que peuvent atteindre les activités d'une congrégation[8]. En 1943, 100 ans après sa création par mère Gamelin avec l'appui de monseigneur Bourget, évêque de Montréal, l'Institut de la Providence fait fièrement étalage de

---

6. Lucia Feretti, *Brève histoire de l'Église catholique au Québec*, Montréal : Boréal, 1999, p. 113-152 ; Elizabeth M. Smyth, 2007, p. 7-8.

7. Dans la signification choisie ici, nous retenons comme congrégations hospitalières celles qui administrent des hôpitaux, quelle que soit leur vocation principale.

8. Voir à ce propos, pour les Sœurs grises et les Sœurs de la Providence de Montréal, Tania Marie Martin.

l'œuvre en cours dans un album anniversaire[9]. D'après l'album, l'Institut a mis en place 120 «maisons» réparties dans 32 diocèses au Canada et aux États-Unis. Ces maisons ont souvent diverses fonctions. Elles hébergent 51 hôpitaux, 24 écoles d'infirmières, 38 hospices, 21 orphelinats, 49 pensionnats et externats plus 7 établissements d'enseignement spécialisé (pour sourdes-muettes, écoles normales, etc.), 15 jardins d'enfants et 2 crèches. Bref, les congrégations qui hospitalisent des malades peuvent être responsables de bien d'autres services également, et elles ne limitent donc pas, loin de là, leur terrain d'action à la branche hospitalière. Aussi faut-il garder à l'esprit que si cette branche seule est considérée ici, les congrégations, elles, raisonnent et planifient en fonction de tous leurs établissements et de l'ensemble de leur travail.

Maîtresses d'œuvre du système hospitalier au Québec

Durant les deux premiers tiers du XXe siècle, les congrégations religieuses jouent un rôle de tout premier plan dans l'hospitalisation au Québec. Certes, les hôpitaux anglophones, à une exception près, leur échappent, puisqu'ils ont été mis sur pied par des organismes laïques. Mais du côté francophone, les congrégations dominent largement le secteur des hôpitaux à but non lucratif. Le plus souvent, environ quatre fois sur cinq en 1961[10], elles sont à la fois propriétaires et gestionnaires, en même temps qu'elles fournissent une partie du personnel. Les hôpitaux généraux situés hors de Montréal et de Québec sont ainsi presque tous aux mains de religieuses. Dans plusieurs établissements tout de même, elles gèrent en vertu d'une entente conclue avec un organisme laïque propriétaire de l'établissement. Cette formule est fréquente à Montréal. D'abord expérimentée à l'Hôpital Notre-Dame – ouvert en 1880 –, elle est ensuite adoptée par plusieurs autres, tels l'Hôpital Sainte-Justine ou l'Hôpital Sainte-Jeanne-d'Arc. On la trouve aussi parmi certains types d'établissements spécialisés, particulièrement dans les sanatoriums antituberculeux régionaux : à Trois-Rivières, à Sherbrooke et à Mont-Joli par exemple.

Les religieuses sont actives dans tous les types d'hôpitaux. Elles prennent ainsi soin de patients reçus dans des hôpitaux généraux ou spécialisés dans les soins à différentes clientèles : tuberculeux, convalescents, patients chroniques, enfants, malades et handicapés mentaux, personnes victimes de dépendance à l'alcool ou aux stupéfiants, mères célibataires (ou «filles-mères» dans le langage de l'époque), ou encore malades contagieux isolés dans des hôpitaux de quarantaine en vertu d'ententes avec certaines municipalités. Au sommet de leur activité hospitalière, vers 1961, les congrégations gèrent des hôpitaux un peu partout sur le territoire urbain du Québec, dans les grands centres comme dans les petites villes, à Montréal

9. *Sous le signe de la charité. Centenaire de l'Institut des Sœurs de la Charité de la Providence 1843-1943*, Montréal : Providence maison mère, 1943, p. 228-229.

10. Conférence catholique canadienne (Département d'action sociale), *Les hôpitaux dans la province de Québec*, Ottawa : Conférence catholique canadienne, Département d'action sociale, 1961, p. 31-32.

comme dans les régions excentrées de la Côte-Nord ou de l'Abitibi-Témiscamingue. À bien des endroits, ces établissements figurent parmi les édifices les plus imposants, et parmi les principaux employeurs.

Dans le domaine hospitalier au Québec, les femmes n'ont donc pas un rôle effacé, loin de là. Jusqu'aux années 1960, elles sont à la tête d'un dispositif hospitalier tout à fait imposant, et elles gèrent à ce titre des valeurs immobilières d'envergure – les hôpitaux dont elles sont propriétaires comptent quelque 37 000 lits et berceaux en 1961[11]. Elles font aussi affaire avec de multiples fournisseurs pour les approvisionnements liés à l'alimentation, au chauffage, aux équipements médicaux et au matériel de construction et d'entretien, et elles emploient une main-d'œuvre considérable de religieuses et de laïques. Sur les plans local et provincial, d'un point de vue strictement économique, le dispositif hospitalier des sœurs a incontestablement du poids. Qui plus est, leur action ne s'arrête pas là. Elle saute les frontières et déborde le cadre québécois.

Figure I
Nombre d'hôpitaux dirigés par les congrégations
au Québec et ailleurs 1901-1972[12]

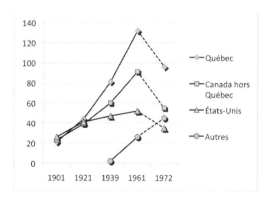

11. Données recueillies dans diverses sources, principalement Conférence catholique canadienne, Dominion Bureau of Statistics du Canada, *List of Canadian Hospitals and Related Institutions and Facilities, 1961*, Ottawa : Roger Duhamel, 1962.

12. Pour retracer l'évolution du dispositif hospitalier des congrégations, de même que du personnel religieux, nous avons utilisé les éditions du *Canada ecclésiastique* de 1901, 1921, 1939, 1961 et 1973-74 (données de 1972). Pour le Québec, les données recueillies ont été en partie validées à l'aide d'autres sources, telles les statistiques hospitalières publiées par le Bureau fédéral de la statistique du gouvernement du Canada en 1939 et en 1961, et dans l'ouvrage publié par la Conférence catholique canadienne. Bien que les données de 1972 nous paraissent plus fragiles, elles n'en témoignent pas moins d'un mouvement à la baisse dont l'existence est corroborée par de nombreuses sources qualitatives.

Un rayonnement national et international

Déjà au XIXe siècle, les congrégations hospitalières québécoises sont fermement implantées hors Québec. À partir des années 1870 surtout, les fondations ailleurs au Canada et aux États-Unis se multiplient[13], tant et si bien qu'en 1901, sur un total de 70 hôpitaux qu'elles dirigent, 21 seulement sont au Québec, 23 sont ailleurs au Canada, et 26 aux États-Unis (figure I). Ce sont donc plus de deux hôpitaux sur trois qui ont été implantés à l'extérieur du Québec. Les Sœurs grises de Montréal, par exemple, tiennent 3 hôpitaux au Québec, 3 dans le reste du Canada et 4 aux États-Unis, pour un total de 10. Les congrégations voient grand, leur aire d'action est pancanadienne et même nord-américaine pour certaines. Sur les 13 qui, alors, gèrent des hôpitaux au Québec, 7 ont essaimé aux États-Unis, et 7 dans les autres provinces canadiennes. Trois seulement n'ont d'hôpital qu'au Québec, ce qui montre bien que les yeux des religieuses québécoises sont tournés vers des horizons souvent lointains.

Cela a pu déplaire à certains Québécois désireux de développer plus intensément les services hospitaliers au Québec. Ainsi, un médecin dit en 1932 avoir protesté énergiquement «contre l'exode de nos congrégations religieuses, qui ont édifié beaucoup d'hôpitaux dans la Nouvelle-Angleterre aussi bien que dans l'Ouest canadien et américain, alors qu'à Montréal surtout notre population de langue française se voyait obligée de s'adresser souvent aux institutions de langue anglaise puisqu'il n'y avait pas de place dans les nôtres[14]». D'autres Québécois considèrent sans doute, au contraire, de la plus haute importance cet intérêt des religieuses pour l'ailleurs. Il cadre bien en effet avec une idée chère au clergé québécois de l'époque, celle d'une nation canadienne-française dotée d'une mission providentielle consistant à faire rayonner la foi catholique dans l'Amérique tout entière. Or, la promotion de cette dernière repose en partie sur les œuvres de toutes sortes que les religieuses mettent en place hors du Québec. Dans cette optique, les hôpitaux sont considérés par le clergé québécois non seulement comme des établissements visant la guérison des malades, mais aussi et surtout comme un excellent moyen de propager le catholicisme. C'est ce qu'expriment les Sœurs de la Charité de la Providence de Montréal par une courte devise : «Ces deux aspects d'un même programme, la sœur de la Providence les synthétise dans une phrase qui résume toute sa vie d'hospitalière : soulager et guérir les corps *pour mieux atteindre les âmes*[15].» Cette finalité d'ordre spirituel justifie également les ouvertures d'hôpitaux dans des localités américaines

---

13. Sioban Nelson, «"The Harvest that Lies Before Us" : Quebec Women Religious Building Health Care in the U.S. Pacific Northwest, 1858-1900», dans Elizabeth M. Smyth (dir.), 2007, p. 151-171.

14. Joseph-Edmond Dubé, «Nos hôpitaux. Le passé – leur évolution – le présent», *Union médicale du Canada*, février, 1932, p. 232.

15. *Sous le signe de la charité. Centenaire de l'Institut des Sœurs de la Charité de la Providence 1843-1943*, 1943, p. 108. C'est nous qui soulignons.

où migrent de nombreux Canadiens français[16]. Il s'agit alors de raffermir ou de préserver la foi de catholiques soumis à d'autres influences, puisqu'ils sont établis au sein de populations où dominent d'autres confessions religieuses. C'est ce qui explique qu'une partie de « l'exode » des religieuses dénoncé dans une citation précédente suit les traces de l'exode canadien-français vers les manufactures des États-Unis, un mouvement migratoire bien connu. On espère ainsi procurer aux catholiques francophones déracinés des services dans leur langue et suivant les préceptes de leur religion, limitant ainsi les risques de conversion[17]. Bref, les velléités d'expansion de l'Église catholique en Amérique du Nord amènent les religieuses du Québec à créer des hôpitaux dans les autres provinces canadiennes et aux États-Unis, surtout dans les États du Nord-Ouest, du Nord-Est et du pourtour des Grands Lacs (figure II).

Figure II
**Emplacement des hôpitaux des congrégations religieuses
en 1901 et 1961**

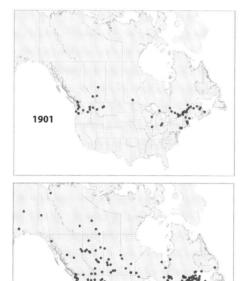

16. Voir à ce propos Barbara Mann Wall, *Unlikely Entrepreneurs. Catholic Sisters and the Hospital Marketplace, 1865-1925*, Colombus : Ohio State University Press, 2005.
17. L'intérêt des évêques américains pour l'établissement de congrégations canadiennes-françaises a été souligné par Tania Marie Martin dans *The Architecture of Charity*, 2002, p. 3 et 45-52. Pour les deux congrégations qu'elle étudie, elle fait ressortir l'effet d'attraction des zones américaines et canadiennes où migrent des Canadiens français catholiques.

À partir du début du XXe siècle, la proportion d'hôpitaux de congrégations sis au Québec augmentera constamment pour atteindre 44 % en 1961, et la part des États-Unis ne cessera de décliner pour ne représenter plus que 17 % la même année. Cela ne signifie pas que les États-Unis soient laissés de côté. Entre 1901 et 1921, en fait, les établissements apparaissent à un rythme encore soutenu, de sorte que le nombre d'hôpitaux y passe de 26 à 41. La croissance y décélère considérablement par la suite, alors qu'au Québec, elle demeure rapide et même s'accélère après que le gouvernement de la province eut entrepris, en 1921, de financer partiellement la construction d'hôpitaux. Globalement, l'entre-deux-guerres voit une réorientation : jusqu'en 1921, le Québec, le reste du Canada et les États-Unis comptaient des nombres relativement comparables d'hôpitaux tenus par des religieuses québécoises ; par la suite, le Québec prend nettement les devants, suivi des autres provinces canadiennes qui devancent fortement les États-Unis. Pour un temps, le développement international stagne, mais il reprendra après la Seconde Guerre mondiale.

Un nouveau phénomène apparaît dans les années 1940, lorsque certaines communautés étendent leur activité hospitalière hors de l'Amérique du Nord, dans les pays du « tiers-monde ». Elles participent ainsi au courant qui pousse depuis déjà une vingtaine d'années nombre de congrégations québécoises, tant féminines que masculines, à dépêcher leurs membres en ces contrées lointaines pour y opérer différents types d'œuvres[18]. Le plus souvent, l'action sanitaire des religieuses s'y exerce par la tenue de dispensaires où des médicaments sont distribués, de même que par des visites aux malades. Parfois, elles acceptent de travailler dans un hôpital laïque, parfois aussi elles ouvrent un petit hôpital. Ainsi, pour 1961, nous connaissons l'existence d'au moins 26 de ces établissements situés en Afrique (16), en Amérique latine (7), en Asie ou en Océanie (3). Huit congrégations ont au moins un hôpital dans ces terres lointaines, la plus active étant une congrégation spécialisée dans l'œuvre missionnaire, soit les Sœurs missionnaires de l'Immaculée-Conception. Cette même année, alors que l'activité hospitalière des religieuses est à son sommet, un nombre impressionnant de 33 congrégations possèdent ou gèrent pas moins de 301 hôpitaux.

Les missions et l'expansion

L'expansion de l'œuvre hospitalière sur de nouveaux territoires est liée en partie à un idéal missionnaire. Les œuvres missionnaires des religieuses sont de trois types : elles peuvent viser les avant-postes de l'occupation territoriale par les populations d'ascendance européenne, fournir des services à des groupes d'origines autres, ou contribuer à la propagande évangélisatrice en des endroits où le catholicisme est

---

18. Catherine Legrand, « L'axe missionnaire catholique entre le Québec et l'Amérique latine. Une exploration préliminaire », *Globe. Revue internationale d'études québécoises*, vol. 12, n° 1, 2009, p. 46-47.

marginal. Selon les lieux et les périodes, les projets missionnaires prennent ainsi diverses formes.

Au XIXe siècle et au début du XXe, l'appel missionnaire se manifeste à travers l'ouverture de petits établissements sur les fronts pionniers qui se déplacent d'est en ouest, ou vers le nord. Par exemple, en Alaska, à Nome City, petite localité apparue soudainement dans le tohu-bohu de la ruée vers l'or, les Jésuites obtiennent des Sœurs de la Charité de la Providence de Montréal qu'elles ouvrent un hôpital en 1902, lequel fermera en 1918 après le départ des chercheurs d'or[19]. Contrairement à ce dernier établissement, la plupart de ceux établis sur les fronts pionniers se maintiendront et perdront leur statut de mission lorsque la localité d'implantation aura prospéré.

L'appel missionnaire ne se nourrit pas que des fronts pionniers. Il touche également les populations d'ascendance non européenne. C'est à ce titre qu'une congrégation spécialisée dans les œuvres de missions gère l'Hôpital chinois de Montréal et celui de Vancouver[20]. Un grand nombre d'établissements sont en outre ouverts parmi les populations autochtones d'Amérique, aux États-Unis, tout comme au Canada ou en Amérique latine[21]. Dans les Territoires du Nord-Ouest, au Yukon, dans le futur Nunavut, ou encore dans le nord-ouest montagneux des États-Unis, l'établissement de petites équipes de religieuses parmi les communautés amérindiennes vise d'abord l'évangélisation et l'éducation. Mais là où elles s'installent, elles sont appelées également à s'occuper de soins de santé, tel que relaté dans un ouvrage publié par les Sœurs de la Charité de la Providence de Montréal en 1937, dans un passage qui concerne les missions du début du siècle :

> Ces [...] premiers établissements [...] eurent pour but principal le soin, l'évangélisation et l'éducation des enfants sauvages. Toutefois, à cette œuvre de première nécessité apostolique, on adjoignit dans chacune de ces missions celle de la visite des malades à domicile et du dispensaire où nos sœurs distribuent annuellement des centaines de prescriptions gratuites aux malades externes[22].

À certains endroits, les religieuses ouvrent aussi un hôpital. Ce peut être dans une réserve amérindienne, ou dans des régions encore peu fréquentées par les populations d'ascendance européenne.

---

19. Sœurs de la Providence, *Activités hospitalières des Sœurs de la Charité de la Providence (au Canada et en pays de missions)*, Montréal : Providence maison mère, 1937, p. 104-113.
20. Chantal Gauthier, *Femmes sans frontières. L'histoire des Sœurs missionnaires de l'Immaculée-Conception, 1902-2007*, Outremont : Carte blanche, 2008 ; Huguette Turcotte, « Hospitals for Chinese in Canada. Montreal (1918) and Vancouver (1921) », *Historical Studies*, vol. 70, 2004, p. 131-142.
21. Tania Marie Martin a souligné l'efficacité des congrégations catholiques dans l'érection de missions en territoires amérindiens au Canada, p. 62.
22. Sœurs de la Providence, 1937, p. 100-101.

Enfin, si l'appel missionnaire portait les religieuses sur les fronts pionniers du Canada et des États-Unis au début du XXe siècle, s'il les amenait aussi sur les territoires amérindiens, il les porte à partir des années 1940 hors de l'Amérique du Nord, où elles s'étaient jusqu'alors en général cantonnées. Elles se conforment ainsi à un appel du Vatican lancé après la Seconde Guerre mondiale, invitant les Églises nationales à étendre leur action dans les pays à dominante non catholique en vue d'y conquérir la foi des populations.

Les chroniqueuses des communautés qui racontent les débuts de ces hôpitaux de mission procèdent presque systématiquement de la même façon. Après avoir signalé les démarches effectuées par des représentants masculins du clergé pour obtenir la venue de religieuses, elles insistent sur le sacrifice de celles qui partent, sur les distances parcourues et les embûches rencontrées (mers démontées, marais à franchir, etc.), sur l'inconfort et la durée du voyage. Suivent l'extrême dénuement dans lequel les religieuses doivent œuvrer au cours des premières années, leur dévouement inlassable puis le récit de leurs succès : aide apportée aux populations locales, agrandissements, augmentation des effectifs, conversions au catholicisme qui ressortent comme la récompense suprême de leurs efforts. Manifestement, partir en mission, du moins au XIXe siècle et dans les premières décennies du XXe, c'est en général partir loin par des voies de communication difficiles, et vivre les premières années dans des conditions particulièrement rudes.

IMPLANTATIONS ET STRATÉGIES DE DÉVELOPPEMENT

L'implantation d'un nouvel hôpital, que ce soit en pays prospère ou en pays de mission, constitue une décision majeure pour une congrégation. Elle est prise après mûre réflexion en tenant compte de nombreux facteurs, et peut reposer sur des stratégies de développement global des œuvres de la congrégation. L'obtention de garanties sur les conditions d'établissement, la vocation principale de la congrégation, la définition d'une niche territoriale, les rapports avec les évêques sont autant de points qui jouent en faveur ou en défaveur de la création d'un hôpital.

Le processus d'établissement

L'ajout d'un hôpital aux œuvres d'une congrégation obéit généralement à une suite semblable d'événements. Des demandes sont d'abord adressées aux religieuses par les notables locaux, le curé, l'évêque, ou un organisme lorsqu'il s'agit de passer un contrat pour la gestion interne d'un établissement. La congrégation doit alors décider si elle répond favorablement à la demande. Ce n'est pas toujours le cas : les monographies d'hôpitaux, les historiques des communautés abondent en requêtes d'abord repoussées, puis finalement accordées après renouvellement des demandes, dans bien des cas plusieurs années plus tard. Ajoutons que celles jamais accordées ne sont généralement pas mentionnées dans ces ouvrages[23]. Quoi qu'il en soit, l'appui d'un évêque représente un atout majeur lorsque des notables ou un curé se présentent avec l'espoir d'ouvrir un hôpital dans leur localité.

S'amorce alors un processus de négociation, par lequel les religieuses entendent s'assurer des conditions dans lesquelles elles s'établiront. En pays de mission, leurs exigences paraissent minimes, à la mesure du peu de ressources dont disposent généralement les populations locales. Par contre, dans des localités sises en pays prospère, il en va tout autrement. Une large variété de considérations sont prises en compte. Certaines sont d'ordre externe à la congrégation et concernent le soutien prévu dans le milieu d'implantation. Les questions financières, en particulier, sont étroitement surveillées : l'œuvre sera-t-elle soutenue par l'évêque de sorte que des quêtes seront faites dans les églises, les autorités locales offrent-elles un terrain et un bâtiment, la municipalité accordera-t-elle une exemption de taxes et prendra-t-elle à sa charge les travaux d'aqueduc et d'égouts, quelles sont les perspectives de subventions gouvernementales ? En somme, les religieuses obtiendront-elles du milieu les ressources adéquates ? S'il s'agit de régir un hôpital qui appartient à un autre organisme, d'autres points sont à éclaircir et à inscrire dans le contrat qui liera les deux parties : quelle sera la rémunération du travail accompli, comment les sœurs seront-elles logées, quel nombre de religieuses s'engage-t-on à fournir, quelle sera la répartition des pouvoirs et des obligations respectives ?

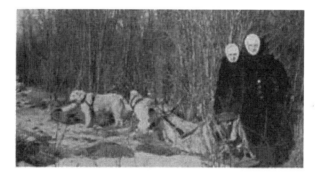

Religieuses en mission dans le Nord canadien, avant 1944
Source : *Sous le signe de la charité. Centenaire de l'Institut des Sœurs de la Charité de la Providence 1843-1943*, Montréal, Providence maison mère, 1943, p. 210

23. Normand Perron a établi une longue liste de demandes non accordées par les religieuses qui tenaient l'Hôtel-Dieu Saint-Vallier de Chicoutimi. Voir Normand Perron, *Un siècle de vie hospitalière au Québec. Les Augustines et l'Hôtel-Dieu de Chicoutimi 1884-1984*, Québec : Presses de l'Université du Québec, 1984, p. 310.

D'autres considérations relèvent plutôt de la dynamique interne de la congrégation. Ses ressources humaines lui permettent-elles de se départir de quelques religieuses pour les envoyer fonder une nouvelle « maison » ? Trouve-t-on parmi ces
religieuses des personnes de formation et de caractère propres à diriger l'œuvre
nouvelle ? L'établissement projeté est-il conforme aux textes qui définissent la vocation
principale de la congrégation et son organisation ? Tout cela, et d'autres points
encore, peut intervenir dans la prise de décision menant à la fondation d'un nouvel
hôpital. La décision prise, la congrégation dépêche une petite équipe, généralement
de quatre ou cinq religieuses dans un premier temps, qui deviendront les « fondatrices » dans les textes internes ultérieurs[24].

Soulignons enfin que plus d'une stratégie menant à l'ouverture d'un hôpital
peut être utilisée. Parfois, cela se fait en deux temps : la congrégation accepte
d'abord d'ouvrir une école ou un autre type d'institution ; puis, une fois sur place,
un hôpital s'ajoute aux œuvres déjà existantes avec l'accord de la maison mère. Tel
que mentionné précédemment, les religieuses offrent souvent plus d'un type de
services, particulièrement lorsqu'elles s'établissent en des lieux où n'œuvrent pas
encore d'autres congrégations. On tend alors à leur confier sans trop de distinc-
tions les services sociaux et de santé en même temps que d'éducation.

L'empreinte spatiale des congrégations

Les stratégies d'implantation d'hôpitaux par les congrégations religieuses
paraissent aussi obéir à une logique ou à des contraintes territoriales. Des mécanismes
complexes sont à l'œuvre ici : chasses gardées territoriales[25], spécialisation vers les
autres pays, répartition de grandes zones d'intervention[26]… Entre des congrégations
qui ne tiennent qu'un ou deux hôpitaux au Québec, et d'autres dont les horizons
s'étendent au-delà des océans, les perspectives et les projets sont éminemment

24. La supérieure de la petite équipe, en particulier, acquerra un statut très prestigieux sur
le plan symbolique à titre de « fondatrice », cette fois au singulier. Souvent, les historiques
rédigés bien plus tard par des membres de la communauté accorderont à chacune des
supérieures qui se sont succédé l'honneur d'un chapitre du livre : l'histoire de la communauté
s'organise suivant l'œuvre de ses directrices.
25. Un partage des territoires entre les Sœurs grises et les Sœurs de la Providence sur l'île
de Montréal comme ailleurs a ainsi été relevé. Voir Tania Marie Martin, p. 77.
26. Nicole Laurin, Danielle Juteau et Lorraine Duchesne ont examiné cette question des
concurrences territoriales entre congrégations, mais dans la perspective plus large de
l'ensemble de leurs activités. Sauf exception, elles ne voient pas de règles dans l'occupation
des territoires, les congrégations s'établissant où bon leur semble en l'absence d'une planification d'ensemble. En limitant l'enquête aux hôpitaux, nous discernons certaines règles,
qui s'appliquent toutefois aux congrégations les plus importantes, alors que les petites
semblent effectivement ne suivre aucun schéma précis. Nicole Laurin, Danielle Juteau
et Lorraine Duchesne, *À la recherche d'un monde oublié. Les communautés religieuses de
femmes au Québec de 1900 à 1970*, Montréal : Le Jour, 1991, p. 184-187.

variables. Aucun modèle ne s'applique donc à l'ensemble des congrégations, et leurs activités hospitalières se déploient dans l'espace de diverses façons.

Certaines congrégations, peu nombreuses, se cantonnent au Québec. À l'inverse, les Sœurs missionnaires de Notre-Dame-des-Anges ont, en 1961, trois hôpitaux tous situés à l'étranger, bien que la maison mère se trouve dans le diocèse de Sherbrooke. D'autres congrégations sont sur tous les fronts : au Québec, dans les autres provinces canadiennes, aux États-Unis et ailleurs. Il peut arriver qu'une congrégation exerce un monopole sur une région, le meilleur exemple étant celui du Saguenay-Lac-Saint-Jean. Là, les Augustines, partant de Québec où elles avaient ouvert le premier hôpital de la Nouvelle-France au XVIIᵉ siècle, ont établi un hôpital régional à Chicoutimi d'abord (1884), puis ont essaimé à Roberval (1918), Alma (1954), Jonquière (1955) et Dolbeau (1955), sans qu'aucune autre congrégation n'y ouvre un hôpital[27]. Une situation semblable, où une congrégation aurait eu longtemps la main haute sur l'hospitalisation à Montréal, paraît avoir régné jusqu'aux deux premières décennies du XXᵉ siècle. Un médecin rapporte ainsi les propos d'une religieuse selon lesquels « sa communauté n'aurait pas osé construire des hôpitaux à Montréal où les religieuses de l'Hôtel-Dieu avaient toujours exercé seules les fonctions hospitalières depuis 1647[28] ». Cette remarque, toutefois, ne s'applique qu'aux hôpitaux généraux, d'autres congrégations y ayant ouvert des établissements spécialisés.

Au Québec, un autre clivage territorial ressort, celui d'une division du territoire en deux grands blocs est-ouest, de part et d'autre d'une ligne qui passe près de Trois-Rivières. Les Sœurs de la Charité de Québec et les Augustines occupent l'Est avec d'autres congrégations plus petites, mais elles ne s'aventurent pas dans l'ouest du Québec, où œuvrent notamment les Sœurs de la Charité de la Providence, les Sœurs grises de Montréal et les Hospitalières de Saint-Joseph, les trois principales congrégations en nombre d'hôpitaux. Il semble que même les clientèles externes, provenant d'un peu partout dans la province, respectent également cette ligne de démarcation[29]. Bien que leurs activités embrassent le territoire nord-américain, les plus grosses congrégations basées à Québec et à Montréal empiètent peu sur leurs territoires respectifs au Québec. Hors Québec, au Canada ou aux États-Unis, la situation est plus embrouillée, les congrégations se côtoyant dans les mêmes régions, sans se réserver de chasses gardées très évidentes.

27. Normand Perron, 1984, p. 309-324.

28. Joseph-Edmond Dubé, 1932, p. 232.

29. Une étude en cours de François Guérard sur l'évolution des clientèles de l'Hôtel-Dieu du Précieux-Sang de Québec de 1881 à 1942 montre qu'elles se conforment à cette même ligne de démarcation Est-Ouest. Voir aussi François Guérard, « La formation des grands appareils sanitaires, 1800-1945 », dans Normand Séguin (dir.), *Atlas historique du Québec. L'institution médicale*, Québec : Presses de l'Université Laval, 1998.

De quelle autonomie disposent les religieuses ?

À la tête de véritables empires immobiliers dans certains cas, patronnes d'un personnel religieux et laïque considérable, responsables des soins donnés à des dizaines de milliers de malades, actives sur de vastes territoires, les directions de congrégations détiennent un pouvoir certain dans la société québécoise de l'époque. Ce pouvoir, ce sont des femmes qui l'exercent. Elles n'en sont pas moins soumises à l'autorité ou à l'influence d'acteurs masculins : l'épiscopat au premier chef, les regroupements de médecins et la direction d'organismes gouvernementaux. Dans quelle mesure disposent-elles d'une certaine autonomie dans l'administration de leurs affaires ?

Qu'elles soient propriétaires ou simples gestionnaires, les religieuses doivent composer avec l'influence des médecins, lesquels en viennent à orienter le développement de l'hôpital en termes de services. Plus on avance dans le siècle, plus l'hôpital, investi par la médecine, se transforme suivant ses directives. Aussi bien au Québec qu'ailleurs, l'hôpital devient une grande machine à guérir, et ce sont les médecins qui dictent les méthodes de traitement, les équipements requis, les qualifications attendues du personnel. En plus d'avoir ainsi à tenir compte des avancées de la science médicale et du pouvoir grandissant des médecins dans l'hôpital, les religieuses doivent aussi de plus en plus s'ajuster aux demandes ou aux exigences émanant des organismes gouvernementaux qui distribuent les subventions et qui émettent des directives pour leur obtention. Dans leurs relations avec le monde laïque, qui a ses propres attentes et exigences, les religieuses doivent donc négocier des ententes par lesquelles le pouvoir sur l'hôpital est partagé avec d'autres acteurs[30].

Dans le monde clérical non plus, les religieuses ne sont pas pleinement autonomes puisqu'elles sont soumises aux évêques. De façon générale, elles s'efforcent d'obéir aux directives qu'elles en reçoivent et de répondre favorablement à leurs demandes. Divers exemples montrent toutefois que les religieuses ne sont pas tenues d'accepter les demandes d'établissements nouveaux. Les négociations qui surviennent avec les évêques le montrent bien : les souhaits épiscopaux sont bien évidemment pris en compte, mais encore doit-on en arriver à des conditions d'établissement qui satisfassent aux exigences des congrégations. Au moment de l'implantation, les sœurs sont en position de négocier leur accord. On peut penser aussi que celles dont les activités chevauchent plusieurs diocèses parviennent plus aisément à une certaine indépendance par rapport à l'évêque de l'un ou l'autre lieu. Des exemples sont d'ailleurs connus de situations où une communauté refuse de se plier aux directives de tel ou tel évêque local[31]. Les congrégations dont les empires s'étendent sur de vastes terri-

---

30. Ce point a été abordé par divers auteurs. Au Québec, voir François Guérard, «Les principaux intervenants dans l'évolution du système hospitalier en Mauricie, 1889-1939», *Revue d'histoire de l'Amérique française*, vol. 48, nº 3 (hiver 1995), p. 375-401. Aux États-Unis, voir Barbara Mann Wall.

31. Quelques exemples à Trois-Rivières ont été relevés par François Guérard dans *La santé publique dans deux villes du Québec de 1887 à 1939. Trois-Rivières et Shawinigan,*

toires dépassant de loin ceux d'un diocèse, en particulier, sont en position de résister à des directives qui ne leur conviennent pas. D'autres apparaissent plus dépendantes, ou liées à un évêque.

UNE MAIN-D'ŒUVRE RELIGIEUSE CLAIRSEMÉE, MAIS PEU COÛTEUSE

Que les congrégations opèrent à grande ou à petite échelle, leur manière de gérer leur propre main-d'œuvre permet de mieux comprendre l'étendue de leur aire d'influence en matière de soins. Rappelons qu'il s'agit de religieuses bien plus que de religieux. De 1901 à 1961, une quarantaine de congrégations féminines font face à deux communautés masculines et le nombre de sœurs travaillant dans les hôpitaux passe de 1700 à 7700, alors que les frères n'y seront jamais plus de... 175. Avec une telle main-d'œuvre, féminine à 97 % ou 99 %, l'hospitalisation est indiscutablement une affaire de femmes au sein de l'Église catholique.

Des effectifs relativement modestes...

Parties du Québec donc, les religieuses hospitalières gèrent jusqu'au début des années 1960 un nombre de plus en plus considérable d'institutions sur un territoire de plus en plus vaste. Et pour ce faire, elles sont de plus en plus nombreuses. Le cas du Québec est patent à cet égard. C'est là que les effectifs sont les plus importants et c'est là qu'ils augmentent le plus : le millier de sœurs affectées aux hôpitaux en 1901 double en 1921, puis double à nouveau en 1939, et augmente encore pour finalement dépasser la barre des 5000 individus en 1961 (figure III). Ailleurs aussi, malgré des chiffres et des rythmes de croissance nettement plus modestes, la tendance est à la hausse. Toutes régions géographiques confondues, les effectifs globaux des hospitalières vont en fait plus que quadrupler entre 1901 et 1961.

Ces chiffres ne disent néanmoins pas tout. Ils ne disent pas combien l'augmentation de cette main-d'œuvre religieuse et féminine peine à suivre la croissance du réseau d'institutions de plus en plus imposant que les congrégations administrent. Et ils ne disent surtout pas à quel point l'emprise des sœurs à la tête de ce dispositif se relâche déjà. Si celles-ci sont toujours plus nombreuses, leur poids relatif et leur influence concrète s'amenuisent, comme une toile qui s'amincit à force d'être étirée. Les indices à cet égard sont variés et convergents.

thèse de doctorat en histoire, Université du Québec à Montréal, 1993. Voir aussi Jules Bélanger *et al.*, *Histoire de la Gaspésie*, Québec : Boréal Express/Institut québécois de recherche sur la culture, 1999, p. 635-636.

Figure III
Main-d'œuvre religieuse hospitalière
au Québec et ailleurs,
1901-1972[32]

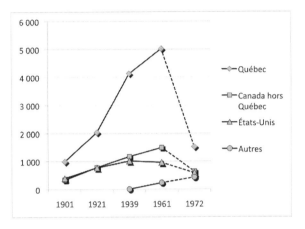

Une première mesure à l'échelle internationale pour la période 1901-1961 montre que les communautés parviennent tout juste à maintenir leurs effectifs dans chaque hôpital, alors que la taille de leurs établissements s'agrandit pourtant : autour d'une quarantaine de sœurs en moyenne dans les institutions québécoises, un peu plus d'une quinzaine dans les autres établissements nord-américains et toujours moins d'une dizaine ailleurs. Prise à l'échelle québécoise cette fois, une deuxième mesure révèle que le nombre de lits gérés par des communautés double entre 1940 et 1961[33], alors que le nombre de sœurs qui s'en occupent, on le voit sur la figure III, n'augmente que de 22 %. Toujours dans le contexte québécois, une troisième mesure indique que la proportion de religieuses dans l'ensemble de la main-d'œuvre hospitalière s'effondre. Cette proportion, qui dépassait 65 % au début du XXᵉ siècle

---

32. Ce graphique s'appuie sur les sources utilisées pour la figure I. Ici encore, si les données de 1972 nous semblent plus fragiles, elles témoignent tout de même d'une tendance à la baisse très nette. Les chiffres manquants sur les effectifs des religieuses dans certains établissements ont été fournis par des sources complémentaires ou estimés à l'aide des moyennes calculées pour chacune des communautés et des grandes divisions territoriales retenues.

33. Entre 1940 et 1961, le nombre de lits au Québec dans les hôpitaux gérés par des communautés religieuses passe de quelque 40 000 à plus de 80 000 lits et berceaux. Calculs effectués à partir des données recueillies dans les sources suivantes : Dominion Bureau of Statistics du Canada, *A Directory of Hospitals in Canada 1939*, Ottawa : Edmond Cloutier, 1941 ; Dominion Bureau of Statistics du Canada, *List of Canadian Hospitals and Related Institutions and Facilities 1961* ; Conférence catholique canadienne.

d'après André Petitat[34], chute littéralement entre 1942 et 1960. Elle passe de 33 %
à 10 % dans plusieurs hôpitaux de villes de petite taille comme Drummondville,
Amos et Rimouski, et de 15 % à 6 % dans certaines institutions des grands centres
comme Québec et Montréal[35].

... mais une main-d'œuvre éminemment rentable

Le réseau d'hôpitaux établi par des communautés parties du Québec repose
donc sur des effectifs croissants mais qui, finalement, s'avèrent étonnamment minces
compte tenu de son envergure. Comment en expliquer alors l'étendue et la longévité ?
L'organisation hybride du travail hospitalier, qui s'appuie sur une main-d'œuvre à
la fois rémunérée et non rémunérée, constitue un élément d'explication important,
quoique relativement méconnu. Alors que les salaires se hissent en tête des principales
dépenses des hôpitaux[36], le recours quotidien et intensif au travail quasi gratuit des
sœurs fait toute la différence. Et de plusieurs manières. Avant les années 1960, les
religieuses ne passent pas d'entrevue d'embauche, ne reçoivent pas de salaire, ne
négocient pas leurs conditions de travail, ne démissionnent pas et ne peuvent être
congédiées. Les congrégations propriétaires d'hôpitaux comptabilisent en outre
rarement comme une dépense le coût de leur main-d'œuvre religieuse, tandis que
les autres perçoivent une simple « indemnité » qui n'équivaut pas aux salaires pourtant
très bas des laïques[37]. Enfin, le vœu d'obéissance oblige (en principe) les religieuses
à accomplir la tâche assignée par leur supérieure, le temps jugé utile, selon les
besoins. Les journées de travail sont alors longues et les congés très rares. Aucun contrat,
aucune convention collective ne fixe de limites, que ce soit à l'échelle d'une journée,

34. André Petitat, *Les infirmières. De la vocation à la profession*, Montréal : Boréal, 1989, 55 p.
35. Les pourcentages indiqués concernent six hôpitaux : Sainte-Croix de Drummondville,
    Sainte-Thérèse d'Amos, Saint-Joseph de Rimouski, Saint-Sacrement de Québec, Hôtel-
    Dieu de Montréal et Sainte-Justine. Diverses sources ont été utilisées pour les calculer :
    chroniques et obédiences des communautés religieuses, rapports annuels des hôpitaux, Comité
    spécial de la sécurité sociale, *Assurance-santé. Rapport du comité consultatif de l'assurance-
    santé* (Ottawa, 1943).
36. Léo Gervais, *Étude sur la situation financière des institutions reconnues d'assistance publique*,
    Québec : Commission provinciale d'enquête sur les hôpitaux, 1942 ; Comité des hôpitaux
    du Québec et Conseil des hôpitaux de Montréal, *Mémoire sur les problèmes hospitaliers
    présenté au nom des hôpitaux de la province de Québec à la Commission royale d'enquête
    sur les problèmes constitutionnels par la Commission sur les problèmes hospitaliers*, Québec,
    1954.
37. Fonds du ministère des Affaires sociales du Québec – Hôtel-Dieu d'Amos (E8, S3),
    « Lettre de J. A. Desmarais (Évêque d'Amos) à H. Groulx (ministre de la Santé) »,
    15 février 1940 ; Père L.-P. Vézina, « Le droit canonique et les hôpitaux », Association
    des hôpitaux catholiques du Canada, dans *Directives pour les hôpitaux catholiques*,
    Ottawa : Université d'Ottawa, 1960, p. 23-29.

d'une année ou d'une vie. Les règles qui régissent la vie quotidienne des hospitalières condamnent aussi fermement toute « oisiveté[38] ».

Ces principes et ces pratiques font des religieuses une main-d'œuvre fort peu coûteuse, sinon gratuite. En 1912, un médecin calcule que les salaires représentent à peine 11 % des dépenses de l'Hôpital des Incurables, où travaillent les Sœurs de la Providence, alors qu'ils grèvent le tiers du budget de l'Hôpital Victoria qui, lui, opère sans religieuses[39]. Plusieurs en font d'ailleurs un argument pour légitimer la domination des sœurs sur le monde hospitalier : leurs services coûtent moins cher à l'État, moins cher à la population. Le journaliste Henri Bourassa l'affirme au début des années 1920, le sociologue Arthur Saint-Pierre et l'économiste Esdras Minville le soutiennent dans les années 1930, une commission royale d'enquête le confirme en 1956 pour l'ensemble du Canada[40]. Le coût très minime du travail des religieuses a donc un impact beaucoup plus important que ne le laissent croire leurs effectifs relativement modestes.

Les congrégations d'une certaine taille peuvent en outre placer et déplacer leurs membres à leur guise. Les Sœurs de la Charité de Québec et les Filles de la Sagesse, par exemple, ont un fonctionnement assez centralisé : les sœurs rattachées à un hôpital donné forment des « communautés locales », ces communautés se regroupent en « provinces » dont l'autorité s'étend sur un territoire parfois très étendu, ces « provinces » sont elles-mêmes chapeautées par un « généralat » ou un « chapitre général ». Chaque sœur navigue alors dans un vaste ensemble de communautés et d'institutions toutes interreliées. Chaque supérieure peut la transférer d'une institution, d'une ville, d'une région ou d'un pays à l'autre, au gré des besoins. Ce principe des vases communicants permet une gestion très souple et « en réseau » de la main-d'œuvre, selon des modalités peu applicables aux laïcs, qu'il s'agisse de femmes ou d'hommes.

---

38. Mère Jeanne-Mance, « Formation professionnelle des religieuses hospitalières », *ibid.*, p. 41-47 ; Aline Charles, *Quand devient-on vieille ? Femmes, âge et travail au Québec, 1940-1980*, Québec : Presses de l'Université Laval, 2007, p. 187-201.

39. Joseph-Edmond Dubé, « Nos hôpitaux. Rapport de l'Hôpital des Incurables », *Union médicale du Canada*, décembre 1912, p. 684.

40. Henri Bourassa, *La presse catholique et nationale*, Montréal : Imprimerie du Devoir, 1921, p. 43 ; Arthur Saint-Pierre, *L'œuvre des congrégations religieuses de charité dans la province de Québec (en 1930)*, Montréal : Éd. Bibliothèque canadienne, 1932, p. 84-99 ; Esdras Minville, *Le régime social dans la province de Québec, étude préparée pour la Commission royale des relations entre le Dominion et les provinces (Commission Rowell-Sirois)*, Montréal : Imprimeur du Roi, 1939, p. 262-264 ; *Rapport de la Commission royale d'enquête sur les problèmes constitutionnels*, Québec : Imprimeur de la Reine, 1956, vol. 3-1 et vol. 1, p. 97-100 et 248.

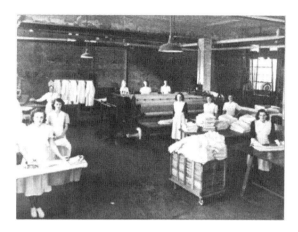

Une ou deux religieuses suffisent à encadrer le travail
d'un personnel majoritairement féminin et laïque.
Buanderie de l'Hôpital Saint-Sacrement de Québec avant 1950.
Source : Sœurs de la Charité de Québec, *Album souvenir
de l'hôpital du Saint-Sacrement, 1927-1949*, 1949

LES SIGNES AVANT-COUREURS D'UN PROBLÈME

Peu coûteuse et très malléable, cette main-d'œuvre religieuse suffit cependant de moins en moins à la tâche. On l'a vu, dans les années 1940 et 1950, les hospitalières constituent une fraction marginale, déjà noyées dans la masse des employés laïques des deux sexes qui les entourent : elles doivent embaucher un personnel rémunéré toujours plus nombreux pour faire fonctionner leurs institutions qui se multiplient, s'agrandissent et se bureaucratisent sous la pression d'une demande toujours croissante. Les effectifs des employées-és surpassent donc, et de loin, ceux des religieuses. Or, d'autres signes inquiétants apparaissent durant cette période, autant dans le milieu hospitalier où elles travaillent que dans le monde religieux où elles évoluent.

Sur la scène hospitalière d'abord, les religieuses sont de plus en plus décriées. Ici, on remet en question leur rôle et leur pouvoir, là leurs pratiques administratives, là encore leur «manque de charité». On leur reproche à la fois les coûts d'hospitalisation élevés, leur forte emprise sur les hôpitaux, leur manque de compétences, les faibles salaires versés au personnel laïque[41]. Devant cette volée de critiques, les sœurs répondent en invoquant l'ampleur de leur travail quasi gratuit. Au Québec surtout, mais aussi au Canada et aux États-Unis, elles commencent à

41. Omer Genest, «Bienheureux les affamés de justice», *Message*, n° 23, 1949, p. 15-27 ; Comité des relations extérieures de l'Hôtel-Dieu de Chicoutimi, «Nos hôpitaux nous exploitent-ils ? », *L'hôpital d'aujourd'hui*, vol. 2, n° 5, 1956, p. 70-72 ; Marcel Lapointe, «Nos hôpitaux sont-ils encore des institutions de charité ? », *L'hôpital d'aujourd'hui*, vol. 2, n° 9, 1956, p. 27-34 ; Gérard Pelletier, «Crise d'autorité ou crise de liberté ? », *Cité libre*, vol. 2, n° 1-2, 1952, p. 6-7.

calculer dès les années 1940 ce que leur «don» et leur «*free-service*» coûteraient à la population s'ils étaient rémunérés au tarif des laïcs[42]. Attribuer ainsi une valeur marchande à leur dévouement est délicat pour des femmes ayant fait vœu de pauvreté, mais elles estiment ne plus avoir le choix : le coût «réel» des soins qu'elles «offrent» doit être dévoilé. Très conscientes de l'importance croissante des compétences formelles dans des hôpitaux qui se professionnalisent à haute vitesse, elles accélèrent aussi leur chasse aux «parchemins», c'est-à-dire aux diplômes. Les chroniques, les historiques, la correspondance de nombreuses communautés montrent qu'elles prennent la chose très au sérieux dès les années 1920, et plus encore dans les années 1940 et 1950[43]. De nombreuses sœurs sont donc mises sur la voie d'études prolongées, priées d'actualiser leur formation, envoyées dans des colloques professionnels, invitées à fonder des écoles professionnelles. C'est après tout leur avenir qui en dépend : «Aujourd'hui, ce sont les parchemins qui comptent et il faut pouvoir en montrer, si nous voulons conserver nos positions dans le domaine hospitalier[44].»

Enfin, éparpillées dans une mer de laïcs de plus en plus contestataires, les religieuses s'assurent de demeurer capitaines et se réservent l'essentiel des postes de direction. Cela leur permet de maintenir leur autorité et leur contrôle sur les conditions de travail de leur personnel majoritairement féminin, tout en prêchant le dévouement par l'exemple. Or ce personnel, justement, proteste davantage. À partir des années 1940, des syndicats surgissent un peu partout. Dans les années 1950, des grèves éclatent ici et là. Les réactions des religieuses dans un tel contexte sont alors diverses[45]. Certaines déplorent encore les effets de «l'appât du gain» sur «l'âme faible» du personnel, surtout féminin. Mais d'autres admettent qu'il serait temps de lui verser un «juste salaire», de le libérer «à l'heure prévue», de chercher la «collaboration» et même d'accepter une «certaine égalité» entre religieuses et laïcs, au Québec comme à l'échelle internationale.

Sur la scène plus spécifiquement religieuse ensuite, d'autres évolutions alarmantes se dessinent. Les congrégations féminines recrutent un peu moins chaque année et vieillissent donc un peu plus chaque fois. Rien de dramatique encore, mais le phénomène se confirme d'une décennie à l'autre. Il frappe durement les

---

42. Association catholique des hôpitaux du Canada et des États-Unis – Conférence de Québec (ACHCEU-CQ), *Procès-verbaux*, 17 octobre 1939-22 mars 1947.

43. Même si elle s'aiguise après les années 1940, cette préoccupation des communautés religieuses n'est pas nouvelle. Voir en particulier Barbara Mann Wall, 2005, p. 175-178 ; Yolande Cohen, «Rapports de genre, de classe et d'ethnicité. L'histoire des infirmières au Québec», *Bulletin canadien d'histoire de la médecine*, vol. 21, n° 2, 2004, p. 387-409.

44. *Procès-verbaux – Assemblées du Bureau de direction de la Conférence de Québec de l'Association catholique des hôpitaux des États-Unis et du Canada*, 3e cahier, 8 janvier 1948.

45. Mère Saint-Paul, «La formation morale de l'étudiante infirmière laïque», *L'hôpital d'aujourd'hui*, vol. 1, n° 1, 1955, p. 43-44 et 71-72 ; «Session intensive», *Message*, n° 47, 1953, p. 327-336 ; Sœur M.-C. de l'Incarnation, *Pour mieux servir. Bulletin international des Filles de la Sagesse*, n° 2, 1956.

communautés hospitalières du Québec[46], mais touche en fait toute la catholicité. À Rome en 1952, le pape lui-même parle d'une «crise des vocations» et incite toutes les supérieures de congrégation à offrir les meilleures conditions de vie possible et à se montrer plus «maternelles» pour attirer des «jeunes filles»[47]. Des supérieures et des ecclésiastiques font d'ailleurs écho à cet appel : il faut, disent-ils, alléger les charges de travail, assouplir la discipline, développer l'écoute[48]. Pour d'autres néanmoins, qui sont parfois des religieuses mais beaucoup plus souvent des laïcs, il est déjà trop tard : il faut plutôt recentrer l'Église sur sa mission spirituelle, en la retirant des champs d'action plus temporels tels que l'hospitalisation ou l'éducation[49].

L'EFFONDREMENT

Les problèmes qui se dessinaient depuis plusieurs années s'aggravent dans les années 1960. Déjà fragilisé, le réseau d'hôpitaux développé par les religieuses à partir du Québec cède, maille après maille. Déjà bien enclenchées, l'étatisation, la laïcisation et la syndicalisation s'accélèrent encore. Déjà insuffisant, le nombre de sœurs devient carrément insignifiant dans des infrastructures qui nécessitent un personnel toujours plus important. Tout aussi insignifiants deviennent conséquemment les avantages de leur travail gratuit. Ces évolutions brisent l'emprise des religieuses sur le monde hospitalier, réduisent leur champ d'action, remettent en question leur légitimité. Tout cela montre à quel point la situation des religieuses devient intenable, alors qu'elles sont coincées entre leur incapacité de plus en plus évidente à répondre aux besoins et les contestations qui fusent. Tout cela explique aussi pourquoi elles doivent se retirer et céder leurs institutions à des laïcs.

Un réseau d'institutions qui se désagrège

Le déclin est particulièrement net en Amérique du Nord. Jusqu'alors, le nombre d'hôpitaux dirigés par des religieuses et des religieux n'avait fait que s'accroître, évoluant de 70 en 1901 à 301 en 1961, d'après nos repérages. Mais ce nombre décroît ensuite, et fortement, au fur et à mesure que des laïcs en prennent les rênes (figure III, p. 94). Hors de l'Amérique du Nord, par contre, en pays de mission, les religieuses développent légèrement leur activité hospitalière. Leurs gains y sont néanmoins tout relatifs : les quelque 19 petits hôpitaux qui s'ajoutent entre 1961 et 1972 ne compensent pas – loin de là – les dizaines d'institutions majeures qu'elles

---

46. Nicole Laurin *et al.*, 1991, p. 210-228.
47. Pie XII, «Aux supérieures générales d'ordres et congrégations religieuses», *Monde nouveau*, vol. 14, nᵒ 3, 1952, p. 17. Voir aussi Aline Charles, 2007, p. 120-121.
48. «Conseils aux Supérieures locales», *Bulletin international des Supérieures – Filles de la Sagesse*, juin 1959 ; Paul Fontaine, *La santé des religieuses*, Montréal : Le Comité des hôpitaux du Québec, 1952.
49. Voir notamment Révérend père Adrien-M. Malo, o.f.m., «L'avenir de nos services hospitaliers», *Message*, nᵒ 39, 1952, p. 199-202.

perdent sur le continent nord-américain. Ces pertes sont d'autant plus significatives qu'elles se poursuivent tout au long des années 1970 et 1980.

Au Québec, où l'État exerce un contrôle de plus en plus étroit sur les hôpitaux, la plupart des communautés lui cèdent leurs établissements, surtout au fil des années 1970. Ce processus prend le nom de « désintéressement » des religieuses, un terme qu'elles n'apprécient guère. Leurs biens (terrains, bâtiments, équipements, etc.) et leurs contributions (mises de fonds, services gratuits, etc.) sont alors évalués en termes pécuniaires. Leurs dettes et leurs subventions en sont ensuite déduites. Et ce qui reste constitue les compensations versées par l'État. Mais entre un contexte hostile et les déficits accumulés de leurs hôpitaux[50], les hospitalières ont peu de marge de manœuvre. Elles sont donc souvent forcées de négocier à la baisse.

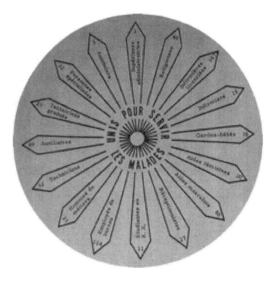

Personnel de l'Hôpital Maisonneuve de Montréal en 1959.
Les religieuses représentent moins de 5 % de l'ensemble du personnel, sans même compter les médecins.
Source : Hôpital Maisonneuve, *Rapport annuel 1959*

Une main-d'œuvre et un type de travail qui s'effacent

Ici encore, le travail si particulier des religieuses constitue un paramètre important. Il éclaire leur disparition rapide des hôpitaux à partir des années 1960

---

50. Durant les années 1950, avant les débuts de l'assurance-hospitalisation d'État en 1961, une succession de déficits annuels croissants avait mené bon nombre d'hôpitaux dans une impasse financière. Voir François Guérard et Yvan Rousseau, « Le marché de la maladie : soins hospitaliers et assurances au Québec, 1939-1961 », *Revue d'histoire de l'Amérique française*, vol. 59, n° 3, 2006, p. 293-329.

et 1970, comme il contribuait plus tôt à expliquer leur emprise sur ce secteur. Avec leur départ, en fait, ce sont à la fois une main-d'œuvre qui s'éclipse et une forme très ancienne de travail féminin qui s'éteint.

L'évolution de leurs effectifs, d'une part, est éloquente. Les problèmes de recrutement et de vieillissement qui se profilaient depuis quelque temps frappent maintenant de plein fouet. Entre 1961 et 1972 par exemple, en moins de 12 ans, le nombre d'hospitalières diminue radicalement au Québec comme dans le reste de l'Amérique du Nord (figure III, p. 94). Elles ne sont souvent plus qu'une dizaine par hôpital, parfois moins, et ne représentent plus que 1 % à 6 % du personnel[51]. La légère augmentation de leurs effectifs dans les pays de mission ne change guère le bilan d'ensemble. La décroissance est si brutale, si lourde de conséquences que certaines se disent publiquement «incapables numériquement de répondre [aux] exigences de l'heure[52]». L'évolution est si nette, si généralisée que plusieurs sœurs s'inquiètent de leur avenir ou envisagent maintenant très sérieusement de ne plus jouer qu'un rôle spirituel dans les hôpitaux[53].

L'évolution du travail des religieuses, d'autre part, est elle aussi éloquente. La laïcisation des hôpitaux, l'intervention massive de l'État, le rôle accru des syndicats, la perte de leurs droits de gérance et la décroissance de leurs effectifs effacent tout ce qui faisait la spécificité de leur travail : sa quasi-gratuité, sa dimension collective, ses modalités fixées en dehors de tout contrat formel. Sur le continent nord-américain surtout, les sœurs deviennent des employées salariées, souvent syndiquées, que rien ou presque ne distingue du personnel laïque. Elles jouent donc le jeu. Au Québec par exemple, les communautés commencent par exiger pour leurs membres des salaires équivalents à ceux des laïcs. Puis, lorsque vient le temps de céder leurs hôpitaux à l'État, elles lui réclament des compensations minimales pour le travail gratuit qu'elles ont fourni par le passé[54].

---

51. *Ibid.* ; Aline Charles, 2007, p. 92-96.
52. Mère Marie-de-Grâces, c.s.q., «Le recrutement des religieuses hospitalières-infirmières», *L'hôpital d'aujourd'hui*, vol. 6, n° 2, 1960, p. 42 ; Sœur Marie-Berthe Dorais, s.g.m., *Le concile Vatican II, la socialisation et les hôpitaux catholiques du Canada*, Ottawa : Conférence religieuse canadienne, 1972, p. 30-31.
53. Supérieure générale des Filles de la Charité de Saint-Vincent de Paul, «Rénovation de l'esprit et des structures des communautés religieuses», *L'Église canadienne*, vol. 1, n° 1, 1968, p. 18-22 ; Mère Guillemin, f.c., «Les problèmes de la religieuse de vie active», *La semaine religieuse de Montréal*, vol. 124, n°s 18-21, 1965 ; Conférence religieuse canadienne, «Les communautés religieuses ont-elles de l'avenir ?», *L'Église canadienne*, vol. 6, n° 1, 1973, p. 226-227 ; Sœur Marie-Berthe Dorais, 1972 ; Marcel Watté, «Les institutions hospitalières ont-elles fait leur temps ?», *La revue nouvelle*, n° 41, 1965, p. 243-249.
54. Conférence catholique canadienne, Annexe 6 ; Aline Charles, 2007, p. 270-278 ; Fonds du ministère des Affaires sociales du Québec – Désintéressement (E8 1981-12-001/57).

CONCLUSION

Pour les religieuses hospitalières du Québec, le XXe siècle aura représenté une période très mouvementée. Elles déploient alors un vaste réseau d'établissements, font de certaines congrégations de grands ensembles internationaux, accroissent leur emprise sur le champ de la santé à l'échelle de l'Amérique du Nord et au-delà. Tout cela repose en bonne partie sur le travail de milliers de sœurs. Peu rémunéré, collectif plutôt qu'individuel, effectué sous l'autorité des supérieures et de la hiérarchie ecclésiale, impliquant des déplacements d'un poste ou d'un lieu à l'autre, ce travail autorise les congrégations féminines à étendre considérablement leur sphère d'influence, malgré leurs effectifs somme toute relativement modestes. Mais c'est aussi au XXe siècle que cette armature de communautés et d'hôpitaux soudée par une organisation du travail bien spécifique se disloque, puis s'écroule. Différents facteurs auront joué ici, aussi bien externes qu'internes, liés à l'évolution des hôpitaux et des politiques sociales autant qu'à celle des communautés féminines et de l'Église. En très peu de temps, les religieuses perdent alors la direction des établissements en même temps que s'efface le modèle d'activité qu'elles personnifiaient.

Pendant longtemps, les modalités du travail des religieuses ont ainsi constitué des atouts majeurs. Elles leur permettaient de jouer un rôle de tout premier plan sur la scène publique en offrant des services essentiels à la collectivité, quitte à le faire derrière une grille comme dans le cas des sœurs cloîtrées. Elles permettaient aussi à certaines d'occuper des postes de haute direction, de piloter des infrastructures aux nombreuses ramifications et d'être en position de négocier avec les autorités gouvernementales, la hiérarchie ecclésiastique ou les différents groupes professionnels. Cela les amenait à transgresser jusqu'à un certain point la division sexuelle du travail telle que définie jusqu'aux années 1960. À cet égard, plusieurs sœurs disposent donc d'avantages très nets sur les femmes laïques. Ces avantages finissent pourtant par disparaître, emportés par plusieurs évolutions qui, chacune à leur manière, minent leur position dans l'univers hospitalier depuis les années 1940 : déclin du recrutement et réorientation de l'Église, laïcisation et généralisation du travail salarié dans les hôpitaux, et finalement, étatisation. Dans la foulée, le fondement même de l'apostolat des religieuses – les soins charitables – perd de sa pertinence au fur et à mesure que s'impose la notion d'un droit à la santé. Associé à une conception égalitaire de l'accès aux soins, ce dernier ne peut se concrétiser à travers le lien asymétrique et de dépendance qu'institue la charité. Cela dit, le tournant des années 1960 n'occasionne pas les mêmes pertes pour toutes les religieuses : beaucoup, de toute façon, s'occupaient dans l'ombre à des tâches bien modestes et bien féminines, obéissant plutôt que commandant, respectant plutôt que transgressant les limites traditionnelles imposées à leur sexe.

DEUXIÈME PARTIE

Pionnières en soins infirmiers

V

Aller au-delà de l'identité d'une infirmière de dispensaire de la Croix-Rouge : le parcours de Louise de Kiriline, 1927-1936

Jayne Elliott

Si les spécialistes de l'histoire des infirmières au Canada connaissent Louise de Kiriline, c'est d'abord parce que le Dʳ Alan Dafoe lui a confié la garde des quintuplées Dionne, ces bébés chétifs nés en mai 1934 dans un petit village situé au sud de North Bay. En cette époque sombre où sévit la dépression, leur survie tient du miracle et suscite un engouement national, en plus de retenir l'attention du monde entier. Même si Louise de Kiriline ne s'occupe des sœurs Dionne que pendant leur première année de vie, son nom, bien qu'éclipsé par la renommée dont jouit leur médecin attitré, demeure encore lié aux cinq petites célébrités.

La notoriété acquise par Louise de Kiriline grâce à son rôle auprès des quintuplées à une étape critique de leur vie repose sur sa désignation comme « infirmière en chef » des sœurs Dionne. Sous le charme de cette « sympathique infirmière de la Croix-Rouge », les journalistes, friands de nouvelles sur les progrès des bébés, s'intéressent aussi à l'histoire de cette femme qui semble régner en maître et qui décide des soins qui leur sont prodigués[1]. Dans un livre où elle relate ces événements, Louise de Kiriline affirme que c'est grâce à ses antécédents comme infirmière qu'elle a pu assumer la responsabilité des quintuplées.

> Je souhaite que toutes les infirmières canadiennes sentent que notre expérience auprès des sœurs Dionne est aussi leur expérience. Seule notre profession mérite l'honneur et la renommée qui en découlent. Car c'est la formation exigée par notre profession qui constitue le pivot des résultats incroyables que nous toutes, infirmières responsables des bébés, avons pu obtenir[2].

1. « Lauds Nurses Work at Dionne Births, Madame de Kirilene [*sic*], Red Cross Nurse, Interviewed when Off Duty », *The Nugget*, juin 1934, p 46.
2. Louise de Kiriline, *The Quintuplets First Year. The Survival of the Famous Five and Its Significance for All Mothers*, Toronto : MacMillan, 1936, p. xiii.

Ainsi, il n'est pas surprenant de constater que les historiens d'aujourd'hui, inspirés par le rôle de Louise de Kiriline auprès des jumelles Dionne, mettent en relief une seule de ses identités, soit celle d'infirmière[3].

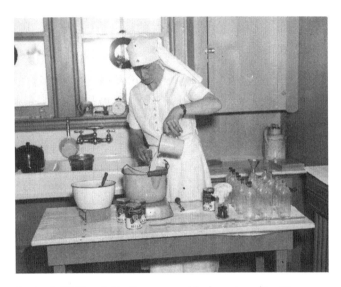

Louise de Kiriline, infirmière responsable des quintuplées Dionne
Source : Bibliothèque et Archives Canada, 1993-99, dossier 4,
200081381

Lorsque le Dr Dafoe lui demande de s'occuper des quintuplées, Louise de Kiriline doit regagner sur-le-champ son poste d'infirmière de la Croix-Rouge, interrompant ainsi un congé pourtant bien mérité. Elle fait partie de l'effectif croissant des infirmières dépêchées en régions éloignées par la Division de l'Ontario et par d'autres divisions de la Société qui, après la Première Guerre mondiale, pourvoit en personnel des dispensaires destinés aux populations isolées et privées d'accès à des soins médicaux essentiels[4]. À la naissance des jumelles Dionne, Louise de Kiriline vit depuis déjà six ans à Bonfield, un tout petit village canadien-français situé à 30 kilomètres au sud de North Bay, dans le nord de l'Ontario. Elle ne correspond pas au profil type des infirmières travaillant dans un dispensaire en

3. Pierre Breton, *The Dionne Years. A Thirties Melodrama*, Toronto : McClelland and Stewart, 1977 ; Katherine Arnup, « Raising the Dionne Quintuplets. Lessons for Modern Mothers », *Journal of Canadian Studies*, vol. 29, hiver 1994-1995, p. 65-85.
4. Linda Quiney, « "Suitable Young Women". Red Cross Nursing Pioneers and the Crusade for Healthy Living in Manitoba, 1920-1930 », dans Jayne Elliott, Meryn Stuart et Cynthia Toman (dir.), *Place and Practice in Canadian Nursing History*, Vancouver : UBC Press, 2008, p. 91-110 ; Merle Massie, « Ruth Dulmage Shewchuk. A Saskatchewan Red Cross Outpost Nurse », *Saskatchewan History*, vol. 2, nᵒ 52, 2004, p. 35-44.

région éloignée pour la Croix-Rouge de l'Ontario. En effet, à l'époque de l'entre-deux-guerres, 85 % d'entre elles sont jeunes, célibataires et nées au Canada, alors que Louise de Kiriline, une veuve suédoise âgée de 33 ans formée à l'Hôpital de la Croix-Rouge de Stockholm, vient d'arriver de son pays natal[5].

Malgré ses années de travail pour la Croix-Rouge et en dépit du rayonnement de son rôle auprès des quintuplées, qui a figé son image dans les comptes rendus historiques, la profession d'infirmière ne constitue à notre avis que l'un des éléments – certes important – de l'identité personnelle de Louise de Kiriline. Comme le souligne l'historienne canadienne Joy Parr, « on perd parfois de vue les déterminants multiples qui constituent la position sociale d'une personne [...] et la construction simultanée de plusieurs identités sociales à partir d'une pluralité d'éléments[6] ». Tandis qu'elle s'établit comme infirmière en région éloignée pour la Croix-Rouge, Louise de Kiriline n'en demeure pas moins une nouvelle immigrante, une femme seule et totalement indépendante qui habite le Nord canadien. Il s'agit ici d'autres identités révélées par sa correspondance avec sa mère qui se juxtaposent à celle d'infirmière. Le présent texte étudie la construction de ces autres identités ainsi que le contexte spécifique et historique associé aux variables qui définissent les positions sociales, tels le genre, l'origine ethnique et le milieu de vie. Si la compréhension de ces facteurs permet d'approfondir et d'enrichir notre connais-sance de Mme de Kiriline au-delà de son rôle auprès des quintuplées Dionne, elle rappelle aussi aux historiens spécialistes des soins infirmiers l'intérêt des identités autres que le rôle professionnel, lequel revêt pourtant une grande importance aux yeux des infirmières.

SA CORRESPONDANCE

Notre analyse repose sur une série de lettres personnelles faisant partie d'une vaste collection qui relate tout le parcours de Louise de Kiriline jusqu'au soir de sa vie. Elle écrivait souvent à sa mère, Hellevid Flach, restée en Suède. La correspondance étudiée se compose de 128 lettres écrites sur une période de 10 ans, qui débute à son arrivée au Canada en 1927 et se termine lorsque Mme de Kiriline abandonne le métier d'infirmière et s'installe dans sa nouvelle maison[7]. Son intention « de décrire [sa] vie [...] parmi les Canadiens français » explique peut-être en partie la

---

5. Jayne Elliott, « "Keep the Flag Flying". Medical Outpost and the Red Cross in Northern Ontario, 1922-1984 », thèse de doctorat, Queen's University, 2004.

6. Joy Parr, *The Gender of Breadwinner. Women, Men, and Change in Two Industrial Towns 1880-1950*, Toronto : University of Toronto Press, 1990, p. 9.

7. La dernière lettre est datée du 28 février 1937. La collection de lettres de Mme Kiriline comprend également sa correspondance avec sa mère, qui n'a pas été consultée pour le présent texte, mais qui enrichit encore davantage cette ressource en ce qu'elle nous révèle le dialogue entre les deux femmes.

survie de ces lettres[8]. La plupart d'entre elles sont écrites en suédois. Or, comme seules 65 de ces lettres, écrites de juin 1927 au 20 juillet 1929, ont été traduites jusqu'à maintenant, le présent texte ne constitue qu'une analyse préliminaire, et par conséquent, un travail inachevé. Sont également analysées ici 28 lettres rédigées par Louise de Kiriline en anglais, une langue qu'elle maîtrise et dont elle se sert lorsqu'elle dispose d'une machine à écrire pendant l'année où elle s'occupe des sœurs Dionne.

La lecture d'une correspondance privée fascine toujours les chercheurs[9]. En effet, contrairement aux sources secondaires, les lettres donnent directement accès aux événements passés. Si, comme le soulignent des historiens et d'autres spécialistes, la rédaction de lettres exige un processus de réflexion, il importe de s'attarder au rôle joué par cette correspondance issue d'une autre époque dans la formation de l'identité personnelle. Rebecca Earle, pour qui les lettres représentent des « lieux culturels essentiels à la construction de l'identité », suggère que leurs auteurs ont pu y recourir pour créer des « représentations fictives d'eux-mêmes[10] ». A contrario, James How soutient qu'au lieu de se créer des identités de substitution, ceux qui écrivent à leurs amis intimes ou aux membres de leur famille cherchent plutôt à « mettre en scène leurs identités déjà établies[11] ». Dans le cas qui nous occupe, la recherche sur la correspondance d'immigrants s'avère particulièrement révélatrice. Les historiens reconnaissent l'importance des relations épistolaires qu'entretiennent les immigrants avec leurs proches. Elles leur permettent en effet non seulement de maintenir des liens malgré la distance, mais aussi de négocier et de façonner ces liens. « Les lettres jouaient un rôle important, affirme David Fitzpatrick, car elles pouvaient servir d'outil de définition et de modification des relations humaines[12]. » Selon David A. Gerber, les immigrants tentent, grâce à leur correspondance, de s'accrocher à une identité personnelle cohérente, une conception d'eux-mêmes forgée au fil du temps par des rapports dynamiques et multiples avec les autres[13]. L'émigration

---

8. Bibliothèque et Archives Canada (BAC), MG 31, J 18, V12, F 1.1, « Louise de Kiriline Lawrence papers (ci-après les lettres) », 31 mai 1934. Outre son livre sur les quintuplées Dionne, Louise de Kiriline n'a rien écrit sur ses années à Bonfield « parmi les Canadiens français ».

9. Wendy Cameron, Sheila Haines, Mary McDougall Maude, dir., *English Immigrant Voices. Labourers' Letters from Upper Canada in the 1830s*, Montréal et Kingston : McGill-Queen's University Press, 2000, p. xi.

10. Rebecca Earle (dir.), *Epistolary Selves. Letters and Letter-Writers, 1600-1945*, Aldershot : Ashgate, 1999, p. 2.

11. James How, *Epistolary Spaces. English Letter Writing from the Foundation of the Post Office to Richardson's Clarissa*, Aldershot : Ashgate, 2003, p. 2.

12. David Fitzpatrick (dir.), *Oceans of Consolation. Personal Accounts of Irish Migration to Australia*, Ithica : Cornell University Press, 1994, p. 23-24.

13. David A. Gerber, *Authors of Their Lives. The Personal Correspondence of British Immigrants to North America in the Nineteenth Century*, New York : New York University Press, 2006, p. 73.

et le stress de l'intégration perturbent ces relations et brouillent les repères habituels qui facilitent la construction de l'identité. Or, la rédaction d'une lettre suppose une réflexion personnelle ainsi qu'une conversation implicite avec son destinataire, ce qui contribue à perpétuer certaines « représentations » de son auteur. Notre compréhension de la formation des identités sociales de Louise de Kiriline, basée sur ses lettres, doit être située dans le contexte du besoin primordial qu'elle éprouvait de manifester son engagement à nourrir sa relation intime avec sa mère, en préservant une image d'elle-même qui soit reconnaissable. « Aucun des sujets abordés par l'auteur des lettres n'importait autant que ceux qu'il percevait comme des êtres chers, car leur souvenir l'accompagnait à chaque instant de sa vie[14] », selon Gerber.

SES ORIGINES

Louise Flach de Kiriline naît en 1894 à Svenskund, une ville située à environ 350 kilomètres au sud de Stockholm. Son père suédois et sa mère danoise entretiennent tous deux des liens avec les familles royales de leur pays respectif. En effet, Sixten Flach est l'ami intime de l'un des fils du roi de Suède, alors que Hellevid Neergaard cultive une relation suffisamment étroite avec les quatre filles du prince héritier du Danemark pour que l'une d'entre elles, Louise, devienne la marraine de son aînée. Élevée par des gouvernantes, Louise Flach connaît une enfance aisée, marquée par les rythmes qu'impose la vie dans un domaine agricole prospère. La mort prématurée de son père, alors que s'achève l'adolescence de Louise, met un terme abrupt à cette vie idyllique. Sa mère vend le domaine familial et s'installe dans un appartement à Stockholm avec Louise et sa sœur cadette. Malgré ce revirement de fortune, la mère de Louise obtient qu'elle soit présentée à la cour à l'âge de 18 ans, puis l'envoie faire un long séjour « d'une opulence extravagante » chez sa marraine, qui l'introduit auprès de la haute société danoise[15].

Sans doute inspirée par sa tante Jana, Louise entre à l'école d'infirmières de la Croix-Rouge à Stockholm, en 1914. Elle termine sa formation vers la fin de la Première Guerre mondiale, puis elle travaille dans un camp de prisonniers de guerre au Danemark. Elle y fait la connaissance d'un officier, Gleb de Kirilin, un Russe blanc qu'elle épouse en 1919 malgré l'opposition de sa famille, qui le croit incapable d'assurer leur subsistance. Elle le suit à Arkhangelsk où il est déployé, mais le couple doit fuir dès son arrivée quand les bolchéviques prennent la ville. Ils sont tous les deux capturés, puis emmenés à Moscou. Louise de Kiriline est alors séparée de son mari, envoyé en prison. Elle ne le reverra jamais. Dans l'espoir de le retrouver ou, à tout le moins, d'avoir de ses nouvelles, elle reste en Russie pendant plusieurs années, travaillant comme infirmière pour des hôpitaux pédiatriques,

---

14. *Ibid.,* p. 113.
15. Les renseignements biographiques de cette section sont tirés de Louise de Kiriline Lawrence, *Another Winter, Another Spring. A Love Remembered,* Toronto : Natural Heritage, 1987, publié précédemment par McGraw-Hill Book Company, 1977. Elle prend le nom de Lawrence lorsqu'elle épouse Len Lawrence au milieu des années 1930.

puis pour l'opération internationale de secours menée par le Norvégien Nansen. Elle se résigne finalement à accepter la disparition de son mari, probablement exécuté.

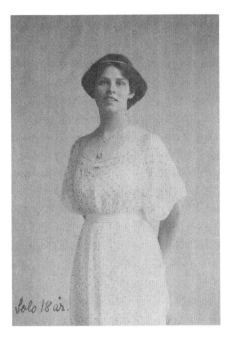

Louise Flach en 1912, à l'âge de 18 ans
Source : Bibliothèque et Archives Canada,
1993-199, dossier 2, 200081381

À son retour en Suède, en 1924, Louise de Kiriline redécouvre avec joie la sécurité et l'aisance de la vie dans son pays natal, après des années de privations en Russie. Pourtant, elle se sent rapidement insatisfaite et impatiente[16]. Ce mal-être afflige également d'autres femmes qui reviennent du front. Sharon Ouditt a également observé qu'une fois rentrées chez elles, les infirmières de détachements d'aide volontaire devenaient vite irritées par la banalité de leur vie quotidienne[17]. Louise de Kiriline l'admet volontiers. «Après avoir connu la vie dans ce qu'elle a de plus cru, j'avais l'impression qu'il y avait partout trop d'artificialité et de malhonnêteté[18]», rapporte-t-elle. Elle déplore aussi la réaction des amis ou des proches

---

16. BAC, MG 31, J 18, vol. 10, dossier 4, « Louise de Kiriline Lawrence papers, Scrapbook of newspaper clippings ».
17. Sharon Ouditt, *Fighting Forces, Writing Women. Identity and Ideology in the First World War,* Londres et New York : Routledge, 1994.
18. Ontario Medical Association (OMA), Corporate Records Department, OHR001417, entrevue avec Louise de Kiriline Lawrence par Barry Penhale, 26-27 septembre 1978.

à qui elle tente de confier les épreuves qu'elle a traversées. « Leur visage affichait un regard vide et indifférent et je sentais qu'un mur venait de se dresser entre nous[19]. » Comme l'observe l'infirmière de la Croix-Rouge qui succédera à Louise de Kiriline au dispensaire de Bonfield, « après avoir porté secours à 10 000 Russes affamés, la Suède a dû lui paraître bien fade[20] ».

Bien qu'elle soit restée au Canada jusqu'à sa mort en 1992, à l'âge de 98 ans, on ignore si elle avait l'intention dès le départ de s'y établir en permanence. En revanche, il n'est pas surprenant qu'une Suédoise ait envisagé d'émigrer. L'historien H. Arnold Barton soutient qu'aux yeux des Suédois, surtout les pauvres, les travailleurs forestiers et manufacturiers, et les paysans sans terre, l'expatriation vers l'Amérique du Nord représente un exutoire en cette époque où leur société rurale s'industrialise rapidement. La plupart des immigrants suédois choisissent d'abord les États-Unis, mais la présence suédoise au Canada bondit après la construction, vers la fin des années 1900, d'un chemin de fer qui se rend jusqu'au front pionnier. Peu de familles suédoises demeurent insensibles à la « fièvre de l'Amérique ». Grâce à la mobilité croissante au tournant du siècle, les impressions des émigrants sur les conditions de vie en Amérique se propagent rapidement. Barton souligne que, si la Première Guerre mondiale marque la fin de la période « dynamique » de l'émigration suédoise vers l'Amérique du Nord, un petit nombre de migrants continue néanmoins de traverser l'Atlantique chaque année[21]. Comme d'aucuns affirment que l'ampleur de l'exode a bouleversé le paysage politique, social et économique du pays, Louise de Kiriline n'a pu rester imperméable à ce phénomène[22]. Elle dit avoir choisi le Canada à la suite de sa rencontre fortuite avec un aviateur du corps expéditionnaire britannique, blessé en Russie. Inspiré par 13 années passées à cultiver une terre en Saskatchewan, et « avec l'éloquence que donne l'enthousiasme, il me racontait des histoires fascinantes sur

19. « Why Did You Come to Canada ? », *Chatelaine*, octobre 1937, p. 53.
20. Georgina Gladbach Rawn, citée dans Merilyn Mohr, « To Whom the Wilderness Speaks. The Remarkable Life of Louise de Kiriline Lawrence », *Harrowsmith*, vol. 13, 1989, p. 75.
21. H. Arnold Barton, *Letters from the Promised Land. Swedes in America, 1840-1941*, Minneapolis : University of Minnesota Press, 1975, p. 204-207 et 305-307. L'analyse menée par M. Barton porte sur les États-Unis. Les données brutes du recensement canadien montrent que la population de résidents nés en Suède a plus que doublé, passant de 28 246 en 1911 à 61 503 en 1921, puis a connu une croissance moindre, s'établissant à 81 576 en 1931. A. Ernest Epp, *Nordic People in Canada. A Study in Demography 1861-2001*, Thunder Bay : Lakehead Social History Institute, 2004, p. 20d, 21e et 24e.
22. Frank Thistlethwaite, « Migration from Europe Overseas in the Nineteenth and Twentieth Centuries », dans Rudolph J. Vecoli et Suzanne M. Sinke (dir.), *A Century of European Migrations, 1830-1930*, Urbana et Chicago : University of Illinois Press, 1991, 22 p. Voir aussi Joy K. Lintelman, « "America Is the Woman's Promised Land" : Swedish Immigrant Women and Domestic Service », *Journal of American Ethnic History*, printemps 1989, p. 9-23.

ce pays lointain béni des dieux, le Canada ». Il pique ainsi la curiosité de Louise de Kiriline, décidée à vérifier si « son image du Canada ressemblait à l'original[23] ».

IDENTITÉ D'INFIRMIÈRE

En région excentrée, où aucun médecin ne peut voler au secours des patients et où, par conséquent, les visites de supervision sont rares, les infirmières qui travaillent dans les dispensaires de la Croix-Rouge doivent faire preuve d'initiative. Outre quelques contraintes inévitables, rien n'empêche les infirmières d'organiser leurs journées à leur guise et d'adapter leur formation, conçue pour un contexte urbain, aux réalités d'une communauté rurale et éloignée. La plupart des infirmières élaborent des programmes d'éducation sanitaire axés sur la santé infantile et maternelle, les inspections des écoles et les campagnes d'immunisation. Elles visitent des patients à domicile et dispensent des conseils et des enseignements sur la santé. Les chercheurs ont insisté, à juste titre, sur la lourde responsabilité qu'assument les infirmières de dispensaire. Elles exécutent des tâches pour lesquelles elles ne sont pas formées et qui leur seraient interdites par les infirmières enseignantes et par le personnel médical en régions plus peuplées[24]. Les infirmières de la Croix-Rouge font des points de suture, administrent des anesthésiques, et surtout, accouchent seules des centaines de femmes. Certaines reçoivent une formation de pointe en obstétrique, qui consiste habituellement en un stage d'un mois auprès d'une infirmière de l'ordre de Victoria ou d'un dispensaire, mais la plupart des infirmières apprennent sur le tas, armées de leur seul optimisme.

Pour Louise de Kiriline, la construction de son identité d'infirmière repose sur une combinaison de facteurs : la conviction d'avoir reçu une formation exceptionnelle, la valeur de l'expérience acquise en temps de guerre, et une confiance inébranlable à l'égard des principes fondamentaux de la pratique infirmière. Comme le soutient l'historienne Meryn Stuart, les anciennes infirmières militaires, contraintes par le contexte de guerre à faire preuve d'initiative, avaient appris à se fier à leur jugement

---

23. « Why Did You Come to Canada ? », 1937.
24. Sharon Richardson, « Frontier Health Care : Alberta's District Nursing Service », *Alberta History*, hiver 1998, p. 2-9 ; Nicole Rousseau et Johanne Daigle, « Medical Service to Settlers. The Gestation and Establishment of a Nursing Service in Quebec, 1932-1943 », *Nursing History Review,* n° 8, 2000, p. 95-116 ; Laurie Meijer Drees et Lesley McBain, « Nursing and Native Peoples in Northern Saskatchewan », *Canadian Bulletin of Medical History/Bulletin canadien d'histoire de la médecine (CBMH/BCHM)*, n° 18, 2001, p. 43-65 ; Judith Bender Zelmanovits, « "Midwife Preferred" : Maternity Care in Outpost Nursing Stations in Northern Canada, 1945-1988 », dans Georgina Feldberg, Molly Ladd-Taylor, Alison Li et Kathryn McPherson (dir.), *Women, Health and Nation. Canada and the United States since 1945,* Montréal et Kingston : McGill-Queen's University Press, 2003, p. 161-188. Voir aussi Gertrude LeRoy Miller, *Mustard Plasters and Handcars. Through the Eyes of a Red Cross Outpost Nurse,* Toronto : Natural Heritage Books, 2000.

et à leurs compétences[25]. Bien que Louise de Kiriline n'ait jamais servi comme infirmière militaire, elle a connu des conditions de guerre lors de son affectation dans un camp de prisonniers, tout juste après sa formation. Ainsi, comme de nombreuses infirmières militaires, elle refuse de s'astreindre à la rigidité du milieu hospitalier[26]. Lorsqu'elle découvre le programme d'infirmières en régions éloignées de la Croix-Rouge ontarienne, elle décide que le travail dans un dispensaire lui convient parfaitement[27]. Elle garde un excellent souvenir de son stage aux urgences, où elle s'est occupée de patients gravement atteints. Or, le travail dans un dispensaire en région éloignée lui offre également la possibilité d'exercer des activités variées et stimulantes, quoique difficiles[28]. Lors d'un moment d'ennui au dispensaire d'Haileybury, elle affirme qu'il est « parfaitement ridicule » d'affecter quatre infirmières à 10 lits seulement[29]. Elle retrouve son enthousiasme lorsqu'elle accueille des victimes d'un accident survenu dans un camp de bûcherons. « Vous savez que les soins aux patients externes souffrant de blessures ou d'infections constituent assurément mon point fort[30] », rappelle-t-elle à sa mère.

Louise de Kiriline semble accepter avec sérénité les défis que procure l'inconnu. Désireuse de parfaire ses connaissances en obstétrique, elle suit un cours accéléré en juillet et août 1927 et travaille à la maternité du Toronto General Hospital. Convaincue qu'« une formation de deux mois est dangereusement insuffisante pour apprendre à devenir une infirmière accoucheuse », elle éprouve auprès de sa première parturiente l'anxiété ressentie par toutes les infirmières en régions éloignées qui ont reçu très peu d'enseignement spécialisé en obstétrique[31]. Malgré ces obstacles, elle est soulagée et ravie de sa contribution à l'issue heureuse de cet accouchement.

> Je l'ai accouchée avec succès sans provoquer de déchirure. La petite fille s'est tout de suite mise à crier et j'ai remercié le Ciel. Toute l'affaire a duré dix minutes et seules quelques gouttes de sang se sont écoulées. [...] À 6 h 30 j'étais de retour chez moi, après avoir lavé la mère et l'enfant et tout fait dans les règles de l'art. Alors, qu'en dites-vous ? Pour ma part, je suis plutôt fière[32].

25. Meryn Stuart, « War and Peace : Professional Identities and Nurses Training, 1914-1930 », dans Elizabeth Smyth, Sandra Acker, Paula Bourne et Alison Prentice (dir.), *Challenging Professions. Historical and Contemporary Perspectives on Women's Professional Work*, Toronto : University of Toronto Press, 1999, p. 178.
26. *Ibid.*, p. 178-179.
27. « In Romantic Woodland Home Louise de Kiriline Is Writing the Story of Her Remarkable Life », *North Bay News*, 2 janvier 1936.
28. Louise de Kiriline Lawrence, 1987, p. 32.
29. BAC, MG 31, J 18, V11, F 1.9, Lettres, 20 août 1927.
30. BAC, MG 31, J 18, V11, F 1.9, Lettres, 19 novembre 1927.
31. BAC, MG 31, J 18, V11, F 1.9, Lettres, 31 juillet 1927.
32. BAC, MG 31, J 18, V12, F 2.1, Lettres, 24 juin 1928.

Louise de Kiriline ne paraît pas inquiétée par les naissances qui suivent. D'ailleurs, les accouchements ne sont plus mentionnés qu'au passage, lorsqu'ils perturbent son sommeil ou ses activités.

Elle fait preuve d'une même impassibilité quand vient le temps d'élaborer un programme d'éducation. Au départ, la Croix-Rouge voulait recruter pour ses dispensaires des infirmières formées en santé publique. Ce fut le cas pour certaines d'entre elles qui avaient suivi le programme de certificat en santé publique offert par l'Université de Toronto dès 1920[33]. La formation en santé publique suivie par Louise de Kiriline se résume à deux semaines d'observation de l'infirmière de district de Toronto, avant de rejoindre son poste à Bonfield. Pourtant, à peine trois semaines après son arrivée au dispensaire, elle semble prête à se lancer dans la mise en œuvre d'un programme d'éducation sanitaire conforme aux exigences de la Croix-Rouge. «Mon travail ici est de nature sociale davantage que médicale», écrit Louise de Kiriline à sa mère.

Je visite des écoles, 13 en tout […] je donne des leçons d'hygiène aux enfants […] Ensuite je fais des visites à domicile, j'observe les conditions dans lesquelles vivent les enfants, j'obtiens des exemptions d'impôt quand le soutien de famille a été rendu invalide par la guerre ou la maladie, voire la mort. J'envoie les tuberculeux au sanatorium […] Je rends visite aux femmes enceintes […] Je les accouche ici quand il le faut et je leur montre comment s'occuper de leur bébé, comment le nourrir, etc., etc. J'organise des séances d'examen clinique des amygdales, des séances sur l'hygiène dentaire […] des cours de soins infirmiers à domicile pour les mères et leurs filles, je leur enseigne à s'occuper des malades, à mettre des bandages, à donner le bain à un bébé, à préparer sa nourriture, etc., etc. […] En outre, je recours à un comité et à un sous-comité d'appui à la Croix-Rouge, et s'ils n'existent pas, je les crée, afin de recueillir des fonds pour les pauvres et les infirmes, etc. Donc, sachant que je suis responsable d'une zone de deux milles carrés [20 kilomètres carrés] qui compte environ 1200 habitants, vous comprendrez aisément que je n'ai pas de temps à perdre. Tout organiser là où aucun travail n'avait été fait auprès des gens, alors que cela relève presque de l'impossible, constitue une tâche des plus intéressantes comme vous l'imaginez sans doute[34].

Elle fait décidément bonne impression puisque six mois plus tard, elle reçoit la visite d'une surveillante. «Elle s'est exclamée sur tous les tons et m'a demandé si elle pouvait m'envoyer des étudiants étrangers pour leur montrer comment fonctionne aujourd'hui un dispensaire canadien[35].»

L'identité d'infirmière de Louise de Kiriline repose en partie sur sa perception voulant qu'elle ait bénéficié d'une formation et d'une expérience supérieures à celles

---

33. Rondalyn Kirkwood, «Blending Vigorous Leadership and Womanly Virtues : Edith Kathleen Russell at the University of Toronto, 1920-1952», *CBMH/BCHM,* vol. 11, 1994, p. 178-179.

34. BAC, MG 31, J 18, V12, F 2.1, Lettres, 17 juin 1928.

35. BAC, MG 31, J 18, V12, F 2.1, Lettres, 10 mai 1928 ; F 2.2, 20 novembre 1928.

d'une infirmière canadienne. De façon générale, elle estime que l'enseignement dispensé aux infirmières suédoises surpasse la formation reçue par leurs consœurs canadiennes. «D'après ce que j'ai constaté jusqu'à maintenant, l'infirmière canadienne [...] est beaucoup moins efficace que les nôtres, formées par la Croix-Rouge suédoise, et ces lacunes touchent plusieurs aspects fondamentaux[36]», écrit-elle. Quant aux soins infirmiers prodigués au Toronto General, ils «ne correspondent pas aux normes rigoureuses applicables en Suède»; «les patients de l'hôpital Sabbatsberg reçoivent de bien meilleurs soins infirmiers et tout y est en ordre[37]». Elle critique certaines pratiques qui ont cours à l'Hôpital d'Haileybury. Ainsi le balayage à sec des planchers en présence de patients tuberculeux ou cancéreux ne lui semble pas constituer la méthode de nettoyage «la plus hygiénique[38]». À l'Hôpital de Kirkland Lake, ses collègues se donnent la peine de laver quotidiennement presque toutes les parties du corps de leurs patients, mais il ne leur viendrait jamais à l'esprit de débarbouiller leur arrière-train, déplore-t-elle. En outre, les infirmières nettoient les tables de chevet avec un chiffon humide trois fois par jour, mais laissent «une épaisse couche de poussière sur les abat-jours et les cadres de fenêtre[39]».

Pire encore, elle reproche à ses collègues d'accepter que les médecins visitent les malades en l'absence des infirmières et ne discutent qu'avec les patients de leur état de santé.

> Les médecins font leurs tournées de visites sans les infirmières, demandent aux patients d'expliquer leurs antécédents au lieu de poser la question aux infirmières et notent leurs instructions dans un carnet. Tout cela est bien joli mais comment motiver les infirmières quand on ne leur donne pas l'occasion de communiquer leurs observations aux médecins[40]?

Elle garde un bon souvenir de son séjour aux urgences justement parce que les médecins acceptaient de confier une part de leurs tâches aux infirmières, ce qui conduit, selon elle, à des relations professionnelles plus égalitaires[41]. Ainsi, elle entretient avec le «bon» médecin de Bonfield, le Dr Alan Dafoe, des rapports fondés sur un respect mutuel. Bien qu'elle critique ses techniques d'asepsie, elle louange ses compétences diagnostiques et sa sollicitude à l'endroit des habitants du village. De plus, elle exprime sa fierté quand le Dr Dafoe, «qui m'estime fort compétente», lui attribue l'entière responsabilité des quintuplées Dionne, la préférant ainsi aux autres infirmières canadiennes. Elle se réjouit également lorsque le Dr Dafoe, «ce brave médecin de campagne que j'ai toujours admiré», acquiert une renommée

36. BAC, MG 31, J 18, V12, F 2.1, Lettres, 8 mars 1928.
37. BAC, MG 31, J 18, V11, F 1.8, Lettres, 15 juin 1927.
38. BAC, MG 31, J 18, V11, F 1.9, Lettres, 20 août 1927.
39. BAC, MG 31, J 18, V12, F 2.1, Lettres, 8 mars 1928.
40. BAC, MG 31, J 18, V12, F 2.1, Lettres, 8 mars 1928.
41. Louise de Kiriline Lawrence, 1987, p. 32.

mondiale[42]. Néanmoins, comme infirmière formée au sein d'un milieu hospitalier rigide et hiérarchisé, elle admet que la souplesse dans les relations professionnelles doit être balisée. « Il était toujours prêt à nous apporter son aide, dira-t-elle au sujet du Dr Dafoe des années plus tard lors d'une entrevue, mais il demeurait très pointilleux quant aux tâches confiées aux infirmières et au respect des limites de leur rôle professionnel. Évidemment, je partageais ce point de vue et nous travaillions très bien ensemble[43]. »

Les rapports annuels de la Division de l'Ontario pour les années 1928 et 1929 contiennent un compte rendu des activités menées par Louise de Kiriline au début de son affectation à Bonfield (voir tableau 1). Rien dans ses lettres n'indique qu'elle doute de ses compétences d'infirmière. Si les chiffres révèlent qu'au printemps, les activités démarrent lentement, elle se plaint à sa mère dès septembre 1928 d'être « horriblement occupée » à implanter son programme pour écoliers, et à examiner des enfants si « chahuteurs » qu'elle renvoie la moitié d'entre eux à la maison y attendre sa visite. Elle organise également une première séance d'examen clinique des amygdales par les médecins, ce qui l'oblige à confectionner, avec l'aide de sa gouvernante, « des sacs en papier journal pour recueillir les vomissements » et à préparer les repas des médecins, de la surveillante de la Croix-Rouge et des autres bénévoles. En octobre, Louise de Kiriline organise une autre séance d'examen clinique, des bébés cette fois. Puis, en décembre, elle lutte avec acharnement pendant plusieurs semaines contre « l'influenza et l'inflammation des poumons » pour finalement contracter elle-même la maladie peu avant Noël[44]. Les activités menées par Louise de Kiriline jusqu'à la fin de 1929 peuvent être retracées et résumées tel qu'indiqué dans le tableau 1 (p. 117).

En dernière analyse, même s'il existe de façon générale très peu de lettres écrites par des infirmières de la Croix-Rouge dépêchées en régions éloignées, ces lettres n'apportent qu'une mince contribution à la compréhension de l'évolution de la profession infirmière pendant l'entre-deux-guerres. Bien que Louise de Kiriline relate à sa mère les maux et les accidents dont souffrent ses patients, ainsi que les traitements médicaux et les soins infirmiers qu'elle leur prodigue, ces narrations lui servent à se justifier de ne pas avoir écrit à sa mère depuis longtemps. Ainsi, l'identité d'infirmière de Louise de Kiriline cède le pas devant les nouvelles de parents et d'amis, surtout de sa sœur et de son beau-frère dont les deux jeunes enfants grandissent loin d'elle. Les lettres de Louise de Kiriline nous en apprennent sur son logis, ses animaux domestiques, son habillement et sa vie sociale, le temps qu'il fait. En somme, une foule de détails prosaïques souvent fournis par les émigrants qui, jusqu'à tout

---

42. BAC, MG 31, J 18, V12, F 2.2, Lettres, 14 août 1928 ; F 11, 9 juin 1934.
43. OMA, entrevue par Barry Penhale, 26-27 septembre, 1978, p. 35.
44. BAC, MG 31, J 18, V12, F 2.2, Lettres, 23 septembre 1928 ; 1er octobre 1928, 12 décembre 1928 ; F 2.3, 12 janvier 1929.

récemment, étaient encore perçus comme insignifiants et par conséquent minimisés ou écartés lors des analyses[45].

Tableau 1
Activités du dispensaire de Bonfield, 1928-1929

	(Mai) 1928	1929
Patients admis	0	2
Jours d'hospitalisation	0	5
Patients externes	30	134
Visites à domicile	400	1038
Accouchements à domicile	2	16
Visites d'écoles	12	Inconnu
Enfants examinés	236	1269
Nombre de séances d'examens cliniques	1	5
Participants à ces séances	Inconnu	108

Source : *Rapports annuels de la Division de l'Ontario*, 1928, p. 32 ; 1929, p. 18.

On peut logiquement supposer que Louise de Kiriline comprenait l'intérêt limité de sa mère, profane en matière médicale, pour ses activités d'infirmière[46]. Néanmoins, selon les théories proposées par David A. Gerber sur l'intention réelle des lettres d'immigrants, ce sont précisément ces détails banals et monotones qui jettent les bases des relations épistolaires entre des parents séparés par la distance[47]. Les récits que fait Louise de Kiriline de ses activités sociales et l'intérêt qu'elle conserve pour les occupations de sa mère permettent aux deux femmes de poursuivre cette conversation intime entre une fille dévouée et aimante et une mère affectueuse. Grâce à leur correspondance, elles maintiennent et nourrissent leur relation. Non seulement leurs lettres constituent un rappel constant des liens qui unissent la mère à sa fille, mais elles assurent également à Louise de Kiriline que

---

45. H. Arnold Barton, 1975, p. 5.
46. Les lettres que Maude Weaver, infirmière de la Croix-Rouge dépêchée à Atikokan en 1933-1934, écrivait à sa mère et à sa sœur constituent une autre collection moins volumineuse. Semblables à celles de Louise de Kiriline, ces lettres contiennent davantage de renseignements médicaux. En effet, Maude Weaver décrit en détail les traitements médicaux qu'elle administre à ses patients à l'intention de sa sœur Gwen, qui est à l'époque interne à l'Hôpital de Moose Jaw. Lettres de Maude Weaver à sa mère et à sa sœur, Gwen, 21 juillet et 24 juillet (probablement 1933). Copies en possession de l'auteure.
47. David A. Gerber, 2006, p. 55 et David A. Gerber, « Epistolary Ethics : Personal Correspondence and the Culture of Emigration in the Nineteenth Century », *Journal of American Ethnic History*, vol. 19, n° 4, été 2000, en particulier p. 11-16.

l'émigration au Canada n'a pas altéré son identité fondamentale. En outre, ses lettres mettent en lumière les identités liées au genre, à la classe sociale et à l'origine ethnique qui teintent sa conscience d'elle-même. Ainsi, comme les deux femmes partagent la même conception de l'ordre social, Louise de Kiriline demeure tout à fait reconnaissable aux yeux de sa mère.

IDENTITÉ D'IMMIGRANTE BOURGEOISE

Les années difficiles que traverse Louise de Kiriline en Russie à la fin de la Première Guerre mondiale aiguisent sa nature indépendante, ce que sa mère ne peut manquer de constater[48]. Les lettres de Louise de Kiriline confirment sa capacité à relever les défis professionnels et personnels que comporte le travail d'infirmière autonome en région éloignée et rassurent sa mère quant au bien-être de sa fille. Par ailleurs, Louise de Kiriline révèle aussi, par l'entremise de ses lettres, qu'elle intègre la notion et l'expérience de l'indépendance à sa perception de sa propre identité sociale. Pour les auteures Bettina Bradbury et Tamara Myers, les identités sont

> conceptualisées en tant que séries d'interprétations qui sont négociées, appliquées et modifiées collectivement et individuellement dans le contexte des rapports sociaux et de classe vécus au quotidien et marqués par l'inégalité [...] Comme historiens, nous cherchons à comprendre comment ces interprétations se sont forgées dans des contextes historiques et précis, par le biais de rencontres avec l'autre sous toutes ses formes[49].

Louise de Kiriline s'installe aisément dans sa vie de femme seule et indépendante dans le Nord ontarien, mais elle demeure consciente à la fois des limites qui restreignent le champ de la respectabilité féminine et de sa position sociale comme blanche et bourgeoise appartenant à une minorité immigrante bienvenue dans son pays d'accueil. Certes, elle n'hésite pas à braver les convenances de temps à autre ; mais c'est à travers la narration de ses activités sociales qu'elle négocie sa conception du genre, de la classe et de l'origine ethnique, d'abord en interprétant ces identités à la lumière de ses nouvelles expériences, puis en dialoguant avec sa mère, ce qui compte sans doute encore davantage à ses yeux.

Si la Croix-Rouge de l'Ontario offre à ses infirmières de dispensaire un salaire mensuel alléchant de 75 à 100 $, Louise de Kiriline se réjouit tout autant du logement subventionné et de l'aide ménagère qui accompagnent son poste. En effet, très peu de femmes célibataires jouissent d'un tel sort pendant l'entre-deux-guerres. Les descriptions toutes domestiques que fait Louise de Kiriline dans les lettres à sa mère se veulent rassurantes. Elles attestent que sa fille ne manque de rien en présentant des conditions de vie qui sont loin d'être misérables, même en région éloignée.

---

48. Louise de Kiriline laisse entendre dans son autobiographie que sa mère réprouvait sa décision d'épouser un soldat russe disposant d'un maigre revenu, ce qui ne l'a pas empêchée de se marier. Voir Louise de Kiriline Lawrence, 1987, p. 56.
49. Bettina Bradbury et Tamara Myers (dir.), *Negotiating Identities in 19th and 20th Century Montreal*, Vancouver et Toronto : University of British Columbia, 2005, p. 4.

Malgré les doutes exprimés au moment de son arrivée au dispensaire de Bonfield, «situé dans un lieu charmant mais isolé, dépourvu d'eau courante et d'électricité», elle est bientôt ravie d'avoir «[s]a petite maison [à] décorer à [s]a guise[50]». Elle se lance souvent dans de longues descriptions des efforts qu'elle déploie pour aménager sa maison : elle nettoie, peint et dispose ses meubles, elle décore toutes les pièces à l'aide des quelques objets qu'elle a emportés de Suède et de la literie que sa mère lui envoie de temps à autre. Elle cultive un jardin et se félicite des légumes et des fruits qu'elle récolte et entrepose pour l'hiver. Bien qu'elle se moque parfois de ses échecs culinaires, elle se targue de faire découvrir la cuisine suédoise à sa gouvernante et à ses amies. Somme toute, écrit-elle à sa mère, «tes leçons de tâches ménagères n'auront pas été vaines même si elles te semblaient peine perdue[51]».

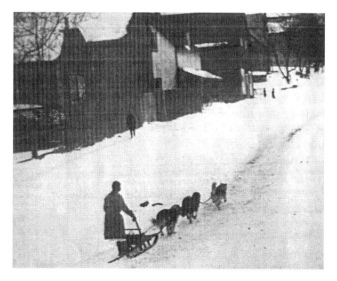

Louise de Kiriline Lawrence conduisant son traîneau à chien.
Source : Louise de Kiriline Lawrence, *Another Winter, Another Spring. A Love Remembered* (ISBN 13 : 978-092047g4-42-6, 1987), avec l'autorisation du Dundurn Group

Les fonctions d'une infirmière en région éloignée exigent une certaine liberté de mouvement et d'habillement qui, en ce début de XXe siècle, dépasse les limites de la respectabilité féminine[52]. Pendant l'entre-deux-guerres en particulier, une telle

50. BAC, MG 31, J 18, V12, F 2.1, Lettres, 10 mai 1928 ; 3 juin 1928.
51. BAC, MG 31, J 18, V12, F 2.1, Lettres, 3 juin 1928.
52. Brigitte Violette, «Gertrude Duchemin», dans Christina Bates, Dianne Dodd et Nicole Rousseau (dir.), *On All Frontiers. Four Centuries of Canadian Nursing*, Ottawa : Musée canadien des civilisations et Université d'Ottawa, 2005, p. 145 ; Marita Bardenhagen et Jayne Elliott, «Uniform as Costume in the Performance of Rural Nursing. Tasmanian Bush Nursing and Red Cross Outpost Nursing in Ontario, Canada», texte non publié

indépendance donne lieu à une surveillance étroite de la part des petites collectivités où vivent les infirmières, d'abord parce que celles-ci répondent constamment aux appels des villageois, et ensuite parce que ces femmes, jeunes et célibataires pour la plupart, habitent un milieu nordique – peuplé surtout d'hommes – perçu comme rude et dangereux. Comme le souligne l'historienne tasmanienne Marita Bardenhagen, les infirmières de brousse ou d'autres régions isolées sont les premières femmes à disposer d'une voiture dans les milieux ruraux, mais les collectivités qui demeurent propriétaires des voitures tentent de contrôler les déplacements des infirmières[53].

Dans les régions pourvues de routes, les infirmières de la Croix-Rouge s'équipent souvent d'une voiture pour les mois d'été. Il devient d'ailleurs rapidement difficile pour elles de s'en passer[54]. Ainsi, le bureau de la Croix-Rouge de Toronto aide Louise de Kiriline à s'acheter sa première automobile peu après son arrivée à Bonfield. Si les médecins ou d'autres villageois servent généralement de professeurs de conduite aux infirmières, Louise de Kiriline n'en a nul besoin. Au volant de son cabriolet Ford, elle parcourt seule le trajet de 10 heures qui sépare Toronto de Bonfield[55]. Elle savoure la liberté que lui procure sa voiture. Non seulement sa Ford lui facilite l'accès aux patients, mais elle lui permet également de fuir son petit village pour rejoindre la ville de North Bay.

À l'instar de nombreuses infirmières vivant en régions isolées, Louise de Kiriline recourt au traîneau à chien pour rendre visite à ses patients en hiver. Indépendante, elle évite les solutions habituellement retenues par ses consœurs, qui sollicitent l'aide de villageois dotés de leurs équipages. « Je vais acheter un vrai chien esquimau, un husky, d'un médecin de North Bay, et je vais me déplacer en traîneau à chien. Peux-tu m'imaginer ainsi équipée, volant au chevet d'une parturiente avec ma trousse d'accouchement à l'avant du traîneau[56] ? » D'autres lettres expriment la joie que suscitent chez Louise de Kiriline l'achat et le dressage de ses chiens, de même que la conduite de son traîneau. Selon le propriétaire du magasin général de Bonfield, tous les villageois se précipitent à leurs fenêtres dès qu'ils l'aperçoivent, suivant ainsi avec intérêt ses allées et venues[57]. Les journalistes semblent tout aussi intrigués par ce mode de transport, « pour une femme », qu'ils commentent abon-

présenté à la Biennal Conference of the Australia New Zealand American Studies Association (ANZASA), University of Tasmania, Launceston, juillet 2006.

53. Marita Bardenhagen, « Professional Isolation and Independence of Bush Nurses in Tasmania 1910-1957, "We're Very Much Individuals on Our Own" », thèse de doctorat, University of Tasmania, 2003, p. 120-136.

54. Jayne Elliott, 2004, p. 247.

55. BAC, MG 31, J 18, V12, F 2.2, Lettres, 15 juillet 1928. Entrevues de Jean Birch Williamson réalisées par Jayne Elliott, 9 mai 2000 et Margaret Maclachlan, 10 février 2000 (transcription en possession de l'auteure).

56. BAC, MG 31, J 18, V11, F 2.2, Lettres, 1er novembre 1928.

57. A. D. Kean, « Swedish Girl Ministering Angel to Ontario French-Canadians », *Toronto Star Weekly*, 21 mars 1931, p. 43.

damment dans leurs articles. En effet, les hommes parcourent habituellement en traîneau à chien les chemins de cette région isolée du nord de l'Ontario, souvent ensevelie sous la neige. Malgré le fait qu'une femme manœuvre seule un tel équipage et que cela suscite un immense intérêt, c'est l'image de « l'ange tutélaire » qui colle à la peau de Louise de Kiriline[58]. Selon un journaliste,

> tous connaissent sa haute silhouette de garçon qui, enveloppée dans un épais manteau de fourrure, un casque de cuir doublé enfoncé jusqu'aux oreilles, les mains couvertes de gants de laine et les pieds chaussés de longues bottes, sillonne les routes à bord de son traîneau tiré par Bucky, son fidèle husky, pour apporter secours et réconfort, ou encore, arpente les rues de North Bay de sa démarche masculine[59].

Louise de Kiriline laisse entendre qu'elle est parfaitement consciente de déroger aux convenances en s'habillant de cette façon. Mais elle recourt à l'autodérision notamment pour déjouer les critiques de sa mère. Ainsi, après avoir accueilli l'une des directrices de la Croix-Rouge à la gare, elle écrit : « [la surveillante] était enchantée de me voir ainsi accoutrée. Elle a dit n'avoir jamais rien vu d'aussi canadien. Oui, ma chère, en chandail de laine, manteau de cuir, caleçon et mocassins, je suis magnifique[60] ».

Au dire de tous, Louise de Kiriline est très sociable. Parmi ses activités préférées figurent le bridge et la danse. Elle raconte à sa mère avec force détails les soirées auxquelles elle est conviée. Ainsi, trois mois après son arrivée à Haileybury, elle écrit ceci : « Je me suis tout de suite intégrée à la bonne société […] et je suis invitée quelque part […] presque chaque soir […] Tout le monde est si accueillant et je me sens tout à fait comme chez moi[61]. » Après un thé fort apprécié regroupant les dames de Bonfield et de North Bay qui composent le comité local de la Croix-Rouge, elle affirme avoir reçu « de nombreuses invitations à North Bay, alors je vais devoir me mêler à la bonne société[62] ».

L'interprétation de Louise de Kiriline à savoir ce qu'est la « bonne société » est inévitablement basée sur la combinaison de critères tels le groupe ethnique, la classe sociale et le genre. Elle associe plus spécifiquement la « bonne société » aux membres les plus éduqués et les mieux nantis de la communauté. Son statut d'immigrante aurait pu freiner son intégration à cette « bonne société ». Toutefois, elle est blanche et suédoise, parle anglais et français, ce qui fait par conséquent en sorte qu'elle appartient à un groupe ethnique privilégié.

Comme nous l'avons déjà souligné, les Suédois émigrent en Amérique du Nord tout au long du XIXᵉ siècle, mais c'est au début du XXᵉ siècle qu'ils commencent à s'établir en grand nombre au Canada. Selon le recensement de 1931, la population

---

58. « Bonfield's Nurse Has Had Thrilling Life Experience », *The Nugget*, octobre 1929, p. 38-39.
59. *North Bay News*, 2 janvier 1936, p. 96.
60. BAC, MG 31, J 18, V12, F 2.3, Lettres, 20 janvier 1929.
61. BAC, MG 31, J 18, V11, F 1.9, Lettres, 23 octobre 1927.
62. BAC, MG 31, J 18, V12, F 2.2, Lettres, 1ᵉʳ novembre 1928.

ontarienne d'origine suédoise a bondi de 50 % en 10 ans et la plupart des quelque 10 000 Suédois venus vivre en Ontario habitent le nord de la province[63]. Ils sont accueillis avec plaisir, à en croire la déclaration d'un porte-parole du gouvernement américain prononcée en 1888. « Aucun groupe d'immigrants d'aujourd'hui ne ressemble autant, par sa foi et par son ardeur au travail, aux robustes pèlerins fondateurs de la Nouvelle-Angleterre, que les Suédois[64]. » Louise de Kiriline, consciente de ces sentiments, affirme à sa mère que « les Suédois sont respectés ici ». Aussi, « une émigration bien organisée de fermiers instruits serait un véritable don du Ciel pour le Canada ». Selon elle, les Suédois valent mieux que « la racaille d'Europe centrale qui constitue 40 % des prisonniers au Canada ». En effet, comme l'indique l'historienne canadienne Karen Dubinsky, le radicalisme politique de certains travailleurs miniers et forestiers ukrainiens, italiens et finlandais, célibataires pour la plupart et considérés comme des immigrants indésirables, attise la crainte que suscite dans le nord de l'Ontario la montée de la criminalité et de la violence sexuelle[65].

Sans aucun doute, l'enfance dorée de Louise de Kiriline et ses liens avec les familles royales suédoise et danoise teintent sa conception des classes sociales. Cela dit, ses origines et son statut social ont assurément facilité ses rencontres tant avec Adelaide Plumptre, à la tête de la Croix-Rouge en Ontario, qu'avec Jean Gunn, surintendante au Toronto General Hospital. Sans compter qu'ils ont sans doute contribué à son recrutement à titre d'infirmière. Néanmoins, seuls quelques rares élus possèdent à ses yeux une culture et un raffinement suffisants. Elle reconnaît cependant que le Canada est un pays jeune, toujours dépourvu de traditions ancrées dans une identité culturelle solide, contrairement à la Suède[66]. Comme la plupart de ses consœurs reçues par les épouses des pasteurs et des directeurs d'école, Louise de Kiriline noue des relations avec les membres des professions libérales qu'elle croise sur sa route. Elle est conviée à dîner ou à jouer au bridge chez des ingénieurs ou des gérants de mine. Grace Morgan, une institutrice de North Bay, lui offre le gîte lorsqu'elle séjourne en ville pendant ses congés. Certaines de ses relations partagent la même nationalité qu'elle, alors que d'autres s'établissent par l'entremise d'une connaissance commune en Suède.

Les contacts avec les autres membres de la communauté s'avèrent plus difficiles. Peu liante avec ses collègues de l'Hôpital de la Croix-Rouge à Haileybury, Louise de Kiriline ne participe à aucune de leurs activités sociales. Elle est soulagée de constater que les infirmières de Kirkland Lake, où elle est dépêchée par la suite, sont tout à fait acceptables, bien élevées et distinguées. « Comme il est agréable de se retrouver avec des gens de sa classe, car peu importe la gentillesse des filles

---

63. A. Ernest Epp, 2004, n° 24, p. 28.
64. Cité dans Orm Øverland, *Immigrant Minds, American Identities. Making the United States Home, 1870-1930*, Urbana et Chicago : University of Illinois Press, 2000, p. 58.
65. Karen Dubinsky, *Improper Advances. Rape and Heterosexual Conflict in Ontario, 1880-1929*, Chicago et Londres : Chicago University Press, 1993, p. 155-156.
66. BAC, MG 31, J 18, V11, F 1.9, Lettres, 28 octobre 1927.

d'Haileybury, elles n'en restent pas moins des « bonnes à tout faire[67] », déclare-t-elle. Malgré le peu d'affinités qu'elle a avec la population de Kirkland Lake en général, et cela, même si certains ont des profils intéressants, c'est là qu'elle constate que les snobs sont les plus arrogants. « Cette société est très exclusive[68] », ajoute-t-elle avec sarcasme. Les infirmières de la Croix-Rouge découvrent rapidement qu'elles se doivent avant tout de gagner la confiance et le respect des populations locales en nouant des liens personnels et professionnels avec les habitants des régions où elles travaillent. Pour sa part, Louise de Kiriline affiche le plus complet dédain pour les Canadiens français. Trahissant une certaine hauteur, elle décrète qu'ils ne sont pas « chic » du tout et qu'elle les situe « juste en dessous de Larson, l'homme à tout faire de notre village en Suède. La famille la plus raffinée est celle du postier alors vous imaginez les autres[69] », écrit-elle à sa mère.

Les autorités sanitaires misent sur la solidarité féminine pour inciter les infirmières en régions éloignées à tisser des liens avec les femmes, clientèle cible des programmes offerts par la Croix-Rouge. En effet, le succès d'une infirmière de dispensaire est souvent mesuré à l'aune du degré de confiance qu'accordent les femmes à ses conseils et à son assistance[70]. Mais Louise de Kiriline semble éprouver une certaine difficulté à sympathiser avec les femmes. « Je commence à m'ennuyer à force de passer tout mon temps en compagnie de femmes », écrit-elle un mois après le début de son cours d'obstétrique au Toronto General. Bien qu'elle apprécie les parties de bridge, elle « ne raffole pas des soirées exclusivement féminines[71] », dit-elle. La Croix-Rouge s'attend à ce que ses infirmières en régions éloignées participent aux activités des sections locales. Compte tenu des impératifs liés à la classe sociale et au genre, ces réunions – tâche fastidieuse aux yeux de Louise de Kiriline – rassemblent « de vieilles femmes » qu'elle qualifie de « querelleuses ». Pour les « apaiser », constate-t-elle avec condescendance, « il suffit de leur servir le thé et les biscuits soda qu'elles attendent[72] ».

Quels que soient ses sentiments sur le savoir-vivre des villageois, Louise de Kiriline assiste à toutes les activités publiques susceptibles de favoriser les contacts avec la population locale. Malgré l'indifférence que lui témoignent d'abord les habitants de Bonfield, elle semble convaincue de pouvoir conquérir leur estime. Elle se soucie de faire bonne impression lors des premières visites à domicile car, comme tout bon médecin de campagne, elle sait à quel point ces contacts initiaux

67. BAC, MG 31, J 18, V12, F 1, Lettres, 18 janvier 1928. De Kiriline utilise le mot suédois « pigor », qui se traduit par « servante » ou « domestique ».
68. BAC, MG 31, J 18, V12, F 2.1, Lettres, 25 avril 1928.
69. BAC, MG 31, J 18, V12, F 2.1, Lettres, 17 juin 1928.
70. Meryn Stuart, « Ideology and Experience. Public Health Nursing and the Ontario Rural Child Welfare Project, 1920-1925 », *CBMH/BCHM,* vol. 6, 1989, p. 111-131.
71. BAC, MG 31, J 18, V11, F 1.8, Lettres, 29 juillet 1927 ; F 1.9, 12 octobre 1927.
72. BAC, MG 31, J 18, V12, F 2.2, Lettres, 23 septembre 1928.

avec les patients sont déterminants dans les petites collectivités[73]. Elle va à l'église «catholique, bien sûr, mais peu importe. Je n'avais pas l'intention d'être catholique, mais j'estime de mon devoir d'aller à la messe pour le bien des villageois autant que pour le mien[74]». Flattée de la considération que lui manifeste le curé, elle accepte volontiers, dans les mois qui suivent son arrivée, de prononcer juste après la messe une allocution sur l'hygiène et la prévention des maladies[75]. Si les villageois perçoivent l'attitude distante de Louise de Kiriline, ils n'en sollicitent pas moins ses services. Ainsi, le nombre de parturientes qu'elle assiste augmente régulièrement au fil des ans. Mais tous ne partagent pas cet avis. Près d'un an après son arrivée à Bonfield, Louise de Kiriline pleure l'un de ses chiens de traîneau. «Quelle chose terrible que mon petit Dixie, mort empoisonné dimanche dernier», écrit-elle, consternée, à sa mère. «De toute évidence, c'est le fait d'une personne qui éprouve une vive hostilité envers moi[76]», ajoute-t-elle, faisant référence au fait qu'on a déjà attenté à la vie de ses chiens.

DUALITÉ IDENTITAIRE

Les messages véhiculés par la Société canadienne de la Croix-Rouge pendant l'entre-deux-guerres ont participé à construire l'identité de ses infirmières. Une image fondée sur «une conception exagérée de la déférence victorienne», qui ressemble à la notion idéalisée du professionnalisme féminin en vogue au tournant du XXe siècle, un concept décrit par Kathryn McPherson, spécialiste de l'histoire des infirmières[77]. Portée à gommer l'individualité de ses infirmières, la Société les perçoit plutôt comme une armée d'humbles soldats propagateurs de la santé publique, les qualifiant aussi d'anges du Nord inspirés par l'appel de l'esprit missionnaire[78]. Cette impression évoque l'idée d'une respectabilité féminine modeste, maternelle et docile qui légitime la présence d'infirmières célibataires et autonomes dans des régions isolées, peuplées surtout d'hommes. Tributaire du prestige dont elle jouit auprès de la population, la Croix-Rouge, soucieuse d'attirer des dons pour assurer sa viabilité, opte pour une stratégie judicieuse en affirmant que ses infirmières respectent scrupuleusement les convenances.

---

73. Voir d'autres exemples dans H. J. G. Geggie, *The Extra Mile. Medicine in Rural Quebec 1885-1965*, Norma et Stuart Geggie (dir.) (publication d'auteur), 1987, p. 34 et 47 ; Hugh MacLean, «A Pioneer Prairie Doctor», *Saskatchewan History*, n° 15, 1962, p. 60-61 ; Jacalyn Duffin, *Langstaff. A Nineteenth-Century Medical Life*, Toronto : University of Toronto Press, 1993, p. 27 et 182.

74. BAC, MG 31, J 18, V12, F 2.2, Lettres, 28 juin 1928.

75. BAC, MG 31, J 18, V12, F 2.2, Lettres, 20 novembre 1928.

76. BAC, MG 31, J 18, V12, F 2.3, Lettres, 20 mars 1929.

77. Kathryn McPherson, *Bedside Matters. The Transformation of Canadian Nursing, 1900-1910*, Toronto : Oxford University Press, 1996, p. 165.

78. Archives de la Société canadienne de la Croix-Rouge, *Canadian Red Cross Society Annual Report*, 1920, p. 42.

Les lettres de Louise de Kiriline nous offrent une rare occasion de découvrir l'envers du décor, le portrait qui se dégage de cette correspondance ressemblant peu à l'image lisse des infirmières propagée par la Croix-Rouge. D'abord, rien dans ses lettres n'indique qu'elle répond à l'appel du devoir en choisissant de « servir » dans ces contrées isolées. Cosmopolite, sûre d'elle, volontaire, Louise de Kiriline, riche d'une vaste expérience du monde, rejoint la Croix-Rouge car elle entend bénéficier d'une grande autonomie personnelle et d'un avancement professionnel. Le programme de soins infirmiers en régions éloignées lui offre l'indépendance dont elle a toujours joui dans l'exercice de ses fonctions antérieures et qui, selon elle, est enviée par toutes les infirmières. Bien que la Croix-Rouge assure aux associations médicales que les infirmières de la Société travaillent toujours sous les ordres d'un médecin, Louise de Kiriline estime que des rapports plus égalitaires doivent s'établir entre les deux professions. « Pourquoi une infirmière, surtout si elle a suivi une formation très poussée, ne peut-elle pas être considérée comme l'égale du médecin[79] ? » s'interroge-t-elle. Le respect absolu des normes rigoureuses qu'elle s'impose, un défi de tous les jours, lui procure une grande satisfaction, tirée « de [son] travail, de l'exécution de [ses] tâches, de la conviction d'être capable de réussir et de pouvoir toujours s'améliorer[80] », dira-t-elle des années plus tard.

Compétente et consciencieuse, Louise de Kiriline laisse entendre dans ses lettres que son travail d'infirmière demeure avant tout un moyen d'obtenir ce qu'elle désire. Comme le soulignent certains auteurs, la profession, nimbée de respectabilité, permet par ailleurs à des femmes célibataires (ou privées d'autres sources de revenus) d'assurer leur subsistance à une époque où le marché du travail demeure encore largement inaccessible, dans les faits et dans les mentalités, aux femmes de la classe moyenne[81]. Pour Louise de Kiriline, la Croix-Rouge permet de posséder sa « propre » maison et une vie pleine d'aventures qui convient tout à fait à son tempérament. Louise de Kiriline se plie suffisamment aux conventions pour bénéficier d'une réputation de femme respectable, ce qui lui permet de jouir d'une liberté et d'une indépendance hautement désirées. Mais quand Mme de Kiriline quitte ses fonctions auprès des jumelles Dionne après leur première année d'existence, les références à la profession d'infirmière disparaissent de ses lettres[82]. Certaines données de recherche montrent que les infirmières qui s'établissent près de leur lieu de travail

---

79. OMA, entrevue menée par Barry Penhale, 26-27 septembre 1978, p. 71.
80. *Ibid.,* p. 74.
81. Krista Cowman et Louise A. Jackson, « Middle-Class Women and Professional Identity », *Women's History Review*, vol. 14, n° 2, 2005, p. 165-180. Pour un exemple d'infirmière, voir Kathryn McPherson, « "The Country is a Stern Nurse" : Rural Women, Urban Hospitals and the Creation of a Western Canadian Nursing Work Force, 1920-1940 », *Prairie Forum*, n° 20, 1995, p. 198.
82. Comme les lettres écrites à cette époque n'ont pas encore été traduites, je fais référence aux lettres écrites en anglais par Louise de Kiriline après sa retraite.

continuent d'être sollicitées après leur retraite[83]. D'autres auteurs préconisent une nouvelle évaluation du lien entre l'identité professionnelle des infirmières et leur vie domestique[84]. Mais pour sa part, Louise de Kiriline ne se définit plus comme infirmière après avoir quitté sa profession[85].

CONCLUSION

Le présent texte suggère que la profession d'infirmière ne constitue qu'un élément, voire un élément accessoire, de l'identité de Louise de Kiriline, même à l'époque où elle occupe ses fonctions pour la Croix-Rouge. Ses lettres mettent en relief d'autres aspects de sa vie sociale qui semblent revêtir une plus grande importance à ses yeux. Par l'entremise de sa correspondance, Louise de Kiriline révèle de nouvelles interprétations de son identité fondées sur son statut d'immigrante. Elle semble en effet désireuse de se construire une nouvelle vie à son image, dans son pays d'accueil, tout en préservant les liens solides qui l'unissent aux êtres chers restés dans son pays natal. Ainsi, ses lettres doivent être interprétées à la lumière d'une toile de fond essentielle : l'importance de cette correspondance dans le maintien d'une relation étroite avec sa mère, dont elle est éloignée, ainsi que l'énoncé de points de vue sur le genre, la classe sociale et l'origine ethnique. Ces éléments constituent en effet des repères familiers dans cette conversation épistolaire entre une fille et sa mère séparées par la distance. En outre, le poids qu'accorde Louise de Kiriline à ses autres identités nous rappelle l'un des devoirs des historiens : tenir compte de facteurs autres que la mission professionnelle dans la reconstitution des parcours d'infirmières.

---

83. Pour un exemple, voir Gertrude LeRoy Miller, 2000, p. 171-182.

84. Patricia D'Antonio, « Revisiting and Rethinking the Rewriting of Nursing History », *Bulletin of the History of Medicine*, vol. 73, n° 2, 1999, p. 268-290.

85. Des années plus tard, Louise de Kiriline a dit avoir continué à assister des parturientes, mais je veux souligner ici le fait qu'elle ne se soit plus jamais qualifiée d'infirmière (dans ses lettres écrites en anglais à tout le moins). Voir OMA, entrevue menée par Barry Penhale, p. 58.

VI

Des traces sur la neige : le passage des infirmières dans les régions isolées du Québec, 1932-1972

Johanne Daigle

> Beau temps, mauvais temps, en hiver comme en été, par terre ou par eau, à cheval, en traîneau, ou à pied, il fallait répondre à l'appel. D'aucuns ont prétendu qu'il y avait de l'héroïsme dans le comportement des infirmières du temps. Il n'en est rien. Les circonstances humaines et physiques dans lesquelles s'est exercée la profession au début des colonies invitaient à un tel point le don de soi, le désir de servir, que la réponse à l'appel du devoir se donnait avec spontanéité et avec enthousiasme[1].

C'est en ces termes que l'infirmière Blanche Pronovost relatait ses propres souvenirs parmi les colons de l'Abitibi, de 1936 à 1938, à l'occasion du 25ᵉ anniversaire de fondation de la paroisse de Villebois. Cinquante ans après les faits, son histoire donnait vie à Blanche, le personnage de fiction du célèbre roman d'Arlette Cousture, bientôt adapté pour une série télévisée qui allait connaître un immense succès populaire[2]. Le succès du personnage, plus grand que nature, renvoie davantage aux valeurs féministes et nationalistes québécoises des années 1990 qu'à la réalité historique. Blanche Pronovost compte de fait parmi les nombreuses infirmières du Québec dépêchées par le gouvernement provincial, en l'absence de médecins, auprès de petites communautés isolées ouvertes à la colonisation intérieure pendant la Grande Dépression.

---

1. Garde Blanche Pronovost, « Retour par la pensée », *Saint-Camille de Villebois*, album souvenir publié à l'occasion du 25ᵉ anniversaire de fondation de la paroisse, Québec : ministère de la Colonisation, des Mines et des Pêcheries, 1960, p. 20-26.
2. Arlette Cousture, *Les filles de Caleb. Le cri de l'oie blanche*, tome 2, Montréal : Éditions Québec-Amérique, 1986. L'auteure du roman s'est inspirée de l'expérience de sa tante Blanche Pronovost. La série télévisée adaptée du roman, présentée sur les ondes de Radio-Canada à l'automne 1993, a attiré plus de trois millions de téléspectateurs. Mentionnons que le Dispensaire de la garde de La Corne (l'infirmière Gertrude Duchemin), dans la région de l'Abitibi, est aujourd'hui un lieu historique national du Canada.

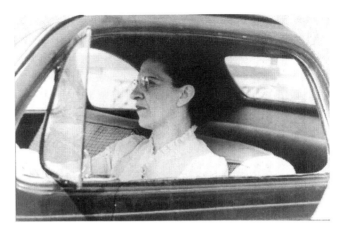

L'infirmière Gertrude Duchemin, postée à La Corne
en Abitibi (Québec), au volant de sa voiture vers 1945.
Source : photo Desparois, collection Dispensaire de la garde,
site historique de La Corne (Parcs Canada)

Le Service médical aux colons responsable de l'activité professionnelle des infirmières, par son appellation même, rendait ces dernières plutôt invisibles. Leur propre association professionnelle a préféré ignorer cette pratique « illégale » des soins infirmiers pendant toute la durée officielle de ce service, soit de 1936 à 1972[3]. Pour sa part, le Collège des médecins et des chirurgiens de la province n'a jamais que toléré ces infirmières qui s'installaient à la demande du gouvernement provincial là où les médecins manquent encore à l'appel[4]. Avec le recul, voire l'échec de la colonisation intérieure de nouveaux territoires une fois la crise économique des années 1930 révolue, la connotation peu glorieuse, voire carrément péjorative associée au titre de colon[5] porte atteinte au fondement de ce service de santé. Au surplus, les

3. En 1995, l'association professionnelle devenue l'Ordre des infirmières et infirmiers du Québec leur consacrait une courte brochure intitulée *Les infirmières de colonie*, réalisée à partir de nos travaux, laquelle était insérée dans la *Revue de l'Ordre des infirmières et infirmiers du Québec (OIIQ)*, collection « Rétrospective », n° 2, 1995. Actuellement, le site Web de l'OIIQ accorde une place de choix aux infirmières de colonie.

4. Depuis les années 1930, les commissions d'enquête sur les services de santé ont proposé des solutions à ce problème récurrent de l'inégale répartition des médecins sur le territoire québécois. Le problème refait constamment surface, en particulier lors des campagnes électorales. La solution consistant à poster des infirmières *de colonie* là où les médecins refusent encore d'aller n'a guère trouvé d'équivalent à ce jour.

5. Sur l'interprétation du mouvement de colonisation au Québec, voir l'étude magistrale de Serge Courville, *Immigration et colonisation. Du rêve américain au rêve colonial*, Québec : Éditions MultiMondes, 2002 et une étude plus synthétique dans *Le Québec. Genèse et mutations du territoire : synthèse de géographie historique*, Québec : Presses de l'Université Laval, 2000. L'étude pionnière de Christian Morissonneau contient des

infirmières de colonie n'avaient pas été conviées à prendre part aux décisions du gouvernement provincial, qui leur avait confié l'entière responsabilité des soins de santé au sein de petites communautés isolées. Finalement, leurs postes furent progressivement sacrifiés aux impératifs de la modernité et de la gratuité des services hospitaliers et médicaux dans les années 1960 et 1970.

De telles constatations, inhabituelles, soulèvent la question de la reconnaissance paradoxale du service infirmier québécois et celle du rôle des infirmières comme professionnelles autonomes. L'étude de la constitution de ce réseau de soins de santé, en vertu duquel des infirmières ont pris place dans les régions isolées du Québec[6], et celle de leur expérience de terrain auprès des femmes[7] ont révélé que les infirmières – de par leur position de médiatrices entre les autorités gouvernementales responsables de leur service et les populations servies – ont contribué à la médicalisation des régions isolées en s'adaptant aux conditions locales et en acceptant leur propre isolement. Ce faisant, elles ont également contribué à la perte des savoirs féminins en matière de soins[8]. D'autres études de cas confortent ces conclusions[9]. Plus largement, des chercheurs ont mis en perspective les processus du colonialisme et des rapports sociaux de sexe dans l'examen des systèmes de soins de santé. Les travaux du philosophe Foucault ont contribué à mieux faire connaître les liens entre la médecine moderne et les régimes coloniaux[10]. Ainsi, Levine a dévoilé

---

réflexions pertinentes sur la question du statut de colon, dans *La terre promise. Le mythe du Nord québécois*, Québec, Cahiers du Québec et Hurtubise HMH, 1978.

6. Johanne Daigle, avec la collaboration de Nicole Rousseau, « The Call of the North : Nurses in the Remote Areas of Quebec, 1932-1972 », dans Jayne Elliott, Meryn Stuart et Cynthia Toman (dir.), *Place and Practice in Canadian Nursing History*, Vancouver : UBC Press, 2008, p. 111-135.

7. Johanne Daigle, « Colonisation, nationalisme et médiation soignante : rencontres entre femmes aux marges de l'écoumène québécois, 1932-1972 », à paraître dans Joceline Chabot, Daniel Hickey et Martin Pâquet (dir.), *Aux marges de la médicalisation. Perspectives historiques et représentations de la santé (XVe-XXe siècles)*, Québec : Presses de l'Université Laval, 2012.

8. Nicole Rousseau, « Sacrifier l'autonomie pour obtenir la "profession" : les choix des élites infirmières à travers l'histoire et leurs conséquences », dans Clémence Dallaire (dir.), *Le savoir infirmier. Au cœur de la discipline et de la profession*, Montréal : G. Morin, 2008, p. 383-401.

9. Les études se multiplient sur cette question, mettant en relief tantôt le rôle des infirmières, tantôt celui des sages-femmes. Voir à titre d'exemple l'étude de Marlene Epp « Midwives-Healers in Canadian Mennonite Immigrant Communities : Women Who "Made Things Right" », *Histoire sociale/Social History*, vol. XL, n° 80, novembre 2007, p. 323-344.

10. Michel Foucault, *Surveiller et punir. Naissance de la prison*, Paris : Gallimard, 1975, et surtout son *Histoire de la folie à l'âge classique*, paru en 1961 en France et traduit en anglais en 2006, Londres : Routledge. Parmi les nombreuses éditions françaises, notons celle publiée à Paris : Gallimard, 2003, 1972.

comment les questions sanitaires et médicales ont été au cœur des mouvements de colonisation, et ce, à travers le monde[11].

En portant le regard sur le corps, Kelm ainsi que McClintock ont montré comment les nouvelles pratiques en matière de propreté et d'habillement ont pu provoquer des changements majeurs au sein des cultures aborigènes nord-américaines[12], plusieurs de ces pratiques étant également mises à profit auprès des classes populaires. Rutherdale insiste sur la complexité des rapports tissés entre des missionnaires anglicans et des communautés inuites du Canada, alléguant que si la disponibilité de vêtements, de produits et de services occidentaux engendrait chez eux un nouveau désir, les populations locales recherchaient plus les bénéfices mutuels à retirer de ces nouveaux biens et services qu'elles n'adhéraient à de nouvelles valeurs en ce qui concerne leur mode de vie[13]. Les rapports sociaux de sexe, en particulier, constituent une composante inhérente au processus colonial, comme le révèle l'étude de Pickles pour la Nouvelle-Zélande et l'Empire britannique. Les prescriptions nationale et impériale distinctes pour les deux sexes révèlent qu'hommes et femmes ont vécu des expériences différentes ; d'où l'intérêt d'observer ces phénomènes à l'échelle transnationale[14]. En examinant brièvement les services de soins infirmiers conçus pour les régions rurales isolées à cette échelle, Wood souligne que, en dépit des différences dans les organisations qui ont soutenu ces régimes de soins de santé, les infirmières furent confrontées à des défis professionnels, politiques et géographiques comparables[15]. Le modèle initial de l'Empire anglais, celui de l'infirmière de district, fut adapté localement dans ses anciennes colonies.

---

11. Philippa Levine, « Modernity, Medecine and Colonialism. The Contagious Diseases Ordinances in Hong Kong and the Straight Settlements », dans Antoinette Burton (dir.), *Gender, Sexuality and Colonial Modernities*, London : Routledge, 1999, p. 35-48.

12. Mary-Ellen Kelm, *Colonizing Bodies. Aboriginal Health and Healing in British Columbia, 1900-1950*, Vancouver : UBC Press, 1998 ; Anne McClintock, *Imperial Leather. Race, Gender and Sexuality in the Colonial Context*, New York et Londres : Routledge, 1995.

13. Myra Rutherdale, « "She Was a Ragged Little Thing" : Missionaries, Embodiment, and Refashioning Aboriginal Womanhood in Northern Canada », dans Katie Pickles et Myra Rutherdale (dir.), *Contact Zones. Aboriginal and Settler Women in Canada's Colonial Past*, Vacouver : UBC Press, 2005, p. 228-245.

14. Katie Pickles, « Colonisation, Empire and Gender », dans Giselle Byrnes (dir.), *The New Oxford History of New Zealand*, Australie et Nouvelle-Zélande : Oxford University Press, 2009, p. 219-241. Pour un exemple de cas, voir l'étude de Jessie Munro *The Story of Suzanne Aubert*, Wellington : Bridget Williams Books, 2009 (publié pour la première fois en 1996 par Auckland University Press et Bridget Williams Books).

15. Pamela Wood, « Professional, Practice and Political Issues in the History of New Zealand's Remote Rural "Backblocks" Nursing. The Case of Mokau, 1910-1940 », *Canadian Nurse*, vol. 30, n° 2, octobre 2008, p. 168-180. L'auteure mentionne brièvement les ressemblances entre le Victorian Order of Nurses (Canada), les « Backblock » nurses (Nouvelle-Zélande), les « Bush » nurses (Australie), les « Frontier nurses » (États-Unis) et les « infirmières de colonie » (Québec). Une étude plus approfondie reste à faire.

La même observation s'applique pour le Canada. L'étude comparative de Dodd, Elliott et Rousseau sur les services infirmiers pour les régions rurales et isolées signale plusieurs systèmes de soins distincts en constatant l'existence d'une chaîne de postes créés pour faire face à des problèmes similaires[16]. Ces postes s'inscrivent de plus dans le prolongement du mouvement d'hygiène et de santé publique dont l'attention porte sur la mortalité maternelle et surtout infantile. Mein Smith a mis en lumière l'histoire de ce mouvement – qui se répand comme une traînée de poudre dans l'Empire britannique à partir des années 1880 – en examinant l'influent modèle du Dr Truby King, basé sur la régulation des pratiques à l'égard des jeunes enfants après la Première Guerre mondiale[17]. Si de nombreuses associations de femmes se sont investies bénévolement dans ce mouvement, les infirmières y ont joué un rôle crucial puisque cette normalisation des pratiques s'est appuyée sur leur expertise professionnelle. En abordant globalement les rapports entre la profession d'infirmière et la colonisation, McPherson affirme que les infirmières, en tant qu'émissaires de la médecine moderne et de son effet civilisateur, ont contribué au déclin des pratiques et des savoirs traditionnels des populations indigènes du Canada (Manitoba) entre 1945 et 1970. Mais, bien qu'étant sous cette emprise et à l'emploi de l'État, elles ont dû tisser des liens indispensables à leur travail au sein des communautés locales[18].

Dans cette recension des écrits, l'exemple du Québec illustre l'incidence des processus coloniaux marqués par les rapports sociaux de sexe dans l'histoire d'un réseau de soins de santé publique maintenu par des infirmières. Phénomène rare, cette histoire s'inscrit dans le contexte de la colonisation intérieure – et tardive – du territoire[19]. Par

---

16. Dianne Dodd, Jayne Elliott et Nicole Rousseau, « Le *nursing* en régions éloignées au Canada », dans Christina Bates, Dianne Dodd et Nicole Rousseau (dir.), *Sans frontières. Quatre siècles de soins infirmiers canadiens*, Ottawa : Presses de l'Université d'Ottawa et Musée canadien des civilisations, 2005, p. 139-152. Parmi les services infirmiers mentionnés figurent le Alberta District Nursing, l'Association philanthropique Grenfell Mission pour Terre-Neuve et le Labrador, la Newfoundland Outpost Nursing and Industrial Association (NONIA) pour Terre-Neuve, le Service médical aux colons pour le Québec, la Croix-Rouge canadienne et les postes sous l'égide du gouvernement fédéral.

17. Philippa Mein Smith, *Mothers and King Baby. Infant Survival and Welfare in an Imperial World. Australia 1880-1950*, Houndmills, Basingstoke, Hampshire et Londres : MacMillan Press, 1997. Pour le Québec, voir Denyse Baillargeon, *Un Québec en mal d'enfants. La médicalisation de la maternité, 1910-1970*, Montréal : Les Éditions du remue-ménage, 2004.

18. Kathryn McPherson, « Nursing and Colonisation », dans Georgina Feldberg, Molly Ladd-Taylor, Alison Li et Kathryn McPherson (dir.), *Women, Health, and Nation. Canada and the United States Since 1945*, Montréal : McGill-Queen's University Press, 2003, p. 223-246.

19. La colonisation de l'Ouest canadien, en particulier de l'Alberta à la fin du XIXe siècle, a donné lieu à des initiatives originales étudiées notamment par Marion McKay. Voir « Region, Faith, and Health. The Development of Winnipeg's Visiting Nursing Agencies », dans Jayne Elliott, Meryn Stuart et Cynthia Toman (dir.), 2008, p. 70-90 ; et « The Origins of Community Health Nursing in Canada », dans Lynnette Leeseberg Stamler

son ampleur, dépassant largement les frontières des nouvelles colonies et la durée de la crise économique des années 1930, ce réseau de soins de santé remet en question le rôle et la place des infirmières dans les communautés locales et, plus largement, dans la construction identitaire de la nation canadienne-française et québécoise. Cette étude se penche sur le service des infirmières de colonie – d'abord mesure de secours temporaire pour les colons pendant la crise économique, puis soutien conféré aux petites communautés isolées de toute la province et indicateur de progrès social pour les autorités politiques – pour élucider comment il fut éliminé dans la foulée de la modernisation et de la gratuité des services médicaux. Notre étude, basée sur l'analyse des archives du Service médical aux colons et d'entrevues menées auprès d'un large groupe d'anciennes infirmières de colonie du Québec[20], s'effectue en trois temps : 1) d'une solution de secours à la création d'un service médical pour les colons, de 1932 à 1943 ; 2) l'accessibilité des soins de santé en vue du « progrès social », de 1944 à 1961 ; 3) l'abolition du service pour la modernité et la gratuité des services médicaux, de 1962 à 1972.

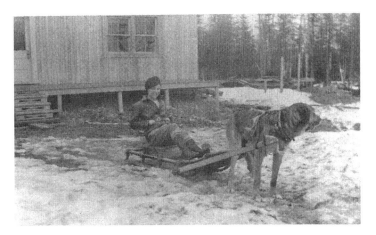

Garde Éva Côté, à Preissac en Abitibi, avril 1937. Les infirmières de colonie du Québec se déplaçaient souvent en traîneau tiré par un chien, un mode de locomotion inspiré des Inuits.
Source : Société historique de Val d'Or, collection Irène Dubuc

---

et Lucia Yiu (dir.), *Community Health Nursing. A Canadian Perspective*, 2ᵉ éd., Toronto : Pearson Education Canada, 2008.

20. La majorité des entrevues a été réalisée par Clara Benazera, à titre de professionnelle de recherche, et par Nicole Rousseau, dans le cadre d'une longue collaboration de recherche sur ce sujet. Pour la description de l'ensemble de ces données, voir Johanne Daigle, avec la collaboration de Nicole Rousseau, « The Call of the North... », *op.cit.*

D'une assistance minimale temporaire à la création d'un service médical durable pour les colons, de 1932 à 1943

D'une ampleur inégalée, la crise économique des années 1930 fait resurgir des projets enfouis dans un passé pas si lointain. Le mot d'ordre « Emparons-nous du sol ! », relançait le credo nationaliste en associant le mouvement de colonisation intérieure du territoire à la survivance économique et nationale du peuple canadien-français. La conquête du sol nordique en tant que terre promise symbolise le relèvement des Canadiens français. Il s'agit, écrivait Minville en 1933,

> « de préserver nos forces humaines, d'en assurer l'accroissement normal en nombre et en qualité [...], de conserver à notre peuple la place qui lui revient au Canada comme élément catholique et français, en lui assurant la possession des ressources naturelles de son territoire, notamment de l'élément le plus stable de la fortune matérielle : le sol[21] ».

Ce porte-parole influent des réseaux nationalistes franco-catholiques réclame une politique de colonisation qui soit permanente, méthodique et moderne, à l'encontre du plan fédéral en vigueur depuis 1932. Ce plan, appelé plan Gordon, est conçu comme une mesure provisoire pour décongestionner les villes et assurer la subsistance à des chômeurs réduits à la mendicité. Ce projet ambitieux visant à encadrer et à subventionner tous les aspects liés à l'établissement de colons sur des terres boisées allait être adopté en 1935 par le gouvernement provincial sous le nom de plan Vautrin.

Depuis le milieu du XIXe siècle, la colonisation des régions du Québec (Laurentides, Beauce, Saguenay et Lac-Saint-Jean, Témiscamingue ou Gaspésie) s'était effectuée selon un système d'économie mixte. En vertu du système agro-forestier – le plus répandu –, l'État cédait des terres du domaine public à bas prix aux colons, autorisés à vendre le bois de leur terre aux compagnies forestières, lesquelles fournissaient du travail aux hommes pendant l'hiver. Les colons bénéficiaient d'un revenu d'appoint nécessaire à leur maintien et les compagnies, d'une main-d'œuvre saisonnière vivant du travail de la terre le reste du temps. Il a été reconnu au Québec que ce système favorisait la dépendance économique des colons[22]. Courville a montré comment les projets de colonisation intérieure ont transformé le plateau laurentien en « colonies » du sud du Québec. Ces « colonies » recueillaient les surplus de population des basses terres et fournissaient, en retour,

---

21. Esdras Minville, *L'œuvre de la colonisation*, Montréal : L'École sociale populaire – l'Action paroissiale, 1933, p. 22. Le mot d'ordre « Emparons-nous du sol ! » était déjà employé notamment par Edmond de Nevers en 1896 et par Édouard Montpetit en 1921. Il a été diffusé par le publiciste du mouvement de colonisation, Hormidas Magnan, dans *Emparons-nous du sol de la province de Québec*, Québec : ministère de la Colonisation, des Mines et des Pêcheries, 1926.
22. Normand Séguin, *La conquête du sol au 19e siècle*, Montréal : Éditions du Boréal Express, 1977.

les ressources naturelles pour les marchés de la vallée du Saint-Laurent. « Dans cette fonction, les colonies françaises du Canada avaient effectivement beaucoup en commun avec les colonies britanniques d'outre-mer[23] », conclut-il. Ce modèle ne sera guère modifié pendant la crise économique des années 1930, bien que les nouveaux projets réclament une implication plus soutenue de l'État.

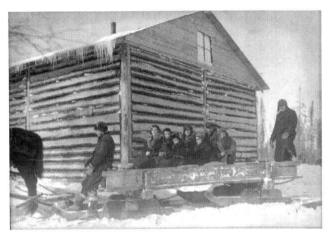

Arrivée d'une famille de colons à leur maison en bois rond, à bord d'un traîneau tiré par un cheval, dans la colonie de Laferté en Abitibi, 1933
Source : BaNQ, P213,P225. Fonds du Canadien National, Centre d'archives de l'Abitibi-Témiscamingue et du Nord-du-Québec

Au Québec, l'appel à la colonisation évoque l'expérience des ancêtres venus de France au XVIIe siècle pour fonder un pays. Depuis la conquête anglaise de 1760 et l'échec des rébellions de 1837-1838, les éléments clés de la nationalité canadienne-française dépendaient d'un taux de natalité élevé et de l'isolement du

---

23. Traduction libre. L'interprétation de Serge Courville à la suite de recherches comparatives approfondies entourant la colonisation intérieure du Québec est novatrice. Ainsi, le système québécois reprendrait l'exemple de la Hollande, où le général Deuth Van den Bosch avait mis en pratique le modèle de la petite agriculture pouvant nourrir des centaines de personnes sur des terres marginales du royaume – dont il avait appris les techniques auprès d'immigrants chinois vivant près de sa plantation. L'idée fut reprise en Grande-Bretagne, où des organisations philanthropiques faisaient la promotion de ces « colonies intérieures » comme remède à la pauvreté. L'Église d'Angleterre planifiait la création de villages autosuffisants où des centaines de familles pauvres pouvaient s'établir dans des maisons spécialement construites pour elles sur des terres marginales. Serge Courville, « Part of the British Empire, Too : French Canada and Colonization Propaganda », dans Phillip Buckner et R. Francis Douglas (dir.), *Canada and the British World. Culture, Migration, and Identity*, Vancouver : UBC Press, 2006, p. 132.

peuple afin de préserver ses traditions. Dans les années 1930, le fait de s'exiler «en colonie» procure plutôt un fort sentiment de désaffection par rapport à la civilisation, comme le note Bouchard[24]. Le gouvernement provincial, en prenant la responsabilité d'envoyer des populations vulnérables à la périphérie de la province au cœur de la crise économique, devait tenir compte des critiques et offrir une aide humanitaire, destinée en particulier aux mères et aux enfants ; c'est ce qu'avait fait jadis le roi de France en dépêchant des sages-femmes dans sa colonie canadienne[25]. Au surplus, les clercs chargés de mettre en œuvre les projets gouvernementaux en accompagnant les nouveaux colons jusqu'aux marges du territoire – comme les missionnaires de jadis – se révèlent être d'ardents défenseurs d'une aide médicale pour assister les mères. Ainsi, le curé de la colonie d'Auclair se montre indigné du refus des autorités politiques de payer les frais pour les accouchements en 1932 :

> L'hôpital est donc fermé à nos futures mères de famille, qui seront condamnés [sic], je ne sais pour quelle faute, à accoucher dans les camps, pour la plus part [sic] insolubres [sic] et sans le secours de médecins. [...] Nous allons laisser mourir nos mères de famille, comme des esclaves de jadis, tandis que nos grands hommes d'Étant [sic] continueront à pérorer sur les grandeurs de nos familles canadiennes, sur le courage et l'énergier [sic] de nos femmes canadiennes qu'on abandonne si lâchement [...] Si on ne veut plus payer l'hospitalisation, qu'on nous envoie une garde Malade [sic], capable de remplacer le médecin dans des cas semblables[26].

Au Congrès de la colonisation de 1934, le Dr Lessard, responsable du Service provincial d'hygiène (santé) et du Service de l'assistance publique (bien-être social) au sein du gouvernement provincial, expliquait devant quelque 300 congressistes – dont plusieurs missionnaires colonisateurs réunis pour discuter du plan de colonisation à mettre en place – ce que son service avait fait pour les colons de la province établis sous le plan Gordon.

> D'une manière absolument temporaire, nous avons établi à la rivière Solitaire [Rollet], dans les cantons de Biencourt et Auclair, dans le canton de Villemontel, où il y a de grandes agglomérations de colons, des infirmières qui étaient chargées de donner les premiers soins [...] et d'accoucher les femmes. Nous leur avons prescrit que lorsqu'il y avait quelque chose de spécial, elles devaient de toute nécessité expédier [...] aux hôpitaux [...] les malades dont elles n'étaient pas sûres d'assurer un traitement convenable. À part cela, nous avons un médecin qui circule constamment d'une

---

24. Gérard Bouchard, *Genèse des nations et cultures du Nouveau Monde. Essai d'histoire comparée*, Montréal : Boréal, 2001, p. 19.
25. Hélène Laforce, *Histoire de la sage-femme dans la région de Québec*, Québec : Institut québécois de recherche sur la culture, 1985.
26. Archives nationales du Québec à Rimouski (ANQ-R), Fonds L.-P. Bernier, « Lettre du père Beaulieu, curé d'Auclair, à L.-P. Bernier, missionnaire colonisateur », 4 octobre 1932.

extrémité de la province à l'autre [...] Il surveille le travail des infirmières. Quand il passe dans les régions de colonisation, il donne des consultations[27].

Les dispositions transmises aux infirmières corroborent ces faits tout en mettant davantage l'accent sur la position centrale qu'elles occupaient en vertu de ce « système », qui allait se répandre à travers la province. La lettre d'embauche de l'infirmière Blais pour la colonie d'Auclair, en janvier 1933, révèle l'ampleur des responsabilités qui leur étaient confiées :

> [...] jusqu'à l'établissement d'un médecin dans le territoire qui vous a été assigné, vous aurez la latitude de donner les soins médicaux requis à la population, faire les accouchements et bien suivre le cas de chaque malade, de façon à fournir un service médical aussi complet que possible. Cependant, s'il survient un cas spécial d'une gravité exceptionnelle, il vous faudra user de votre bon jugement et vous entendre avec les intéressés ou le curé de l'endroit pour qu'un médecin soit appelé [...][28].

Cette lettre dévoile de plus l'ascendance des pouvoirs masculins avec lesquels les infirmières de colonie devaient composer : les curés, détenteurs de l'autorité spirituelle et temporelle dans les colonies[29], et les médecins, dépositaires de l'autorité sur l'ensemble du champ de la santé, la profession infirmière ne disposant légalement que d'un pouvoir délégué par ces derniers[30].

De ce fait, avant même que le projet de colonisation de la province ne soit adopté, les pressions des médecins avaient limité les initiatives du Dr Lessard en faveur des infirmières. Celui-ci avait proposé de nommer un médecin par région, avec sous ses ordres « un certain nombre d'infirmières ». Défaite au congrès de 1934, cette proposition est remplacée par une motion prévoyant l'octroi d'un montant accordé annuellement par le gouvernement aux médecins qui rendraient des services aux colons[31]. Le plan Vautrin, voté en 1935, est assorti d'un budget

---

27. *Actes du Congrès de la colonisation tenu à Québec les 17 et 18 octobre 1934 sous la présidence de l'honorable Irénée Vautrin, ministre de la Colonisation*, Québec, 1935, p. 215-216.
28. ANQ, Service médical aux colons (SMC), B4-D1, « Lettre de Émile Nadeau, directeur adjoint du Service provincial d'hygiène, à garde Blais, infirmière d'Auclair », Québec, 14 janvier 1933.
29. Ils étaient « des auxiliaires précieux et tout dévoués du ministère de la Colonisation », selon la brochure du propagandiste du ministère de la Colonisation. Voir Hormidas Magnan, *Le guide du colon*, Québec, 1932, p. 10.
30. La Loi reconnaissant l'Association des infirmières de la province de Québec (AIPQ) en 1946 conférait à cette association le droit de réserver la pratique infirmière aux seules détentrices du titre, obtenu à la suite de la formation réglementaire et de l'enregistrement. Elle plaçait cependant légalement la profession d'infirmière sous l'autorité de la profession médicale.
31. Cette motion émane du président des sociétés médicales de colonisation. Voir *Actes du Congrès de la colonisation*, p. 241-242. Le Dr Émile Martel, officier médical puis responsable de l'Unité sanitaire pour la région de l'Abitibi-Témiscamingue depuis 1934, avait

considérable pour l'époque, soit de 10 000 000 $ sur trois ans, incluant les services médicaux. Pourtant, après avoir annoncé qu'il paierait les comptes des médecins, mais seulement pour les colons « nécessiteux », le ministère de la Colonisation, des Mines et des Pêcheries, chargé d'en assurer la réalisation, revenait rapidement sur sa décision, jugeant la solution trop onéreuse. « Dans les circonstances, il ne nous reste qu'à revenir au *statu quo ante*, jusqu'à ce qu'un moyen soit trouvé pour assurer d'une façon moins coûteuse l'état sanitaire des colons et des colonies[32]. » Le directeur du ministère de la Santé avouait pour sa part à un curé qui demandait encore les services d'un médecin pour sa colonie en 1937 que ces demandes étaient occasion- nelles. « Je dois vous dire que les demandes sont plutôt rares, et sont plus rares encore les demandes venant de médecins compétents, sobres, honnêtes et conscien- cieux[33] », disait-il.

Finalement, après avoir affirmé que le budget de l'Assistance publique ne suffirait pas et tenté en vain de recruter des jeunes médecins – en plus de régler des querelles politiques dans les régions concernées –, le gouvernement provincial appuyait en 1936 la solution déjà adoptée sur une base temporaire dans une trentaine de petites localités de la province comme étant « la plus raisonnable[34] » pour les nouveaux centres de colonisation. Comme le révèle la correspondance échangée entre des curés et des responsables politiques, le clergé s'était engagé activement à faire placer des infirmières dans les colonies : « Il n'y avait plus, pour les curés, qu'à en faire la demande[35]. » Ce que ne démentent pas les autorités politiques, tout en tentant de circonscrire l'ardeur des clercs dans les limites budgétaires du nouveau service. Le Dr Martel, officier médical de la région de l'Abitibi-Témiscamingue (la plus touchée par le mouvement de colonisation), était chargé de la mise en œuvre du Service médical aux colons, ainsi nommé, sur une base temporaire. Il adressait une lettre circulaire aux infirmières en février 1936, les informant du fait et leur enjoignant

---

prévu un plan comportant trois volets : l'éducation sanitaire, l'éducation en matière d'hygiène et les « secours médicaux aux colons ».

32. ANQ-R, Fonds L.-P. Bernier, « L. A. Richard, sous-ministre de la Colonisation, à "Cher monsieur" », 18 décembre 1935. Il s'agit vraisemblablement d'une directive administrative.

33. ANQ (SMC), B4-D4, « Dr Émile Nadeau, directeur intérimaire du ministère de la Santé, au frère Dumas », Québec, 1er février 1937. Dans l'une de ses nombreuses lettres pour obtenir des services médicaux pour ses paroissiens, le curé écrivait au Dr Nadeau : « La maladie et la mort n'attendent pas malheureusement la construction d'un dispen- saire. » « Frère André Dumas, curé de Beaudry, au Dr É. Nadeau », 19 janvier 1937.

34. Nous avons discuté de cette question notamment dans Johanne Daigle et Nicole Rousseau, « Le Service médical aux colons. Gestation et implantation d'un service infirmier au Québec (1932-1943) », *Revue d'histoire de l'Amérique française*, vol. 52, n° 1, 1998, p. 47-72 ; et dans Nicole Rousseau et Johanne Daigle, « Medical Service to Settlers. The Gestation and Establishment of a Nursing Service in Quebec, 1932-1943 », *Nursing History Review*, n° 8, 2000, p. 95-116.

35. ANQ (SMC), B4-D4, « Abbé Désilets, curé de Fréchette, au Dr Alphonse Lessard, directeur du Service provincial d'hygiène ». Non datée, mais le sceau du Service atteste la réception de la lettre le 11 février 1936.

d'utiliser les nouveaux formulaires pour leur service. En principe, elles devaient « faire du travail d'hygiène publique et donner certains soins médicaux aux colons indigents » d'un territoire donné[36]. Elles devaient produire un rapport hebdomadaire d'activité comportant 12 rubriques, allant de l'hygiène maternelle et infantile aux accouchements et des consultations médicales aux soins dentaires. Elles pouvaient de plus faire hospitaliser leurs patients aux frais de l'Assistance publique ; on leur demandait d'indiquer dans ce cas le « diagnostic probable ».

Rappelons que la solution de recourir aux services d'infirmières en l'absence de médecins n'était pas nouvelle. « Un tel service donnerait un os aux colons "confrontés à l'inconfort et aux difficultés de la vie de l'arrière-pays" et l'infirmière "effectuerait le lien manquant dans la chaîne" entre l'hôpital de base et sa région éloignée[37] », écrivait le D[r] THA Valintine à propos du Backblock District Nursing Service pour la Nouvelle-Zélande en 1909. Ces infirmières « à cheval » bénéficiaient d'une double formation, à la fois comme sages-femmes et infirmières. Bien que la pratique autonome de sage-femme ait été illégale au Canada, sauf exception, on compte plusieurs réseaux de services infirmiers dans la foulée du Victorian Order of Nurses qui, dès 1897, offraient des soins en santé maternelle et infantile aux colons des Prairies de l'Ouest[38]. Ils partagent une approche commune pour la prestation de soins de santé aux populations isolées : tous présument que les services des infirmières, moins coûteux que ceux des médecins, sont en même temps plus efficaces pour faire la promotion du message de santé publique aux mères dans les régions isolées.

Le contexte dans lequel prend place le Service médical aux colons du Québec (de création tardive) laisse présager un imbroglio entourant le partage des coûts et des responsabilités, tant dans les officines gouvernementales que sur le terrain. Le Département de la santé voyait à l'embauche des infirmières, à qui l'on fournissait tout d'abord « un certain nombre d'instruments indispensables ainsi que les remèdes ordinairement utilisés, avec une recommandation [...] d'en faire un emploi bien judicieux et bien économique[39] ». Voici ce qu'écrit le Dr Nadeau à l'infirmière Gagnon de Beaucanton (Abitibi), en janvier 1936 :

> Avec le nombre sans cesse grandissant des infirmières en service dans les cantons de colonisation, nos déboursés s'accroissent considérablement et si nous n'y portons pas une attention particulière notre budget ne suffira plus. Au surplus, vous n'ignorez pas également que nos gens, et plus particulièrement notre population de colons et de

---

36. ANQ en Abitibi-Témiscamingue (ANQ-AT), Fonds non classifié, « Dr Émile Martel, directeur du Service de l'unité sanitaire de comté, à Germaine Lamy, infirmière », Québec, 14 décembre 1935. Cette phrase type se retrouve dans les lettres d'embauche des infirmières de cette époque.

37. Traduction libre. D[r] THA Valintine, 1909, repris dans Pamela Wood, 2008 p. 169.

38. Voir Dianne Dodd, Jayne Elliott et Nicole Rousseau, 2005, et Marion McKay, 2008.

39. ANQ-AT, « Dr Alphonse Lessard à Jeanne Chabot, infirmière de Sainte-Gertrude », Québec, 13 janvier 1936. Cette infirmière travaillait déjà dans cette colonie.

retour à la terre, sont avides d'être pourvus de pilules et de médicaments de toutes sortes pour les maux légers dont ils sont affligés. Or il est certain qu'il importe de réprimer ces désirs lorsqu'il n'y a pas urgence, car on n'en finirait plus s'il fallait nous rendre à toutes les exigences de ces personnes[40].

Rappelons qu'au début de 1936, 23 postes d'infirmière avaient déjà été attribués dans les cantons de colonisation, comme les appelle le directeur adjoint du Service provincial d'hygiène (santé), dont quelques-uns en dehors de ceux-ci sur la Côte-Nord. Si l'on ignore sur quels faits précis repose le jugement porté par le Dr Nadeau sur ces colons en matière de consommation de médicaments, on sait par contre que le fait de devenir colon dans les années 1930 pouvait représenter une solution de dernier recours[41]. Le lancement du plan fédéral de colonisation Gordon, auquel la province de Québec s'était associée en 1932, renforçait assurément cette vision puisqu'il s'adressait aux chômeurs ou aux bénéficiaires des secours directs pour les plus démunis. Il s'est avéré que plusieurs, parmi ces recrues, n'avaient ni expérience ni motivation pour l'agriculture dans les conditions particulièrement rudes de la colonisation sur des terres arides[42]. À l'encontre du discours de propagande nationaliste en faveur de la colonisation vantant le courage, la débrouillardise, la persévérance et la liberté d'être chez soi, l'officier de santé associe clairement ces colons à des indigents, un statut reconnu par la province depuis 1921 pour les situations d'urgence et les cas de nécessité, en vertu de la Loi de l'assistance publique. En dépit de la mise en œuvre d'un plan provincial de colonisation en 1935 – l'ambitieux plan Vautrin – prévoyant le recrutement d'anciens agriculteurs ou de leurs fils, cette perception des colons subsiste.

De fait, le Service de l'assistance publique devait payer les frais d'hospitalisation des colons reconnus indigents, alors que le Département de la colonisation se chargeait en principe du logement de l'infirmière, incluant l'ameublement, l'entretien, le chauffage, l'éclairage et le transport dans la colonie[43]. En retour, les colons devaient fournir du bois de chauffage pour le logement de l'infirmière et son transport lorsqu'ils réclamaient ses services à domicile. Avant la fin de la première année du

---

40. ANQ (SMC), B4-D9, « Lettre du Dr Émile Nadeau, directeur adjoint du SPH, à garde Marie-Louise Gagnon », Québec, 17 janvier 1936.
41. Johanne Daigle, 2008 ; « Au-delà de l'espace ou en deçà du temps ? Les stratégies d'adaptation sociosanitaires des "pionniers" modernes en Abitibi-Témiscamingue (Québec), 1932-1952 », dans Brigitte Caulier et Yvan Rousseau (dir.), *Temps, espace et modernités. Mélanges offerts à Serge Courville et Normand Séguin*, Québec : Presses de l'Université Laval, 2009, p. 151-163.
42. Plusieurs de ces nouveaux colons abandonnèrent rapidement leur terre. Voir Serge Courville, 2002. Pour la région de l'Abitibi-Témiscamingue, Maurice Asselin et Benoît Beaudry-Gourd avancent le chiffre de 28 % d'abandons avant l'expiration du plan Gordon en 1934, dans Odette Vincent (dir.), *Histoire de l'Abitibi-Témiscamingue*, Québec : Institut québécois de recherche sur la culture, 1995, p. 241.
43. Comme on peut le voir dans ANQ-AT, « Lettre du Dr Alphonse Lessard à Blanche Pronovost », Québec, 23 mars 1936.

Service en 1936, les infirmières devaient se procurer elles-mêmes les médicaments d'usage et en facturer le coût aux colons qui pouvaient les payer; plusieurs infirmières ont avancé ainsi des sommes considérables qui n'ont jamais été remboursées. La construction et l'entretien des dispensaires-résidences, ces cliniques faisant office de camp de base pour les infirmières, qui y reçoivent les patients et que l'on peut joindre à toute heure en cas d'urgence puisqu'elles y logent, furent un sujet de litige. Ces tâches reviennent finalement au Département de la santé dès 1938. Les nombreuses lettres échangées entre les infirmières et les autorités publiques évoquent les tracasseries incessantes qu'elles ont dû affronter pour faire approuver chacune des dépenses encourues dans l'exercice de leurs fonctions, que ce soit pour se faire rembourser des frais de transport déboursés pour les malades ou obtenir des réparations urgentes pour leur dispensaire. Dans ce contexte, elles furent autorisées à réclamer des «honoraires» en compensation des pertes encourues, soit jusqu'à 5 $ pour un accouchement «normal», 1 $ pour une visite à domicile de jour et 2 $ la nuit[44]; cela, en regard de la capacité de payer de chacun.

En dépit des obstacles, le service officialisé pour les colons en 1936 fait boule de neige et englobe de petites communautés marginales à la fois isolées et trop pauvres pour accéder aux services médicaux. Si la première demande pour les services d'une infirmière en dehors du territoire des colonies obtient un refus catégorique des autorités[45], les «précédents» se multiplient à partir de 1939 et pendant la Seconde Guerre mondiale, alors que les médecins manquent davantage encore à l'appel. Si bien qu'à la fin de l'année 1944, 128 postes ont déjà été ouverts, sur un total de 174 postes créés par le gouvernement provincial, soit 73,56 % de l'ensemble du réseau. En dépit de la popularité croissante de ce service conçu pour les colonies – soit des territoires ne relevant pas d'une autorité municipale responsable – au moment même où le mouvement de colonisation s'étiole, les infirmières subissent pour leur part une réduction de salaire de 20 % en 1939. Murielle Lemieux s'en plaint au sous-ministre de la Santé :

> J'accuse réception de votre lettre circulaire concernant le salaire de 80 $ aux infirmières de colonie. [...] [J]e tiens à vous faire savoir que les colons sont souvent dans l'impossibilité de payer les remèdes, soins médicaux et le transport. Le produit de mon travail ne suffit pas pour faire face aux dépenses. [...] Ensuite les conditions de vie sont très dures en colonie. J'ose espérer que vous voudrez bien vous intéresser à ces quelques détails [...][46].

44. C'est ce que rappelle le Dr Claveau au responsable du Collège des médecins et chirurgiens de la province. ANQ (SMC), B8-D5, « Dr Paul Claveau, directeur du Service des unités sanitaires, au Dr Gérard Lasalle, Collège des médecins », 18 juin 1963.

45. ANQ (SMC), B7-D5, « Dr Alphonse Lessard, directeur du SPH, à Louis-Athanase David, secrétaire de la province », 8 mai 1936.

46. ANQ (SMC), B4-D5, « Lettre de Murielle Lemieux au Dr Jean Grégoire, sous-ministre de la Santé », Rollet, 20 mars 1939.

Mentionnons de plus que les infirmières postées dans les petites municipalités (territoires organisés) rencontraient, en général, davantage de difficultés que leurs consœurs des colonies (territoires non organisés), plus nombreuses à bénéficier d'un dispensaire-résidence fourni par le gouvernement. Cela, parce que la Loi de l'assistance publique de 1921[47] prévoyait un partage des coûts d'hospitalisation des indigents en trois parts égales, en principe : le gouvernement provincial, la municipalité de résidence de l'indigent et l'institution qui l'accueille. Ainsi, les municipalités devaient contribuer au paiement des frais. En pratique toutefois, les ressources des petites municipalités des régions éloignées étaient souvent très limitées.

Les postes d'infirmière dite de colonie, regroupés sous la bannière du Service médical aux colons, relèvent en 1936 du Secrétariat de la province. Ils tombent en 1938 sous l'autorité du sous-ministre de la Santé à titre de « secours médical », comprenant les services auprès des « colons » et des « indigents » de la Côte-Nord. En effet, ces derniers bénéficient de services d'infirmières depuis 1926[48]. Le budget est prélevé sur le fonds de l'Assistance publique « en vue de répondre aux circonstances et [attendu] les conditions économiques qui règnent dans ces districts composés d'une population nécessiteuse[49] ». En 1941, le responsable du ministère de la Santé, le Dr Grégoire, demandait une avance de fonds en vertu de « l'opportunité et l'urgence de maintenir en opération les dits dispensaires-résidences érigés dans les colonies et les régions éloignées des centres médicaux[50] ». En 1943, il invoquait encore l'urgence et la nécessité de maintenir un octroi gouvernemental pour ce service. « Ce sont des cas de réelle nécessité si nous ne voulons pas risquer la démission de ces infirmières surtout à l'approche de la saison rigoureuse[51] », soutenait-il. La même année, le Service médical aux colons était intégré au ministère de la Santé. En 1944, son directeur produisait un rapport annuel pour l'ensemble de la province et édictait des règlements en remplacement des lettres circulaires aux infirmières. C'est ainsi que les postes d'infirmière sont devenus une composante des services de santé publique pour les régions isolées.

---

47. Cette loi, nonobstant ses nombreux amendements, reste en vigueur jusqu'à ce que soit sanctionnée la Loi de l'assurance-hospitalisation de 1961.
48. Voir l'étude du père Louis Garnier, eudiste, *Du cométique à l'avion. Les Pères eudistes sur la Côte Nord (1903-1946)*, Québec : A. D'Amours, imprimeur, 1947. Le chapitre 11 est consacré aux soins de santé.
49. C'est ce qu'on peut lire dans ANQ (SMC), B1-D1, « Arrêté en conseil, Chambre du conseil exécutif 1809 », Québec, 16 juillet 1941. Voir le deuxième paragraphe.
50. *Ibid.*
51. ANQ (SMC), B1-D1, « Mémoire pour l'honorable monsieur Groulx, par le Dr Jean Grégoire, sous-ministre de la Santé », Québec, 21 octobre 1943.

FAVORISER L'ACCESSIBILITÉ DE LA MÉDECINE EN RÉGION EN VUE DU PROGRÈS SOCIAL, DE 1944 À 1961

Après la Seconde Guerre mondiale, on observe un changement de perspective. À preuve, voici ce que faisait remarquer dès 1939 la Commission d'enquête sur les relations entre le Dominion (du Canada) et les provinces : « On s'est occupé de combattre le taux élevé de mortalité infantile dans les régions de colonisation en multipliant le nombre d'infirmières dans ces régions, par les visites de la part du Service provincial d'hygiène [Département de la santé] et en distribuant du lait préparé pour les enfants des colons pauvres[52]. » Bien que nous n'ayons pu relever de traces des dernières observations, il est certain que le nombre d'infirmières à l'emploi du gouvernement québécois avait fait un bond substantiel. Les données regroupées dans le tableau 1 (p. 144-145) révèlent que 36 postes se sont ajoutés aux 4 premiers entre les années 1932 et 1937 (20,69 % de l'ensemble des postes créés dans le cadre de ce réseau). L'expansion s'est poursuivie en 1938 et s'est intensifiée pendant la guerre : de 1938 à 1943, 82 postes ont reçu l'aval des autorités politiques (47,13 % du réseau). Les principaux plans de colonisation – Gordon, Vautrin, Auger-Rogers –, en vigueur de 1932 à 1942 inclusivement, ont assurément influencé la création de postes d'infirmière puisque 106 des 174 postes, soit 60,9 % du réseau, ont été créés pendant cette seule décennie. Quelque 12 nouveaux postes se sont ajoutés pendant la seule année 1943. Ainsi, les deux tiers des postes d'infirmière de colonie (66,67 %) étaient autorisés pendant la première période à l'étude. Le tableau 1 permet en plus d'observer l'extension de ce réseau : les infirmières, qui étaient postées dans les colonies ouvertes pendant la crise économique – les régions de l'Abitibi-Témiscamingue et du Bas-Saint-Laurent-Gaspésie comptant alors la presque totalité des nouveaux postes infirmiers –, se répartissaient dans l'ensemble des régions éloignées des grands centres du Québec pendant la Seconde Guerre mondiale. En 1944, le tiers de ces postes, en dépit de leur appellation, étaient de fait octroyés en dehors des colonies. Le modèle associé à la colonisation s'était ainsi répandu dans les petites localités des régions excentrées également dépourvues de services médicaux.

Cette expansion des postes du Service médical aux colons survient au moment même où le mouvement de colonisation s'étiole. Les budgets qui lui avaient été consacrés en vertu du plan Vautrin chutent radicalement pendant la Seconde Guerre mondiale, tout comme le recrutement des colons pour les « terres neuves », comme l'avouera plus tard le propagandiste du ministère de la Colonisation.

L'ampleur qu'avait connue le mouvement à la faveur de la dépression économique de 1929 commença de s'atténuer avec la guerre à cause des gages élevés qui se payaient

---

52. Relevé dans l'étude d'A. E. Grauer *L'hygiène publique*, pour la Commission royale d'enquête sur les relations entre le Dominion et les provinces, Ottawa : Imprimeur du Roi, 1939, p. 108-109.

dans les usines à fins militaires et dans les chantiers forestiers. Si, il faut l'avouer, le mouvement de colonisation ne tomba pas à pic de 1939 à 1945, c'est que les exploitants agricoles et leurs fils n'étaient pas astreints au service militaire obligatoire… Mais la guerre terminée, les salaires continuèrent de monter dans les usines, dans les chantiers et ailleurs, si bien que, même les ruraux après tant d'autres finirent par se désintéresser tout à fait de l'établissement sur les terres neuves[53].

Bien que l'apport de nouveaux colons devienne marginal, reste la nécessité d'assumer les engagements contractés envers ceux qui persistent dans les colonies. De plus, les autorités politiques tentent au cours de l'après-guerre de limiter l'expansion des postes d'infirmière qui font l'envie des petites communautés organisées en municipalité[54], mais qui sont tout aussi pauvres et isolées des services que les colonies. En 1946, devant les pressions de l'Union catholique des cultivateurs (UCC) – un acteur influent sur la scène rurale régionale – auprès des autorités sanitaires pour obtenir par « arrangement » les services d'une infirmière dans toutes les paroisses de colonisation, le ministre de la Santé ne cache pas sa perplexité.

Je dois vous dire que plus de 800 paroisses de la province de Québec sont actuellement sans médecin et les infirmières ne sont pas toujours intéressées à pratiquer leur art dans les colonies. Nous étudions cependant attentivement la portée de la résolution présentée et je puis vous assurer que nous prendrons une décision compatible avec les conditions présentes[55].

De fait, chaque demande est traitée comme un cas d'espèce même si certains critères de base sont appliqués dès les débuts du Service : la taille de la population, les distances à parcourir en fonction de la géographie du lieu, l'état des services (présence d'un curé résident, notamment), l'organisation matérielle, incluant les transports et les communications (routes, électrification, eau courante, etc.)[56].

---

53. Rapport de G. Ouellet, chef du service de publicité, dans le *Rapport du ministère de la Colonisation de la province de Québec*, Québec, 1958, p. 88-89. Ajoutons que, malgré la poursuite de plans de colonisation à l'échéance du plan Vautrin en 1937 (notamment les plans Auger-Rogers et Bégin), les budgets du ministère de la Colonisation sont passés, comme on peut le voir dans les rapports annuels, de 5 657 340 $ en 1939 à 671 479 $ en 1944.

54. Suivant les différentes éditions du Code municipal du Québec.

55. ANQ (SMC), B1-D2, « Secrétaire de la Fédération de l'UCC du diocèse d'Amos à Albini Paquette, ministre de la Santé », 25 août 1946 ; et Lettre non signée portant l'en-tête du Ministère au secrétaire de la Fédération de l'UCC, 8 octobre 1946.

56. Voir notamment ANQ (SMC), B4-D5, « Rapport concernant le dispensaire de Rollet », du Dr Émile Martel, 14 octobre 1936 ; et plus globalement, « Rapport du ministère de la Santé », anonyme et non daté, qui comporte des données pour les années 1935 et 1936 sur l'ensemble des postes d'infirmière alors en activité dans la région de l'Abitibi-Témiscamingue.

Tableau 1
Nombre et répartition des postes d'infirmière
de colonie créés par le gouvernement du Québec, 1932-1972[57]

Régions	Abitibi-Témiscamingue	Bas-Saint-Laurent-Gaspésie-îles-de-la-Madeleine	Saguenay-Lac-Saint-Jean	Côte-Nord	Autres régions	Total par période (%)
Période	N (%)	N (%)	N (%)	N (%)	N (%)	
1926-1931	0 (0,00)	1 (1,85)	0 (0,00)	3 (10,00)	0 (0,00)	4 (2,30)
1932-1934	6 (9,84)	3 (5,55)	1 (7,14)	0 (0,00)	0 (0,00)	10 (5,75)
1935-1937	22 (36,06)	4 (7,41)	0 (0,00)	0 (0,00)	0 (0,00)	26 (14,94)
1938-1943	20 (32,79)	30 (55,55)	10 (71,43)	17 (56,67)	5 (33,33)	82 (47,13)
1944-1949	6 (9,84)	15 (27,78)	2 (14,28)	1 (3,33)	7 (46,67)	31 (17,82)

57. Les données du tableau 1 ont été comptabilisées à partir de l'ensemble des données dont nous disposions.

Tableau 1

Nombre et répartition des postes d'infirmière
de colonie créés par le gouvernement du Québec, 1932-1972 (*suite*)

Région	Abitibi-Témiscamingue	Bas-Saint-Laurent-Gaspésie-Îles-de-la-Madeleine	Saguenay-Lac-Saint-Jean	Côte-Nord	Autres régions	
1950-1955	3 (4,92)	1 (1,85)	1 (7,14)	1 (3,33)	1 (6,67)	7 (4,02)
1956-1961	0 (0,00)	0 (0,00)	0 (0,00)	0 (0,00)	0 (0,00)	0 (0,00)
1962-1965	1 (1,64)	0 (0,00)	0 (0,00)	4 (13,33)	1 (6,67)	6 (3,45)
1966-1972	2 (3,28)	0 (0,00)	0 (0,00)	3 (10,00)	1 (6,67)	6 (3,45)
Après 1972	1 (1,64)	0 (0,00)	0 (0,00)	1 (3,33)	0 (0,00)	2 (1,15)
Total par groupes régionaux	61 (100,00)	54 (100,00)	14 (100,00)	30 (100,00)	15 (100,00)	174 (100,00)
% du réseau	35,05	31,03	8,04	17,24	8,62	100,00

Cependant, dès que la présence d'une infirmière peut faire concurrence à celle d'un médecin, le Ministère refuse l'octroi ou le maintien d'un poste[58].

Les motifs invoqués par les populations locales pour bénéficier des services des infirmières témoignent de préoccupations d'un autre ordre que celles des autorités. La correspondance du Service médical aux colons comprend plusieurs lettres, requêtes et missives de toutes sortes mentionnant les raisons alléguées par les populations locales pour obtenir une infirmière ou pour conserver « leur » infirmière. Bien que les arguments avancés se ressemblent, dans la mesure où ils correspondent au profil tracé par les autorités (absence de services médicaux, isolement géographique, présence de nombreuses familles, etc.), cette correspondance provenant de personnes qui bénéficiaient directement des services des infirmières révèle clairement les motifs pour lesquels ceux-ci furent appréciés et souvent préférés à ceux des médecins. L'argumentation de Mme Savage, qui appuie le rétablissement de l'infirmière de Petit-Cap en Gaspésie en 1950, en fournit des indications précises.

> J'écris en faveur de la garde Beaudoin. Il est bien regrettable qu'elle ait perdu son droit de soigner les malades [...] D'abord, elle m'a épargné beaucoup d'argent parce que les médecins prennent le double prix et c'est ainsi pour toute la paroisse. Bien des gens sont trop pauvres pour avoir le médecin et sont dans la nécessité de se faire soigner et elle, la garde, étant une personne charitable et dévouée, se rend auprès d'eux pour ainsi dire pour rien. Pourquoi ne pas donner la préférence à garde Beaudoin qui travaille avec tant de dévouement, si consciencieusement[59]?

Cette femme de la région de la Gaspésie n'explique cependant pas ce qu'elle considère être du travail consciencieux. On peut supposer que le suivi personnalisé assuré par les infirmières auprès des populations locales – dont elles connaissent rapidement les habitudes, mais aussi les histoires familiales – donnait à ces communautés l'impression de pouvoir compter sur leur présence et leur assistance en cas de besoin. La flexibilité et l'engagement des infirmières au sein des petites communautés éloignées des centres n'ont assurément pas la même signification pour les autorités responsables de leurs services. Un changement d'approche marqué à l'échelle de la province se profile derrière la décision des autorités politiques de maintenir ou d'abolir les postes d'infirmière de colonie. « Un grand pas est cependant

---

58. Les exemples sont nombreux. Qu'il suffise de mentionner celui du poste de Cap-des-Rosiers, une petite municipalité de la région de la Gaspésie. Le ministère de la Santé, qui maintenait une infirmière en poste à cet endroit depuis 1942, décidait en 1949 de ne pas la remplacer après sa démission, alléguant : « les médecins de Rivière aux Renards ne verraient certainement pas cette nomination d'un bon œil. Ils ne sont déjà pas très favorables à notre garde-malade de Petit Cap. [...] Madame Portugais peut facilement desservir Cap des Rosiers qui est à une distance d'environ huit milles [plus de 13 kilomètres] de son poste de Cap aux Os ». ANQ (SMC), B7-D4, « Lettre du Dr Émile Martel, directeur du Service médical aux colons, au Dr Jean Grégoire, sous-ministre de la Santé », 23 mars 1949.

59. ANQ (SMC), B7-D8, « Lettre de madame Gaston Savage au Dr Albini Paquette, ministre de la Santé », Petit-Cap, 4 mai 1950.

fait vers la médecine préventive», écrivait fièrement en 1946 le Dr Émile Martel dans le rapport annuel du Service médical aux colons. «Au cours de l'été, grâce à la collaboration et à l'assistance des médecins hygiénistes des Unités sanitaires, nous voyons en effet les gardes-malades de colonies entreprendre chacune dans leur territoire respectif la vaccination et l'immunisation, tel que la chose se pratique dans les centres organisés[60]. » Au nom de la santé publique, il en va désormais du devoir de l'État de combler le vide laissé par l'absence de médecins dans les régions excentrées. C'est ainsi que le Dr Martel, premier directeur du Service médical aux colons, défend les réalisations du Service en 1948. «L'autorité suprême doit s'assurer […] que nulle part dans la province de Québec il n'y ait pas une seule famille qui n'ait accès aux services médicaux[61]. »

Le Dr Martel, qui avait participé à la mise en place du Service dans la région de l'Abitibi-Témiscamingue pendant la première moitié des années 1930 et ensuite pour l'ensemble du Québec, faisait finalement part en 1950 de la vision qu'il avait de sa vocation.

> Mettre à la portée des agglomérations dépourvues de médecins et d'infirmières [celles des unités sanitaires présentes en milieu rural et dans les petites villes] les avantages de l'hygiène et de la médecine préventive, en même temps que les soins médicaux indispensables dans les cas d'obstétrique, telle est la mission de la division du Service médical aux colons[62].

Voici ce que son successeur, le Dr A. Laberge, ajoutait en 1954 : «[…] disons que le Service médical aux colons est devenu un chaînon essentiel dans la lutte pour la vie de notre province[63] ». Dans une optique de chaînon manquant vu l'absence de médecins dans plusieurs localités de la province, le directeur du Service met cependant davantage l'accent que son prédécesseur sur l'incidence de la pauvreté dans les régions éloignées que sur celle de l'isolement. Dans son rapport pour l'année 1956, il déclare en effet que «[le Service] permet la survie d'une classe spéciale de gens [laissant supposer qu'il s'agissait d'une catégorie distincte d'indigents] et assure l'assistance nécessaire à leur maintien et à leur succès dans leurs communautés[64] ». S'il paraît en justifier l'existence par les insuffisances mêmes des communautés locales plutôt que par la distribution déficiente des effectifs médicaux, il avoue finalement dans le rapport pour l'année 1958 que «les infirmières ont apporté les bienfaits de

---

60. Dr Émile Martel, directeur du Service médical aux colons, « Présentation du rapport annuel du Service pour l'année 1946 », dans *Troisième rapport du ministère de la Santé pour les années 1944, 1945 et 1946*, Québec, p. 279.

61. Service médical aux colons, *Rapport annuel 1948*, Québec, ministère de la Santé, 1949, p. 99-100.

62. Dr Émile Martel, « Division du Service médical aux colons », dans *Septième rapport du ministère de la Santé pour l'année 1950*, Québec, 25 mai 1951, p. 111.

63. « Rapport des activités de la division du Service médical aux colons pour l'année 1953 », *Rapport du ministère de la Santé*, Québec, 1954, p. 118-119.

64. « Rapport des activités de la division du Service médical aux colons pour l'année 1956 », *Rapport du ministère de la Santé*, Québec, 1957.

la médecine préventive et de la médecine tout court à plusieurs milliers de familles et préservé ainsi de la maladie, souvent même de la mort, plusieurs centaines d'enfants et d'adultes[65] ».

Au milieu des années 1950, on estime le nombre de personnes couvertes par les services des quelque 119 infirmières en poste dans toutes les régions éloignées des grands centres de la province à 75 000[66]. Le dispensaire-résidence dont dispose la majorité d'entre elles, situé au cœur des paroisses et des villages et généralement tout près de l'église, fait alors partie des institutions constitutives des régions excentrées de la province. Pourtant, dans la nouvelle édition des Règlements encadrant le travail des infirmières adoptée en 1956, la directive générale suivante est reconduite : «Toutes les nominations sont temporaires, i.e. que le ministère de la Santé peut, à son bon plaisir, destituer un titulaire, le remplacer par un autre, ou laisser la position vacante[67].» Les quelque 35 articles concernant directement les services des infirmières prévoyaient à la fois qu'elles effectuent leur travail à des heures fixes au dispensaire, tout en étant disponibles en tout temps pour répondre aux urgences. L'ambiguïté persiste également quant aux bénéficiaires de leurs services, qui sont en principe les «résidents locataires ou propriétaires d'un lot […] », soit les colons, de même qu'au regard des limites du territoire à servir, lesquelles «peuvent être parfois un peu difficiles à préciser […] », reconnaît-on[68].

À partir du milieu des années 1950, les nouveaux postes d'infirmière de colonie créés annuellement se comptent sur les doigts d'une main et les autorités prennent le parti de ne pas remplacer certains postes existants. Un ensemble de facteurs, dont l'amélioration des infrastructures – en particulier l'ouverture de routes pendant l'hiver et l'électrification dans la plupart des communautés – et la multiplication des hôpitaux régionaux dans la foulée des programmes fédéraux à frais partagés (auxquels le Québec participe depuis la fin des années 1940)[69], ont pu limiter l'isolement géographique. Ces facteurs ont peut-être attiré davantage de médecins dans les régions excentrées; une chose est sûre, les colonies nées de la crise écono-mique des années 1930 ne seront pas épargnées par la vague de modernité qui va secouer le Québec et transformer l'ensemble des réseaux de soins de santé de la province. Les changements à venir dans l'organisation des services de santé – qui auront une incidence majeure sur le service infirmier – étaient alors à portée de

65. «Rapport des activités de la division du Service médical aux colons pour l'année 1958», *Rapport du ministère de la Santé*, Québec, 1959, p. 183

66. Il s'agit d'une estimation «très grossière». François-Albert Angers, *La sécurité sociale et les problèmes constitutionnels*, étude présentée à la Commission royale d'enquête sur les problèmes constitutionnels (Commission Tremblay), vol. 2, annexe 3, 1955, p. 122.

67. ANQ (SMC), Règlements et d*irectives à l'usage des employés du Service médical aux colons*, 3ᵉ édition, 1956, p. 3.

68. *Ibid.*, articles nᵒˢ 26 et 27, respectivement.

69. Voir sur cette question François Guérard, 1996.

main, notamment le programme d'assurance-hospitalisation, un programme à frais partagés qui venait d'être adopté par le gouvernement fédéral et auquel le Québec allait finalement adhérer en 1961. Dans ce contexte, notons que le Service médical aux colons n'avait pas créé un seul nouveau poste d'infirmière de colonie dans la province entre 1956 et 1961, comme en témoigne le tableau 1 présenté précédemment.

SACRIFIER LES POSTES INFIRMIERS AU PROFIT DES SERVICES HOSPITALIERS ET MÉDICAUX GRATUITS, DE 1962 À 1972

En 1962, le mouvement de colonisation, devenu impopulaire, disparaissait des officines gouvernementales comme entité autonome. Il était intégré au ministère de l'Agriculture. Dans une entrevue diffusée sur les ondes de la télévision locale la même année, le président de la Société de colonisation de Québec, Mgr Savard, faisait ces quelques commentaires : « [...] je dirai un petit mot sur la colonisation elle-même, c'était un grand mot autrefois ; mais il est devenu une sorte de mot avili, passé de mode, et qu'on n'emploie plus, dans certains milieux, du moins, qu'avec un petit air de mépris. C'est grand dommage pour tout le pays ; et c'est injuste[70] ». Dix ans plus tard, en 1972, la Division de la colonisation disparaît complètement des rapports annuels du gouvernement provincial. La même logique est appliquée au Service médical aux colons. En 1962, celui-ci est intégré au Service des unités sanitaires – un service de médecine préventive largement répandu dans les milieux ruraux et semi-urbains. Ses quelque 110 infirmières de colonie, « en plus des soins et traitements d'urgence qu'elles dispensent dans les régions éloignées du secours médical, prolongent maintenant notre action préventive jusque dans leur milieu », explique alors le responsable de ce service, le Dr Claveau[71]. En 1972, le Service des unités sanitaires étant lui-même aboli, les quelque 61 infirmières de colonie encore en poste sont intégrées aux nouvelles structures issues de la réforme d'ensemble des services de santé et des services sociaux. Le nombre d'infirmières présentes dans les différentes régions du Québec chute de 44,5 % en une décennie.

Pendant ces quelque 10 années où l'on assiste à la mort annoncée du réseau des infirmières de colonie, les autorités politiques de la province se penchent sur le système de santé et discutent des orientations qui vont façonner la réorganisation majeure de l'ensemble du système, parachevée dans les années 1970. Ainsi, peu après l'intégration des postes du réseau d'infirmières de colonie au Service des unités sanitaires, un médecin hygiéniste régional, le Dr Ratté, estime qu'il s'agit là d'une « méthode révolue ». Du coup, il rappelle à son supérieur que le ministère de la

---

70. Archives du diocèse de Québec (ADQ), P 2Q, Société de colonisation du diocèse de Québec. 3-2 Service de l'aide aux colons, Campagnes et appels, 1955-1965, « Entrevue de Mgr Félix-Antoine Savard, président de la Société de colonisation de Québec, au poste de télévision CFCM T.V. », 18 avril 1962.
71. « Rapport du Service des unités sanitaires pour l'année 1962 », *Rapports du ministère de la Santé*, Québec, 1963, p. 7.

Santé «désire que les infirmières de colonie réduisent progressivement et d'une façon diplomatique *la pratique médicale* aux seuls cas urgents, *la pratique pharma-ceutique* aux seuls remèdes absolument nécessaires pour ces cas; [...] il désire en outre que l'infirmière s'intéresse et exécute *toutes les activités actuellement pour-suivies par les visiteuses des unités sanitaires* [...][72]». Le rattachement des postes de colonie à cette division de médecine préventive n'est donc pas le fruit du hasard ou de la commodité. Mais alors que les médecins toléraient de moins en moins ces postes infirmiers, le responsable de cette division, le Dr Claveau, confie au ministre de la Santé ses difficultés à résoudre le problème.

> La pénurie actuelle de médecins pour les petites localités éloignées et surtout pour celles où la population est particulièrement pauvre devient un problème de plus en plus angoissant. [...] Au train où nous allons, nous allons couvrir littéralement toutes les parties excentriques [*sic*] de la province d'infirmières traitantes, et je ne vois vraiment plus comment nous sortirons ensuite de l'impasse[73].

Ce dilemme n'est toujours pas résolu en 1968, bien que le Dr Claveau reconnaisse à ce moment les efforts réalisés pour y parvenir.

> Nous [le Service des unités sanitaires] faisons l'impossible pour nous retirer graduel-lement du champ de la médecine exercée, forcément au petit bonheur [au hasard], par des infirmières. Lorsqu'une infirmière quitte un dispensaire, nous cherchons à fermer celui-ci. Ce n'est que dans les cas d'extrême nécessité, par exemple d'isolement véritable, que nous préconisons cette formule supplétive [l'embauche d'une infirmière][74].

Cet aveu révèle que le Service médical aux colons, un service infirmier dans les faits, n'est plus toléré dans les officines du ministère de la Santé provincial. Cela, même si le titre du Service a été aboli en 1962, alors que les infirmières de colonie sont affiliées au Service des unités sanitaires. Dès la fin de la Seconde Guerre mondiale, le ministère de la Santé tente de modifier la pratique de ces infirmières en les incitant à faire de plus en plus de travail d'hygiène et d'éducation sanitaire. Au cours des années 1960 et au début des années 1970, l'abolition des postes de colonie est ainsi l'objectif poursuivi, bien qu'il soit rarement avoué de façon explicite. Pour ce faire, on a dû mettre en œuvre divers scénarios tant la formule avait obtenu l'appui des populations concernées. Le gouvernement invoquait ainsi les nouvelles lois pour refuser d'embaucher des infirmières (gratuité des services médicaux, puis des médicaments, pour les assistés sociaux) et remettre en cause l'isolement (amélio-ration des routes, possibilité de jumeler deux ou trois «territoires» en demandant à l'infirmière d'un poste de répondre aux urgences d'autres localités des environs).

---

72. ANQ (SMC), B8-D5, «Dr Viateur Ratté, médecin-hygiéniste régional de l'u.s. de Rivière-du-Loup, au Dr Paul Claveau», 12 août 1963. C'est le Dr Ratté qui souligne.

73. ANQ (SMC), B5-D3, «Dr Paul Claveau, directeur du Service des unités sanitaires, au Dr Alphonse Couturier, ministre de la Santé», 25 novembre 1964.

74. ANQ (SMC), B5-D3, «Dr Paul Claveau, directeur du Service des unités sanitaires, à Paul Corbeil, administrateur au Service de la médecine préventive», 29 février 1968.

Le gouvernement a également tenté de faire taire les critiques en laissant des dispensaires sans titulaire pendant de longues périodes, en espérant que les populations concernées s'habituent à la situation. En 1965, par exemple, le dispensaire de Montbeillard, en Abitibi-Témiscamingue, sans infirmière depuis plus de deux ans, est à nouveau réclamé. En dépit de l'appui du curé et d'une pétition de 114 personnes du lieu, ce dispensaire négligé, qui « fait terriblement minable » au dire des autorités, sera vendu[75]. On profite de la prise de retraite ou même du décès d'une infirmière pour ne pas pourvoir à un poste. « Si nous nommons une infirmière de colonie à Saint-Just, innombrables seront les petites localités où il faudra logiquement répéter le même geste[76] », allègue le Dr Claveau en 1968.

Bien qu'elle ne rende pas compte de la réalité historique du Service médical aux colons, l'étude produite pour l'influente Commission d'enquête sur les services de santé et les services sociaux dans la province de Québec (Commission Castonguay-Nepveu), parue en 1970, renvoie à la vision largement partagée dans les rangs politiques (les fonctionnaires étant souvent aussi des médecins), médicaux et même cléricaux, comme on le verra plus loin. Selon cette représentation, le Service était basé sur l'indigence d'une population dépendante de l'État et une pratique médicale adaptée à celle-ci. On peut lire dans cette étude que le Service correspondait à un besoin dans de nombreux avant-postes qui ne pouvaient pas faire vivre un médecin et dont la population réclamait des soins médicaux, fussent-ils administrés par une infirmière... ». S'il est admis que le Service médical aux colons était une forme de redistribution des services médicaux, on insiste plutôt sur le fait que « [la formule] représentait une forme de médecine étatisée et salariée » avant la lettre[77].

À notre avis, le discrédit jeté sur les postes d'infirmière de colonie conçus à une époque où la médecine d'État était exclue ne peut s'expliquer par cette seule raison en 1970, au moment où le gouvernement provincial s'apprête à rendre les services médicaux gratuits pour l'ensemble de la population. Le Dr Claveau, qui recommandait l'embauche d'une nouvelle infirmière pour Godbout, un poste de la Côte-Nord, explique cette année-là l'intérêt de la formule :

---

75. ANQ (SMC), B5-D7, « Dr Paul Claveau, directeur du Service des unités sanitaires, à monsieur P. H. Côté, chef de la Division du matériel au ministère de la Santé », 12 novembre 1965. La même stratégie est reprise pour le dispensaire de Saint-Paulin, ainsi qu'à Saint-Adelme dans la région du Bas-Saint-Laurent.

76. ANQ (SMC), B9-D13, « Note du Dr Paul Claveau, directeur du Service des unités sanitaires, au Dr Laurent Lizotte, sous-ministre de la Santé », Québec, février 1969. Les petites localités de Pointe-à-la-Garde et Cloridorme en Gaspésie, Petite-Rivière-Saint-François dans Charlevoix et Sainte-Gertrude de Villemontel en Abitibi, pour ne nommer que celles-là, obtiennent ainsi un refus.

77. Jean-Yves Rivard, Gilbert Blain, Jean-Claude Martin et Yolande Taylor, *L'évolution des services de santé et des modes de distribution des soins au Québec*, Commission d'enquête sur la santé et le bien-être social, gouvernement du Québec, septembre 1970, annexe 2, p. 61-62.

La valeur pécuniaire de ce service a toutes les chances de dépasser celle du traitement de l'infirmière et des dépenses inhérentes à la fonction. Dans cette perspective, une éventuelle nomination à Godbout rencontrerait les critères qui nous guident : satisfaction des besoins réels de la population (Godbout et Franquelin), isolement indiscutable, transport long et difficile surtout l'hiver, participation aux activités en médecine préventive et éducation sanitaire, soulagement pour l'U.S. de Baie-Comeau dont le personnel est dramatiquement insuffisant, rentabilité indiscutable enfin, support [sic] moral pour une population pauvre et démunie de plusieurs services indispensables[78].

Cette dernière remarque du Dr Claveau n'est pas sans rappeler celle du Dr Valintine à propos du Backblock District Nursing Service pour la Nouvelle-Zélande. Nous en faisions justement état précédemment pour souligner l'importance d'un tel soutien devant les difficultés de la vie de l'arrière-pays plus de 60 ans auparavant. Dans la foulée de la Révolution tranquille des années 1960 cependant, un vent de changement incite les gouvernements québécois successifs à moderniser la province en laïcisant et en démocratisant ses institutions, plutôt qu'à prendre en compte des situations particulières. Les nouveaux mécanismes de développement et la professionnalisation de la fonction publique vont favoriser un contrôle accru des Canadiens français sur l'économie de la province, notamment par l'éducation, cette valeur phare d'une société moderne. L'accessibilité aux services médicaux pour tous les citoyens devient plus que jamais la mesure du progrès social, l'emblème d'une société «civilisée». Avec l'affirmation nationale moderne, centrée sur le territoire du Québec plutôt qu'identifiée à la nation canadienne-française[79], on assiste plus globalement au rejet d'un pan entier du passé : celui de porteurs d'eau, de bûcherons, de «colons», sous-éduqués, sous-qualifiés et sous-payés. «Plus on s'éloigne des zones métropolitaines et des grandes villes, plus le degré d'instruction du chef de famille tend à diminuer», constatent les sociologues Tremblay et Fortin pour l'année 1959[80]. Il est vrai qu'en 1961, les Canadiens français de l'ensemble de la province gagnaient en moyenne 30 % de moins que les Canadiens anglais[81]. Ces faits allaient également alimenter une critique sociale acerbe, allant jusqu'à associer

---

78. ANQ (SMC), B5-D3, «Dr Paul Claveau, directeur du Service des unités sanitaires, à Jean-Guy Villeneuve, secrétaire particulier adjoint à la Santé, la Famille et le Bien-être social», 29 décembre 1970.

79. Diane Lamoureux a clairement mis en lumière l'incidence du nationalisme de cette période sur les femmes et les mouvements féministes. Voir *L'amère patrie. Féminisme et nationalisme dans le Québec contemporain*, Montréal : les Éditions du remue-ménage, 2001, p. 91-95.

80. «Les conditions de vie, les besoins et les aspirations des familles salariées canadiennes-françaises», résumé des rapports sur les études faites par Marc-Adélard Tremblay et Gérald Fortin, du Centre de recherches sociales de l'Université Laval, préparé par la Fédération des caisses populaires Desjardins en coopération avec l'Assurance-vie Desjardins, 1963, p. 6.

81. Plusieurs ouvrages généraux d'histoire économique du Québec rappellent ce constat mis en lumière par l'*Étude de la Commission royale d'enquête sur le bilinguisme et le biculturalisme*, Ottawa : Commission royale d'enquête sur le bilinguisme et le biculturalisme, 1969.

les Québécois francophones à des « nègres blancs d'Amérique » dans la foulée des mouvements de décolonisation à travers le monde[82].

En l'espace d'une décennie, l'adoption d'une longue série de lois sanctionne la nouvelle politique de santé de l'État, privilégiant une médecine spécialisée moderne pratiquée dans les hôpitaux qui prend appui sur une technologie sophistiquée et une pharmacopée invasive. Parmi les lois qui auront une incidence majeure sur le réseau des postes de colonie, mentionnons la Loi de l'assurance-hospitalisation de 1961, qui permet l'accès universel aux soins de santé dispensés dans les hôpitaux de la province ; la Loi de l'assistance médicale, qui permet aux personnes assistées sociales de bénéficier de services médicaux gratuitement en 1966, une mesure qui s'étendra à l'ensemble des citoyens en 1970 ; et la Loi sur la santé et les services sociaux (loi 65) de 1972 qui, entre autres mesures, sanctionne la gratuité des médicaments prescrits aux assistés sociaux. À partir de ce moment, la refonte complète du système de santé va dévaluer l'hygiène publique au profit d'une politique de régionalisation des services, elle-même centrée sur les nouveaux départements de santé communautaire des hôpitaux. Du même souffle, la réforme des professions de la santé confirme le pouvoir de la profession médicale. En conséquence, comme les accouchements peuvent se faire « gratuitement » dans les hôpitaux dès 1961 – bien qu'il faille encore payer les services des médecins –, les infirmières de colonie ne peuvent plus en pratiquer à domicile sans s'exposer à un risque de poursuites. À partir de 1966, elles ne peuvent plus facturer d' « honoraires » ni vendre de médicaments prescrits ; leur champ de pratique se réduit au cours de cette période à celui des services préventifs. De fait, leur pratique autonome n'a jamais été reconnue qu'en situation d'urgence et qu'en fonction de la nécessité en l'absence de médecins[83].

Rappelons par ailleurs que pour sa part, le ministre de la Santé tente de se défaire d'un service devenu gênant en modifiant la pratique des infirmières et en abolissant certains postes de colonie. Dans les régions du Bas-Saint-Laurent et de la Gaspésie, c'est l'abolition même des petites localités qui est sur la planche à dessin des pouvoirs publics. Les travaux réalisés par le Bureau d'aménagement de l'Est du Québec (BAEQ), poursuivis dans un objectif d'aménagement « rationnel » du territoire, portent sur les paroisses dites marginales et même sous-marginales, en particulier les anciennes colonies fondées pendant la crise des années 1930. Ces travaux conduisent à la fermeture de certaines d'entre elles[84]. Dans le cas de Sacré-

82. Pierre Vallières, *Nègres blancs d'Amérique. Essai*, Montréal : Typo, 1994. Édition originale : Montréal : Parti pris, 1968.

83. ANQ (SMC), B8-D4, Dr Alfred Quimper, *Les dispensaires de colonies en fonction de l'accessibilité aux soins médicaux*, Québec, 10 mars 1971, p. 1-2. « Les urgences et le souci de commodités engendrent toujours des cas d'exception, de sorte que la nécessité a amoindri ici l'illégalité de certains actes qui lésaient les avantages dévolus exclusivement à des corporations professionnelles », rappelait-il dans cette étude.

84. Bureau d'aménagement de l'Est du Québec (BAEQ), *Comité interministériel pour l'étude du problème des paroisses marginales*, Mont-Joli, 1965, pagination multiple. Le

Cœur-des-Landes, on va jusqu'à scruter les «aptitudes» de la population elle-même pour recommander la fermeture de la paroisse. On signale notamment que les niveaux d'instruction y sont très bas (en moyenne une quatrième année du cours élémentaire) et que les habitants «sont bûcherons avant tout», renvoyant dans ces termes au «peu d'esprit d'initiative» dont ils font preuve. «Le coût d'entretien [de la paroisse] est exorbitant, les possibilités de réaménagement sont nulles[85]», conclut-on. Pierre Sarault rappelle le contexte à l'origine de cette situation.

> Si, aux débuts de la colonie, il était possible de vivre à même les revenus de la coupe de bois, celle-ci se devait d'être abusive en raison des bas montants versés pour le billot et la pulpe. Il advint donc qu'au bout d'une vingtaine d'années, presque tous les boisés de ferme étaient pillés sans que les colons en aient essouché et mis en culture plus de 10%. De plus, le sol lui-même, sans compter le climat rigoureux, ne favorisait aucunement la culture. L'inévitable se produisit, et commença un exode massif vers «la mer» ou les villes. Alors que Sacré-Cœur-des-Landes comptait 100 familles en 1950, il n'en reste plus que 50 [en 1965] dont plusieurs n'attendent que la chance de partir[86].

Membre du groupe de travail du BAEQ et responsable de la consultation des curés du territoire, le père Montminy rappelle tout d'abord le leadership qu'y exerçaient encore les curés au milieu des années 1960. Il souligne que ceux-ci «sont unanimes à regretter la saignée continuelle opérée dans la population par l'émigration. Ils reconnaissent que, dans les circonstances actuelles (manque de travail, pauvreté des ressources, etc.), cela est inévitable. Ils admettent également que la présente structure industrielle de l'État du Québec rend ce phénomène irréversible[87]». Le père Montminy soutient que le clergé des diocèses concernés ne s'oppose pas à la fermeture des paroisses marginales, qui exercent une ponction importante sur les effectifs religieux, sauf les curés des colonies elles-mêmes. En fait, «une très forte majorité de pasteurs a admis bien simplement que l'idéologie ruraliste était définitivement chose du passé[88]», dit-il. Se faisant encore le porte-parole des curés à qui l'on demande de se retirer du secteur «matériel», il révèle un secret de Polichinelle. «Nous ne demandons que cela. Mais, nous sommes persuadés que dans les colonies les gens ne sont pas encore capables de fonctionner seuls» et cela «parce que les

---

comité d'étude se compose des ministères de l'Agriculture et de la Colonisation, de ceux de l'Industrie et du Commerce, des Affaires municipales, des Terres et Forêts, de l'Éducation, de la Famille et du Bien-être social. Les paroisses sous la loupe sont : Saint-Octave de l'Avenir (Gaspé-Nord) ; Saint-Jean de Brébeuf (Bonaventure) ; Sainte-Paula (Matane) ; Esprit-Saint (Rimouski). «Le cas de Saint-Thomas de Cherbourg ne pourra se régler qu'en considérant conjointement les paroisses voisines, soit Saint-Paulin et Saint-Jean de Cherbourg», peut-on lire, p. 33.

85. *Ibid.*, p. 2.

86. Pierre Sarault, «Coûts d'entretien de trois localités-types», avril 1965, p. 8. Document inséré dans BAEQ, *Comité interministériel pour l'étude du problème des paroisses marginales*.

87. Père J. P. Montminy, *Rapport de travail auprès du clergé du territoire-pilote du BAEQ*, 1964, p. 49.

88. *Ibid.*, p. 58.

gens manquent de confiance en eux. Le terme "colon" a toujours été péjoratif aux yeux de la population riveraine. Parce que les "colons" manquent d'instruction. Ceux qui en ont, s'en vont[89] ».

Devant le tollé populaire, ce projet de « rationalisation » sera limité aux régions de l'est de la province. Par contre, la dévalorisation des anciennes colonies issues de la crise économique des années 1930, voire des régions excentrées elles-mêmes, persiste. Les postes d'infirmière de colonie considérés comme une médecine d'indigents – au mépris de l'approche globale des infirmières si appréciées des populations locales – sont sacrifiés dans ce contexte au profit d'une médecine moderne spécialisée. « En principe il n'y a plus de défavorisés au chapitre de l'obtention de soins curatifs[90] », affirme le Dr Claveau après la mise en vigueur du programme d'assurance maladie en 1970.

Conclusion

En analysant l'impact des processus coloniaux marqués par les rapports sociaux de sexe dans l'histoire du réseau de santé publique maintenu par des infirmières au Québec, nous avons montré que le service des infirmières de colonie, conçu comme une mesure de secours temporaire pour accompagner le mouvement de colonisation des années 1930, a été progressivement sacrifié sur l'autel de la modernisation des services de santé à partir des années 1960. Ceux-ci furent réorganisés en fonction d'une médecine hospitalière spécialisée conçue pour les populations urbaines, évacuant la question de la place des infirmières dans les petites communautés des régions excentrées. Dans le rare contexte de la colonisation intérieure tardive d'un territoire national au XXe siècle, l'exemple du Service médical aux colons révèle comment les rapports sociaux de sexe ont contribué à rendre invisible la pratique autonome des infirmières. La prise en charge des services médicaux par l'État a indéniablement contribué à la disparition progressive de ces postes.

Dans le cas du Québec, les infirmières qui accompagnaient le mouvement de colonisation jusqu'aux marges du territoire, comme le faisaient les infirmières de district ailleurs, notamment dans les quartiers populaires des villes, ont pallié les difficultés financières à la fois du Service de l'assistance publique et des personnes pauvres servies. Elles se sont même avancées, à la demande des autorités politiques elles-mêmes, à poser des diagnostics, tout en procurant aux populations de leur territoire une gamme étendue de services de même que les médicaments d'usage. Leur rôle allait bien souvent au-delà des soins. Déjà invisibles au regard de l'appellation même du Service médical aux colons qui supervisait leur activité professionnelle

---

89. *Ibid.*, p. 78.
90. ANQ (SMC), B8-D4, « Dr Paul Claveau, directeur du Service des unités sanitaires, à M. Jean-Guy Villeneuve, secrétaire particulier adjoint du ministère des Affaires sociales », 15 mars 1971.

autonome, les infirmières ont également été confrontées à la dépréciation du statut de «colon» aux yeux des autorités politiques, médicales et même cléricales. Le rejet des valeurs associées au passé colonial justifiant leur présence même dans les régions excentrées accompagne la transformation de la représentation identitaire de la nation canadienne-française devenue québécoise. Et dans ce contexte, les infirmières dites de colonie paraissent relever d'un autre âge.

Pourtant, les traces laissées sur la neige par le passage des infirmières restent indissociables de l'histoire des soins de santé en région. À l'instar de l'infirmière Blanche Pronovost qui évoquait l'enthousiasme ressenti au milieu des colons de Villebois, plusieurs infirmières de colonie ont vécu des expériences mémorables au sein des populations locales. Les dynamiques politiques, sociales et territoriales de ce réseau de soins de santé rempli de paradoxes restent à examiner davantage. Cependant, le problème de l'accès aux services médicaux dans les régions excentrées n'a toujours pas trouvé de solution.

VII

Au front et à l'avant-garde des progrès de la médecine : le rôle essentiel des infirmières militaires canadiennes, 1939-1945

Cynthia Toman

C'est une conjonction de facteurs – la guerre, les rapports de genre et la technologie médicale – qui a justifié le recours aux infirmières militaires. Elles étaient les seules femmes admises au sein de l'univers masculin des forces armées lors du déclenchement des hostilités. Au moins 4079 infirmières se sont enrôlées dans les trois armées (l'armée de terre, la marine et l'aviation) pendant la Seconde Guerre mondiale. À l'instar de celles qui avaient servi lors de la Première Guerre mondiale, on les appelait respectueusement « ma sœur » (*nursing sisters*). Peu à peu, elles se sont révélées essentielles au fonctionnement des unités hospitalières. Aussi ont-elles bénéficié d'un statut social et professionnel privilégié grâce à leur expérience du front et à leur connaissance des nouvelles techniques médicales. « Si vous aviez été au front, vous vous distinguiez des autres[1] », a confirmé l'infirmière militaire Margaret Allemang. Toutefois, comme l'a souligné l'infirmière militaire Irène Lavallée, c'est l'utilité des infirmières en temps de guerre qui a créé les conditions propices à leur présence. « Nous n'étions infirmières militaires que parce qu'il y avait une guerre[2]. » Autrement dit, le conflit a bouleversé leurs tâches et leurs rapports professionnels, mais rien n'indique que ces changements se soient maintenus après la guerre et étendus au monde civil.

---

1. Margaret M. Allemang, entrevue avec l'auteure enregistrée sur bande sonore, Toronto, 26 avril 2001.
2. Irène Lavallée, conversation personnelle avec l'auteure, 25 juillet 2001.

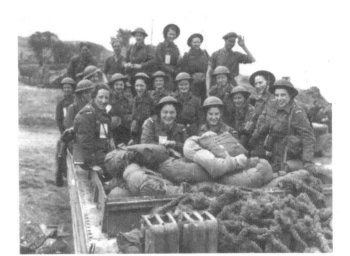

Les infirmières militaires de l'Hôpital général canadien n° 10,
Service de santé de l'armée royale canadienne,
arrivent à Arromanches, en France, le 23 juillet 1944.
Source : Ministère de la Défense nationale/Bibliothèque et Archives
Canada/PA-108172

Depuis la fin des années 1980 et le début des années 1990, d'importants débats historiographiques font rage autour de l'incidence de la guerre sur les rapports sociaux de sexe. Joan Scott avance qu'une idée centrale se dégage des écrits relatifs à cette question : la guerre constitue un tournant, une expérience phare vécue de façon positive ou négative par les femmes. Cette idée se décline en quatre variations : les nouvelles possibilités offertes aux femmes pendant la guerre, les nouveaux droits politiques dont les femmes ont bénéficié grâce à leur participation à l'effort de guerre, l'aversion des femmes pour la guerre ainsi que le rôle des femmes comme chefs de file du mouvement pacifiste et les impacts de la guerre sur les femmes, à court terme et à long terme[3]. Selon Ruth Pierson, les études appartenant à ce courant de pensée proposent des métaphores tranchées et stéréotypées qui font des femmes «de belles âmes» et des hommes «de valeureux guerriers»[4]. Les femmes y sont perçues comme un groupe homogène dans ses rapports avec la guerre et les forces armées. Quant aux infirmières militaires, elles sont assimilées à des victimes d'un processus de militarisation et leur travail demeure invisible. *A contrario*, la présente étude soutient que les frontières poreuses entre les rôles sociaux et professionnels de sexe ainsi que l'urgence qui prévaut en temps de guerre ont créé les conditions permettant

---

3. Joan W. Scott, « Rewriting History », dans Margaret Randolph Higonnet, Jane Jenson, Sonya Michel et Margaret Collins Weitz (dir.), *Behind the Lines. Gender and the Two World Wars,* New Haven : Yale University Press, 1987, p. 21-30.

4. Ruth Roach Pierson, « Beautiful Soul or Just Warrior. Gender and War », *Gender & History,* vol. 1, n° 1, printemps 1989, p. 77-86 ; Jean Elshtain, *Women and War,* New York : Basic Books, 1987, p. 10-11.

aux infirmières militaires d'exercer leur métier dans le contexte de la Seconde Guerre mondiale. Une interprétation qui s'oppose aux thèses du « tournant » et des « belles âmes ».

Les sources principales de notre étude sont les suivantes : 55 entretiens relevant de l'histoire orale ; les dossiers officiels de 1 145 infirmières militaires (un échantillon qui représente 26 % d'entre elles) ; des ouvrages spécialisés de l'époque qui se sont avérés pertinents dans les domaines de la médecine et des sciences infirmières ; les archives des associations d'infirmières professionnelles ; des documents d'archives et des photographies provenant du ministère de la Défense nationale ; des journaux personnels privés ou publiés, des mémoires et des lettres rédigés par des infirmières militaires[5]. Déployées dans presque toutes les zones d'opérations militaires (le Royaume-Uni, le nord-ouest de l'Europe, la Méditerranée et Hong Kong), les infirmières ont exécuté une vaste gamme de tâches dans des contextes médicaux et chirurgicaux variés : hôpitaux militaires, camps d'internement et de prisonniers de guerre, hôpitaux spécialisés, unités d'évacuation des blessés, unités chirurgicales avancées, infirmeries de campagne, unités chirurgicales de campagne, navires et trains hospitaliers. Faites prisonnières de guerre par l'armée japonaise, deux infirmières ont même été détenues pendant 21 mois à Hong Kong. Les sources de la présente étude proviennent d'infirmières ayant servi dans tous ces contextes.

Historiographie

L'histoire des infirmières militaires recoupe à la fois l'histoire militaire, l'histoire des femmes, l'histoire médicale et l'histoire des infirmières. Si la plupart des historiens évitent d'étudier les infirmières militaires, c'est parce que le fait d'associer des infirmières à la guerre et à la mort va à contre-courant des représentations traditionnelles. Il existe un malaise interprétatif qui occulte à la fois la présence des infirmières au sein des forces armées et la légitimité du travail des infirmières en temps de guerre. La plupart des auteurs perçoivent la guerre comme l'antithèse des soins infirmiers et les infirmières comme des femmes idéalisées incarnant féminité et pacifisme. Selon l'historienne australienne Jan Basset, le travail des infirmières militaires, souvent ignoré ou encore sanctifié par les historiens, a été négligé par les féministes en raison des doutes idéologiques qu'il suscitait. Par conséquent, les récits sur les infirmières militaires présentent surtout des chronologies anecdotiques[6].

5. Deux mémoires autobiographiques et une anthologie en trois volumes de souvenirs d'infirmières militaires ont été publiés de 1885 au milieu des années 1990 : Doris V. Carter, *Never Leave Your Head Uncovered. A Canadian Nursing Sister in World War Two*, Waterdown : Potlatch Publications, 1999 ; Mary M. White, *Hello War, Goodbye Sanity*, publication privée, 1992 ; Edith Landells (dir.), *The Military Nurses of Canada. Recollections of Canadian Military Nurses*, vol. 1-3, White Rock : copublication, 1995-1999.
6. Jan Bassett, *Guns and Brooches. Australian Army Nursing from the Boer War to the Gulf War*, New York : Oxford, 1992, p. 1-2. Voir Mary T. Sarnecky, *A History of the U.S. Army Nurse Corps*, Philadelphie : University of Pennsylvania Press, 1999 et « Nursing in the American Army from the Revolution to the Spanish-American War », *Nursing*

Le discours dominant qualifie les infirmières canadiennes de «femmes extra-ordinaires», de patriotes, d'héroïnes, d'anges et parfois de féministes[7]. Selon les histoires militaires officielles, les infirmières militaires canadiennes ont surtout contribué à «remonter le moral des troupes». Pour leur part, les médias en ont brossé un portrait stéréotypé, montrant les infirmières engagées dans des activités féminines conformes à leur classe sociale comme prendre le thé, faire des achats, du tourisme ou épouser des officiers[8]. L'histoire médicale du Canada s'intéresse

History Review, n° 5, 1997, p. 49-69; Elizabeth M. Norman et Sharon Elfried, «The Angels of Bataan», *Image. The Journal of Nursing Scholarship*, vol. 25, n° 2, été 1993, p. 121-126; Elizabeth M. Norman, *Women at War. The Story of Fifty Military Nurses Who Served in Vietnam*, Philadelphia: University of Pennsylvania Press, 1991, «How Did They All Survive? An Analysis of American Nurses' Experiences in Japanese Prisoner-of-War Camps», *Nursing History Review*, vol. 3, 1995, p. 105-127, et *We Band of Angels. The Untold Story of American Nurses Trapped on Bataan by the Japanese*, New York: Random House, 1999; Diane Burke Fessler, *No Time for Fear. Voices of American Military Nurses in the Second World War*, East Lansing: Michigan State University Press, 1996; Joyce Hibbert, *Fragments of War. Stories from Survivors of the Second World War*, Toronto: Dundurn Press, 1985; Brenda McBryde, *A Nurse's War*, Londres: Chatto & Windus, 1979 et *Quiet Heroines. Nurses of the Second World War*, Saffron Walden: Cakebreads Publications, 1989; Barbara Brooks Tomblin, *G. I. Nightingales. The Army Nurse Corps in World War II*, Lexington: University Press of Kentucky, 1996; Doris M. Sterner, *In and Out of Harm's Way. A History of the Navy Nurse Corps*, Seattle: Peanut Butter, 1997; Juliet Piggott, *Queen Alexandra's Royal Army Nursing Corps*, Londres: Leo Cooper, 1975; Penny Starns, *March of the Matrons. Military Influence on the British Civilian Nursing Profession, 1939-1969*, Peterborough: DSM, 2000 et *Nurses at War. Women on the Frontline, 1939-45*, Stroud: Sutton Publishing, 2000.

7. G. W. L. Nicholson, *Canada's Nursing Sisters*, Toronto: Samuel Stevens Hakkert & Company, 1975; Harold M. Wright, *Salute to the Air Force Medical Branch on the 75th Anniversary Royal Canadian Air Force*, Ottawa: publication privée, 1999; Rita Donovan, *As for the Canadians. The Remarkable Story of the RCAF's "Guinea Pigs" of the Second World War*, Ottawa: Buschek Books, 2000; Jean Bruce, *Back the Attack. Canadian Women During the Second World War – At Home and Abroad*, Toronto: Macmillan of Canada, 1985; Carolyn Gossage, *Greatcoats and Glamour Boots. Canadian Women at War, 1939-1945*, Toronto: Dundurn Press, 1991; Lisa Bannister, *Equal to the Challenge. An Anthology of Women's Experiences During World War II*, Ottawa: ministère de la Défense nationale, 2001; Barbara Dundas, *A History of Women in the Canadian Military*, Montréal: Art Global, 2000.

8. L'abondante bibliographie au sujet de l'histoire militaire de la Seconde Guerre mondiale comprend C. P. Stacey, *Official History of the Canadian Army in the Second World War*, vol. 3: *The Victory Campaign. The Operations in North-West Europe, 1944-1945*, Ottawa: Imprimeur de la Reine, 1960 et vol. 2: *The Canadians in Italy, 1943-1945*, Ottawa: Imprimeur de la Reine, 1957; Leslie Roberts, *There Shall Be Wings. A History of the Royal Canadian Air Force*, Toronto: Clarke, Irwin & Company, 1959; Brereton Greenhous, *Official History of the Royal Canadian Air Force*, vol. 3: *Crucible of War, 1939-1945*, Toronto: University of Toronto Press, 1986; Tony German, *The Sea Is at Our Gate. The History of the Canadian Navy*, Toronto: McClelland & Stewart, 1990.

peu aux infirmières militaires canadiennes, perçues surtout comme un soutien aux forces armées[9].

L'anthropologue américaine Cynthia Enloe s'est penchée sur les recours multiples, dans la propagande militaire, aux femmes dans les efforts de recrutement et de rengagement de soldats, dans les interventions sanitaires requises pour maintenir les soldats en bonne condition physique, et dans l'embauche de travailleurs pour remplacer les hommes partis au front. « Le kaki vous sied-il[10] ? » demande Enloe, l'une des premières chercheuses à tenir compte des infirmières militaires dans son analyse de la militarisation de la vie des femmes. Margaret Higonnet a étudié les rôles sociaux de sexe. Or, selon elle, bien que certains membres masculins et féminins des forces armées aient bénéficié d'une certaine souplesse dans l'exercice de leurs fonctions, les rapports de pouvoir et la position sociale relative de chacun sont demeurés inchangés[11].

Intéressés par les frontières poreuses entre le « front militaire » et le « front civil » en Grande-Bretagne et en France, certains historiens de la Première Guerre mondiale ont analysé des lettres rédigées pendant la guerre par des femmes, y compris des infirmières possédant divers degrés de formation, afin d'examiner le rôle joué par la classe sociale dans l'érosion de l'image idéalisée d'exécutantes disciplinées

---

Les historiens militaires contemporains ont élargi leur analyse pour inclure des facteurs économiques et sociopolitiques propres au Canada : J. L. Granatstein, *Canada's Army. Waging War and Keeping the Peace*, Toronto : University of Toronto Press, 2002 et *Canada's War. The Politics of the Mackenzie King Government, 1939-1945*, Toronto : Oxford University Press, 1975 ; Desmond Morton, *A Military History of Canada*, Edmonton : Hurtig, 1990 ; J. L. Granatstein et J. M. Hitsman, *Broken Promises. A History of Conscription in Canada*, Toronto : Oxford University Press, 1977 ; Peter Neary et J. L. Granatstein, *The Veteran's Charter and Post-World War II Canada*, Montréal et Kingston : McGill-Queen's University Press, 1998 ; Norman Hillmer, Bohdan Kordan et Lubomyr Luciuk, *On Guard for Thee. War, Ethnicity, and the Canadian State, 1939-1945*, Ottawa : Publications du gouvernement du Canada, 1988 ; Jeffrey A. Keshen, « Revisiting Canada's Civilian Women During World War II », *Histoire sociale/Social History*, vol. 30, n° 60, novembre 1997, p. 239-266, *Saints, Sinners, and Soldiers. Canada's Second World War*, Vancouver : University of British Columbia Press, 2004, et *Propaganda and Censorship During Canada's Great War*, Edmonton : University of Alberta Press, 1996.

9. W. R. Feasby (dir.), *Official History of the Canadian Medical Services*, vol. 1 et 2 : *Clinical Subjects*, Ottawa : Imprimeur de la Reine, 1956 ; G. W. L. Nicholson, 1975 et *Seventy Years of Service. A History of the R.C.A.M.C.*, Ottawa : Borealis Press, 1977 ; Bill Rawling, *Death Their Enemy. Canadian Medical Practitioners and War*, Québec : AGMV Marquis, 2001 ; Harold M. Wright, 1999 ; Rita Donovan, 2000.

10. Cynthia Enloe, *Does Khaki Become You. The Militarisation of Women's Lives*, Boston : South End Press, 1983.

11. Margaret Higonnet et Patrice Higonnet, « The Double Helix », p. 33-34 dans Margaret Higonnet *et al.*, 1987.

associée aux infirmières britanniques professionnelles ou profanes[12]. D'autres chercheurs se sont demandé dans quelle mesure les infirmières françaises ont contribué à l'occultation de leur rôle, absent de la mémoire collective[13]. Depuis peu, les historiens canadiens des soins infirmiers se préoccupent davantage des infirmières militaires ayant servi lors des Première et Deuxième Guerres mondiales. Ainsi, ils commencent à étudier le processus complexe que suppose la transformation d'infirmières civiles en infirmières militaires, et les réactions de celles-ci devant leurs expériences et devant la guerre, qui constituait leur cadre de travail[14]. Dans le présent texte, nous mettons l'accent sur l'importance du travail dans la définition de l'identité des infirmières militaires. En effet, comme leurs compétences ont fait chuter les taux de mortalité et de morbidité au front, c'est le travail effectué par les infirmières qui a justifié leur présence dans un milieu traditionnellement masculin.

DEVENIR INFIRMIÈRE MILITAIRE

Les infirmières militaires sont les seules femmes à être recrutées par les forces armées pendant toute la Grande Guerre et une bonne partie de la Seconde Guerre mondiale. En tant que service sanitaire principal, le Corps de santé royal canadien fournit aussi des infirmières à l'Aviation royale du Canada ainsi qu'à la Marine royale du Canada jusqu'à ce qu'elles se dotent de leurs propres services parallèles en 1941. Jamais intégrées aux divisions féminines des forces armées, les infirmières militaires constituaient un groupe exclusivement féminin tout à fait distinct, qui relevait des services médicaux tout en étant dirigé par une infirmière en chef. L'envers de la médaille canadienne du volontaire illustre, de façon à la fois concrète et symbolique, cette situation particulière au sein de l'organisation militaire. En effet, sept silhouettes y sont gravées, soit celles de trois hommes et trois femmes

---

12. Sharon Ouditt, *Fighting Forces, Writing Women. Identity and Ideology in the First World War*, Londres et New York : Routledge, 1994.

13. Margaret H. Darrow, « French Volunteer Nursing and the Myth of War Experience in World War I », *American Historical Review*, vol. 101, n° 1, février 1996, p. 80-106.

14. Susan Mann (dir.), *The War Diary of Clare Gass, 1915-1918*, Montréal et Kingston : McGill-Queen's University Press, 2000 et *Margaret Macdonald. Imperial Daughter*, Montréal et Kingston : McGill-Queen's University Press, 2005 ; Meryn Stuart, « Professional Identities and Nurses Training, 1914-1930 », dans E. Smyth, S. Acker, P. Bourne et A. Prentice (dir.), *Challenging Professions. Historical and Contemporary Perspectives on Women's Professional Work*, Toronto : University of Toronto Press, 1999, p. 171-193 ; Geneviève Allard, « Caregiving on the Front. The Experience of Canadian Military Nurses During World War I », dans Dianne Dodd, Tina Bates et Nicole Rousseau (dir.), *On All Frontiers. Four Centuries of Canadian Nursing*, Ottawa : Presses de l'Université d'Ottawa, 2005, p. 153-167 ; Cynthia Toman, « "Ready, Aye Ready" : Canadian Military Nurses as an Expandable and Expendable Workforce », dans Dianne Dodd *et al.* (dir.), 2005, p. 169-182, et « "An Officer and a Lady" : Shaping the Canadian Military Nurse, 1939-1945 », dans Andrea Martinez et Meryn Stuart (dir.), *Out of the Ivory Tower. Feminist Research for Social Change*, Toronto : Sumach Press, 2003, p. 89-115.

représentant l'armée de terre, l'armée de l'air et la marine, ainsi que celle d'une infirmière militaire qui occupe une place à part, au-dessus de toutes les autres figures.

Comme les forces armées comptaient sur les infirmières civiles pour gonfler leurs rangs en temps de guerre, les normes généralement applicables à l'admission dans les programmes de formation ont façonné la profession d'infirmière civile et militaire. Au début, les écoles d'infirmières n'admettent que des femmes, car pendant une bonne part du XXᵉ siècle, la profession d'infirmière est perçue comme une occupation typiquement féminine. Toutefois, plusieurs hôpitaux psychiatriques se dotent d'écoles d'infirmières ouvertes à un petit nombre d'hommes et de femmes pendant les années 1940. Le recensement de 1941 reflète cette tendance : on y indique que 153 hommes se sont déclarés infirmiers professionnels. Toutefois, malgré leur disponibilité et leur désir de s'engager, les hommes demeurent exclus des services infirmiers militaires jusqu'en 1967[15]. Les critères d'admission ferment également la porte aux Asiatiques, aux Autochtones, aux Noires et aux Juives, bien que nous ayons appris l'existence d'une infirmière juive que nous avons pu interroger. L'analyse démographique des 1052 infirmières militaires qui composent notre échantillon démontre l'influence des écoles d'infirmières sur le visage de la profession[16].

Le petit nombre d'infirmières canadiennes-françaises engagées dans les forces armées constitue une exception notable. Les historiens s'entendent généralement pour dire que la guerre a divisé le Canada selon l'appartenance à des groupes linguistiques et culturels ou des critères linguistiques ou culturels, les francophones étant généralement favorables à la défense du pays, mais plutôt défavorables à la participation à un conflit qu'ils estiment avant tout britannique et étranger[17]. Très controversée pendant la Première Guerre mondiale, la conscription a mis en péril l'existence même d'un Canada unifié. Si une opposition semblable s'est manifestée lors de la Seconde Guerre mondiale, elle s'explique par au moins deux autres facteurs. Bien que la langue maternelle constitue un indicateur déficient, nos données indiquent que seules 0,3 % des infirmières constituant notre échantillon sont des francophones unilingues, alors que 99,7 % d'entre elles possèdent l'anglais comme langue maternelle

15. Archives de l'Ontario, RNAO fichier 96B-1-09, Nursing Education Section, Minutes and Reports (1928-1941), « District #4 Report for March 1940 » et CNA Annual Report pour 1940 ; *Eighth Census of Canada, 1941,* vol. VII, Ottawa : Imprimeur du Roi, 1946, p. 328 ; Dean Care, David Gregory, John English et Peri Venkatesh, « A Struggle for Equality. Resistance to Commissioning of Male Nurses in the Canadian Military, 1952-1967 », *Canadian Journal of Nursing Research,* vol. 28, n° 1, 1996, p. 103-117.
16. Kathryn McPherson, *Bedside Matters, The Transformation of Canadian Nursing, 1900-1990,* Toronto : Oxford University Press, 1996, p. 17 et 118.
17. Desmond Morton, *Fight or Pay. Soldiers' Families in the Great War,* Vancouver : UBC Press, 2004, p. 77-79.

ou langue seconde[18]. L'histoire orale apporte plusieurs explications, par exemple le fait que les forces armées soient un milieu très anglophone, et que l'Église catholique exerce des pressions contre l'engagement. Une infirmière nous a confié qu'elle avait renoncé à s'enrôler après que le curé de sa paroisse eut menacé sa famille d'excommunication. D'autres infirmières canadiennes-françaises sont envoyées à Kingston, en Ontario, pour suivre des cours d'anglais après leur engagement. Bien que le Corps de santé royal canadien ait prévu la formation d'une unité hospitalière entièrement francophone, celle-ci n'a jamais vu le jour. L'anglais demeure donc la langue de travail presque exclusive des services médicaux militaires.

Outre l'obtention d'un diplôme décerné par une école reconnue, les infirmières militaires doivent satisfaire à d'autres critères relatifs à l'état civil et à l'âge. Les règles officielles du Corps de santé royal canadien exigent qu'elles soient « célibataires, ou veuves sans enfants[19] ». En 1943, les règles sont assouplies et permettent aux infirmières militaires qui se marient de demeurer au sein des forces armées jusqu'à ce qu'elles soient « incapables de répondre aux exigences physiques » (une formule codée qui veut dire jusqu'à ce qu'elles tombent enceintes). Elles sont alors réformées pour des raisons d'ordre humanitaire ou à cause du diagnostic de « tumeur physiologique » qui leur est accolé. Comme seules les infirmières célibataires peuvent être déployées dans des zones de combat, un grand nombre d'entre elles choisissent d'attendre que la fin de la guerre soit imminente avant de se marier. Au début du conflit, seules les infirmières de 25 à 45 ans peuvent s'enrôler. Mais en 1943, alors que l'on anticipe deux campagnes majeures en Méditerranée et dans le nord-ouest de l'Europe, cette fourchette est élargie pour inclure les infirmières âgées de 21 à 55 ans[20]. Une analyse démographique montre que l'âge moyen des infirmières au moment de leur engagement était de 28 ans. La plupart d'entre elles effectuent un séjour de quatre à six ans au sein des forces armées, faisant en sorte que leur âge moyen augmente tout au long de la guerre. Selon les estimations, 9 % des infirmières ont plus de 35 ans. Parmi notre échantillon, deux d'entre elles avaient même 52 et 54 ans. L'âge des infirmières militaires, leur célibat ainsi que l'énorme bassin de candidates permettent aux forces armées de constituer une équipe de professionnelles chevronnées. Elles constituent aussi un groupe relativement homogène de femmes blanches, protestantes,

18. L'identification des infirmières canadiennes-françaises pose des difficultés pour plusieurs raisons, dont le manque de fiabilité du nom de famille, du lieu de naissance ou de la province où les infirmières sont enrôlées. En effet, celles-ci se rendaient dans la province où elles croyaient avoir le plus de chances d'être recrutées, allant même jusqu'à s'enrôler plusieurs fois pour contourner les restrictions. En outre, les femmes de cette époque prenaient habituellement le nom de leur mari, abandonnant ainsi leur nom de famille, lequel ne reflétait même pas toujours l'origine ethnique ou culturelle de l'infirmière. La langue maternelle peut être significative, sous réserve du fait que des infirmières désignaient parfois l'anglais comme étant leur langue maternelle pour favoriser leur recrutement.
19. *King's Regulations and Orders for the Canadian Militia (1939)*, Ottawa : Imprimeur du Roi, 1939, p. 158 et 263.
20. W. R. Feasby (dir.), *Official History of the Canadian Medical Services*, 1956, vol. 1, p. 325.

anglophones et célibataires issues de milieux ouvriers et de la classe moyenne, qui partagent des racines britanniques d'une profondeur surprenante[21].

AU FRONT

La Première Guerre mondiale est un conflit statique où les adversaires, massés le long de tranchées, demeurent campés sur leurs positions. Par conséquent, la pratique en vigueur consiste à évacuer les blessés du front avant de leur prodiguer des soins. Vers la fin de la guerre cependant, les services sanitaires commencent à faire intervenir des unités médicales plus petites et plus mobiles. Les progrès technologiques en matière de transport, de communication et d'armement réalisés pendant la Seconde Guerre mondiale poussent les autorités militaires à prendre une décision clé au sujet des lieux où les soins pourront désormais être dispensés : compte tenu de la mobilité accrue des troupes, le personnel médical se rapproche des blessés pour éviter à la fois les risques que comportent les longs trajets d'évacuation et une perte de temps précieux avant le début du traitement des blessés.

Le déploiement d'infirmières dans le théâtre des opérations ou dans des zones avancées suscite de grandes hésitations. Tout d'abord, les attentes de la société exigent que les femmes soient protégées et que les infirmières ne servent que dans un contexte sécuritaire. Ensuite, on craint que l'appui populaire en faveur de l'effort de guerre ne diminue si des femmes sont violées, tuées ou encore faites prisonnières à cause de leur présence au sein d'unités avancées. En effet, la mort de 46 infirmières militaires pendant la Première Guerre mondiale, le bombardement d'hôpitaux militaires et le torpillage d'un navire-hôpital ont provoqué l'indignation générale dans les pays alliés[22].

Ces événements viennent accentuer la crainte et accroître les défis logistiques que suppose le déploiement de femmes dans les zones de combat, où elles travaillent et vivent en contact permanent avec des hommes. Le Corps de santé royal canadien offre ainsi une formation d'aide-soignant à des militaires non officiers pour éviter d'envoyer des femmes dans des zones avancées. C'est pourquoi le major J. L. Patterson affirme qu'une fois formés, ces assistants peuvent « aller là où les infirmières ne le peuvent pas[23] ». Toutefois, comme le souligne l'historien militaire Bill Rawling, les aides-soignants ne sont pas en mesure de remplacer des infirmières professionnelles pleinement qualifiées et d'égaler leurs soins aux patients. Mais ils leur apportent une aide précieuse et leur permettent de s'occuper d'un plus grand nombre de

21. Cynthia Toman, 2003, p. 100-102.
22. J. G. Adami, « The Enemy Air Raids upon Canadian Hospitals, May 1918. A Report to the D.G.M.S. Canadian Contingencies » et « The Sinking of N.M.H.S. "Llandovery Castle" », *Bulletin of the Canadian Army Medical Corps*, vol. 1, n° 5, août 1918, p. 64-69, 73.
23. Department of National Defence Directorate of History and Heritage, 147.73-C-132009 (D2), J. L. Patterson, « Recommendations from Minutes of Matrons' Conference », dans « Correspondence and Minutes of Meetings re. Nursing Sisters – July '43/Oct '45 ».

blessés[24]. Grâce à un renversement des rôles de genre, les infirmières militaires peuvent laisser les tâches domestiques féminines aux aides-soignants pour conserver leur rôle technique d'infirmière. Par exemple, les aides-soignants délestent les infirmières de travaux routiniers comme laver, nourrir et transporter les patients pour que les infirmières puissent se concentrer sur les médicaments, les pansements et les évaluations spécialisées, en plus de veiller à ce qu'on appelle «le moral des troupes». Relatant l'arrivée des infirmières dans un hôpital chirurgical de campagne en février 1944, un journal de guerre souligne «les doutes suscités au départ par cette initiative».

> La plupart des commandants de postes de secours en campagne entretenaient une certaine méfiance envers les infirmières militaires, craignant que le personnel ne soit contrarié par leur présence. Mais, dans le cas qui nous occupe, le personnel du poste de secours en campagne s'est réjoui de leur arrivée. Les aides-soignants ont fait un travail colossal et ont acquis une expérience considérable, mais ils ont mille questions auxquelles seule une infirmière peut répondre. Conscientes de cette situation, les infirmières ont organisé des cours magistraux et des démonstrations à leur intention[25].

Les infirmières militaires ont su tirer parti de leurs connaissances et de leurs compétences techniques pour obtenir des postes fort convoités au sein d'unités avancées et d'équipes sanitaires spécialisées. Leur succès demeure tributaire d'au moins trois autres facteurs : le contexte, la disponibilité de médecins et d'aides-soignants, de même que la perception voulant que certaines tâches constituent un travail soit féminin, soit masculin. Bien que les différences entre les professions d'infirmières civile et militaire demeurent minimes au Canada, plus les infirmières militaires s'éloignent du pays, plus la souplesse et l'autonomie dont elles bénéficient augmentent. Les plus grandes différences avec le travail civil se manifestent lors de la campagne d'Italie, en 1943, et celle du nord-ouest de l'Europe, en 1944-1945. Unies par un but commun, soit celui de «gagner la guerre», les équipes sanitaires militaires bouleversent la répartition du travail entre médecins et infirmières qui prévaut dans les hôpitaux civils. Les infirmières militaires évoquent souvent la camaraderie et la relation de confiance qui se sont installées parmi les membres du personnel médical. La formation de petites unités, déployées non loin des zones de combat ou carrément dedans, conduit souvent les médecins à enseigner, puis à déléguer de nouvelles tâches aux infirmières. Dans ce contexte, les infirmières acquièrent elles aussi les compétences nécessaires pour assurer l'observation, le suivi et les soins de soutien qui accompagnent leurs nouvelles tâches. En outre, l'énorme quantité de blessés qui requièrent les mêmes soins offre aux infirmières l'occasion de parfaire leurs nouvelles compétences. L'infirmière militaire Nicolson, par exemple, décrit ainsi la différence entre le travail civil et militaire :

---

24. Voir la discussion de Bill Rawling sur les valeurs des infirmières dans *Death Their Enemy*, 2001, p. 196-198, 215, 220.

25. LAC, RG 24, séries C-3, vol. 15941, n° 5, *Casualty Clearing Station War Diary*, 22 février 1944.

Lorsque vous arriviez dans l'Armée, vous deviez vraiment [...] réfléchir et réagir sur-le-champ. Et vous faisiez certainement des choses que vous [...] n'aviez jamais faites pendant votre formation. Et vous n'hésitiez jamais. Vous agissiez. Vous improvisiez souvent, par exemple. Vous voyez, autrement dit, il fallait faire quelque chose alors vous le faisiez. Peu importe. Et même si vous hésitiez, vous le faisiez quand même, au meilleur de vos compétences [...] Il y avait tellement de gens qui dépendaient de vous, vous savez. Alors les infirmières militaires étaient un peu différentes, je crois[26].

Il était moins menaçant de partager ces rôles et de chambouler les usages professionnels dans un tel contexte compte tenu de l'éloignement, au propre et au figuré. Aux yeux des autorités sanitaires des forces armées, ces changements seraient temporaires et ne dureraient que le temps de la guerre. À leur retour en Angleterre, après leur séjour au sein des unités avancées, les infirmières doivent se plier aux anciennes contraintes et renoncer au rôle accru et à l'autonomie qu'elles avaient acquis. « J'exécutais certaines tâches machinalement, parce que je l'avais toujours fait [...] comme poser une intraveineuse ou une Wangensteen [une sonde d'aspiration utilisée dans les chirurgies abdominales][27] », a raconté l'infirmière militaire Lois Bayly, qui respectait les règles de pratique courantes au sein des postes d'évacuation sanitaire. Cependant, on l'a vite avertie qu'elle devait désormais attendre qu'un médecin s'en charge.

La nature du travail effectué par les infirmières au front dépend en grande partie de la disponibilité du personnel masculin, qu'il s'agisse de médecins ou d'aides-soignants. Quand les médecins sont retenus soit en chirurgie, soit aux postes de secours régimentaires, quand les nouvelles procédures médicales deviennent trop complexes et impossibles à gérer pour les médecins, ceux-ci se tournent vers les infirmières, une main-d'œuvre à la fois disponible et indispensable. L'infirmière militaire Lily Clegg, par exemple, relate ici son expérience au poste d'évacuation sanitaire n° 2 : « Lors des grandes batailles, les infirmières allaient d'un patient à l'autre [...] Finalement, nous avons été obligées de leur donner des transfusions de sang, car nous ne trouvions pas les chirurgiens. Alors nous avons dû apprendre sur-le-champ comment poser, manipuler et changer les [perfusions] intraveineuses[28]. » Comme la guerre se poursuit, le Canada impose graduellement la conscription pour combler les besoins en effectifs des forces armées. En déployant un plus grand nombre d'infirmières et en demandant aux patients convalescents de les assister, les forces armées souhaitent libérer les aides-soignants de leurs tâches pour les envoyer au combat. « Nous avions beaucoup moins d'aides-soignants car on les emmenait et on leur donnait un fusil [...] [O]n cherchait désespérément des

---

26. Constance Betty Nicolson Brown, entrevue avec l'auteure enregistrée sur bande sonore, Ottawa, 3 juin 2001.
27. Lois Bayly Tewsley, entrevue avec l'auteure enregistrée sur bande sonore, Ottawa, 11 juin 2001.
28. Lily Clegg dans Jean E. Portugal, *We Were There. The Navy, the Army, and the RCAF. A Record for Canada*, vol. 5, Shelburne : The Battered Silicon Dispatch Box, 1998, p. 2286.

soldats[29] », se souvient l'infirmière militaire Joan Dorée. Dans ces deux cas, les infirmières viennent combler un déficit en main-d'œuvre. Elles se créent un espace professionnel et jouent ainsi un rôle essentiel dans le fonctionnement du système dans son ensemble.

Si le rôle des infirmières découle en partie du contexte géographique et de la disponibilité des médecins et des aides-soignants, il procède aussi de la perception voulant que certaines tâches constituent « un travail de femme ». Ce sont des tâches qui cadrent avec un concept sociologique incluant tout travail qui concerne le corps, exige de la dextérité manuelle, s'avère répétitif et minutieux. L'expression « travail de femme » désigne aussi tout « sale boulot » ou travail « pouvant être désigné comme sale » à cause du désagrément et de l'invisibilité relative (et donc de l'absence de statut) qu'il engendre ou de sa nature foncièrement ingrate : répétitive, épuisante, routinière, stressante ou salissante[30]. La majorité des auteurs attribuent une connotation dénigrante à ce concept, interprétant ainsi le travail des infirmières comme étant ingrat – vu que la prestation de soins physiques suppose un contact étroit avec le corps humain. Cette répartition des tâches en fonction de l'identité de genre se reflète dans les relations de travail entre médecins et infirmières[31]. Les médecins se réservent, par exemple, le contrôle exclusif des innovations médicales comme les transfusions et la pénicilline lors de leur introduction jusqu'à ce qu'elles deviennent plus familières, routinières, puis finalement « assez simples » pour être confiées à des infirmières.

Au front, les infirmières s'occupent de patients souffrant notamment de brûlures graves, de blessures multiples et étendues, de mutilations dues aux armes, aux chars d'assaut et aux avions utilisés par les deux camps. Quelle que soit l'ampleur de leurs compétences civiles, rien n'a pu les préparer au nombre, à la complexité ou aux types de blessures subies par leurs patients pendant la guerre.

---

29. Vancouver, Registered Nurses Association of British Columbia Library [ci-après RNABC], Oral History Collection, Joan Dorée, entrevue enregistrée sur bande sonore avec Nina Rumen, Vancouver, 11 février 1987.

30. L'origine de ce concept revient aux auteurs Anselm Strauss, Shizuko Fagerhaugh, Barbara Suczek et Carolyn Wiener (dir.), *Social Organization of Medical Work*, Chicago : University of Chicago Press, 1985, p. 246-251, 268-272. Des recherches menées récemment par Jocalyn Lawler et Margarete Sandelowski développent le concept de travail physique, un travail effectué par les infirmières, *à l'aide de* leur corps comme outil principal, *sur* le corps des patients : Jocalyn Lawler, *Behind the Screens. Nursing, Somology, and the Problem of the Body*, Don Mills : Benjamin/Cummings Publishing Company, 1993, p. 44-50, et *The Body in Nursing*, Melbourne : Churchill Livingstone, 1997 ; Margarete Sandelowski, *Devices and Desires. Gender, Technology, and American Nursing*, Chapel Hill : University of North Carolina Press, 2000, p. 10-11.

31. Anselm Strauss *et al.*, 1985, p. 246-251, 268-272 ; Jocalyn Lawler, 1993, p. 44-50 ; Margarete Sandelowski, 2000, p. 10-11.

Il y avait toutes ces blessures terribles que nous n'avions jamais vues dans notre travail civil. Alors nous faisions différents pansements ou d'autres choses que nous ne faisions jamais dans notre travail civil [...] Des blessures de shrapnel, des plaies abdominales, d'horribles brûlures causées par les chars d'assaut, des amputations, des blessures à la poitrine... Le [médecin militaire] écrivait d'abord les premières consignes et ensuite il fallait faire preuve de bon sens. Nous devions décider des mesures à prendre comme peut-être leur donner de la morphine ou autre chose. Nous devions évaluer l'état des patients et en faire part aux [médecins] qui n'hésitaient pas à nous croire sur parole[32].

Mme Lamont parle de « bon sens », passant ainsi sous silence l'immense travail qui consiste à observer, surveiller et prendre des décisions pour soigner les blessures des soldats. Elle minimise aussi tous les efforts déployés pour traiter des plaies sales et infectées avec des moyens de fortune, dans des bâtiments empruntés ou sous des tentes et, avant 1943, sans les bienfaits des antibiotiques.

L'infirmière militaire Barbara Ross raconte comment elle s'est occupée de tous les soldats placés dans une salle commune, en drainant d'abord des plaies après que les chirurgiens eurent retiré une partie des intestins, puis en pratiquant de nouvelles ouvertures sur la surface de l'abdomen. « J'avais toute une rangée de colostomies, de plaies au ventre qui devaient souvent être pansées [...] et après notre quart de travail, nous sortions marcher sur la plage pour nous débarrasser de l'odeur parce qu'elle était horrible[33] », écrit-elle. De même, l'infirmière militaire Frances Ferguson travaillait au poste d'évacuation sanitaire n° 6 près de Caen, en France, où « les cas de brûlures et les blessures dues à des chars d'assaut étaient épouvantables ». Elle décrit ici la chaîne de montage qui s'est constituée pour traiter le grand nombre de patients brûlés.

[Les blessés] étaient mis sous sédation [avec de la morphine] puis les vêtements et l'horrible peau brûlée se détachaient comme la pelure d'une banane [...] On ne pouvait pas les toucher avant de leur donner des sédatifs. Ils étaient en état de choc. Ensuite on pouvait les manipuler rapidement, car on devait retirer autant de vêtements et de peau brûlée que possible. Puis, on les nettoyait et on leur mettait des bandages stériles et des serviettes ainsi que quelques vêtements avant de les envoyer en Angleterre. C'était là notre but. On installait des patients dans six brancards environ et dès que ces brancards étaient prêts (nous avions notre propre piste d'atterrissage près de l'hôpital ou du poste d'évacuation des blessés), on embarquait des blessés ambulatoires pour combler les places restantes à bord des avions, et, à peine quelques heures plus tard, les patients arrivaient en Grande-Bretagne [...] Mais nous faisions un excellent travail d'équipe. On pouvait presque faire le travail de façon mécanique : soldat après soldat après soldat, sans échanger beaucoup de paroles. On connaissait la routine. On savait quoi faire.

---

32. Pauline Lamont Flynn, entrevue avec l'auteure enregistrée sur bande sonore, Ottawa, 3 avril 2001.
33. Barbara Ross dans Jean E. Portugal, 1998, p. 2252.

Pourvu qu'ils soient clairement étiquetés et que l'on ait consigné toutes les informations sur la sédation et toute autre information pertinente sur les fiches, les blessés étaient nettoyés et prêts à partir[34].

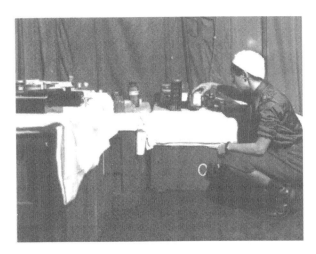

Infirmière militaire inconnue rangeant les instruments chirurgicaux de la salle d'opération n° 6. Poste d'évacuation sanitaire, Service de santé de l'armée royale, Angleterre, 11 octobre 1943.
Source : Ministère de la Défense nationale/Bibliothèque et Archives Canada/PA-213779

Atteints de traumatismes multiples, les corps des soldats blessés au champ de bataille ou dans les tranchées parviennent aux postes sanitaires dans un état crasseux et infect. Ces conditions ne s'améliorent pas lorsqu'on s'éloigne du front. En effet, les blessés évacués arrivent à destination avec des plâtres nauséabonds et des plaies infestées de larves, résultat des efforts déployés pour éviter la gangrène gazeuse et les infections massives si répandues pendant la Première Guerre mondiale grâce au recours à la « méthode du docteur Trueta[35] ». On pratique d'abord une excision

---

34. Frances Ferguson Sutherland, entrevue avec l'auteure enregistrée sur bande sonore, Edmonton, 10 octobre 2001.
35. Voir Bill Rawling, 2001, p. 150-152 sur la méthode du docteur Trueta. La crainte des infections et de la gangrène gazeuse, si répandues pendant la Grande Guerre, représente l'un des plus grands obstacles au traitement des plaies, vu l'indisponibilité d'antibiotiques à cette époque. La méthode du docteur Trueta vise à éviter la fermeture de la plaie pour ne pas créer de milieu propice à la croissance bactérienne. On pratique un débridement chirurgical étendu, puis on applique de la poudre de sulfamide et on enveloppe la plaie de tulle gras (pansement de gaze imprégnée de vaseline). La blessure est ensuite immobilisée par un plâtre pendant l'évacuation. On évite ainsi d'exposer la plaie et l'on prévient la contamination, en plus de permettre l'écoulement des fluides dans le plâtre de Paris, d'où l'odeur fétide des plâtres après une semaine ou deux. Ceux-ci demeurent

aussi large que possible des tissus dévitalisés autour de la plaie. On applique ensuite un pansement stérile sur la blessure, puis on l'enferme dans un plâtre qui reste en place et qu'on évite de changer tout au long de l'évacuation, laquelle peut durer jusqu'à 30 jours. Comme le relate l'infirmière militaire Betty Pense, le changement des pansements était éprouvant à l'Hôpital général canadien n° 15 en Afrique du Nord, lorsque celui-ci est devenu le centre d'évacuation principal de 1000 blessés du mont Cassin et de la campagne de Sicile.

> Avec la chaleur, l'état des blessures quand les patients arrivaient, c'était la première fois que je voyais des asticots. Et les mouches! Quand je faisais des pansements, je demandais au patient à l'estomac le plus solide de rester à mes côtés et de chasser les mouches avec une tapette. Aucun d'entre eux ne tenait le coup plus de dix minutes. Alors je demandais à un autre patient de prendre la relève [...] Je sais que j'étais seule pour changer les pansements des 96 patients d'une salle commune. À l'époque du mont Cassin, je commençais ma garde à 8 h et je m'arrêtais seulement pour le dîner et le souper. Je travaillais jusqu'à 10 h du soir à changer des pansements [...][36]

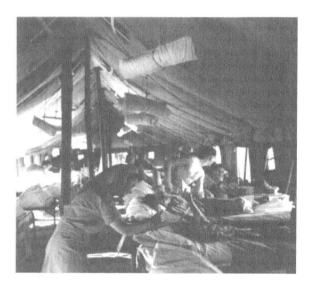

L'infirmière militaire D. Mick lisant le dossier d'un patient durant sa tournée, Hôpital général canadien n° 15, Service de santé de l'armée royale, El Arrouch, Algérie, août 1943.
Source : Frederick G. Whitcombe/Ministère de la Défense nationale/Bibliothèque et Archives Canada/PA-141498

en place jusqu'à ce qu'ils soient retirés par un chirurgien en Angleterre, que la plaie soit nettoyée et que le pansement soit changé en salle d'opération.
36. Margaret M. Allemang Centre for the History of Nursing [ci-après MMA], Oral History Collection, Elizabeth B. Pense Neil, entrevue avec Norma Fieldhouse, Kingston, mars 1987.

Tout comme les médecins, les infirmières endurent des quarts de travail interminables dans les salles communes et sur les champs de bataille lors d'offensives majeures telles la campagne d'Italie ou l'invasion de l'Europe lancée le jour J, en juin 1944. Leurs tâches deviennent alors répétitives et routinières, surtout lorsque près de 2000 blessés doivent être accueillis dans les plus grandes unités hospitalières, puis traités et évacués en 24 heures. La nature de ce travail définit le rôle des infirmières et légitime leur présence au front, de même que leur initiation aux avancées techniques. En effet, les infirmières se créent de nouvelles responsabilités dont elles parviennent à s'acquitter.

INITIATION AUX AVANCÉES TECHNOLOGIQUES

Les infirmières militaires ont su profiter des occasions fournies par la guerre pour améliorer leurs compétences et leurs connaissances. Les soins qu'elles ont prodigués se sont avérés essentiels aux services médicaux militaires. « Il est avéré que, sans les excellents soins post-opératoires prodigués par les infirmières, le travail des chirurgiens aurait été réduit à néant, peu importe leur proximité des champs de bataille[37] », souligne W. R. Feasby, historien médical et médecin du Corps de santé royal canadien. Il est intéressant de constater que M. Feasby inclut « les soins infirmiers professionnels » parmi les 12 techniques essentielles à la chirurgie abdominale, tout comme la morphine, l'oxygène, l'aspiration gastrique, la sulfadiazine et la pénicilline (deux médicaments utilisés pendant la Seconde Guerre mondiale). Deux chirurgiens membres d'unités chirurgicales avancées expriment clairement leur opinion au sujet des aides-soignants. Selon eux, ceux-ci « font un travail formidable, mais les patients semblent mieux se porter, sur les plans physique et psychologique, lorsqu'ils bénéficient de la présence d'infirmières[38] ». Le journal de guerre d'une unité sanitaire attribue la chute du taux de mortalité chez ses patients (à moins de 10 %) aux « excellents soins infirmiers » qui sont prodigués. Le médecin militaire T. S. Wilson quantifie ici l'apport des infirmières : « Les infirmières attachées aux centres chirurgicaux revêtent une grande importance [...] elles valent souvent cinq à dix flacons de sang ou de plasma dans l'issue de l'intervention », estime-t-il. Toutes ces tentatives d'évaluation et de réification du travail des infirmières illustrent l'énorme succès de ces femmes à se tailler un rôle et un espace dans un milieu exclusivement masculin.

Parmi les découvertes médicales associées à la Seconde Guerre mondiale, on compte des médicaments comme la pénicilline, les antipaludéens ainsi que le pentothal sodique utilisé en anesthésie, les perfusions de solution saline, de glucose, de sang et de plasma et les immunisations contre la gangrène gazeuse et la typhoïde, deux causes majeures de mortalité pendant les conflits armés. La longue liste d'innovations chirurgicales engendrées par la guerre comprend le débridement plus précoce et

---

37. W. R. Feasby (dir.), vol. 1, 1956, p. 189.
38. *Ibid.*, vol. 2, p. 207, 203-204.

étendu, c'est-à-dire l'excision des débris et des tissus dévitalisés présents dans la plaie ; l'attelle de Tobrouk (un système d'immobilisation d'un membre fracturé) et les plâtres (en plâtre de Paris, qui étaient appliqués directement sur des fractures ouvertes pour assurer l'immobilisation du membre et accélérer l'évacuation du patient) ; de même que des modifications au système de triage voulant que soient traités en priorité les blessés les plus susceptibles de se rétablir et donc d'être renvoyés rapidement au front. En outre, de nombreuses expériences font progresser la chirurgie réparatrice (ou plastique) pour les grands brûlés et la chirurgie vasculaire pour les blessés aux bras et aux jambes, permettant ainsi de rétablir la circulation sanguine dans les membres atteints pour éviter des amputations. Par ailleurs, le traitement des soldats souffrant « d'épuisement au combat », c'est-à-dire de stress mental, évolue énormément pendant la guerre[39]. Chacune de ces innovations entraîne de nouvelles fonctions pour les infirmières, en raison des compétences, du personnel nombreux, du temps et de la prise de décisions qui étaient requis pour mettre en pratique ces nouvelles techniques. L'infirmière militaire Pauline Lamont le verbalise dans les termes suivants.

> Soudainement, nous sommes devenues sûres de nous-mêmes. Nous savions que des gens comptaient sur nous, avaient confiance en nous, ce qui fait toujours ressortir le meilleur de nous-mêmes. En plus, nous n'avions pas trop peur d'essayer de nouvelles méthodes et de nouvelles techniques, ni d'improviser [...] Toutes ces blessures étaient inconnues pour moi : shrapnels, plaies abdominales, terribles brûlures causées par les chars d'assaut, amputations [...] Je faisais des pansements et d'autres choses que je n'avais jamais vues auparavant [...] On nous faisait confiance. On nous donnait des responsabilités et nous savions que nous pouvions faire ce qu'on attendait de nous. Et à notre retour, nous avons compris que nous avions réussi[40].

Deux innovations, les transfusions sanguines et les injections de pénicilline, illustrent clairement la façon dont les infirmières militaires se sont initiées aux percées technologiques de la médecine et se sont créé un rôle professionnel en devenant essentielles au fonctionnement du système. Il est d'ailleurs grandement reconnu que ces deux innovations ont fait chuter la mortalité tout en permettant de renvoyer un plus grand nombre de soldats au front. En outre, aux yeux de presque toutes les infirmières militaires, il s'agit des deux principales techniques médicales qui sont issues de la guerre.

On recourait à des transfusions sanguines en petite quantité dans de rares cas d'effusion de sang depuis la Grande Guerre. Le docteur Norman Bethune en avait

---

39. *Ibid.* et « The Canadian Medical Services », dans Arthur Salusbury MacNalty et W. Franklin Mellor (dir.), *Medical Services in War. The Principal Medical Lessons of the Second World War Based on the Official Medical Histories of the United Kingdom, Canada, Australia, New Zealand and India*, Londres : HMSO, 1968, p. 469-559 ; G. W. L. Nicholson, 1977 ; Bill Rawling, 2001.
40. Entrevue avec Pauline Lamont Flynn.

démontré l'efficacité lors de la guerre civile espagnole (1936-1939). Mais c'est seulement pendant la Seconde Guerre mondiale que l'usage massif des transfusions atteint une ampleur sans précédent, le plasma étant désormais reconnu pour ses propriétés osmotiques et pour sa capacité d'atténuation des chocs dus aux brûlures[41].

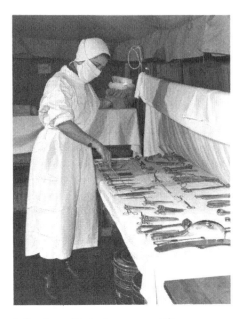

Infirmière militaire inconnue stérilisant les instruments chirurgicaux de la salle d'opération n° 6. Poste d'évacuation sanitaire, Service de santé de l'armée royale, Angleterre, 11 octobre 1943.
Source : Ministère de la Défense nationale/ Bibliothèque et Archives Canada/PA-213781

L'infirmière militaire Teresa Woolsey nous décrit dans ce paragraphe son environnement de travail dans un service de réanimation. Les salles de réanimation consistent souvent en une petite pièce ou une tente contiguë à une salle d'opération, un appareil de radiographie, un laboratoire ou une pharmacie. Il s'agit d'endroits consacrés aux soins urgents, équipés de sang total, de plasma, d'oxygène, de sondes d'aspiration de Wangensteen, d'unités d'aspiration et de petits instruments chirurgicaux. « Ils débordaient de flacons et de tubes[42] », rappelle Mme Woolsey. Les salles de réanimation atteignent leur pleine capacité alors que la guerre bat déjà son plein.

---

41. E. J. Pampana, « Scientific Progress and the Victims of the War », *Canadian Nurse*, vol. 41, n° 1, janvier 1945, p. 45-49 ; William H. Schneider, « Blood Transfusion in Peace and War, 1900-1918 », *Social History of Medicine*, vol. 10, n° 1, avril 1997, p. 105-126.

42. Teresa M. (Woolsey) Weir, dans Edith Landells (dir.), 1995-1999, p. 246.

Les transfusions deviennent alors routinières et les infirmières assument une part croissante de leur exécution. Un rapport médical indique que tous les cas de chirurgie abdominale, d'amputation et de fracture ouverte du fémur exigent une transfusion avant opération. Dans les postes d'évacuation sanitaire, 8 patients sur 10 subissent en outre ces interventions, qui requièrent habituellement cinq ou six flacons de 550 centimètres cubes[43].

Pendant cinq ans, l'infirmière militaire Eva Wannop a travaillé auprès de nombreux grands brûlés en Angleterre. Elle décrit les multiples tâches qu'elle devait effectuer, de la préparation des patients aux opérations jusqu'à la reconstruction de diverses parties du corps : paupières, nez, oreilles, mâchoires ou doigts.

> L'une des premières choses dont nous nous occupions après avoir traité leur état de choc était de faire le travail sanguin [...] C'était la première étape. Et les médecins étaient tellement sollicités qu'ils nous laissaient administrer la pénicilline [...] Et nous prélevions des cultures quand ils arrivaient pour déterminer quels organismes étaient présents. Ensuite, nous les préparions pour leurs opérations et les médecins nous demandaient de leur indiquer quand les patients étaient prêts à être opérés[44].

Comme les transfusions sanguines, la pénicilline est apparue pendant la Seconde Guerre mondiale tel un miracle salvateur, une « arme de guerre » capable de « tuer » l'infection en plus d'être un « secret d'État » militaire qui conférait un avantage aux Alliés en faisant chuter le taux de mortalité attribuable aux infections[45]. La pénicilline n'était pas disponible pour usage médical avant la guerre. Les essais cliniques que les services sanitaires des forces armées ont effectués pendant l'invasion de la Sicile en octobre 1943[46] ont été précédés de nombreuses recherches. Avant la

43. « A Canadian F.T.U.-C.A. Overseas », *Journal of the Canadian Medical Services*, vol. 2, n° 2, janvier 1945, p. 113-114 ; T. S. Wilson, « Resuscitation in Battle Casualties », *Journal of the Canadian Medical Services*, vol. 2, n° 5, 1945, p. 520-530.
44. Eva Wannop, entrevue avec l'auteure enregistrée sur bande sonore, Toronto, 25 avril 2001.
45. Alice Whiteside Gray, « Penicillin », *Canadian Nurse*, vol. 40, n° 1, janvier 1944, p. 21. Le secret entourant l'élaboration de la pénicilline est mieux documenté que les renseignements entourant les résultats de recherche sur les transfusions, qui ont été éliminés. Les documents de Bill Rawling relient cette suppression à un débat entre Wilder Penfield, Frederick Banting et Hans Selye sur la publication des résultats de recherche sur le choc. Voir *Death Their Enemy*, 2001, p. 132-133.
46. John C. Sheehan, *The Enchanted Ring. The Untold Story of Penicillin*, Cambridge : MIT Press, 1982 ; Gladys L. Hobby, *Penicillin. Meeting the Challenge*, New Haven : Yale University Press, 1985 ; David P. Adams, *"The Greatest Good to the Greatest Number". Penicillin Rationing on the American Home Front, 1940-1945*, New York : Peter Lang, 1991, p. 10-11. John C. Sheehan affirme que seul le projet Manhattan a mobilisé autant d'efforts et de ressources que l'élaboration de la pénicilline, p. 1. Pour un bref résumé de la situation canadienne (développement, dosage, indications et problèmes), voir Joint Services Penicillin Committee, « Memorandum on Penicillin », *Journal of the Canadian Medical Services*, vol. 2, n° 1, novembre 1944, p. 62-68. La distribution de

guerre, les infirmières connaissaient quelque peu les sulfamides, un autre groupe de médicaments prometteurs. Cette expérience les avait préparées à l'administration et au suivi de la pénicilline, introduite en 1943 dans les services sanitaires des forces armées[47].

Dans une lettre à sa famille, l'infirmière militaire Margaret Fletcher parle des cours magistraux sur la pénicilline donnés par le professeur Florey à Londres, en Angleterre.

> Nous n'avions jamais entendu parler de la pénicilline [...] Nous avons suivi un cours et il nous a montré des photos; nous n'arrivions pas à croire qu'il disait la vérité. Il nous a montré des photos de ce qui se faisait en Méditerranée et c'était absolument stupéfiant. Alors une éternité s'est écoulée, puis nous avons reçu un peu de pénicilline pour nos pires cas[48].

En Italie, une « équipe canadienne de pénicilline » est rattachée aux unités avancées au moment de l'introduction expérimentale du médicament. Une fiche technique rédigée en 1944 se termine par l'avertissement suivant : « Si vous tombez par hasard sur de la pénicilline et que vous ne savez pas comment l'utiliser, ne vous amusez pas à faire des essais. Ce médicament est très difficile à produire et nos réserves sont insuffisantes. » La pénicilline était réputée si rare et précieuse qu'elle était refusée aux prisonniers de guerre, bien que l'infirmière Gaëtane Labonté dise en avoir donné discrètement à des prisonniers allemands[49].

---

pénicilline est strictement régie par le War Production Board (WPB, Bureau de la production de guerre), mais à l'automne 1944, Squibb annonce la mise en circulation imminente de la pénicilline pour usage civil. Voir « Squibb Had Penicillin Ready », *Canadian Nurse*, vol. 40, n° 10, octobre 1944, p. 801.

47. « Life-Saving Drugs for the Wounded », *Canadian Nurse*, vol. 36, n° 7, juillet 1940, p. 450. Mis sur le marché à la fin des années 1920 et pendant les années 1930, les sulfamides constituent l'un des premiers groupes d'agents pharmacologiques qui ont transformé les traitements médicaux et le travail des infirmières. Parmi les sulfamides figurent la sulfanilamide, la sulfapyridine et la sulfaguanidine, mieux connues sous les noms de Prontosil et Néoprontosil. Leur marge thérapeutique en 1939 demeure imprécise, mais leurs manifestations toxiques étaient connues. Voir « Life-Saving Drugs for the Wounded », p. 450; E. J. Pampana, 1945, p. 46; Perrin H. Long et Eleanor A. Bliss, *The Clinical and Experimental Use of Sulfanilamide, Sulfapyridine and Allied Compounds*, New York : MacMillan, 1939, p. 11; Gladys L. Hobby, 1985, p. 31.

48. University of Victoria Archives and Special Collections, British Columbia Archives, Margaret Fletcher fonds, 1933-1945, SC042 [ci-après Fletcher letters, BCA], lettre de Margaret Fletcher à sa famille, 28 octobre 1943; Edith Landells (dir.), 1995-1999, p. 87.

49. LAC, RG 24, C-3, vol. 15940, n° 1, Field Surgical Unit War Diary, 17 février, 1944; Edmonton, Alberta Association of Registered Nurses Library and Archives, album réalisé par Frances Ferguson Sutherland, « Notes on Penicillin », 20 janvier, 1944; entrevue avec Gaëtane Labonté Kerr.

Les premières préparations sont beaucoup moins puissantes que celles d'aujourd'hui. Après une série d'expériences, comme l'insufflation (qui consiste à faire pénétrer en soufflant) de pénicilline en poudre dans les plaies ouvertes, des essais cliniques permettent d'établir des doses normalisées et révèlent que l'injection intramusculaire constitue le mode d'administration le plus efficace. Les injections doivent être répétées toutes les trois heures afin de maintenir un niveau thérapeutique actif suffisant dans le sang. Voici ce qu'écrit l'infirmière militaire Claudia Tennant à ce sujet :

> Les règlements exigeaient que des injections de pénicilline soient administrées par un médecin qualifié toutes les trois heures, jour et nuit. La tâche s'est avérée monumentale… comme les chirurgiens refusaient de se faire réveiller pour répondre à des appels et comment pouvait-on le leur reprocher[50] !

C'est ainsi aux infirmières qu'il incombe d'administrer la pénicilline. Dans certaines unités, une infirmière consacre même toute sa garde à cette activité, ce qui lui vaut parfois le titre de « reine de la pénicilline » ou « Marie pénicilline », selon un poème typique composé par des patients[51].

Pour s'adapter à la charge de travail supplémentaire générée par la pénicilline, l'infirmière en chef Evelyn Pepper ajoute des infirmières à l'effectif des postes d'évacuation sanitaire en Italie. Des étiquettes jaunes attachées aux boutons extérieurs ou à la poche de l'uniforme des soldats permettent d'identifier rapidement ceux qui ont besoin d'injections pendant l'évacuation, afin qu'aucune dose ne soit oubliée[52]. L'infirmière militaire Lamont décrit ici le processus en question :

> Je me rappelle seulement que j'étais consciente qu'il s'agissait d'un médicament miracle. Nous le préparions dans notre pharmacie. Il était de couleur grise… Et souvent nous préparions une seringue de 10 cm^3… Ensuite nous passions dans toute la rangée. Ils savaient ce qui les attendait. Je crois que la plupart des patients (90 % d'entre eux) recevaient de la pénicilline… Quand les convois arrivaient, chaque homme portait une étiquette décrivant la nature de sa blessure, précisant s'il avait reçu de la morphine, etc., de la pénicilline… Je me souviens, nous devions suivre la pénicilline à la trace, presque autant que la morphine car elle était si précieuse[53].

Certaines infirmières militaires racontent qu'elles utilisaient une grande seringue (de 10 à 20 cm^3) pour administrer des doses individuelles à un grand nombre de patients, sans changer d'aiguille après chaque injection. Cette pratique repose à la fois sur la croyance répandue voulant que la pénicilline soit un agent autostérilisant, sur les contraintes de temps et sur l'absence d'une quantité d'eau suffisante pour

---

50. Claudia Tennant, dans *Nursing Sisters of Canada Commemorative Directory*, Edmonton : Nursing Sisters Association of Canada, 1994, p. 38-39.
51. MMA, Berna Tuckwell Thompson, entrevue avec Ella Beardmore, Scarborough, 10 juin 1988 ; Mary Bray, dans Jean E. Portugal, 1998, p. 2238.
52. Evelyn Pepper, dans Edith Landells (dir.), 1995-1999, p. 53 et 56.
53. Entrevue avec Mme Lamont Flynn.

permettre la stérilisation entre chaque administration. Elles se souviennent avoir eu à peine le temps de terminer une série d'injections avant de devoir commencer la suivante. À quelques exceptions près, la pénicilline est réservée à un usage strictement militaire pendant la guerre. Ainsi, les infirmières militaires initiées à cette nouvelle pratique médicale ont plus d'expérience et de connaissances en la matière que les infirmières et les médecins civils. L'infirmière militaire Margaret Kellough rapporte par exemple qu'après la guerre, elle a renseigné les médecins civils au sujet de la pénicilline, renversant ainsi les rôles habituels et faisant en sorte que les médecins apprennent des infirmières[54].

En outre, les infirmières prennent connaissance des nouvelles thérapies psychiatriques utilisées dans le traitement de soldats souffrant «d'épuisement au combat» (qu'on appelle aujourd'hui stress post-traumatique), surtout pendant la campagne d'Italie en 1943-1944. Les historiens Terry Copp et Bill McAndrew relatent le développement de la psychiatrie militaire au Canada dans les années 1930 et 1940. Ils traitent notamment de pratiques répandues avant la guerre, soit le coma insulinique et les convulsions provoquées par l'administration de métrazol (deux traitements qui recouraient à des médicaments pour produire des effets physiques considérés comme thérapeutiques à l'époque), de même que les électrochocs. Avec les mouvements de troupes en Méditerranée et les plans d'invasion de l'Europe, le traitement des troubles psychiatriques revêt une importance capitale, car il s'agit avant tout de guérir tous les soldats disponibles pour les renvoyer au combat[55]. Les troupes canadiennes qui débarquent en Sicile en juillet 1943 constituent la seule formation à bénéficier des services d'un psychiatre[56]. L'infirmière militaire Verna White était affectée à cette unité psychiatrique. Elle se souvient de patients à qui l'on administrait du sodium d'amytal pour les maintenir sous sédation jusqu'à trois jours durant, un traitement connu sous le nom de «sommeil profond[57]». Pour sa part, l'infirmière militaire Marjorie MacLean parle plutôt de «narcothérapie», qu'elle décrit comme suit :

> [L]e docteur nous disait : « Réveillez-le pour les repas. Il n'a pas à quitter son lit, ni à faire quoi que ce soit. » On nous demandait de les laisser dormir mais de les réveiller

54. Jessie (Smith) Jamieson et Rita (Murphy) Morin, dans Edith Landells (dir.), 1995-1999, p. 157 et 179 ; MMA, Margaret H. Mills, entrevue avec Margaret M. Allemang, 5 avril 1991 ; MMA, Susan Isabel Rowland, entrevue avec Ella Beardmore, 15 mai 1988 ; MMA, Margaret Helena Kellough, entrevue avec Margaret M. Allemang, Toronto, avril et mai 1987 ; RNABC, entrevue avec Mme Dorée.
55. Terry Copp et Bill McAndrew, *Battle Exhaustion. Soldiers and Psychiatrists in the Canadian Army, 1939-1945*, Montréal et Kingston : McGill-Queen's University Press, 1990, p. 69.
56. A. M. Doyle, «Psychiatry with the Canadian Army in Action in the C.M.F.», *Journal of the Canadian Medical Services*, vol. 3, n° 2, janvier 1946, p. 93 et «Report of the Neuropsychiatrist on the Sicilian Campaign», *Journal of the Canadian Medical Services*, vol. 1, n° 2, janvier 1944, p. 106-107.
57. Verna L. White Lister, entrevue en personne avec l'auteure, Vancouver, 18 octobre 2001 ; Verna L. White Lister dans Edith Landells (dir.), 1995-1999, p. 254-256.

pour les repas, de les forcer à manger. Après une semaine de ce traitement, le médecin disait : « Venez me voir à mon bureau quand vous voulez. » Et, à la fin de la semaine, les patients le faisaient souvent. Le médecin leur parlait, les gardait encore un jour ou deux puis les renvoyait au front. Eh bien, les Américains n'en revenaient pas. Ils n'avaient jamais essayé cette méthode. Si quelqu'un refusait d'aller au front, il pouvait être fusillé ou subir autre chose. C'était la pratique dans beaucoup d'armées[58].

Lors de l'invasion du nord-ouest de l'Europe, l'aile neuropsychiatrique canadienne n° 1 de Basingstoke, en Angleterre, s'appuie sur l'expérience acquise en Italie par les unités médicales. Attachée à l'Hôpital général canadien n° 10, cette unité où travaillent huit infirmières militaires passe de 75 à 200 lits. On y prodigue les mêmes traitements qu'en Italie, en plus de mener d'autres activités supervisées : la sédation prolongée à l'aide de médicaments comme le médinal (barbital sodique) et le paraldéhyde, ainsi que l'amytal sodium utilisé pour favoriser la suggestibilité des patients, la psychothérapie et même un programme d'ergothérapie qui permettait aux patients de préparer des pansements chirurgicaux et de nettoyer l'équipement médical sous la supervision de l'infirmière surveillante de l'Hôpital général canadien n° 10. L'aile psychiatrique est aussi dotée d'un appareil de sismothérapie mais, heureusement ou malheureusement, il n'a pu être utilisé car aucune source adéquate de courant électrique n'était disponible à l'époque de l'invasion !

Dans le nord-ouest de l'Europe et en Italie, le traitement principal contre l'épuisement au combat et les troubles psychiatriques consiste « simplement en du repos avec sédation si nécessaire, une salle de bain acceptable, des vêtements propres, du nouveau matériel et de la psychothérapie sous forme d'explications et de réconfort[59] ». Il est reconnu que « l'issue de ce traitement dépendait souvent des infirmières militaires qui avaient de l'expérience en neuropsychiatrie[60] ».

Des infirmières militaires de l'Aviation royale du Canada travaillent également dans l'unité spécialisée qui prodigue des soins aux grands brûlés. Elles jouent un rôle essentiel dans le rétablissement des patients en favorisant leur réadaptation grâce aux activités sociales tenues à l'extérieur de l'hôpital. À cette fin, le Dr Archibald McIndoe, chirurgien plastique en chef, aurait d'ailleurs

> recruté les plus jolies infirmières qu'il pouvait trouver. Non seulement pouvaient-elles soulager la souffrance, mais leur présence féminine ajoutée à l'intérêt et la sollicitude dont elles faisaient preuve, redonnait un peu d'amour-propre aux patients et favorisait

58. Marjorie MacLean Root, entrevue avec l'auteure enregistrée sur bande sonore, Ottawa, 15 juin 2001.
59. A. M. Doyle, 1946, p. 97.
60. G. S. Burton, « Report on No. 1 Canadian Neuropsychiatric Wing », *Journal of the Canadian Medical Services*, vol. 2, n° 5, juillet 1945, p. 531-532 ; W. R. Feasby (dir.), vol. 2, 1956, p. 76.

leur guérison [...] Ce rôle dépassait le simple soutien médical car les infirmières contri-buaient à rebâtir la confiance de ces hommes meurtris[61].

Au-delà des rapports professionnels qu'elles entretiennent avec les patients pendant les quarts de travail, les infirmières accompagnent les grands brûlés convalescents au pub après le travail pour qu'ils gagnent en assurance dans leurs relations sociales, en dépit du défigurement ou de l'invalidité. L'infirmière militaire Frances Oakes se souvient d'avoir été «détachée» au pub après sa garde de 12 heures et une marche de quatre milles pour rejoindre son cantonnement[62].

Armées de leur compétence, les infirmières ont travaillé avec zèle, prêtes à assumer des tâches et un rôle inédits, ce qui les a rendues essentielles au traitement des soldats. La présente étude suggère que c'est l'identité de genre qui a limité les fonctions attribuées aux infirmières, et non leurs aptitudes. Les attentes sociales relatives à l'identité de genre, à l'essence même de la masculinité et de la féminité, ont exercé une influence prépondérante sur les unités médicales militaires, déterminant ainsi les espaces de travail et les fonctions des infirmières militaires. La souplesse et l'autonomie dont elles bénéficiaient sur le terrain dépendaient à la fois du contexte géographique et du discours dominant sur l'identité de genre, sur le rôle social attribué aux femmes et sur la nécessité de les protéger. Les plus grands changements ont touché les infirmières déployées dans les zones de combat, à mesure qu'elles progressaient vers le front.

CONCLUSION

Les conditions au sein des unités médicales militaires pendant la Seconde Guerre mondiale ont légitimé la présence des infirmières au front et à l'avant-garde des technologies médicales. Elles constituaient une main-d'œuvre essentielle, mais temporaire et tributaire de nombreux facteurs, dont le travail consistait à gagner la guerre en prodiguant des soins aux soldats blessés ou malades. Or, les infirmières militaires ont su tirer parti de leur déploiement dans les zones de combat pour rehausser leurs compétences technologiques, acquérir une plus grande autonomie, obtenir le rang d'officier et occuper un emploi stable, à tout le moins tant que la guerre a duré. D'une part, les médecins déléguaient volontiers toute tâche perçue comme un «sale boulot» aux infirmières, une fois que ce travail devenait routinier, ennuyeux, désagréable ou «assez facile pour une femme». D'autre part, les infirmières ont pu déléguer la majorité des soins routiniers aux aides-soignants tout en se réservant l'utilisation de technologies de pointe comme les médicaments, les pansements, les prises de tension artérielle et les transfusions.

---

61. Rita Donovan, 2000, p. 20 et 128.
62. Frances Oakes, entrevue avec l'auteure enregistrée sur bande sonore, Guelph, 15 mai 2001.

En général, plus les infirmières se trouvaient près du front, plus l'autonomie et la souplesse dont elles bénéficiaient étaient manifestes. Cela, parce que la gravité des blessures et la pénurie de personnel qualifié l'exigeaient en premier lieu, et ensuite parce qu'on acceptait plus facilement qu'elles prennent des risques dans un tel contexte. Au final, cette élasticité dans l'interprétation de leur rôle professionnel ne dure que le temps de la guerre, et l'on attend des infirmières qu'elles reprennent leur rôle et leurs rapports conventionnels dès leur retour du front. Lorsque leurs compétences ne sont plus essentielles au maintien des effectifs, très peu d'infirmières retournent travailler dans des hôpitaux civils, malgré une pénurie croissante d'infirmières dans tout le Canada d'après-guerre.

La présente étude remet en question les thèses traditionnelles du «tournant» et des «belles âmes» souvent évoquées dans l'analyse de l'enrôlement d'un effectif considérable d'infirmières militaires, de la nature de leur travail, du transfert de leurs responsabilités à d'autres membres du personnel soignant, et de l'importance du rôle social dans l'attribution des tâches. Pendant la guerre, il était acceptable de redéfinir les identités de genre à cause du contexte particulier et parce que, aux yeux des autorités, il s'agissait de changements temporaires. La majorité des infirmières a accepté la nature temporaire et contingente du travail militaire, car il ne devait être qu'une brève parenthèse précédant le mariage, comme c'était le cas pour la majorité des infirmières de l'époque. La plupart d'entre elles ont d'ailleurs assumé leur rôle traditionnellement féminin d'épouse et de mère par la suite. Il est impossible de déterminer quel aurait été leur choix dans un contexte de travail infirmier civil moins contraignant.

TROISIÈME PARTIE

De gardes-malades
à professionnelles de la santé

VIII

« À la fois infirmière et travailleuse sociale[1] » : les infirmières militaires et le service social en santé dans l'entre-deux-guerres[2]

Mélanie Morin-Pelletier

A u cours des deux dernières décennies, les recherches portant sur l'histoire des soins infirmiers militaires se sont multipliées. Après avoir examiné la contribution des infirmières à l'effort de guerre, des historiennes ont étudié l'origine sociale et le vécu des femmes enrôlées, l'affirmation de leur identité comme infirmières, comme militaires et comme femmes, leur statut dans l'armée, leur rôle dans l'hôpital militaire, les relations qu'elles ont entretenues avec les combattants et leurs perceptions de l'aventure militaire[3].

1. Traduction inspirée du titre d'une présentation faite par Elizabeth Smellie, infirmière militaire de la Grande Guerre puis directrice du Victorian Order of Nurses, à la deuxième Conférence canadienne sur le travail social, qui a eu lieu à Toronto en 1930. Elizabeth Smellie, « Where Nurse and Social Worker Meet », *The Canadian Nurse* (*CN*), vol. 26, n° 7, juillet 1930, p. 419.
2. L'auteure remercie la professeure Marie-Claude Thifault d'avoir lu et commenté ce chapitre. Elle remercie aussi le Conseil de recherches en sciences humaines du Canada (CRSH), qui a financé ce projet de recherche.
3. Voir par exemple Kimberly Jensen, *Mobilizing Minerva. American Women in the First World War*, Urbana et Chicago : University of Illinois Press, 2008 ; Yvonne Knibiehler, *Cornettes et blouses blanches. Les infirmières dans la société française (1880-1980)*, Paris : Hachette Littérature, 1984 ; Mélanie Morin-Pelletier, *Briser les ailes de l'ange. Les infirmières militaires canadiennes (1914-1918)*, Outremont : Athéna Éditions, 2006 ; Meryn Stuart, « Social Sisters. A Feminist Analysis of the Discourses of Canadian Military Nurse Helen Fowlds, 1915-18 », dans Jayne Elliott, Meryn Stuart et Cynthia Toman (dir.), *Place and Practice in Canadian Nursing History*, Vancouver et Toronto : UBC Press, 2008, p. 25-39 ; Cynthia Toman, « "A Loyal Body of Empire Citizens" : Military Nurses and Identity at Lemnos and Salonika, 1915-17 », dans *Place and Practice*, p. 8-24 ; Susan Zieger, *In Uncle Sam's Service. Women Workers with the American Expeditionary Force, 1917-1919*, Ithaca et Londres : Cornell University Press, 1999.

En revanche, très peu de chercheurs ont exploré les trajectoires empruntées par les infirmières militaires au lendemain de la guerre. En 1980, Lyn MacDonald affirmait que l'expérience de la guerre avait généré de nouvelles perspectives d'emploi pour un bon nombre d'infirmières. Refusant de réintégrer les postes qu'elles avaient occupés avant l'enrôlement, elles deviennent enseignantes, médecins, travailleuses sociales, pharmaciennes et journalistes[4]. Selon Lyn MacDonald, ces femmes se sont « libérées » bien avant le mouvement de libération. En 1999, Susan Zieger postulait que les infirmières militaires américaines avaient tiré avantage de leur statut, des contacts établis pendant la guerre ainsi que des formations et de l'expérience acquises outre mer pour se dénicher des emplois valorisants dans les hôpitaux gérés par l'État et en santé publique[5].

Néanmoins, les ouvrages de Lyn MacDonald et de Susan Zieger ne contiennent pas suffisamment d'exemples pour brosser un portrait éclairant de la contribution des infirmières de la Grande Guerre à la société civile de l'entre-deux-guerres. En fait, les recherches les plus novatrices sur le sujet portent sur les Canadiennes. Dans sa thèse doctorale déposée en 1987, l'historienne Meryn Stuart a montré que plusieurs infirmières démobilisées s'étaient servies de leur statut pour obtenir des emplois prisés dans le domaine de la santé publique en Ontario[6]. Quant à Susan Mann, le court article qu'elle a publié en 2001 traitait des raisons de l'absence des infirmières militaires dans l'historiographie de la Grande Guerre et abordait la question de leur retour dans la société civile. Susan Mann affirme que pour les infirmières démobilisées, le chemin de la réinsertion sociale a été criblé d'obstacles, ajoutant qu'elles se sont tournées vers des champs de pratique en expansion tels que le travail social, l'hygiénisme, la pratique infirmière en régions éloignées et la physiothérapie[7].

S'appuyant sur ces bases historiographiques, nous avons examiné dans notre thèse doctorale les trajectoires socioprofessionnelles de 422 infirmières militaires de la Grande Guerre afin d'analyser leur contribution à la société civile de l'entre-deux-guerres[8]. Notre étude a révélé que plusieurs d'entre elles ont été des chefs de file dans le développement des réseaux de soins de santé et de services sociaux[9].

---

4. Lyn MacDonald, *The Roses of No Man's Land,* Londres : Michael Joseph, 1980, p. 11-12.
5. Susan Zieger, 1999, p. 165-166.
6. Meryn Stuart, « *Let Not the People Perish for Lack of Knowledge* ». *Public Health Nursing and the Ontario Rural Child Welfare Project, 1916-1930*, thèse de doctorat, University of Pennsylvania, 1987.
7. Susan Mann, « Where Have All the Bluebirds Gone? On the Trails of Canada's Military Nurses, 1914-1918 », *Atlantis*, vol. 26, n° 1, 2001, p. 35-43.
8. Mélanie Morin-Pelletier, *Héritières de la Grande Guerre. Les infirmières militaires canadiennes durant l'entre-deux-guerres*, thèse de doctorat, Université d'Ottawa, 2010.
9. Au Canada, il y a très peu de travaux consacrés aux vétérans de la Grande Guerre. Dans *Winning the Second Battle*, Desmond Morton et Glenn Wright examinent la lutte des vétérans canadiens pour l'adoption de politiques visant à assurer leur sécurité financière et celle de leur famille. Cet ouvrage novateur consacre peu de lignes aux infirmières

Ce chapitre se concentre sur le parcours d'un groupe particulier : les infirmières œuvrant dans le domaine du service social en santé[10].

LE DÉVELOPPEMENT DU SERVICE SOCIAL EN SANTÉ EN AMÉRIQUE DU NORD

Dans un article publié en 1921, l'infirmière militaire Edna Lena Moore, devenue *social service nurse*[11] à la Division des maladies vénériennes du Conseil de santé de l'Ontario, raconte la malheureuse histoire de John Smith[12]. Durant sa jeunesse, John Smith a commis de nombreux impairs qu'il croyait sans conséquence. Ce n'est qu'après son mariage et la naissance de ses deux garçons qu'il découvre qu'il est atteint de syphilis. Devenu fou, il est interné et meurt deux ans plus tard. Sa femme, sans éducation et sans ressources, travaille comme plongeuse et n'arrive pas à subvenir aux besoins de la famille. Heureusement qu'une *social service nurse* leur rend visite et les convainc de se rendre à un dispensaire antivénérien. Infectés, l'aîné et sa mère sont soignés gratuitement et la famille est dirigée vers une agence sociale qui la prend sous son aile. Edna Moore conclut que si les parents avaient reçu une éducation hygiéno-morale, cette famille ne serait pas devenue un tel fardeau social[13].

---

démobilisées, ne mentionnant que leur exclusion formelle du programme d'établissement des vétérans sur les terres agraires. Desmond Morton et Glenn Wright, *Winning the Second Battle. Canadian Veterans and the Return to Civilian Life, 1915-1930*, Toronto : University of Toronto Press, 1987, p. 145.

10. Notre thèse doctorale a examiné la contribution des infirmières militaires canadiennes à la société civile de l'entre-deux-guerres. Pour ce faire, nous avons reconstruit le parcours socioprofessionnel de 422 infirmières militaires diplômées d'écoles de formation affiliées à des hôpitaux torontois (Toronto General Hospital, Grace Hospital, Toronto Western Hospital et Hospital for Sick Children) et montréalais (Montreal General Hospital, Royal Victoria Hospital, Hôpital Notre-Dame, Hôtel-Dieu, Hôpital Sainte-Justine et Hôpital de la Miséricorde). Nous avons choisi de nous concentrer sur les infirmières militaires formées dans ces deux grands centres urbains dont les réseaux de soins de santé et de services sociaux ont fait l'objet de recherches exhaustives. Cela nous permettait de mieux camper les infirmières de la Grande Guerre en tant qu'actrices importantes de ces réseaux, puisqu'une majorité retourne y travailler après la guerre. Nous avons aussi été en mesure de comparer les possibilités et les contraintes qui se présentaient à elles en fonction des réseaux qu'elles ont intégrés.

11. Nous avons choisi de conserver les titres des postes qu'elles ont occupés dans leur langue originale, dans le but de préserver leur sens premier. Ces titres sont représentatifs des réseaux qu'elles intègrent et des frontières floues qui délimitent le travail des infirmières et des travailleuses sociales du domaine de la santé dans l'entre-deux-guerres.

12. Edna Lena Moore, « The Social Aspects of the Venereal Disease Problem », *The Public Health Journal*, vol. 17, n° 12, décembre 1921, p. 546-551.

13. Cette approche hygiéno-morale appliquée aux maladies vénériennes est calquée sur les vues des dirigeants du Canadian National Council for Combating Venereal Disease (1919), une organisation nationale dirigée par le médecin militaire Gordon Bates et

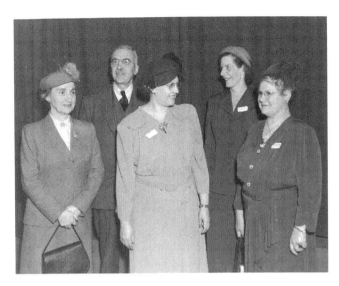

L'infirmière de la Grande Guerre Edna Lena Moore (à gauche)
occupera la direction des soins infirmiers de la santé publique
en Ontario de 1931 à 1957.
Source : Archives de l'Ontario, I0040785, RG 10-30-1-13.24

Réelle ou fictive, cette histoire illustre bien le terreau idéologique dans lequel
se développe le service social en santé[14]. Bien qu'il prenne son élan au lendemain
de la guerre, le service social en santé est né au début du siècle. Son origine est
généralement attribuée au médecin américain Richard Cabot qui, en 1905, avait
reçu la permission du Massachusetts General Hospital d'employer une « travailleuse
sociale » pour l'assister[15]. À New York, où la spécialisation se développe rapidement,
les infirmières dominent ce champ de pratique[16]. Pendant deux décennies, les
infirmières et les travailleuses sociales se font compétition pour étendre leur

inspirée de l'association britannique du même nom. Renisa Mawani, « Regulating the
"Respectable" Classes. Venereal Disease, Gender and Public Health Initiatives in
Canada, 1914-1935 », dans John McLaren, Robert Menzies et Dorothy E. Chunn
(dir.), *Regulating Lives. Historical Essays on the State, Society, the Individual, and the
Law*, Vancouver : UBC Press, 2002, p. 177.

14. Nous préférons l'appellation « service social en santé » à « service social hospitalier » ou
« service social médical » puisqu'elle englobe une multitude de milieux dans lesquels les
services sociaux sont offerts dans le secteur de la santé. Association canadienne des
travailleuses et travailleurs sociaux, *Les travailleurs sociaux du secteur de la santé : leurs
conditions de travail et autres sujets connexes. Une revue de la littérature*, Ottawa : ACTS,
2006, p. 3.

15. Constance Webb, « Medical Social Case Work », *The Social Worker*, vol. 10, n° 1,
octobre 1941, p. 5.

16. « For Nurses », *Public Health Reports*, vol. 34, n° 24, juin 1919, p. 1311.

emprise sur le domaine. C'est finalement au sein de l'American Association of Hospital Social Workers (1918) que le débat prend fin. À partir de 1922, la formation universitaire en service social a préséance, mais il faut tout de même attendre 1945 avant que le diplôme d'infirmière soit rayé de la liste des formations reconnues par l'association. Même après 1945, l'American Association of Hospital Social Workers accepte dans ses rangs des infirmières canadiennes, puisqu'il n'existe pas d'association nationale de service social en santé au Canada[17].

Dès sa fondation en 1926, l'Association canadienne des travailleuses et travailleurs sociaux s'oppose à la fragmentation de ses membres en fonction des domaines de pratique. « Bien que le service social compte plusieurs spécialisations, elles sont toutes liées par la technique du *case-work*[18] », considèrent ses dirigeants. Si cette stratégie permet de regrouper plus de membres, elle empêche de délimiter avec précision les contours de la profession. D'autant plus que l'Association doit composer avec un manque flagrant de travailleuses qualifiées. À plusieurs reprises dans les années 1920 et 1930, le comité de direction de l'Association canadienne des travailleuses et travailleurs sociaux déplore le fait que tant les étudiantes que les diplômées des départements de service social des universités soient trop peu nombreuses pour répondre à la demande[19].

Pour composer avec la pénurie, l'Association accepte dans ses rangs des membres qui possèdent des formations et des expériences de travail variées. La secrétaire du comité de direction reconnaît la valeur du travail effectué par certains groupes d'infirmières :

> L'intégration des infirmières-hygiénistes dans l'Association est un sujet qui mérite, selon moi, d'être examiné judicieusement. Il ne faut pas oublier que dans les régions éloignées du Canada, ainsi que dans plusieurs petites communautés, les infirmières-hygiénistes, les infirmières du Victorian Order of Nurses et les infirmières de la Croix-Rouge exercent le travail social dans son sens le plus concret [...][20].

L'Association fait appel aux infirmières-hygiénistes, aux infirmières des départements de service social des hôpitaux et aux infirmières-visiteuses pour faire

17. Mary Stites, *History of the American Association of Medical Social Workers*, Washington : American Association of Medical Social Workers, 1955, p. 2-10.
18. Colleen Lundy, *Social Work and Social Justice. A Structural Approach to Practice*, Peterborough : Broadview Press, 2004, p. 27. Pour plus de détails sur la période fondatrice de la profession au Canada, voir le chapitre 2 de l'ouvrage de Colleen Lundy.
19. Bibliothèque et Archives Canada (BAC), Canadian Association of Social Workers Fonds (CASWF), «Lettre d'Emily Mohr (secrétaire honoraire, CASW) à Mr. G. B. Clarke (président, CASW) », 9 juillet 1929, MG 28 I 441, vol. 4, dossier 1.
20. BAC, CASWF, «Lettre d'Emily Mohr (secrétaire honoraire, CASW) à Mr. C. A. Wylie (secrétaire de direction, branche montréalaise de la CASW) », MG 28 I 441, vol. 3, dossier 17.

partie des comités organisateurs locaux, provinciaux et nationaux[21]. Après plusieurs débats sur la question, il est finalement déterminé, en 1929, que seront admises les infirmières membres d'organisations et d'agences qui intègrent dans leur programme l'enseignement dans les domaines de la santé et des services sociaux[22]. L'Association se réserve le droit de leur conférer le statut de membre junior ou senior en fonction de leur niveau d'éducation, de la nature et de la durée de leur expérience de travail.

De son côté, l'élite canadienne en soins infirmiers surveille de très près les développements dans le domaine du service social. Elizabeth Smellie (infirmière militaire puis directrice du Victorian Order of Nurses de 1924 à 1947), Jean I. Gunn (directrice de l'école d'infirmières du Toronto General Hospital) et Eunice Dyke (directrice de la Division des soins infirmiers du Service de santé de la Ville de Toronto) participent aux réunions qui mènent à l'établissement de l'Association canadienne des travailleuses et travailleurs sociaux. Elles interviennent même dans les discussions afin de protéger les intérêts des infirmières[23]. Le message d'Elizabeth Smellie à la deuxième Conférence nationale en service social (1930) est très clair :

> Les infirmières-hygiénistes ont transporté le *case-work* dans des endroits où il était terriblement nécessaire et où les travailleuses sociales n'étaient pas les bienvenues. Les infirmières-hygiénistes ont été des pionnières du domaine et les travailleuses sociales leur sont redevables[24].

L'examen du parcours des infirmières démobilisées qui œuvrent dans le domaine du service social en santé nous permet de constater que tant les infirmières que les travailleuses sociales ont défendu leurs prérogatives sur le champ de pratique. Cependant, l'incapacité des deux groupes à assurer leur emprise sur la spécialisation et à en délimiter des contours précis aura un impact marquant sur son développement. Nous le verrons, le statut et le rôle des infirmières varient largement en fonction des réseaux sociosanitaires et des organisations qu'elles intègrent.

---

21. Pendant l'entre-deux-guerres, les champs de pratique de l'infirmière sont variés et leurs contours plutôt flous. Le titre d'infirmière-hygiéniste est généralement accordé aux détentrices d'une certification universitaire en hygiénisme et/ou aux infirmières qui se spécialisent dans les soins infirmiers préventifs. Le service social en santé est considéré par l'élite en soins infirmiers comme une branche des soins infirmiers hygiénistes puisqu'il est axé sur la prévention. Les infirmières hospitalières et les infirmières-visiteuses offrent les soins au chevet, les premières à l'hôpital, les secondes à la demeure du patient.

22. BAC, CASWF, *Minutes of the Quaterly Meeting of the Executive Committee of the Canadian Association of Social Workers*, 1929, MG 28 I 441, vol. 4, dossier 1.

23. BAC, CASWF, *Minutes, 3 juin 1926*, MG 28 I 441, vol. 1, dossier 19.

24. Elizabeth Smellie, 1930, p. 419-423.

Le retour des combattants et l'initiation des infirmières de la Grande Guerre au service social en santé

Au lendemain de la guerre, les infirmières canadiennes ont un avantage certain sur les travailleuses sociales, celui d'avoir été des pionnières du service social en santé. Elles ont porté sur leurs épaules les premiers départements hospitaliers de service social. Au Winnipeg General Hospital (1910), par exemple, des *social service nurses* sont utilisées pour prendre en charge le travail dans le premier département de service social établi au pays[25]. Une poignée d'infirmières s'occupe aussi de la gestion quotidienne du département de service social du Toronto General Hospital, fondé en 1911. Largement appuyées par la philanthropie privée, les *social service nurses* procurent aux patients démunis dits « méritants » des traitements, des médicaments gratuits et de l'aide matérielle avec l'espoir qu'à leur sortie de l'hôpital, ils pourront se bâtir un environnement propice à la guérison et au maintien de leur santé[26].

De retour au Canada au moment où la spécialisation est en plein essor, les infirmières de la Grande Guerre profitent des bases établies par leurs prédécesseures et de leur statut de vétéranes de l'armée pour s'impliquer dans son développement.

---

25. Sonia Busca, « Insights about Social Work Field Placements in a Teaching Hospital : Preparation for Generalist Practice », dans Michael Holosko et Patricia Taylor, *Social Work Practice in Health Care Settings*, Toronto : Canadian Scholars' Press, 1994, p. 35-36 ; J. T. H. Connor (dir.), *Doing Good. The Life of Toronto's General Hospital*, Toronto : University of Toronto Press, 2000, p. 197-198 ; André Petitat, *Les infirmières. De la vocation à la profession,* Montréal : Boréal, 1989, p. 125.

26. Héritage de l'idéologie libérale du XIXᵉ siècle, les notions de pauvre « méritant » (*deserving poor*) et « non méritant » (*undeserving poor*) persistent au-delà de la crise économique des années 1930. Pour être admis dans les hôpitaux montréalais ou recevoir de l'aide des organisations charitables, les patients pauvres doivent prouver leur incapacité à payer ainsi que leur vertu. À Toronto, les *social service nurses* postées dans les hôpitaux font des entrevues auprès des démunis et de leurs proches pour s'assurer qu'ils n'ont pas les moyens de payer les services d'un médecin privé. De leur côté, les infirmières de terrain du Service de santé de la Ville de Toronto effectuent des visites au domicile des patients pour vérifier s'ils méritent de l'aide. De l'alcool retrouvé dans la demeure, des rumeurs d'adultère ou une maison mal entretenue peuvent compromettre la distribution des services de santé et de l'aide matérielle. Les critères qui déterminent si un patient est méritant varient cependant d'une organisation à l'autre. Pour en savoir plus sur la persistance de cette idéologie et son impact, voir Paul Adolphus Bator, « The Struggle to Raise the Lower Classes : Public Health Reform and the Problem of Poverty in Toronto 1910-1921 », *Journal of Canadian Studies*, vol. 14, nº 1, printemps 1979, p. 46-48 ; J. T. H. Connor (dir.), 2000, p. 197-198 ; Jean-Marie Fecteau, *La liberté du pauvre. Sur la régulation du crime et de la pauvreté au XIXᵉ siècle québécois*, Montréal : VLB Éditeur, 2004, p. 211-330 ; Paul-André Linteau, René Durocher et Jean-Claude Robert, *Histoire du Québec contemporain. De la Confédération à la crise*, Montréal : Boréal Express, 1979, p. 207.

Soulignons d'abord qu'elles sont privilégiées dans le processus de sélection des candidates qui suivront les premières formations universitaires en hygiénisme et en service social[27]. La Croix-Rouge canadienne, qui finance en partie les formations, spécifie dans ses directives aux universités que la moitié des bourses sont réservées aux infirmières démobilisées, pourvu qu'elles répondent aux critères de sélection établis[28]. Par ailleurs, le ministère du Rétablissement civil des soldats assume en 1920 les coûts associés à la formation universitaire en hygiénisme de quatre infirmières démobilisées de la région de Toronto[29].

Le gouvernement fédéral privilégie aussi les infirmières démobilisées au moment de pourvoir en personnel le Service social médical du ministère du Rétablissement civil des soldats (Soldiers' Civil Re-establishment Medical Social Service). C'est que le carnage de la Grande Guerre a incité le gouvernement à investir plus que jamais dans le domaine de la santé et des services sociaux. En plus des 66 000 militaires canadiens décédés, la Grande Guerre a fait au-delà de 70 000 invalides. Elle a aussi privé plus de 30 000 épouses, enfants et parents dépendants de leur principal pourvoyeur.

Pour replacer les vétérans et leurs familles sur la route de l'indépendance, le gouvernement canadien crée, en février 1918, le ministère du Rétablissement civil des soldats[30]. Au lendemain de la guerre, le jeune ministère fait appel aux infirmières de la Grande Guerre pour l'assister dans sa tâche. Employées comme *social service nurses*, leur mandat consiste à faire le suivi auprès des vétérans hospitalisés pour tuberculose ou maladie mentale, à fournir tout autre type de services considérés

---

27. Entre 1919 et 1950, 13 universités canadiennes inaugurent des cours de perfectionnement en soins infirmiers. Les premières formations en soins infirmiers hygiénistes des universités sont offertes par les universités de Colombie-Britannique (1919), de Dalhousie (1920), McGill (1920) et de Toronto (1920). John Murray Gibbon et Mary Mathewson, *Three Centuries of Canadian Nursing*, Toronto : Macmillan, 1947, p. 342.

28. À l'Université de Toronto, par exemple, 5 des 10 premières bourses d'études offertes par la Croix-Rouge sont accordées à des infirmières vétéranes. À l'automne 1921, 27 des 50 infirmières inscrites à l'Université de Toronto avaient servi outre-mer pendant la Grande Guerre. « Geo. G. Nasmith, chairman, Committee of the Canadian Red Cross Society, to Sir Robert A. Falconer, president, University of Toronto, March 15 1920 », cité dans Diana Mansell, *Forging the Future : A History of Nursing in Canada*, Ann Arbor : Thomas Press, 2003, p. 58.

29. University Health Network Archives, The Toronto Hospital Record Group, Nursing Education and Research Department fonds, Toronto General Hospital School of Nursing sous-fonds, Director's Report, *Annual Graduation and Year-End Reports, 26 mai 1921*, *CN*, vol. 17, n° 1, janvier 1921, p. 35 ; Nathalie Riegler, *Jean I. Gunn : Nursing Leader*, Markham : Fitzhenry et Whiteside, 1997, p. 91-93, 135-137.

30. Une loi sanctionnée en 1928 fusionne le ministère de la Santé et le ministère du Rétablissement civil des soldats, qui deviennent le ministère des Pensions et de la Santé nationale. Desmond Morton et Glenn Wright, 1987, p. ix et 203.

essentiels par le directeur médical et à jouer le rôle de conseillères auprès des épouses et des familles des vétérans[31].

Mary Burgess (Hospital for Sick Children)[32], Florence Chartres (Hospital for Sick Children), Margaret Jane Kingston (Toronto General Hospital), Louise McLeod (Montreal General Hospital), Edna Moore (Toronto General Hospital) et Oda Everilda Weldon (Toronto General Hospital) font partie du groupe d'infirmières de la Grande Guerre qui joignent le Service social médical pour le rétablissement civil des soldats (Soldiers' Civil Re-establishment Medical Social Service)[33]. En 1920, la directrice du département, l'Ontarienne Maude Wilkinson, supervise le travail des 34 infirmières qui sont postées d'un bout à l'autre du Canada[34]. Elle exige que seules des infirmières qui ont servi pendant la guerre soient employées, estimant qu'elles sont les mieux placées pour comprendre les vétérans et leurs familles.

Les écrits de Wilkinson montrent que les tâches confiées aux *social service nurses* s'éloignent souvent de ce qu'elles ont connu dans les hôpitaux civils, en service privé ou dans les hôpitaux militaires. Celles qui assurent le suivi auprès des vétérans sortis des sanatoriums se trouvent en terrain connu, mais celles qui interviennent auprès des vétérans invalides et de leurs familles ne sont pas toutes formées pour effectuer ce type de travail[35]. « J'ai visité plusieurs familles confuses et déroutées », écrit Wilkinson dans ses mémoires[36]. En plus des séquelles physiques et psychologiques héritées de la guerre, il y avait des tensions au sein des couples lorsque l'époux devait demeurer à la maison et s'occuper des enfants pendant que sa femme cherchait du travail. Maude Wilkinson se souvient aussi de l'amertume des jeunes vétérans sans emploi, qui considéraient que les centres de formation vers lesquels elle les dirigeait ne les préparaient que pour des emplois sans avenir[37].

La situation des infirmières est d'autant plus délicate qu'elles sont d'abord et avant tout des employées de l'État. À ce titre, elles sont souvent tiraillées entre les

---

31. Department of Soldiers' Civil Re-establishment, *Report of the Work of the Department of Soldiers' Civil Re-establishment*, Ottawa : J. de Labroquerie Taché, 1920, p. 19.
32. Pour chacune des infirmières de notre groupe à l'étude, nous indiquons entre parenthèses l'école d'obtention du diplôme en soins infirmiers.
33. « C.A.M.C. Nursing Service Department », *CN*, vol. 17, n° 9, septembre 1921, p. 581.
34. Department of Soldiers' Civil Re-establishment, 1920, p. 15.
35. Le département s'assure que ses 34 infirmières reçoivent une formation supplémentaire en hygiène mentale afin d'offrir des services de qualité aux anciens combattants qui ont été hospitalisés pour maladie mentale. The Canadian Medical Association, The Canadian National Committee for Mental Hygiene, *Report of a Survey Made of the Organization in 1932*, Ottawa : The Metropolitan Life Insurance Company, 1932, p. 10.
36. Maude Wilkinson est diplômée du Roosevelt Hospital de New York et a été recrutée par le N° 4 Canadian General Hospital en avril 1915. Elle travaille au ministère du Rétablissement civil des soldats de 1919 à 1923. Maude Wilkinson, *Four Score and Ten. Memoirs of a Canadian Nurse*, Brampton : Margaret M. Armstrong, 2003, p. 91.
37. *Ibid.*

intérêts de leur employeur et leur sympathie pour les vétérans. D'une part, les infirmières éprouvent de l'empathie envers les anciens combattants et les assistent dans leur quête pour des pensions et des traitements médicaux. Elles sont ravies de leur venir en aide, comme le confirme Edith T. Rogers, qui remplace Maude Wilkinson à la direction du Service en 1923.

> Après avoir travaillé pendant des jours sur un dossier, effectuant des entrevues auprès de nombreux individus et voyageant dans des lieux variés pour recouvrer des informations authentiques [...] il est très satisfaisant de constater que la condition d'un ancien combattant a été reconnue et qu'il est admissible à des traitements et une pension[38].

D'autre part, elles sont des agentes de contrôle de l'État. Par exemple, elles sont amenées à s'impliquer dans l'administration des pensions versées aux veuves à cause de la présumée incapacité de ces dernières à les gérer. La position d'Edith T. Rogers est claire.

> Plusieurs mères de famille considèrent ce chèque mensuel comme une mine d'or inépuisable. Elles s'offrent tout ce dont elles ont envie : des pianos, des laveuses électriques, des assurances-vie, etc. et par la fin de la deuxième semaine, la pension est épuisée et elles doivent s'endetter pour se procurer le minimum vital[39].

Avec l'accord de la veuve, les infirmières du Service social médical pour le rétablissement civil des soldats prennent le contrôle du budget familial. Elles s'occupent de payer les dépenses obligatoires (logement, dettes, épicerie, etc.) et versent une allocation hebdomadaire à la famille[40].

Bien que le département apprécie le travail accompli par les *social service nurses*, le Ministère les renvoie les unes après les autres dès le début des années 1920, victimes des compressions budgétaires[41]. Les infirmières libérées peuvent toujours se tourner vers une autre campagne nationale lancée au lendemain de la guerre : la lutte contre les maladies vénériennes.

COMBATTRE LE « MAL HONTEUX » : LES INFIRMIÈRES MILITAIRES DE LA GRANDE GUERRE ET LA CAMPAGNE ANTIVÉNÉRIENNE AU CANADA

Héritage peu glorieux de la Grande Guerre, les anciens combattants sont accusés par la population civile d'avoir rapporté au pays bon nombre de maladies

---

38. Edith T. Rogers, « From War to Peace », *CN*, vol. 21, n° 6, juin 1925, p. 313.
39. *Ibid.*, p. 313-314.
40. *Ibid.*, p. 314.
41. Le Ministère subit d'importantes réductions de personnel chaque année. Entre mars 1920 et octobre 1921, le personnel passe de 9035 à 4836 employés. En 1927, à la veille de son démantèlement, le Ministère n'emploie plus que 1974 individus. Department of Soldiers' Civil Re-establishment, *Report of the Work of the Department of Soldiers' Civil Re-establishment*, 1922, p. 91 ; 1925, p. 47 ; 1927, p. 48.

vénériennes[42]. En réalité, le contexte de guerre a aggravé un fléau déploré par la communauté médicale canadienne bien avant 1914. Des recherches effectuées par les médecins du Service de santé de l'armée canadienne en 1915 confirment que le quart des soldats canadiens traités en Angleterre ont été infectés au Canada. Les médecins militaires réclament d'ailleurs la mise en œuvre d'une campagne nationale axée sur le diagnostic, le traitement et l'éducation populaire[43].

En 1919, le nouveau ministère de la Santé fédéral est présenté comme l'appareil tout désigné pour lancer cette campagne, mais c'est aux provinces qu'est confié le mandat de la coordination des services aux vénériens[44]. En Ontario, la responsabilité de la provision des traitements et de la direction des services est déléguée aux municipalités[45]. À Toronto, la *supervisor, venereal disease nursing* du Service de santé de la Ville coordonne les activités des dispensaires antivénériens du Toronto General Hospital, du Western Hospital, du St. Michael's Hospital, du Wellesley Hospital, du East General Hospital et du Hospital for Sick Children. La première à occuper ce poste, Frances Brown, a servi outre-mer et a suivi une formation d'un an en hygiénisme à la Columbia University de New York. Frances Brown a le mandat de former et de superviser les *hospital social service nurses* qui œuvrent auprès des vénériens[46]. Les infirmières sous sa supervision, employées par le Service de santé de la Ville, sont postées dans chacun des hôpitaux. Leur mandat est vaste. Elles réalisent d'abord des entrevues auprès des patients pour recueillir des renseignements

42. Archives provinciales de l'Ontario (APO), Ministry of Health, Dominion Council of Health, *Minutes of the First Meeting of the Dominion Council of Health*, octobre 1919, RG 10-05-0-1, boîte 1, dossier 1.
43. Jay Cassell, *The Secret Plague. Venereal Disease in Canada 1838-1939*, Toronto : University of Toronto Press, 1987, p. 123.
44. Un budget de 200 000 $ est alloué à la Direction des maladies vénériennes du nouveau ministère, destiné majoritairement à appuyer les initiatives provinciales. Jay Cassell, p. 122-123, 144 et 163.
45. Division of Venereal Disease Control, *Venereal Diseases Reviewed. A Manual on Venereal Diseases with a Supplement for Nurses*, Toronto : Department of Health of Ontario, 1947, p. 33.
46. Les *hospital social service nurses* sont regroupées au sein du Hospital Social Service (1914), qui constitue une branche de la Division of Public Health Nursing du Service de santé de la Ville de Toronto. Au départ, le Hospital Social Service est créé pour assurer un suivi auprès des patients tuberculeux, mais il prend rapidement de l'expansion. Parce qu'elles ont tissé des liens privilégiés avec le personnel des hôpitaux et qu'elles ont pris de l'expérience dans la coordination des soins de santé et des services sociaux, les *hospital social service nurses* sont désignées pour œuvrer dans les dispensaires antivénériens. City of Toronto Archives (CTA), Public Health Nursing Division, *An Outline of the Work of the Division of Public Health Nursing, Department of Public Health, Toronto*, 1939, fonds 200, série 474, sous-série 1, dossier 39 ; Heather MacDougall, *Activists and Advocates. Toronto's Health Department, 1883-1983*, Toronto et Oxford : Dundurn Press, 1990, p. 215 ; Marion Royce, *Eunice Dyke. Health Care Pioneer. From Pioneer Public Health Nurse to Advocate for the Aged*, Toronto et Charlottetown : Dundurn Press, 1983, p. 97-98.

personnels et découvrir la source de leur infection[47]. À la suite de l'examen médical effectué par un médecin, elles revoient le patient et s'assurent qu'il comprend bien la nature de la maladie, l'importance des traitements assidus et les dangers de contagion. Au besoin, elles visitent la demeure des patients pour les inciter à éliminer tout risque de contamination. Elles mettent aussi à profit les ressources du Service de santé, des hôpitaux et des œuvres de bienfaisance régionales pour procurer des soins médicaux et de l'aide matérielle aux démunis méritants[48].

Au Québec, la législation antivénérienne de 1920 confie la responsabilité des services aux vénériens à la Division des maladies vénériennes du Conseil d'hygiène de la province de Québec[49], qui s'entend avec des hôpitaux de Montréal pour établir des dispensaires[50]. Les infirmières Mildred Forbes, Laura Holland et Mary MacDermot, exposées outre-mer au « problème vénérien », ont occupé des postes de *social service nurse* au dispensaire du Montreal General Hospital. Après leur démobilisation, Forbes et Holland ont suivi une formation en service social au Simmons College de Boston[51]. En 1920, Forbes[52] est nommée infirmière-chef du département de service social du Montreal General Hospital, et Holland *social service nurse*[53]. Lorsque les ambitions de carrière de cette dernière l'amènent à quitter Montréal à l'été 1921, sa collègue Mary MacDermot la remplace[54]. Ces *social service nurses* employées par le Montreal General Hospital durant l'entre-deux-guerres s'occupent des dossiers médicaux des patients admis au dispensaire, réalisent des

47. Dès le départ, le ministère de la Santé de l'Ontario compte sur les *social service nurses* pour enquêter sur les circonstances entourant l'infection d'un patient et pour identifier les personnes qu'il a pu infecter. Au Québec, la Division des maladies vénériennes refuse que ce type de service social soit implanté, craignant qu'il ne dissuade les vénériens de se présenter aux dispensaires. Jay Cassell, 1987, p. 188-190.
48. Frances Brown, « The Role of the Nurse in a Campaign Against Venereal Diseases », *CN*, vol. 18, n° 3, mars 1922, p. 146 et « Public Health Nurses in Venereal Disease Clinics », *CN*, vol. 19, n° 2, février 1923, p. 95-99.
49. En 1922, sous l'impulsion d'Athanase David, ministre du cabinet Taschereau, le Service provincial d'hygiène remplace le Conseil d'hygiène. Le titre de ministère ne sera octroyé qu'en 1936. Georges Desrosiers, « Le système de santé au Québec. Bilan historique et perspective d'avenir », *Revue d'histoire de l'Amérique française*, vol. 53, n° 1, été 1999, p. 9-10.
50. En 1928, 70 dispensaires antivénériens sont établis à travers la province. François Guérard, 1996, p. 48-49.
51. *CN*, vol. 16, n° 2, février 1920, p. 111.
52. Mildred Forbes n'est pas en poste longtemps. Il semble que les séquelles laissées par une malaria et une dysenterie contractées outre-mer aient causé son décès prématuré en janvier 1921, à l'âge de 37 ans. *CN*, vol. 17, n° 2, février 1921, p. 99.
53. *Public Health Journal*, vol. 12, n° 6, juin 1921, p. 227.
54. En 1927, MacDermot devient membre de la Canadian Association of Social Workers. Nous savons qu'elle travaille alors comme *case supervisor* dans un dispensaire anti-tuberculeux de Montréal. BAC, CASWF, *Minutes 1930*, MG 28 I 441, vol. 28, dossier 11 ; *CN*, vol. 17, n° 8, août 1921, p. 512.

entrevues avec eux afin de découvrir la source de l'infection, assistent les médecins qui traitent les vénériens et se chargent de la formation hygiéno-morale transmise aux infectés, particulièrement aux femmes et aux jeunes filles[55].

Au lendemain de la guerre, les services gouvernementaux offerts aux vétérans et à leurs familles et la campagne nationale de lutte contre les maladies vénériennes permettent à des infirmières militaires de la Grande Guerre d'acquérir de l'expérience dans le domaine du service social en santé. Au cours des décennies suivantes, elles ont l'occasion de s'engager davantage dans la spécialisation en intégrant des départements de service social hospitaliers ainsi que des agences de santé publique.

LES INFIRMIÈRES DE LA GRANDE GUERRE ET LE SERVICE SOCIAL À MONTRÉAL

Dans les années 1920 et 1930, les départements de service social des grands hôpitaux anglophones de Montréal sont en pleine expansion[56]. Par exemple, après la fusion du Western Hospital et du Montreal General Hospital en 1924[57], le Département de service social de la division ouest du Montreal General Hospital est pris en charge par Clare Gass et se développe sous sa direction jusqu'en 1952[58].

---

55. Dr Ahern, «Venereal Diseases», *CN*, vol. 17, n° 8, août 1921, p. 487; Denis Goulet, François Hudon et Othmar Keel, *Histoire de l'Hôpital Notre-Dame de Montréal, 1880-1980*, Montréal : VLB Éditeur, 1993, p. 118.
56. Dans les hôpitaux francophones, les religieuses franco-catholiques discutent de projets d'établissement de départements de service social au début des années 1930, mais il faut attendre plusieurs années avant qu'ils ne se concrétisent. À l'Hôpital Notre-Dame, le projet est repoussé jusqu'en 1946, au moment où le gouvernement provincial lui octroie une somme de 10 000 $. Quant aux premiers enseignements en service social destinés aux francophones, ils sont offerts à l'Institut des Sœurs de Notre-Dame-du-Bon-Conseil à partir de 1939. C'est à l'ouverture de l'École de service social de l'Université de Montréal, en 1940, que se manifestent les premiers signes de professionnalisation du service social. «Le service social et l'hôpital à Montréal», *Garde-malade canadienne-française*, vol. 5, mai 1932, p. 240-241; Denis Goulet *et al.*, 1993, p. 288; Francis Joseph Turner, *Canadian Encyclopedia of Social Work*, Waterloo : Wilfrid Laurier University Press, 2005, p. 411-412.
57. Le département de service social du Western Hospital, une initiative de l'unité de Westmount du Victorian Order of Nurses, est fondé en mai 1914. Jusqu'au début des années 1920, il n'emploie qu'une infirmière et une secrétaire. Montreal Western Hospital, *The Western Hospital of Montreal, 1874-1924. A Half Century of Service*, Montréal : Gazette Printing Co. Limited, 1929, p. 76.
58. Originaire de Shubenacadie en Nouvelle-Écosse, Clare Gass obtient son diplôme en soins infirmiers du Montreal General Hospital en 1912. En service outre mer de mai 1915 à décembre 1918, elle amorce ensuite une transition des soins infirmiers vers le service social en santé. En 1920, elle est parmi les premières à suivre des cours en service social offerts par l'Université McGill. Ses nouveaux savoirs et savoir-faire lui servent la même année, alors qu'elle postule un emploi à la Family Welfare Association de Montréal,

198 L'INCONTOURNABLE CASTE DES FEMMES

Pour avoir plus de détails sur le travail réalisé par les premières *social service nurses* des hôpitaux anglo-montréalais, il faut toutefois se tourner vers le Royal Victoria Hospital. L'examen du parcours d'après-guerre d'Aline Pomeroy est révélateur à ce sujet. Originaire de Compton au Québec, Aline Pomeroy obtient son diplôme en soins infirmiers du Royal Vic en janvier 1917 et amorce la traversée de l'Atlantique le 31 mai suivant[59]. Outre-mer, elle fait plus que soigner des combattants : elle rencontre celui avec qui elle choisira de partager sa vie. Le 28 janvier 1920, elle épouse le capitaine anglais Eric Paice ; le jeune couple s'installe en Angleterre. Tout porte à croire que la carrière de l'infirmière est terminée. Cependant, la lune de miel est courte. En décembre 1920, un télégramme annonçant le décès de Paice est transmis à l'école d'infirmières du Royal Victoria Hospital et Aline Pomeroy est de retour au Canada l'année suivante. Elle occupe d'abord des emplois temporaires au Royal Vic, puis un emploi d'infirmière industrielle pour la compagnie Chalfont Steel Work d'Erie, en Pennsylvanie. Puis, en 1925, elle retourne pour de bon au département de service social du Royal Vic[60].

Lorsque Aline Pomeroy fait son entrée au département, celui-ci existe depuis six ans à peine. Il s'établit sur une base permanente en 1919, après deux tentatives infructueuses. Sa première directrice, Alice Rushbrooke, n'a aucune formation en soins infirmiers ou en travail social. Elle est nommée par les dirigeants de l'hôpital en raison de son expérience comme secrétaire au consulat italien de Montréal et parce qu'elle maîtrise cinq ou six langues. En 1920, l'infirmière Bessie Stewart et la travailleuse sociale Jessie Parkins sont employées pour l'assister[61]. Après que

---

qui a le mandat de coordonner le travail de différentes associations charitables de la ville. Embauchée comme infirmière-visiteuse en 1920, Clare Gass exerce la fonction de secrétaire de l'association entre 1921 et 1924. Lorsqu'elle quitte l'association en 1924, c'est pour occuper le poste de directrice du département de service social de la division ouest du Montreal General Hospital. BAC, Overseas Nursing Sisters Association (ONSA), *Obituaries*, 7 août 1968, R 9986, vol. 9, Memorabilia, Scrapbook part 1 ; *CN*, vol. 26, n° 8, août 1930, p. 430 ; Susan Mann (dir.), *The War Diary of Clare Gass 1915-1918*, Montréal et Kingston : McGill-Queen's University Press, 2000, p. 213-214 ; Margaret Wesley, *Grandeur et déclin. L'élite anglo-protestante de Montréal, 1900-1950*, Montréal : Libre Expression, 1990, p. 178.

59. McGill University Archives, Royal Victoria Hospital Training School for Nurses Alumnae Association, *Nurses Register Books,* 1913-1917 ; *CN*, vol. 13, n° 6, juin 1917, p. 326.

60. *CN*, vol. 16, n° 5, mai 1920, p. 307 ; *CN*, vol. 17, n° 8, août 1921, p. 513 ; *CN*, vol. 17, n° 10, octobre 1921, p. 653 ; *CN*, vol. 18, n° 2, février 1922, p. 102 ; *CN*, vol. 18, n° 12, décembre 1922, p. 770 ; Lynda DeForest, *Proud Heritage. A History of the Royal Victoria Hospital Training School for Nurses, 1894-1972*, Montréal : The Alumnae Association of the Royal Victoria Hospital Training School for Nurses, 1994, p. 173 ; D. Sclater Lewis, *Royal Victoria Hospital 1887-1947*, Montréal : McGill University Press, 1969, p. 261-262.

61. Stewart est diplômée de la cohorte de 1917 du Royal Victoria Hospital alors que Parkins est membre de la première classe de diplômées de la McGill School of Social Work. D. Sclater Lewis, p. 261-262.

Bessie Stewart eut assumé la direction du département de 1925 à 1930, Aline Pomeroy est choisie pour lui succéder[62].

Le travail réalisé par la directrice et ses collègues est considérable, compte tenu de leurs moyens limités. Jusqu'à la fin des années 1920, les travailleuses du département sont mandatées pour enquêter auprès des patients afin de s'assurer qu'ils sont méritants. Elles contactent aussi la Ville pour s'enquérir du nombre de patients qui peuvent être admis sous la Loi de l'assistance publique du Québec. Cette tâche est ensuite confiée au bureau central d'admission du Royal Vic[63].

Si elles n'ont plus à enquêter sur la situation financière des patients, Aline Pomeroy et ses collègues continuent à en avoir plein les bras durant les années de la crise économique. En 1931, le nombre d'adjointes à la directrice passe de quatre à trois en raison des difficultés financières de l'hôpital. Une partie du travail administratif effectué dans les cliniques du service de consultation externe est d'ailleurs confiée à des bénévoles. Autre coup dur, l'École de service social de l'Université McGill ferme ses portes et le département se voit amputé d'un groupe d'étudiants qui l'assistait. Pour pallier le manque de moyens de l'hôpital, les travailleuses collaborent avec une cinquantaine d'agences de service social de la ville afin de procurer aux patients indigents des traitements gratuits ou peu coûteux, ainsi qu'une aide matérielle comprenant de la nourriture, des vêtements, des médicaments, des béquilles et des lunettes[64].

Au cours des années 1940, la réorganisation de l'École de service social de l'Université McGill et l'ouverture de l'École de service social de l'Université de Montréal s'accompagnent d'une croissance du nombre de travailleuses sociales formées, ce qui favorise leur emprise croissante sur le service social en santé[65]. Au Royal Vic, la nomination de George Stephens à la direction de l'hôpital entraîne également une vague de changements. Appuyant Aline Pomeroy dans la réorganisation des services, le nouveau directeur mise néanmoins sur l'emploi de travailleurs sociaux qualifiés. George Stephens garde en poste sa directrice-infirmière, qui cumule plus de 20 ans d'expérience. Mais lorsque Aline Pomeroy prend sa retraite en 1948, une travailleuse sociale la remplace et met fin au règne des infirmières à la tête du département, qui durait depuis 1925[66].

---

62. *Ibid.*, p. 265.

63. Ville de Montréal, *Rapport du Service de santé de la cité de Montréal*, 1921, p. 28.

64. D. Sclater Lewis, 1969, p. 264.

65. Par exemple, le nombre d'inscriptions à la McGill School for Social Work passe de 9 à 53 entre 1933 et 1940. Francis Joseph Turner, 2005, p. 229.

66. Selon les renseignements contenus dans son formulaire d'enrôlement, Pomeroy aurait franchi le cap de la soixantaine en 1948. BAC, Soldats de la Première Guerre mondiale, RG 150, boîte 7893, *Pomeroy, Helen Aline*; D. Sclater Lewis, p. 265-266.

AU SERVICE DU PATIENT, DU MÉDECIN, DE L'HÔPITAL ET DE LA COMMUNAUTÉ : LES « HOSPITAL SOCIAL SERVICE NURSES » DU SERVICE DE SANTÉ DE LA VILLE DE TORONTO

À Toronto, le mode d'organisation du service social en santé favorise les infirmières plutôt que les travailleuses sociales. Durant l'entre-deux-guerres, le Toronto General Hospital est le seul hôpital de la ville à avoir un département de service social indépendant. Fondé en 1911 et financé par la charité privée, le département se compose en 1921 de la directrice, l'infirmière Mabel Kniseley, de sept *social service nurses* et d'une secrétaire[67]. Les infirmières de la Grande Guerre Annie Campbell et Mabel Murray (Toronto General Hospital) joignent ce petit groupe de *social service nurses* dans les années 1920[68]. Elles œuvrent principalement auprès des patients démunis qui se présentent aux cliniques du service de consultation externe. Elles s'occupent de leur admission et réalisent des entrevues dans le but de recueillir le plus d'information possible sur leur mode de vie ; elles servent de courroie de transmission entre les patients et le personnel des départements vers lesquels ils sont dirigés ; elles effectuent un suivi à la demeure des patients pour s'assurer que ces derniers suivent leurs traitements ; enfin, elles leur donnent des conseils d'hygiène et au besoin, elles les envoient à la Federation for Community Service[69].

Dans les autres établissements de santé de la ville et des environs, c'est à un petit groupe sélect d'infirmières, les *hospital social service nurses* du Service de santé de la Ville de Toronto, qu'est confiée la coordination du service social en santé[70]. Présentées comme « les intermédiaires ou les agents de liaison entre l'hôpital et le district, et par le fait même, entre l'hôpital et les demeures[71] », elles conservent leur emprise sur la spécialisation à Toronto pendant toute la période examinée.

---

67. APO, Public Health Nursing Historical Files, Historical Reports Toronto Health Department, *Social Service in the Toronto General Hospital 1911-1949. A History of the Association and an Account of the Growth and Development of the Social Service Department*, RG 10-30-1, boîte 10, dossier 4 ; J. T. H. Connor (dir.), 2000, p. 197-198.
68. *CN*, vol. 25, n° 4, avril 1929, p. 203.
69. Prédécesseure de Centraide, la fédération a été fondée en 1919 pour coordonner le financement d'organisations de bienfaisance de la ville. C'est une organisation parapluie qui regroupe d'autres organisations du même type, telles que la Neighbourhood Workers Association (1914) et son versant catholique, la Catholic Charities Organization (1913). Elle s'occupe de recueillir des fonds et de les redistribuer aux organisations membres. Paula Maurutto, *Governing Charities. Church and State in Toronto's Catholic Archdiocese, 1850-1950*, Montréal et Kingston : McGill-Queen's University Press, 2003, p. 41-42.
70. CTA, Hospital Health Services : History : General, *Information for Talks re Hospital Social and Health Service*, 1932, fonds 200, série 474, sous-série 1, dossier 33.
71. CTA, Hospital Health Services : History : General, *Monthly Report of the Medical Officer of Health*, novembre 1933, fonds 200, série 474, sous-série 1, dossier 33.

Employées par le Service de santé de la Ville et détenant des formations universitaires, elles jouissent de meilleurs salaires et de meilleures conditions d'emploi que la majorité des infirmières hospitalières de Toronto[72]. En plus de la directrice, elles sont 16 infirmières au début des années 1930 qui se répartissent le travail de la façon suivante : quatre travaillent à temps plein au Hospital for Sick Children, trois à temps plein et une à temps partiel au St. Michael's Hospital, deux à temps plein et une à temps partiel au Toronto Western Hospital, et une à temps plein et une à temps partiel au Grace Hospital[73]. Quatre infirmières travaillent à temps plein et une à temps partiel dans 20 autres institutions régionales, incluant des petits hôpitaux et cinq sanatoriums. La directrice, postée au bureau central du Service de santé, dirige le Hospital Social Service[74]. C'est donc sur les épaules de ce petit groupe de femmes que repose l'essor du Service social en santé de la Ville de Toronto dans les années 1920 et 1930[75].

Deux infirmières militaires de la Grande Guerre appartiennent à ce groupe sélect[76]. Diplômée du Toronto General Hospital en 1911, Edna Fraser fait partie de la trentaine d'infirmières employées par le Service de santé de la Ville de Toronto avant la guerre[77]. Au printemps 1915, elle est recrutée par l'Hôpital général canadien n° 4 et sert outre mer pendant trois ans et demi. De retour au Canada en octobre

---

72. *CN*, vol. 32, n° 10, octobre 1936, p. 470-471.
73. Au départ, une entente est établie entre le Service de santé et les hôpitaux, certifiant que ces derniers sont responsables de l'établissement et du maintien des services. CTA, Hospital Health Services : History : General, *Hospital Social and Health Services of the Division of Public Health Nursing*, 1930, fonds 200, série 474, sous-série 1, dossier 33.
74. Une exception à la règle, les *hospital social service nurses* font des visites au domicile des vénériens, dont la confidentialité est protégée par la loi de 1918. CTA, Public Health Nursing Division : History : General, *An Outline of the Work of the Division of Public Health Nursing*, 1939, fonds 200, série 474, sous-série 1, dossier 39 ; CTA, Report of the Local Board of Health, *Monthly Report of the Medical Officer of Health*, novembre 1933, fonds 200, série 474, sous-série 1, dossier 33.
75. Les données recueillies laissent penser que leur nombre varie peu pendant la période examinée. Elles sont 12 en 1918, 16 en 1930, 16 en 1932 et 15 en 1934. CTA, *Hospital Social and Health Services of the Division of Public Health Nursing*, 1930 ; *Hospital Social and Health Services of the DPHN*, 1932 et *Division of Public Health Nursing Annual Report*, 1934.
76. En plus des infirmières sociales, des dizaines d'infirmières de la Grande Guerre ont été employées au Service de la santé de la Ville de Toronto dans l'entre-deux-guerres, notamment : Frances Edith Brown, Emma Deveber Clarke, Florence Conlin, Laura Conlin, Annie Copeland, Ethel Cryderman, Mary Darling, Muriel Davies, Winnifred Dawson, Alison Dickison, Lilian Dowdell, Eva Dunn, Lilian Galbraith, Laura Gamble, Marion Haliburton, Marjorie Heeley, Elizabeth Johnston, Josephine King, Pansy Eva Roberts et Barbara Ross. Le fait que le directeur du département exige que les infirmières détiennent une certification universitaire en santé publique ou en travail social a sans doute favorisé l'emploi des infirmières démobilisées.
77. Marion Royce, 1983, p. 254.

1918, elle est assignée au Whitby Military Hospital, puis au St. Andrews Military Hospital jusqu'à sa démobilisation en avril 1920[78].

Collègue de classe de Fraser, l'infirmière Hattie Emily Luella (Daisy) Dean est elle aussi recrutée par l'Hôpital général canadien n° 4. Grandement diminuée par son service sur le front méditerranéen, elle est rapatriée au Canada en octobre 1917. Après quelques semaines de convalescence, Daisy Dean reprend le travail et occupe le poste d'infirmière-chef au Central Convalescent Military Hospital de Toronto jusqu'à sa démobilisation en juin 1920[79].

À l'automne 1921, les deux femmes sont réunies, acceptant un poste dans le même hôpital de Los Angeles. Elles y travaillent moins d'un an, puis rentrent en Ontario et profitent de l'accès privilégié des infirmières démobilisées aux formations en hygiénisme offertes par l'Université de Toronto[80]. Toutes deux employées comme *hospital social service nurses* par le Service de santé de la Ville de Toronto et postées au Toronto Western Hospital au milieu des années 1920, Daisy Dean et Edna Fraser se situent dans une zone grise de la hiérarchie hospitalière. Théoriquement, la directrice du Hospital Social Service est leur supérieure immédiate. Toutefois, on s'attend à ce qu'elles s'ajustent au modèle organisationnel qui prévaut dans l'hôpital et qu'elles coopèrent avec le personnel[81].

Les responsabilités qui leur sont confiées varient en fonction des établissements qu'elles desservent. D'abord postées au Toronto Western Hospital, Daisy Dean et Edna Fraser n'admettent pas les patients, mais elles collaborent avec le personnel responsable de l'admission au service de consultation externe. Au début des années 1930, c'est une diplômée en service social de l'Université de Toronto qui enquête sur les patients pour s'assurer qu'ils sont vraiment incapables de débourser les frais exigés par un praticien privé. Un représentant de la Hebrew National Association l'assiste dans son travail, rencontrant les patients juifs soupçonnés de réclamer la charité alors qu'ils n'en ont pas vraiment besoin. Si le doute persiste, les *hospital social service nurses* contactent l'infirmière-chef de leur district, qui envoie une *field nurse* enquêter au domicile de l'individu[82].

L'étape de l'admission complétée, Daisy Dean ou Edna Fraser rencontre le patient pour réaliser une entrevue en profondeur. Elle s'enquiert de son état de

78. BAC, RG 150, boîte 3279, *Fraser, Edna Elizabeth*; Toronto General Hospital Board of Directors, *In War Time. A Brief Summary of the Work of the Graduates of this School for Nurses Who Served Overseas During the War, 1914-1918*, Toronto : Toronto General Hospital, 1919, p. 19; *CN*, vol. 17, n° 9, septembre 1921, p. 580.
79. BAC, RG 150, boîte 2391, *Dean, Hattie Emily Luella*; Toronto General Hospital Board of Directors, 1919, p. 16.
80. *CN*, vol. 17, n° 1, janvier 1921, p. 34.
81. *Ibid.*
82. CTA, Hospital Health Services : History : General, *Memorandum Present System of Admitting to Out-Patient Clinics*, fonds 200, série 474, sous-série 1, dossier 33.

santé et se renseigne sur l'individu et sa famille. Elle tente de déterminer les facteurs qui ont causé la maladie et ceux qui nuisent à la guérison. Les renseignements recueillis sont notés dans le dossier médical du patient et transmis au médecin, qui les utilise pour établir le diagnostic et prescrire le traitement. Avant que le patient ne quitte l'hôpital, la *hospital social service nurse* le rencontre une dernière fois (ou sa famille dans le cas d'un enfant) et s'assure que les directives du médecin sont bien comprises. Plus encore, l'infirmière doit déterminer, au fil des rencontres, si les patients admis disposent des ressources nécessaires pour recouvrer la santé et la préserver, et s'ils méritent qu'on leur vienne en aide. Conformément aux directives du Service de santé de la Ville de Toronto, les *hospital social service nurses* sont appelées à collaborer avec les agences caritatives de la ville pour aider les patients démunis qu'elles estiment méritants.

En l'absence d'un budget pour secourir les démunis, les infirmières du Service de santé de la Ville de Toronto doivent établir des liens privilégiés avec les organisations charitables régionales. Durant l'entre-deux-guerres, la Toronto Neighborhood Workers' Association est l'organisation avec laquelle elles ont une majorité de contacts. Des travailleuses sociales employées par la Neighborhood Workers' Association sont installées dans les bureaux de district du Service de santé de la Ville de Toronto et les infirmières leur transmettent les dossiers des individus et des familles démunis[83].

Les *hospital social service nurses* et les travailleuses sociales postées au Service de santé de la Ville de Toronto occupent donc une place bien définie dans le système de prestation des services aux individus démunis qui franchissent les portes des établissements de santé de Toronto. Edna Fraser, Daisy Dean et les *hospital social service nurses* s'occupent de la gestion quotidienne des activités à l'intérieur des départements de service social des hôpitaux. Quant aux travailleuses sociales, elles n'interviennent auprès des patients qu'après leur sortie de l'hôpital. Ce mode d'organisation des services permet aux infirmières de Toronto de conserver leur emprise sur le service social en santé au-delà de la période examinée[84].

83. Fondée en 1914, elle est officiellement incorporée sous le nom The Neighborhood Workers' Association of Toronto le 12 mai 1920. C'est l'organisme précurseur de la Family Service Association of Toronto. Paul Bator, « The Struggle to Raise the Lower Classes », *Journal of Canadian Studies*, vol. 14, n° 1, printemps 1979, p. 46-48 ; Frank Neil Stapleford, *After Twenty Years. A Short History of the Neighborhood Workers' Association, 1918-1938*, Toronto : Neighborhood Workers' Association, 1938, p. 7.
84. Margaret Reynolds et Kathleen Gow, « Public Health Nurse and Social Worker – Partners or Adversaries ? », *Canadian Journal of Public Health*, n° 59, février 1968, p. 75-81.

CONCLUSION

L'examen des trajectoires d'après-guerre de ces infirmières démobilisées permet de jeter un éclairage nouveau sur le développement du service social en santé, une spécialisation qui a été peu étudiée jusqu'ici. Au lendemain de la guerre, l'établissement des programmes de services aux vétérans et à leurs familles ainsi que la campagne nationale de lutte contre les maladies vénériennes donnent à des infirmières fraîchement revenues d'Europe l'occasion d'acquérir de l'expérience dans ce domaine en développement. Au cours des deux décennies suivantes, elles continuent à s'engager dans une spécialisation en plein essor à titre d'employées d'hôpitaux et d'agences de santé publique.

L'examen des trajectoires professionnelles de ce groupe particulier d'infirmières permet de constater que les emplois qu'elles occupent et la forme que prend leur travail varient en fonction du réseau de soins de santé et de services sociaux qu'elles intègrent. À Montréal, les contours mal définis de la spécialisation permettent à Clare Gass et à Aline Pomeroy de se hisser à la tête des départements de service social de deux grands hôpitaux anglophones. Néanmoins, les infirmières n'arrivent pas à étendre leur emprise sur le domaine : pendant les années 1930 et 1940, le service social en santé passe progressivement sous le contrôle des travailleuses sociales. Les sources ne nous permettent pas de déterminer si les infirmières se sont opposées à ce transfert et si elles ont tenté de conserver la mainmise sur ce champ de pratique. Cependant, nous savons qu'elles se sont finalement ralliées au mouvement, comme en témoignent la participation de Clare Gass à des cours universitaires de perfectionnement en service social et l'adhésion de Clare Gass et d'Aline Pomeroy à la Canadian Association of Social Workers.

À Toronto, le Dr Charles Hastings est l'architecte d'un système centralisé de service social en santé misant sur une collaboration étroite entre les infirmières du Service de santé de la Ville et les agences charitables. Actrices principales de ce système, Daisy Dean, Edna Fraser et une poignée d'infirmières ont maintenu les travailleurs sociaux en dehors des établissements de santé et conservé l'emprise des soins infirmiers sur la spécialisation au-delà de la période examinée.

IX

L'intervention sociale en psychiatrie : le rôle des premières assistantes sociales à l'Hôpital Saint-Jean-de-Dieu de Montréal, 1920-1950[1]

Isabelle Perreault

Dans son étude sur l'histoire du service social de l'Hôpital Saint-Jean-de-Dieu rédigée par sœur Louise de l'Assomption en 1951, on lit que c'est en 1936 que le département de service social est mis sur pied dans cette institution. Toujours selon elle, c'est dans ce service que les assistantes sociales colligent les informations sur l'histoire psychosociale des patients afin de trouver les causes de leur désordre mental[2]. Ces informations sont par la suite transmises aux psychiatres sous forme de rapport. On y trouve l'état de la situation financière, sociale et familiale du malade ainsi que ses relations de bonne entente ou de mésentente avec sa famille[3]. Pourtant, dès 1920, on retrace le travail d'une assistante sociale dans cette institution[4]. Une deuxième assistante sociale, Annette Labonté, se joint à Marie Mignault durant la première moitié des années 1930. Tout comme l'étude de sœur de l'Assomption, les études de Lionel-Henri Groulx sur l'histoire du service social au Canada français datent l'émergence de ce champ professionnel au tournant des

1. Je tiens à remercier le Fonds québécois de la recherche sur la société et la culture (FQRSC) pour son appui financier de même que le Service des archives de l'Hôpital Louis-H.-Lafontaine pour l'accès aux dossiers des patients. Veuillez noter que les citations sont retranscrites dans leur intégralité, incluant les erreurs et les fautes de langage.
2. Sœur Louise de l'Assomption, *L'Hôpital Saint Jean de Dieu : ses diverses activités, son service social*, M. A. Service social, Université de Montréal, 1951, p. 53.
3. *Ibid.*
4. Lionel-Henri Groulx parle d'auxiliaires assistantes, le Dr Devlin, en 1920, d'officiers enquêteurs et le Dr Noël, en 1930, d'assistantes sociales. M. Groulx mentionne que les premières laïques furent formées à McGill à partir de 1918. Malheureusement, nous ne retrouvons pas de données sur la formation de ces deux femmes.

années 1930[5]. Dans son survol sur l'évolution du service social, Robert Mayer abonde dans le même sens[6]. Seules Tamara Myers et Marie-Aimée Cliche constatent le travail d'une «officier enquêteur» du nom de Marie Mignault qui travaille à la Cour des jeunes délinquants à partir de 1918. Mignault travaille également à Saint-Jean-de-Dieu[7].

L'historiographie canadienne du champ social met en évidence que la Grande Guerre a agi comme un catalyseur des problèmes sociaux, auxquels il a fallu trouver des solutions. La question économique est certes présente, mais l'augmentation de l'indigence, des maladies vénériennes, de l'alcoolisme et des invalides attire également l'attention des autorités. L'influence du mouvement anglo-nord-américain d'hygiène mentale des années 1910, sous l'impulsion du philosophe William James et du psychiatre Adolf Meyer, donne une nouvelle orientation à la manière de voir et de penser la maladie mentale. La prise en compte du milieu social dans l'apparition et l'évolution des troubles mentaux donne lieu à des enquêtes qui seront réalisées selon la méthode du *case-work*, développée par Mary Richmond en 1917. Cette méthode, fortement inspirée de l'approche médicale, suggère de relever tous les signes et les variables qui permettent de déterminer le problème social pour ensuite trouver la meilleure solution. Les dimensions sociale, familiale et personnelle ne sont pas négligées. Au Québec, le Dr Desloges, directeur de la Division des maladies vénériennes et du Comité d'hygiène mentale pendant les années 1920 et 1930, est la figure forte du mouvement de prévention et d'éducation populaire au sein duquel le service social acquiert plus d'importance[8].

---

5. Lionel-Henri Groulx, «De la vocation féminine à l'expertise féministe. Essai sur l'évolution du service social au Québec (1939-1990)», *Revue d'histoire de l'Amérique française*, vol. 49, n° 3, 1996, p. 357-394; Lionel-Henri Groulx et Charlotte Poirier, «Les pionnières en service social : nouveau métier féminin dans le champ de la philanthropie», *Service social*, vol. 31, n° 1, 1982, p. 168-177; Lionel-Henri Groulx, *Le travail social. Analyse et évolution. Débats et enjeux*, Laval : Agence, 1993.

6. Robert Mayer, *Évolution des pratiques en service social*, Montréal : Gaëtan Morin Éditeur, 2002.

7. Dans sa thèse, Mélanie Morin-Pelletier retrace le parcours des assistantes sociales anglophones, infirmières militaires de la Grande Guerre converties au service civil. Elle note que les dossiers des francophones ne sont ni répertoriés ni accessibles. Cette difficulté à retrouver des traces de ces premières francophones en service social est également corroborée par notre étude. Mélanie Morin-Pelletier, *Héritières de la Grande Guerre. Les infirmières militaires canadiennes durant l'entre-deux-guerres*, thèse de doctorat en histoire, Université d'Ottawa, 2010.

8. Jérôme Boivin, «De la place du passé dans le présent : maladies vénériennes et mémoires collectives dans le Québec contemporain», *Conserveries mémorielles* [en ligne], n° 4, 2007, mis en ligne le 11 décembre 2009, consulté le 7 avril 2012. Disponible à l'adresse : http://cm.revues.org/188; Robert Bastien et Isabelle Perreault, «Maladie mentale, instruction publique et hygiène mentale : le cas de la propagande d'hygiène mentale au Québec dans les années 1930», *Lien social et politiques*, sous presse.

Au lendemain de la guerre, le ministère fédéral de la Santé est fondé en 1919, alors que la Loi sur l'assistance publique est adoptée au Québec en 1921. Plusieurs études affirment que la décennie 1920 est bel et bien le début de l'intervention moderne de l'État dans le domaine social[9]. La crise des années 1930 marque une autre étape, les problèmes sociaux allant en s'accentuant. La Commission Montpetit témoigne des besoins d'intervenants et de la nécessité pour l'État de réguler la sphère privée[10]. Le plan Bennett, quant à lui, met en place des mesures étatiques interventionnistes fédérales en 1935[11]. L'année suivante, le ministère du Bien-être social est créé au Québec. Dès lors, comme le mentionne Robert Mayer, il y aura une jonction entre les politiques hygiénistes et les pratiques d'assistance. Les premières agences de services sociaux sont établies et les travailleurs sociaux, formés à l'Université de Montréal à partir de 1940, seront appelés à y œuvrer[12]. Comme nous l'avons mentionné, à l'Hôpital Saint-Jean-de-Dieu, le département de service social est formellement mis en place en 1936. Si, au tournant des années 1920, les assistantes sociales en psychiatrie sont reconnues et rémunérées par l'État, c'est en partie grâce à l'influence de nos voisins anglophones qui ont mis en place des programmes éducatifs de *social work* dès le début du XXe siècle. Mais pour bien saisir le mandat de ces premières assistantes sociales et les enjeux de leur intervention, il faut se replacer dans le contexte de la réforme sociale réalisée durant l'entre-deux-guerres, qui génère une demande pour la formation et l'embauche des professionnelles. La situation asilaire et les connaissances scientifiques sur les maladies mentales jouent également un rôle non négligeable dans la demande de recrutement de ces premières assistantes sociales.

Ce texte propose des pistes de réflexion sur la mise en place du service social en psychiatrie et sur le travail des premières assistantes sociales à l'Hôpital Saint-Jean-de-Dieu. Nous analyserons en premier lieu la situation de cette institution durant les années 1920 à 1950. Nous serons ensuite en mesure de répondre aux questions suivantes : À quelle nécessité le travail de ces femmes répond-il ? Quels sont leur rôle et leurs tâches au cours de cette période ? Cette étude, réalisée principalement à partir de l'analyse des rapports des assistantes sociales dans les dossiers des

9. Yves Vaillancourt, *L'évolution des politiques sociales au Québec, 1940-1960*, Montréal : Presses de l'Université de Montréal, 1988 ; Robert Mayer, 2002.

10. La Commission Montpetit (1930-1932) a fait des recommandations visant à jeter les bases d'une politique québécoise d'aide sociale. Son mandat consistait à « étudier la situation relativement à l'établissement, dans cette province, d'un système d'assurances sociales et de placement familial, et au mode de législation qui pourrait être adopté à cet égard ». Commission des assurances sociales du Québec, Québec, ministre du Travail, 1933, 7 v. Consulté à l'adresse http://bilan.usherbrooke.ca/bilan/pages/evenements/493.html

11. Inspiré par le *New Deal* de Roosevelt aux États-Unis, le premier ministre canadien Richard Bedford Bennett (1930-1935) propose un plan comprenant des dépenses de fonds publics et l'intervention de l'État dans l'économie.

12. Robert Mayer.

personnes internées, nous permettra de mieux comprendre le mandat des deux premières assistantes sociales œuvrant à Saint-Jean-de-Dieu entre 1920 et 1950, soit Marie Mignault et Annette Labonté[13].

L'Hôpital Saint-Jean-de-Dieu,
sa situation au tournant des années 1920 jusqu'en 1950

Le XIXᵉ siècle est connu comme étant celui de la construction de vastes et véritables cités asilaires[14]. Ces lieux isolent le malade dans un espace éclairé et régulé à l'extérieur de la ville. À cette époque, celle des révolutions et du nouvel ordre bourgeois, le fou et la folle sont de plus en plus perçus comme des individus mettant en danger les autres membres de la société, tant par leur immoralité que par leur dangerosité. C'est dans ce contexte que l'asile Saint-Jean-de-Dieu ouvre ses portes en 1875. Sur le plan médical, on peut dire qu'au cours de cette période, l'avancement des connaissances sur l'aliénation mentale est relativement rapide. Les travaux de Morel sur la dégénérescence héréditaire en sont un bel exemple[15]. Guy Grenier démontre que la façon morélienne d'expliquer l'aliénation mentale a été mise en application dans les asiles québécois jusqu'aux années 1920. La théorie de la dégénérescence héréditaire explique l'aliénation mentale par une déviation maladive due à l'influence d'un mauvais milieu de vie et d'une mauvaise éducation (alcool, immoralité, pauvreté), une déviation qui se transmet aux générations suivantes[16]. Mais dans les faits, la folie frappe n'importe où, n'importe quand et n'importe qui, et non seulement les descendants de dépravés. Cette théorie est associée à l'anxiété grandissante créée par la peur des gouvernements par rapport aux classes populaires des grandes villes.

À l'orée du XXᵉ siècle, le système asilaire est critiqué, car sa population est composée d'un mélange d'incurables, de fous criminels et de non-aliénés. Le fou doit désormais être perçu comme un être malade et sa folie est associée de plus en

---

13. À partir d'un échantillon aléatoire de dossiers de patients internés entre 1921 et 1946. À ces rapports s'ajoutent des archives institutionnelles retrouvées à l'Université de Montréal et à l'Hôpital Louis-H.-Lafontaine.
14. Pour le Québec, André Cellard, *Histoire de la folie et société au Québec de 1600 à 1850*, Montréal : Boréal, 1991. Pour le Canada anglais et les États-Unis, Cheryl Krasnick Warsh, *Moments of Unreason. The Practice of Canadian Psychiatry and the Homewood Retreat, 1883-1923*, Montréal et Kingston : McGill-Queen's University Press, 1989 et Nancy Tomes, *A Generous Confidence. Thomas Story Kirkbride and the Art of Asylumkeeping, 1840-1883*, Cambridge : Cambridge University Press, 1984.
15. Ian Dowbiggin, *La folie héréditaire ou comment la psychiatrie française s'est constituée en un corps de savoir et de pouvoir dans la seconde moitié du XIXᵉ siècle* (traduction de G. LeGaufey), Paris : E.P.E.L., 1993.
16. Guy Grenier, *L'implantation et les applications de la doctrine de la dégénérescence dans le champ de la médecine et de l'hygiène mentales au Québec entre 1885 et 1930*, mémoire de maîtrise en histoire, Université de Montréal, 1990, p. 15-16.

plus à un arrêt du développement du cerveau, à une lésion ou encore à l'hérédité[17]. Selon la loi de 1909, refonte de la loi de 1885, peuvent être admis les aliénés qui n'ont pas les moyens de payer et «les idiots ou imbéciles, lorsqu'ils sont dangereux, une cause de scandale, sujets à des attaques d'épilepsie, ou d'une difformité monstrueuse[18]». Toujours selon cette loi, les patients doivent être internés avec un certificat médical indiquant leur état mental, les particularités de leur maladie et leurs symptômes. Le certificat doit aussi faire état de la nécessité de les faire traiter dans un asile d'aliénés et de les y maintenir enfermés pour des raisons thérapeutiques, d'assistance ou de sécurité publique ou privée, ou finalement dans le but de protéger l'ordre public[19].

Alors que la population du Québec double de 1881 à 1931, passant de 1 359 027 à 2 874 662 pour atteindre 4 055 681 personnes en 1951, le taux d'urbanisation passe de 36% en 1901 à 60% en 1931[20]. La guerre de 1914-1918, l'épidémie de grippe espagnole de 1918-1919 et le ralentissement économique du début des années 1920 ont exercé des ponctions notables dans les sommes accordées par les gouvernements et les organismes privés aux plus démunis, avec les conséquences sociales que l'on connaît. Celles-ci seront en outre accentuées par la crise économique des années 1930. Même si la natalité et l'immigration chutent durant les années 1930, la population asilaire augmente sans cesse. Les raisons d'internement se font de plus en plus nombreuses et c'est sous la gouverne de deux surintendants médicaux que l'Hôpital Saint-Jean-de-Dieu sera bientôt considéré comme un « dépotoir d'aliénés », selon l'expression du Dr Desloges.

Inscrites dans la loi de 1909, les tentatives du Dr Villeneuve dans les années 1900-1910 pour restreindre la population asilaire ne portent pas fruit. Cela, même si en 1932, les Drs Noël et de Bellefeuille rappellent que l'Hôpital Saint-Jean-de-Dieu ne peut recevoir certains types de malades tels les épileptiques non délirants et les «petits mentaux[21]». En 1918, grâce à la nomination du Dr Desloges à titre de directeur général des hôpitaux d'aliénés de la province de Québec, une coordination, jusque-là inexistante, commence à s'effectuer entre les hôpitaux. Au décès du Dr Villeneuve la même année, c'est l'aide-surintendant médical, le Dr Francis Eugène Devlin, qui assure l'intérim. Il y restera jusqu'en 1931. Alors qu'en 1923, pour quelque 3019 patients, on compte 280 religieuses (dont 72 infirmières diplômées), 58 gardes-malades séculières, 205 employés (gardiens y compris), 4 psychiatres, près de 10 médecins consultants et 3 spécialistes, on trouve en 1930 à l'Hôpital

17. *Ibid.*, p. 59.
18. Statuts refondus du Québec (S.R.Q.), 1909, vol. II, chap. 4, « Lunatic Asylums ».
19. *Ibid.*
20. Paul-André Linteau, René Durocher et Jean-Claude Robert, *Histoire du Québec contemporain*, tome 1, *De la Confédération à la Crise (1867-1929)*, Montréal : Boréal, 1989, p. 26 ; Paul-André Linteau, *Histoire de Montréal depuis la Confédération*, Montréal : Boréal, 1992, p. 314.
21. Omer Noël et Gaston de Bellefeuille, « L'Hôpital Saint-Jean-de-Dieu », *L'Union médicale du Canada*, tome LXI, n° 2, février 1932, p. 254.

Saint-Jean-de-Dieu 23 professionnels, une dizaine de médecins comprenant les psychiatres internes et les consultants, ainsi que 6 spécialistes pour 4165 patients[22].

À partir de 1931, la population asilaire connaît une hausse qui dépasse largement le taux d'accroissement de la province. En 1935, Saint-Jean-de-Dieu compte 5343 patients, en 1940, 6763 patients, en 1945, 7024 patients et en 1950, 6986 patients[23]. Selon sœur Louise de l'Assomption, les augmentations des années 1916-1917 et 1932-1934 sont

> un véritable contre-coup des évènements pénibles que nous traversions alors. Nous notons l'influence des causes déprimantes, comme les embarras financiers et les déceptions amères, causés par la vaine attente de la reprise des affaires normales. Un autre facteur a été la consommation des boissons alcooliques par les ouvriers surmenés des usines de munitions de guerre. À ces périodes, cette double action de l'alcool et du surmenage physique compte pour beaucoup dans l'accroissement de l'aliénation mentale[24].

Même son de cloche de la part des Drs Noël et de Bellefeuille. Pour eux, cette augmentation importante est due aux raisons suivantes :

> en grande partie aux conditions économiques actuelles : bien des familles dont les ressources financières ont diminué considérablement y songent à deux fois avant de se charger d'un patient qui, quoique guéri mentalement, a perdu durant son séjour à l'hôpital la position qui le faisait vivre et sera, tout probablement, incapable d'ici à de longs mois de subvenir à ses propres besoins ; dans les circonstances, renvoyer chez lui un patient dont le psychisme est encore nécessairement fragile c'est le vouer presque fatalement à une rechute[25].

Ces passages démontrent que les auteurs prennent acte de l'influence des facteurs sociaux dans le développement de l'aliénation mentale et du poids financier et humain que constitue un patient pour sa famille durant la crise économique. Dans ce contexte de difficultés économiques et sociales, on assiste à une augmentation du nombre de personnes dans le besoin. La population asilaire à Saint-Jean-de-Dieu passe d'ailleurs de 4165 à 6548 patients entre 1930 et 1939. Le phénomène le plus marquant de l'entre-deux-guerres est l'intervention croissante de l'État dans le domaine de la santé, surtout à partir des années 1930, selon l'historien François Guérard[26]. Si la Première Guerre mondiale et la crise économique du début des années 1920 appellent à une intervention de l'État dans la sphère sociale, la création de la Commission Montpetit sur l'assurance sociale, en 1930, établit les bases d'une

---

22. *Notes historiques de l'Hôpital Saint-Jean-de-Dieu*, 1923, p. 12 ; *ibid.*, p. 254. Omer Noël et Gaston de Bellefeuille, 1932, p. 246-247.
23. *Annuaire statistique du Québec*, 1921 à 1952.
24. Sœur Louise de l'Assomption, 1951, p. 13-14.
25. Omer Noël et Gaston de Bellefeuille, 1932, p. 247.
26. François Guérard, *Histoire de la santé au Québec*, Montréal : Boréal, 1996, p. 45.

politique sociale québécoise[27]. L'État investit alors dans la formation des médecins et dans la qualité des soins aux malades.

Après 43 ans de services, le Dr Devlin prend sa retraite en 1931. Le Dr Omer Noël, assistant médical à Saint-Jean-de-Dieu depuis 1908, devient alors le surintendant médical, et ce jusqu'en 1952. Une nouvelle classification médicale est adoptée et de nouveaux traitements sont mis en place. L'augmentation du nombre d'internements, malgré les congés d'essai et la loi de 1909 interdisant l'admission des idiots et des imbéciles non dangereux, force la construction de trois nouveaux pavillons entre 1934 et 1937, portant la capacité d'accueil de l'hôpital à 6000 lits[28]. En 1937, il y a 22 médecins, 392 religieuses, 41 gardes-malades, 188 gardiens, 149 infirmières, 246 employés, pour un total de 6064 patients, dont 1189 sont en congé d'essai. Bien que le Dr Noël se plaigne du haut taux d'incurabilité des «déments séniles [sic], idiots ou imbéciles, chez qui une guérison est impossible mais qui diminuent forcément le pourcentage de guérison par rapport à la population traitée», l'Hôpital Saint-Jean-de-Dieu demeure l'endroit qui accueille aussi bien les cas chroniques que les cas «guérissables»[29].

La procédure d'admission des patients à l'Hôpital Saint-Jean-de-Dieu se complexifie au cours de la décennie. À l'examen du malade, l'interrogatoire sur le fond mental, l'analyse de son comportement et l'histoire personnelle et familiale s'ajoute bientôt un examen physique complet. En 1933, le Dr Noël note que le rôle de l'hôpital n'est pas de garder des personnes plus ou moins dangereuses, mais de traiter et de guérir des malades[30]. Dans la foulée des critiques sur l'augmentation importante de la population asilaire, la Loi sur les aliénés de 1941 entend dissuader et incriminer les proches d'un aliéné qui ne demandent pas une admission institutionnelle en bonne et due forme.

> Quiconque, dans le but, ou de s'en débarrasser lui-même, ou d'en débarrasser un autre, ou de le faire interner dans un asile pour les aliénés ou les idiots, ou dans toute autre institution de bienfaisance subventionnée par la province, laisse ou dépose dans un endroit quelconque un aliéné, un idiot, un dément, un épileptique, un sourd-muet, un malade ou un infirme quelconque [...] est passible d'une amende, d'un emprisonnement de six mois dans la prison commune du district où l'infraction a été commise[31].

27. Yves Vaillancourt, 1998; Dennis Guest, *Histoire de la sécurité sociale au Canada*, (traduction de H. Juste), Montréal : Boréal, 1993 [1980].
28. Pierre Smith, «Les hôpitaux de Montréal et de Québec fondés avant ou vers 1872», *L'Union médicale du Canada*, novembre 1946, p. 1331.
29. Omer Noël et Gaston de Bellefeuille, 1932, p. 246.
30. Rapport annuel du Dr Noël pour l'année 1932, *Documents de la session parlementaire de la Province de Québec*, 1933, p. 110.
31. S.R.Q. 1941, chap. 188, art. 17.

Avec la loi de 1941, plusieurs cas de démence sénile, d'arriération mentale, d'épilepsie simple ou d'alcoolisme sont refusés à l'Hôpital Saint-Jean-de-Dieu, sauf si, comme la loi le stipule, ils sont dangereux ou scandaleux et nuisent à la tranquillité publique. Pour faire le suivi des patients en congé et vérifier la situation financière des familles, Annette Labonté est embauchée au début des années 1930 et remplacera bientôt sa prédécesseure, Marie Mignault. Cela dit, les assistantes sociales ne doivent pas intervenir sur le plan médical ; elles sont plutôt des agentes de liaison entre la famille et le psychiatre. Pour sœur Louise de l'Assomption, l'assistante sociale ne reprochera pas aux parents « certaines mœurs ayant pu prédisposer leurs enfants à la déchéance », mais les informera des principes d'hygiène mentale[32]. Ce service, qui compte deux personnes à l'orée des années 1940, n'est plus en mesure de répondre adéquatement aux demandes d'enquête trop nombreuses[33]. Des réformes doivent avoir lieu. Le travail des assistantes sociales, qui cherchent notamment à replacer les malades chroniques dans leur famille, de même que les lois qui légifèrent en interdisant de « déposer » des aliénés dans un asile sans permission, sont des stratégies qui visent à diminuer la population asilaire, considérée alors comme trop nombreuse.

En 1947, 54 % des patients admis sont jugés incurables[34]. Il existe depuis plusieurs décennies une forte volonté de les retourner dans leur foyer familial ou dans un autre type d'institutions pour les malades chroniques et inoffensifs ou encore pour les aliénés criminels, les délinquants et les alcooliques. Il faut rappeler que depuis les années 1920, le gouvernement du Québec a créé de nouveaux types d'institutions plus spécialisées, tel l'Hôpital de Bordeaux pour aliénés criminels qui ouvre ses portes en 1926. Au cours des années 1930, l'école de réforme Saint-Jean-de-Bosco pour les délinquants, l'école Emmélie-Tavernier pour les jeunes déficients intellectuels et l'Asile Sainte-Anne à Baie-Saint-Paul pour les cas chroniques verront le jour. Le travail des premières assistantes sociales à Saint-Jean-de-Dieu contribue à la volonté de désengorger l'hôpital de cas chroniques ou dangereux. Comme nous le verrons, les enquêtes effectuées dans les familles servent d'abord et avant tout à connaître la situation des patients pour un éventuel retour, en congé ou de manière permanente, dans leur foyer. À défaut des ressources familiales nécessaires, les patients resteront à Saint-Jean-de-Dieu ou seront transférés dans une autre institution[35].

---

32. Sœur Louise de l'Assomption, 1951, p. 54.
33. Une deuxième assistante sociale est engagée au début des années 1940, A. Bourque.
34. Sœur Louise de l'Assomption, p. 54.
35. Les plus hauts taux de transferts dans des institutions pour patients chroniques sont toutefois enregistrés au cours des années 1950. Voir Marie-Claude Thifault et Isabelle Perreault, « Premières initiatives d'intégration sociale des malades mentaux dans une phase de pré-désinstitutionnalisation, 1910-1950 », *Histoire sociale/Social History*, nol. 44, n° 88, novembre 2011, p. 197-222.

LES DEUX PREMIÈRES ASSISTANTES SOCIALES
À L'HÔPITAL SAINT-JEAN-DE-DIEU :
LEUR MANDAT ET LEUR TRAVAIL

En 1920, la première assistante sociale, Marie Mignault[36], est embauchée à titre d'officier enquêteur. Dans une lettre adressée au Dr Desloges en février 1921, le Dr Devlin souligne que tous les grands hôpitaux de ce continent ont des officiers enquêteurs ayant juridiction autant sur les aspects médicaux que financiers. Toujours selon lui, les documents produits par ces personnes permettent de connaître l'histoire du malade avant son « internement, de recommander les congés d'essai, les réadmissions ou les sorties définitives et enfin d'évaluer la situation financière de la famille du patient de manière à établir leur niveau de participation aux coûts des traitements[37] ».

Au début des années 1930, on adjoint à Marie Mignault une nouvelle collègue, Annette Labonté[38]. Les deux assistantes sociales présentes à l'hôpital durant les années 1920, 1930 et 1940 sont non seulement assistantes sociales, mais gardes-malades. Leur signature se compose de ces quatre lettres : *a. s., g.-m.* Ces assistantes sociales visitent les familles ou les proches de la personne internée. Les objectifs de leur enquête, à la lecture de leurs rapports, sont de trois ordres[39]. Elles enquêtent soit sur 1) la situation personnelle et familiale des patients[40], 2) les possibilités de congé et de sortie définitive[41] et 3) la situation financière des familles et les questions administratives[42]. Dans ces rapports, elles rapportent leurs conversations avec la famille et les proches. À l'occasion, on trouve un commentaire qui leur est propre, mais la plupart du temps, elles transcrivent fidèlement les propos entendus.

36. Marie-Aimée Cliche et Tamara Myers citent l'officier de probation de la Cour des jeunes délinquants, Marie Mignault, entre 1918 et 1931. Marie-Aimée Cliche, « Du péché au traumatisme. L'inceste, vu de la Cour des jeunes délinquants et de la Cour du bien-être social de Montréal, 1912-1965 », *Canadian Historical Review*, vol. 87, n° 2, juin 2006, p. 199-222 ; Tamara Myers, « The Voluntary Delinquent. Parents, Daughters and the Montreal Juvenile Delinquents' Court in 1918 », *Canadian Historical Review*, vol. 80, n° 2, juin 1999, p. 242-268.
37. Lettre du Dr Devlin au Dr Desloges, 2 février 1921. Archives de l'Hôpital Louis-H.-Lafontaine.
38. À partir de 1936, seuls les rapports d'Annette Labonté sont présents.
39. À partir de 1931, le but de l'enquête est toujours indiqué sur les rapports.
40. Histoire du cas ; réactions à la maison ; conditions à domicile ; pour admission ; durée antérieure de la maladie ; causes de sa réadmission ; comportement du malade.
41. Réactions en congé ; faire signer le formulaire de congé ; comment s'est-elle comportée durant son congé ; réactions pour sortie définitive ; peut-on la recevoir en congé ? ; arrangement pour sortie définitive ; évasion.
42. Moyens pécuniaires d'en prendre soin ; détails sur vêtements/tricots ; elle aurait pris 1 $; papiers ; conditions financières de la famille ; a-t-on reçu des nouvelles de son assurance ? ; que sait-on du chèque de 100 $? ; faire remplir une formule d'assurances ; a-t-elle droit à une pension à la suite du décès de son mari ?

Comme le souligne Marie Mignault en 1921, «le rapport que je fais est le résultat de mon enquête[43]».

Ces informations nous donnent à penser que le travail des premières assistantes sociales répond à deux grands principes : la rationalité administrative et l'idéologie concernant l'origine des problèmes mentaux. Dans le premier cas, les pensions aux vétérans et aux épouses de ces derniers contribuent à créer une demande pour le contrôle et la vérification des données[44]. Plus encore, comme nous l'avons vu, l'augmentation de la population asilaire commande la réalisation d'enquêtes sur le retour au foyer des cas chroniques et/ou non dangereux. Sur la question des connaissances au sein même des savoirs psychiatriques, l'heure est à une profonde remise en question de la théorie de Morel. Même si les assistantes sociales posent des questions sur la possible hérédité de la maladie, trois écoles – constitutionnaliste, neurologique et biopsychosociale – prennent de plus en plus de place en psychiatrie. Ayant comme postulat l'origine multidimensionnelle des maladies mentales, notamment la famille et le milieu social, l'école biopsychosociale requiert l'aide de personnes qui pourront faire des enquêtes sociales approfondies auprès des proches des patients et patientes[45].

L'influence du courant psychanalytique ou de la psychiatrie dynamique ainsi que celle de l'École de Chicago sont visibles. Ces deux écoles ont grandement joué dans la mise en place du service social «professionnel» au Canada anglais et aux États-Unis. Pourtant, on cherche encore les traces de maladies héréditaires, de même que celles de problèmes congénitaux et de maladies épidémiques durant la tendre enfance. On peut même dire que le rôle d'enquête des assistantes sociales aura servi à consolider les théories dominantes de l'époque en infirmant ou en confirmant les origines possibles des maladies mentales. Nous nous proposons maintenant d'analyser plus en détail les écrits des assistantes sociales.

ORIGINE DES PROBLÈMES MENTAUX ET EXPLICATION DES COMPORTEMENTS DÉVIANTS

Au tournant des années 1920, la théorie de la dégénérescence héréditaire est toujours en vogue[46]. Rien de surprenant à retrouver dans les rapports de Marie Mignault des recherches sur l'hérédité de la famille élargie. Au début de ses rapports,

---

43. Dossier 15 114, 1921, Marie Mignault (MM).
44. Données provenant de l'analyse des dossiers des vétérans internés à Saint-Jean-de-Dieu à la suite de la Grande Guerre. Isabelle Perreault, «Au retour du front. Rôle masculin et diagnostics psychiatriques des soldats internés à l'Asile Saint-Jean-de-Dieu, Montréal, 1921-1936», 60ᵉ Congrès annuel de l'Institut d'histoire de l'Amérique française, Collège militaire de Kingston, 18-20 octobre 2007, document non publié.
45. Isabelle Perreault, *Psychiatrie et ordre social : Analyse des causes d'internement et des diagnostics donnés à Saint-Jean-de-Dieu dans une perspective de genre, 1920-1950*, thèse de doctorat en histoire, Université d'Ottawa, 2009, chapitre 8.
46. Guy Grenier, 1990.

Mignault fait une liste des membres de la parenté du patient, incluant ses frères et sœurs, notant à la fois leurs problèmes passés et leur état mental. Si les grands-parents ou les oncles et tantes ont été internés, elle le note aussi. Cette façon de faire s'harmonise aux recherches épidémiologiques effectuées depuis le milieu du XIXᵉ siècle, qui s'appuie sur le caractère héréditaire de l'aliénation mentale, état qui se dégradait de génération en génération. Cette théorie fataliste est finalement rejetée durant les années 1920-1930 au profit d'explications sociales, psychologiques, constitutionnelles et neuropathologiques. En effet, l'hérédité n'est souvent pas un facteur déterminant pour expliquer l'état mental des personnes internées. Ajoutons également que cette théorie contribue à l'augmentation de la population asilaire, puisqu'une guérison est pratiquement impensable.

Marie Mignault note ainsi dans un dossier que la nièce d'une patiente est internée à l'Hôpital Saint-Jean-de-Dieu[47]. Dans un autre cas, elle écrit que les quatre sœurs de la patiente paraissent être des femmes de mentalité et de santé normales, bien que deux tantes paternelles soient internées à l'asile[48]. L'approche constitutionnaliste se fait toutefois sentir au cours des années 1920 avec l'arrivée de jeunes psychiatres nouvellement formés à Paris en neuropsychiatrie. Dans un rapport portant sur une jeune femme, Mᵐᵉ Mignault inscrit les propos de la mère comme suit : «Elle n'a jamais été comme les bébés ordinaires, elle était faible, maigre, petite […] Elle est allée deux ans à l'École pour épileptiques. Bébé, elle a eu des crises de convulsions, crises qui ont recommencé à l'âge de 14 ans[49].» Dans ses rapports, Annette Labonté inscrit elle aussi des remarques sur l'état des jeunes déficients qui semble, dans ces cas et à ce moment, justifié par une erreur de la nature. Un patient de quatre ans, par exemple, est un petit garçon difforme provenant d'une famille de six enfants. Sa mère préfère le laisser à Saint-Jean-de-Dieu. «[Elle] ne connaît aucune hérédité paternelle ou maternelle. Les autres enfants sont normaux et n'ont jamais été malades. […] [I]l mange bien, dort bien, et pleure rarement[50].» Dans un dernier rapport, on trouve cette simple remarque : «Les autres enfants sont tous normaux[51].»

Bien que les rapports donnent des renseignements sur les causes possibles des maladies mentales, les écrits des assistantes sociales permettent avant tout de relever les comportements qui, selon la famille et les proches, sont liés à l'aliénation mentale et justifient l'internement. Ces rapports permettent aux psychiatres chargés de l'admission de donner leur veto sur les cas qui leur sont présentés et de poser un diagnostic plus adéquat[52]. Ces rapports nous procurent de précieuses données pour nous aider

47. Dossier 15 116, 1921, MM.
48. Dossier 15 114, 1921, MM.
49. Dossier 18 521, 1926, MM.
50. Dossier 27 372, 1936, Annette Labonté (AL).
51. Dossier 27 423, 1936, AL.
52. Les rapports consultés proviennent des dossiers des personnes internées. Il est ainsi difficile de déterminer si ces enquêtes ont permis de refuser l'admission de certaines personnes.

à connaître et à comprendre les causes qui ont justifié les internements durant cette période. Rappelons à cet effet le libellé de la loi de 1909.

> (4 115) [...] Étant donné qu'un individu est aliéné, son internement peut se justifier, soit comme mesure de thérapeutique, d'assistance ou de sécurité publique et privée et d'ordre public. À part la certitude que l'individu est aliéné, le surintendant médical devra trouver dans le certificat médical une raison suffisante pour l'interner, à l'un de ces trois points de vue. Ce ne sont pas de vagues présomptions, ce sont des faits que le médecin devra apporter à l'appui de son opinion[53].

Plusieurs comportements sont jugés comme relevant de l'aliénation mentale, mais le psychiatre se doit de leur donner une explication rationnelle. Les symptômes relevés comme la paranoïa, les obsessions, la démence ou les états maniaques ou mélancoliques justifient l'admission de ceux qui sont jugés internables. Quatre cas, tous décrits par Marie Mignault, nous renseignent de façon détaillée sur les raisons qui ont poussé leurs proches à requérir l'internement. Descriptifs, nuancés, recherchant les versions et les indices utiles aux psychiatres, les rapports d'enquête de Mignault sont très élaborés dans ces cas. Le premier relate l'histoire d'une femme dans la trentaine qui loge dans une chambre à Montréal. Sa logeuse avertit le frère de celle-ci qu'elle est incontrôlable.

> [E]lle se levait la nuit et n'arrêtait pas de parler. Elle se lavait 5 ou 6 fois par jour, se coiffait, se décoiffait. Elle se regardait et s'admirait. Mangeait des peanuts, du pain et des gâteaux. Elle disait qu'elle avait 20 ans et elle n'avait pas ses menstruations. Elle n'était pas mauvaise, naturellement, mais il fallait dire comme elle[54].

Son frère a également remarqué que sa sœur n'était « plus la même » depuis un an et demi. Ses parents étant décédés, le frère fait des démarches pour la faire interner, internement qui durera jusqu'en 1972[55]. Un autre rapport porte sur un homme syphilitique. L'assistante sociale écrit que « [sa femme] ne fait que des louanges de son mari. Bon garçon. Travailleur. Sobre. Tranquille à la maison. Doux, etc.[56] » Marié trois fois, le patient a – toujours selon sa femme actuelle – donné tout ce qu'il pouvait à ses épouses et à ses enfants. Il a aussi été un bon pourvoyeur. Mais en janvier de l'année en cours, le mari a eu une attaque de paralysie, « il a volé une bouteille de lait. [...] [C]et acte prouve que sa tête était déjà malade. Il pouvait acheter du lait[57] ».

Le cas suivant relève des comportements jugés immoraux : l'alcoolisme et la débauche. N'oublions pas que les comportements scandaleux font également partie des causes possibles d'internement. Comme le note Marie Mignault, « [la patiente]

---

53. S.R.Q. 1909, vol. II, chap. 4, « Lunatic Asylums ».
54. Dossier 22 522, 1931, MM.
55. Dossier 22 522, 1931, MM.
56. Dossier 15 116, 1921, MM.
57. *Ibid.*

boit depuis 17 ans environ. Le mari prenait un coup, soir et matin, payait la traite à sa femme, quand le mari était parti elle prenait un coup elle-même, remplaçait par de l'eau la boisson bue ». Elle est devenue une « femme de mauvaise vie ». Selon les voisins, quand la patiente « était seule à la maison, elle recevait des hommes qui lui apportaient de la boisson, elle s'enivrait avec eux et tous les scandales se produisaient. Quand les hommes n'y allaient pas, elle les appelait », relate-t-elle. En 1918, la patiente est arrêtée pour vagabondage. Elle fait six mois de prison, puis un an plus tard, elle est arrêtée pour avoir tenu maison de désordre et retourne deux mois en prison. L'assistante sociale prend bonne note du fait que le mari a une très bonne réputation, qu'il est honnête et actif[58]. Enfin, elle explique que le mari a placé sa femme parce qu'il n'était plus capable de la garder. « Elle criait constamment, si le mari la laissait elle jouait avec le feu, ou bien se conduisait mal avec tous ceux que la malchance faisait entrer là. Aucune voisine ne voulait s'en charger[59]. »

Les assistantes sociales s'informent aussi des divers litiges familiaux. Le dernier cas que Marie Mignault décrit raconte l'histoire d'un homme interné par sa femme. Une partie des enfants appuie le père, l'autre la mère. Il faut alors déterminer si les comportements rapportés sont réels ou inventés. Il y a d'abord ceux qui appuient le père et le déclarent sain d'esprit. D'après la sœur du patient, il n'aurait jamais agi comme un fou, mais aurait souvent parlé de ses chagrins et les aurait racontés mille fois[60]. Même son de cloche chez un collègue de travail qui affirme que « le patient n'a jamais agi comme un homme qui n'a pas sa tête ». L'une de ses filles soutient la même chose, se disant indignée de la conduite de sa mère et déclarant que son père n'est pas un aliéné et qu'il ne doit pas rester à Saint-Jean-de-Dieu. Après avoir logé dans un refuge durant six mois, les frères n'ont rien remarqué sauf le fait qu'il pleurait souvent et semblait avoir des idées de persécution[61]. Mignault cherche à savoir pourquoi, après avoir entendu des témoignages attestant que cet homme n'était pas fou, sa femme a demandé son internement. D'après le patient, c'est parce qu'elle aurait eu des « paramours ». Elle se disait veuve et « ne voulait plus être achalée par son mari, ne voulait plus le voir dans son bout[62] ». Lors d'une entrevue avec une autre de ses filles, cette dernière déclare pourtant que son père a toujours beaucoup bu et a eu beaucoup de « paramours ». Il a toujours « magané » sa femme, selon elle. Ses parents se sont séparés il y a un an. La mère a toujours travaillé parce que son mari buvait trop[63]. Le patient est interné à la suite d'une accusation de tentative de meurtre sur sa femme. Deux amis de cette dernière l'ont alors conduit à l'hôpital.

L'assistante sociale recherche et note les informations qui justifient ou contredisent l'internement d'une personne au cours de la décennie 1920. Pendant les

---

58. Dossier 15 114, 1921, MM.
59. Dossier 15 114, 1921, MM.
60. Dossier 22 939, 1931, MM.
61. *Ibid.*
62. *Ibid.*
63. *Ibid.*

années 1930, les enquêtes visent davantage le retour au foyer d'un bon nombre de patients. Cependant, la crise économique force les structures d'accueil à accepter plusieurs personnes constituant une charge financière et humaine trop lourde pour les ressources familiales disponibles. Dans un contexte économique difficile, et à une époque où le système de prise en charge est principalement assuré par les familles, certaines d'entre elles demandent l'internement de leurs enfants, devenus trop difficiles à gérer. Comme la loi est précise, les motifs invoqués doivent prendre en compte le degré de dangerosité de ces mineurs et leur éventuelle inaptitude à vivre en société. Dans le cas des idiots et des imbéciles, ils ne peuvent être internés que s'ils sont dangereux ou scandaleux, épileptiques ou «monstrueux». Les parents demandent de plus en plus souvent l'internement de leurs enfants en spécifiant qu'ils sont bel et bien dangereux.

Trois jeunes personnes sont internées au début des années 1930 car elles sont devenues «mauvaises». Dans l'un de ces cas, la mère d'une patiente demande son internement car elle mord, donne des coups de pied, ne dort pas, lance tout ce qui lui tombe sous la main et se montre jalouse. Qui plus est, elle part de la maison sans raison, se cache dans l'église, dans les ruelles, part et refuse absolument d'être accompagnée par les autres enfants. L'assistante sociale, qui fait mention de sa foi et de sa pratique religieuse, note pourtant qu'elle «allait à la messe le dimanche[64].» Une autre patiente, au contraire, ne veut pas aller à la messe le dimanche. Âgée de 15 ans, la patiente a été victime six ans plus tôt d'un accident et est devenue méchante. Sa mère ne veut pas qu'elle soit internée à l'Hôpital Saint-Jean-de-Dieu car, dit-elle, sa fille ne lui cause aucun ennui. C'est le père qui fait les démarches. Mignault relate les échanges avec la famille : «Comme il n'y avait rien à faire avec la mère, je lui ai dit que si elle changeait d'idée, de prévenir le docteur Noël. Plus tard, madame B., la sœur du père, est venue me demander de m'en occuper, et j'en ai parlé au docteur Noël, de là, l'enquête.» L'assistante sociale ajoute ensuite que le retard à faire admettre cette patiente à Saint-Jean-de-Dieu est dû au fait qu'il n'y avait pas «de presse» comme ils disent, car elle y sera probablement internée pour toute la vie[65].

La troisième enquête du genre concerne un jeune homme de 19 ans qui est interné pour des «troubles de caractère». Sans travail, son père est malade et sa mère aussi. Le patient a huit frères et sœurs. Il a eu ses premières convulsions à l'âge de 14 mois et a toujours été très nerveux et faible, et depuis l'âge de trois ans, son caractère est plus difficile, selon ses parents. «Il est mauvais avec les enfants, il leur serre les bras, il raisonne toujours quand on lui parle, et n'écoute jamais. Il parle mal, prononce des mots sales, des sacres. J'ai voulu savoir ce qu'il disait, mais la mère n'a pas voulu me les répéter.» Marie Mignault y va, cette fois-ci, de son commentaire

---

64. Dossier 18 521, 1926, MM.
65. Dossier 22 573, 1931, MM.

en écrivant ceci : « C'est étrange des fois, comme c'est bénin ce qui a une si mauvaise réputation[66]. »

Dans certains cas, les jeunes gens qui font l'objet d'une enquête ne sont pas jugés dangereux, mais ils représentent un poids ou une gêne pour la famille. Même si la loi interdit l'internement de ces personnes, plusieurs se retrouvent à l'asile à défaut d'autres ressources. Une patiente de 19 ans est internée en 1932. Mignault note que son père est disparu depuis un an et ne s'est jamais occupé de ses enfants, sauf d'elle. Sa mère est restée seule avec sept enfants, dont un seul travaille. « Il avait 33 ans, et elle n'en avait que 18 ans [*sic*] quand ils ont convolé ! » s'exclame encore une fois l'assistante sociale en faisant un commentaire personnel sur la situation conjugale. La mère confie que sa fille a été un bébé faible et anémique, qui a eu des convulsions jusqu'à deux ou trois ans. À l'âge de 13 ans, elle est devenue incontrôlable, toujours selon elle. À partir de 15 ans, elle travaillait dans des maisons privées, mais n'était jamais satisfaite. « La mère dit ne pas être surprise de la voir à St-Jean-de-Dieu[67]. » La patiente a été arrêtée par la police pour vagabondage. Après examen, le médecin de la prison conclut que cette femme « présente un léger degré de débilité intellectuelle, mais [ne croit] pas que ce déficit mental soit tel que son internement dans un hôpital d'aliénés devienne actuellement nécessaire[68] ! » Pourtant, elle le sera et jusqu'en 1964, car sa mère ne veut pas la reprendre. C'est aussi le cas de ce jeune homme qui a un « faciès d'idiot, yeux légèrement bridés, nez écrasé, menton avancé, respiration difficile embarrassée de sécrétions, garde la bouche ouverte et la langue sortie ». Dans ce cas pourtant ni dangereux ni scandaleux, « ces médecins lui [aux parents] dirent qu'il n'y avait rien à faire pour eux et lui conseillèrent St-Jean-de-Dieu[69] ».

Non seulement arrive-t-il que les jeunes adultes soient une charge de trop pour leurs parents, mais les personnes âgées le sont parfois aussi pour leurs enfants. L'internement des « déments séniles » devient de plus en plus fréquent et engorge l'hôpital de « malades chroniques ». C'est le cas d'une patiente de 78 ans qui fait de la paralysie depuis cinq ou six ans. L'assistante sociale enquête sur les réactions de cette patiente lorsqu'elle est en congé. Elle note les paroles du fils : « C'est une vieille mauvaise, qui a toujours disputé son monde autour d'elle, faisant la pluie et le beau temps et pour avoir la paix, il fallait céder. » En congé à Noël, il poursuit en disant de sa mère « qu'il n'y a pas moyen de la reprendre parce qu'elle fera mourir son mari, tellement elle l'accable de tracasseries de tout genre[70] ».

---

66. Dossier 22 699, 1931, MM. Il s'agit de l'une des deux seules remarques personnelles de l'assistante sociale transcrites dans un rapport d'enquête.
67. Dossier 22 954, 1932, MM.
68. *Ibid.*
69. Dossier 27 372, 1936, AL.
70. Dossier 22 693, 1931, MM.

Dans certains cas, les demandes d'internement sont justifiées par souci de protection. Les trois cas suivants portent sur des jeunes femmes qui, si elles ne sont pas surveillées, pourraient être victimes de comportements inadéquats de la part des hommes. La première a 14 ans. Son père est mort et elle a six frères et sœurs. Lors de son internement en 1926, Marie Mignault note qu'« [e]lle ne parle pas distinctement encore. [...] [L]es dents sont spéciales aux aliénés[71] ». La patiente est déjà passée par cinq établissements, mais ceux-ci n'ont pas pu la garder. Le médecin qui l'examine dit alors à sa mère qu'elle n'est pas assez folle pour être envoyée à Saint-Jean-de-Dieu. Un autre médecin, lui, conseille l'internement. Voici comment Mignault rapporte le cas :

> Elle n'a pas de tendance au vice, ni à la méchanceté. Mais elle est sans «défense». Si elle est dans la rue avec les fillettes de son âge, elle diffère des autres et vu que cet âge est sans pitié, on la traite «de folle». Elle revient à la maison bien énervée de ces paroles. [...] Elle est pieuse [...] elle n'est pas dangereuse [...] elle a peu de mémoire. [...] Pour le moment, elle est assez obéissante, mais le Dr C. dit qu'elle est bien exposée, et avant longtemps, elle aimera la rue et ses dangers. [...] Elle est laide, sa tête est grosse, son front étroit, ses yeux sans lueur d'intelligence, sa bouche laide aussi, très laide. Tous ses traits sont ramassés, resserrés. Elle a une expression de malade mentale[72].

Une situation similaire, qui se produit 10 ans plus tard, est rapportée par Annette Labonté. Cette dernière écrit qu'une jeune femme de 18 ans n'est pas intelligente et que ses parents veulent la protéger de dangers éventuels. «Mémoire nulle [...], bon caractère, docile, n'est pas perverse et peut aider aux travaux du ménage si surveillée continuellement. [...] Elle sortait souvent seule et ses parents craignant les dangers de la rue [...] demandant à la placer dans une institution qui la protégerait[73].» Un dernier cas, celui-ci de 1941, traite du comportement de Julie, une jeune femme qui «aime trop les garçons pour qu'il soit prudent de la garder plus longtemps». Mme Labonté fait trois visites à sa protectrice et tous ses rapports abondent dans le même sens : il faut la protéger. Qui plus est, Julie ne pourrait trouver refuge chez son père, car ce dernier «vit en concubinage avec une femme des plus grossières, qui aurait tôt fait d'entraîner [la patiente] à son exemple[74]». Nous voyons ici que contrairement aux cas précédents de jeunes adultes décrits comme «mauvais», ces jeunes femmes sont dites dociles et obéissantes. Les motifs invoqués pour les interner sont de l'ordre de la protection. L'asile apparaît ici comme un lieu où les plus simples d'esprit peuvent trouver la sécurité. Selon les intervenants et la famille, les dangers de la rue, comme ils les nomment, peuvent causer de plus graves problèmes à ces jeunes filles que l'internement.

---

71. Dossier 18 966, 1926, MM.
72. *Ibid.*
73. Dossier 27 423, 1936, AL.
74. Dossier 33 278, 1941, AL.

À partir de la fin des années 1930, les rapports des assistantes sociales, principalement sous la plume d'Annette Labonté, font état d'une réticence par rapport à l'internement d'un tiers. Si l'internement s'impose tout de même, c'est l'hôpital psychiatrique qui se doit d'être le lieu où l'on guérit. Une mère de 15 enfants avec des comportements paranoïaques se fait conseiller Saint-Jean-de-Dieu et le repos au lit en espérant qu'elle guérira[75]. Annette Labonté souligne que «son mari ne pouvait se résigner à la faire traiter à Saint-Jean-de-Dieu[76]». Nous retrouvons les mêmes réserves par rapport à l'internement chez une femme qui aurait «aim[é] que [son mari] soit soign[é] à la maison car il fut toujours très bon pour elle, mais il lui est impossible de le maîtriser[77]». Même si les justifications invoquées pour interner un tiers rendent compte de l'impossibilité d'en prendre soin, cette impossibilité est souvent liée à la peur et à la honte. La situation financière des familles constitue aussi un enjeu majeur dans la décision de placer un proche à l'Hôpital Saint-Jean-de-Dieu.

QUESTIONS FINANCIÈRES ET ADMINISTRATIVES

La loi de 1909 sur les asiles d'aliénés, qui régit les admissions asilaires jusqu'en 1950, précise ce qui suit : «(4105) Peuvent être admis dans les asiles d'aliénés, aux frais du gouvernement [...] [l]es aliénés qui n'ont pas par eux-mêmes [...] les moyens de payer[78].» Par «aux frais du gouvernement», la loi entend que la municipalité d'origine paie la moitié des frais d'internement, et le gouvernement provincial l'autre moitié. Les Sœurs de la Providence, propriétaires de l'asile, reçoivent des *per diem* pour chaque personne prise en charge. D'où l'importance de mener des enquêtes sur la situation financière familiale et personnelle du patient. Avec une augmentation de la population asilaire importante depuis la construction de l'asile en 1873-1875, les paliers gouvernementaux tentent de restreindre les coûts associés à l'internement des «indésirables», comme les nomme le Dr Desloges. Dans une perspective politique conservatrice, c'est à la famille et à la communauté de prendre soin de leurs membres malades ou aliénés.

Mais revenons sur les enquêtes touchant les questions administratives et financières. Les assistantes sociales, lors de leur passage dans les familles, prennent note de l'état des lieux et font une estimation des revenus familiaux. Marie Mignault écrit à propos d'un père de famille de 52 ans qu'il «n'a pas d'argent – pas d'assurances. Tout le ménage qu'il avait avait été acheté à crédit. Il a été revendu. [...]

---

75. Dossier 27 257, 1935, AL.
76. *Ibid.*
77. Dossier 27 138, 1936, AL.
78. Si le placement n'est pas privé, la municipalité paye une partie des frais d'entretien tant pour les internements par ordonnance que pour ceux qui sont volontaires. S.R.Q. 1909, vol. II, chap. 4, «Lunatic Asylums». La majorité des internements sont aux frais du gouvernement. Une seule aile sur des dizaines est occupée par des patients privés.

Sa troisième femme est malade et incapable de travailler[79]». Sur la situation d'une patiente mariée de 47 ans, elle note dans son rapport les propos suivants :

> Elle a quatre sœurs et une mère sans le sou. Son mari est malade et n'a pas travaillé depuis quelques mois. [...] Les époux G. n'ont pas le sou, ni assurance, le travail du mari soutenait un peu la maison, mais pas assez. Le mari a fait encan, il a tout vendu, même le linge de sa femme, l'encan a rapporté $313.00, cette somme a servi a payé [sic] les dettes, il n'a [sic] rien resté[80].

Dans un autre rapport, nous pouvons lire ce qui suit : «Logis de trois pièces très pauvrement meublées, dans un fond de cour. M. et Mme A. sont vêtus misérablement. [...] $12.00 par mois[81].» Même dans les cas où la famille a un peu plus d'argent et des propriétés, Marie Mignault mentionne des faits qui peuvent servir à expliquer leurs difficultés financières. «Le mari est un ancien facteur, il a une pension mensuelle de $60.00 qu'il reçoit depuis 15 ans. Il est propriétaire de la maison qu'il habite, il y a trois logements [...] comme de raison, il faut déduire taxes et assurances[82].»

Ces quatre évocations de situations financières familiales ont été faites entre 1921 et 1931. Les rapports d'Annette Labonté, quant à eux, sont généralement plus loquaces. Écrits entre 1936 et 1948, alors que la population asilaire est plus nombreuse que dans les années 1920, ils contiennent des notes plus élaborées sur la situation financière, qui détaillent notamment les revenus familiaux. Les deux rapports suivants témoignent d'une véritable enquête sur les conditions financières des ménages. Dans le premier cas, le père d'un jeune garçon interné travaille dans une maison de jeux et gagne 15 $ par semaine[83]. La suite de l'enquête, intitulée «pour admission», nous informe du souhait de l'internement. «Madame [G.] est très inquiète, elle craint que [son fils] ne soit malade et préférerait qu'il soit traité dans un hôpital, elle ne veut toutefois plus le renvoyer à "l'Aide à la femme", disant que bien qu'ils ne soient plus riches, [son fils] n'est ni un orphelin, ni un abandonné[84].» Le deuxième cas est celui d'un père de famille d'environ 50 ans. Quatre rapports sont faits sur les conditions financières, les histoires d'assurances et de pensions. Voici ce qu'en dit Annette Labonté : «La femme vit très pauvrement et a beaucoup de dettes.» Un mois plus tard, l'assistante sociale comptabilise les revenus et les dépenses de la famille. Voici sa conclusion : «Il lui reste donc $7.00 par semaine pour payer un loyer de $17.00 par mois, le chauffage, la nourriture et les vêtements de

---

79. Dossier 15 116, 1921, MM.
80. Dossier 15 114, 1921, MM.
81. Dossier 22 573, 1940, AL.
82. Dossier 22 693, 1931, MM.
83. Dossier 27 372, 1936, AL.
84. Dossier 27 372, 1936, AL. L'Aide à la femme est un refuge au financement privé qui accueille des femmes dans le besoin et leurs enfants.

quatre personnes[85]. » Quatre mois plus tard, elle s'informe de l'état de l'assurance, car le patient travaillait pour le Canadian Pacific Railway (C.P.R.). Il est dit qu'un médecin de la compagnie a examiné le patient et n'a pas diagnostiqué de maladie grave lui donnant droit à sa pension[86]. « Il n'y a pas d'amélioration dans les conditions économiques [sic] depuis ma dernière visite[87] », note un an plus tard Mme Labonté dans son dernier rapport sur ce cas. Parfois, les rapports ne mentionnent que laconiquement « grande famille pauvre ». Les parents sont sous la Commission du secours[88] et viennent « d'une famille pauvre[89] ». La prise en compte de la situation financière des familles fait état de manière récurrente d'une impossibilité d'assumer les coûts de l'internement.

L'une des tâches les plus fréquentes des assistantes sociales est de s'enquérir des « réactions en congé ». Ces congés, de plus en plus populaires au fil des ans, permettent aux familles de reprendre leur proche interné pour une durée de trois à six mois. Comme la population asilaire connaît une hausse majeure à partir des années 1930, atteignant son sommet en 1944 avec plus de 7500 patients sur une capacité de 6000, les pressions pour renvoyer les aliénés non dangereux dans la communauté se font de plus en plus fortes. Même si ces congés dits d'essai sont pratiqués depuis le début du siècle, les rapports en faisant mention dans notre échantillon sont tous signés par Annette Labonté et produits entre 1935 et 1948.

La majorité des cas mentionne l'impossibilité pour les familles de garder plus longtemps en congé la personne aliénée. Après deux semaines, la sœur d'une patiente demande une réadmission « car la malade est tuberculeuse, hérédo-syphilitique et a mauvais caractère[90] ». Même chose chez une autre patiente qui, « à chacun de ses congé, présente les mêmes réactions, elle est bien quatre ou cinq jours et n'est plus endurable après trois semaines. [...] Le père et la mère n'en pouvaient plus lorsqu'ils la reconduisirent à St-Jean-de-Dieu[91] ». Une autre patiente, en congé plusieurs fois, est réinternée car elle cause toujours des ennuis et s'évade souvent. La famille demande même de la garder dans une salle fermée[92]. Deux ans plus tard, l'une de ses sœurs accepte de la prendre définitivement. Après une journée, elle vient la reconduire à Saint-Jean-de-Dieu, car la patiente était trop capricieuse et aigrie. « [E]lle croit que la malade serait maintenant plus heureuse dans une institution que dans sa famille[93]. » Une demande de congé pour un jeune patient simple d'esprit est refusée par la famille, car « [i]l ne reconnaît plus sa mère, celle-ci s'est habituée

85. Dossier 27 138, 1936, AL.
86. *Ibid.*
87. *Ibid.*, 1937, AL.
88. Dossier 27 423, 1936, AL.
89. Dossier 27 519, 1941, AL.
90. Dossier 18 521, 1947, AL.
91. Dossier 22 573, 1940, AL.
92. Dossier 38 350, 1946, AL.
93. *Ibid.*, 1948, AL.

à son absence et n'en souffre plus. Puisqu'il est destiné à mourir à St-Jean-de-Dieu, Mme L. est d'avis qu'il vaut mieux l'y laisser dès maintenant[94]».

Nous l'avons vu plus tôt, certaines demandes d'internement sont faites dans le but de protéger des jeunes femmes contre les dangers de la ville et les possibles intentions malveillantes d'hommes. Ces mêmes cas reviennent dans les rapports de réactions en congé. Cette patiente, par exemple,

> ne donne aucun trouble à la maison [...] [mais]dès qu'un garçon entre chez elle, elle devient nerveuse et ne cherche qu'à se tenir près de lui et à lui faire de belles façons. [...] Comme il est impossible de la tenir enfermée, Mme [P.] est inquiète de la voir sortir; il serait très facile pour un homme d'abuser d'elle[95].

Dans un autre cas, la demande de congé est carrément refusée. La protectrice répond que la patiente cherche à ouvrir les pantalons de ses garçons. Elle ajoute qu'elle «serait trop heureuse de se donner au premier venu et qu'il serait dangereux de la placer comme servante[96]». Elle sortira malgré tout pendant quelque temps et sera servante dans une maison, mais on demande son réinternement car «elle travaille bien lorsqu'elle en a le goût, mais elle n'est pas gardable tellement elle aime les hommes[97]».

Pour terminer, mentionnons les cas de certains patients qui éprouvent le besoin de retourner à l'Hôpital Saint-Jean-de-Dieu. Dans un rapport de 1942, l'assistante sociale note que le mari paye en partie l'internement et veut recevoir sa femme en congé. Cependant, elle ne veut pas le voir. «La patiente demanda son retour à l'hôpital parce qu'elle s'y sentait plus en sûreté. Elle croyait qu'on allait la tuer chez sa bru et vivait dans l'anxiété. Elle demeurait chez celle-ci depuis quatre ans. [...] Si nous ne pouvons garder la patiente à St-Jean-de-Dieu, [le mari] s'occupera de son transfert dans une autre institution[98].» En 1939, une patiente dite docile souhaite être continuellement à l'église et demande à retourner à l'hôpital. «La patiente voulait absolument revenir à l'hôpital, note Labonté. Sa mère la reprendra bientôt et essaiera de la garder le plus longtemps possible[99].» Une autre patiente est très nerveuse durant ces quelques semaines de congé et veut absolument revenir à Saint-Jean-de-Dieu[100]. Enfin, une patiente a l'occasion de sortir, mais elle demande son retour. «Elle fut bien durant trois mois, puis demanda à revenir à l'hôpital. Elle se disait fatiguée, était de mauvaise humeur tout le jour et disputait à haute voix[101].» Ces cas démontrent que malgré la mauvaise presse qu'ont les asiles d'aliénés

---

94. Dossier 27 372, 1939, AL.
95. Dossier 27 423, 1939, AL.
96. Dossier 33 278, 1941, AL.
97. *Ibid.*, 1942, AL.
98. Dossier 33 784, 1942, AL.
99. Dossier 18 966, 1939, AL.
100. *Ibid.,* 1941, AL.
101. Dossier 27 519, 1941, AL.

à l'époque – et encore aujourd'hui –, des personnes ont choisi d'y séjourner. Ces cas démontrent aussi que l'hôpital n'est pas qu'un lieu d'enfermement arbitraire et coercitif. Il peut aussi être vu comme un lieu sécurisant[102].

CONCLUSION

[L]'importance capitale d'institutions dans le genre de l'hôpital Saint-Jean-de-Dieu, au point de vue social, et en second lieu, en vue de bien convaincre par des faits et des chiffres qu'un hôpital spécialisé pour le traitement des maladies mentales n'est pas une simple garderie de débiles mentaux, encore moins un asile où sont détenus de pauvres êtres dangereux pour la société, mais un hôpital, un hôpital bien spécialisé où l'on traite, où l'on guérit les maladies mentales. [...] Le travailleur social permet de contribuer à la réforme du milieu social et à l'amélioration des névroses et des psychoses par les enquêtes, les diagnostics sociaux posés[103].

Voici, dans les mots de sœur Louise de l'Assomption, le rôle de la travailleuse sociale en 1951. Rappelons qu'en 1947, 54 % des patients admis sont jugés incurables[104]. À partir des années 1920, le gouvernement du Québec a créé de nouveaux types d'institutions, plus spécialisées, pour les cas chroniques. L'Hôpital Saint-Jean-de-Dieu propose, quant à lui, de garder et surtout de traiter les malades mentaux adultes qui souffrent de troubles mentaux d'origine physique ou psychologique. Comme le rappelle l'historien François Guérard, la majorité du budget gouvernemental des années 1940 et 1950 est consacrée à la construction d'hôpitaux et à la médecine curative plutôt que préventive[105]. Les enquêtes et les diagnostics sociaux des assistantes sociales participent, comme nous l'avons vu, au mouvement de prévention et de réadaptation sociale des malades mentaux. Alors que la majorité du budget en santé va aux infrastructures et au domaine curatif, nulle surprise de voir que la sphère des soins et de la prévention se voit dotée d'un budget moindre, avec pour équipe des femmes telles que les sœurs et les laïques. Quoique ces dernières constituent une main-d'œuvre à bon marché, leur place sera tout de même remise en question par les autorités gouvernementales. Elles continueront cependant de recevoir l'appui des surintendants médicaux au fil des ans.

N'oublions pas les propos du Dr Devlin, qui mentionne que le travail d'une assistante sociale est d'une importance capitale pour l'institution psychiatrique. Leur lecture et leur évaluation du rôle de l'environnement familial et social dans le développement des maladies mentales sont majeures. Ce travail de fond apportera un poids de plus à la légitimité d'un département de service social en 1936, de

---

102. Notre thèse de doctorat et l'étude d'André Cellard et de Marie-Claude Thifault, *Une toupie sur la tête*, font état de cas de demandes d'internement «volontaires» plus détaillés.
103. Sœur Louise de l'Assomption, 1951, p. 2 et 56.
104. *Activités hospitalières des Sœurs de Charité de la Providence* (au Canada et en pays de mission), Montréal, Providence Maison-Mère, 1937, p. 54.
105. François Guérard, 1996, p. 68.

même qu'à la mise en place d'une formation scolaire reconnue pour permettre aux travailleuses sociales d'acquérir des compétences et des connaissances à jour sur la prophylaxie, l'intervention et la réadaptation sociale des patients.

À partir de l'analyse des rapports des assistantes sociales, nous pouvons constater qu'un aspect important de leur travail est de fournir des renseignements sur l'histoire personnelle et familiale du patient. Ces enquêtes répondent à une nouvelle façon d'envisager la maladie mentale, soit en la considérant comme étant développée, ou à tout le moins influencée, par le milieu de vie. L'influence de nos voisins du sud et de certaines recherches sur la famille, la communauté et les traumatismes de vie expliquent cette quête d'information sur la vie des patients. Ce changement d'école de pensée obéit aux valeurs de l'époque. La théorie héréditaire est fataliste et l'arrivée de la psychiatrie dynamique et du mouvement d'hygiène mentale au début du XXᵉ siècle bouleverse les anciennes façons de concevoir la maladie mentale. Les réformes du milieu social et familial trouvent leur place dans l'explication des troubles mentaux et, de fait, justifient le travail des premières intervenantes en psychiatrie. Leur contribution, leur présence, leur volonté et leur travail dans la sphère publique consistent à mieux comprendre l'histoire des patients. Elles ont en outre pour tâche de conseiller les familles. Cela contribue sans aucun doute à une reconnaissance du travail féminin et à la nécessité d'intervenir à l'extérieur des murs, et non seulement à l'intérieur de l'asile. Cela dit, les assistantes sociales ne doivent pas intervenir sur le plan médical ; elles sont plutôt des agentes de liaison entre la famille et le psychiatre, comme en témoignent tout particulièrement les rapports de Marie Mignault et d'Annette Labonté.

Un autre aspect important de cette étude, plus pragmatique cette fois, découle des pressions financières exercées sur l'institution asilaire à partir de l'entre-deux-guerres. Devant une population asilaire qui augmente sans cesse et avec un État-providence encore timide dans le financement de la santé, l'Hôpital Saint-Jean-de-Dieu est en mauvaise posture. Les assistantes sociales y jouent un rôle primordial afin d'évaluer la situation financière des familles qu'elles visitent et de voir ainsi s'il est possible que les familles contribuent aux frais d'internement et de traitements. Ces visites permettent également de recommander les congés et les sorties ou de prendre en note les comportements des patients en congé d'essai en vue d'une éventuelle sortie. Leur importance et leur présence sont de plus en plus souhaitées au sein de l'hôpital. En 1936, faisant suite à l'institutionnalisation du *social work* psychiatrique anglophone, un département de service social est mis sur pied. Ce département officialise le travail de deux femmes qui, embauchées à titre d'officiers enquêteurs, travaillent à Saint-Jean-de-Dieu depuis les années 1920-1930. Lorsque l'Université de Montréal ouvre officiellement les portes d'un département de service social en 1942, de nouvelles assistantes sociales y seront formées. À l'aube des années 1960, qui sont connues comme celles de la vague de désinstitutionnalisation massive, le travail et les connaissances du service social joueront un grand rôle dans la réalisation d'un tel projet en permettant de mettre à profit l'expérience des travailleuses sociales pour faciliter le transfert ou la sortie de milliers de patients.

Mais qui sont les deux femmes sur lesquelles nous nous sommes penchés ? Nous ne connaissons pas précisément le parcours de Marie Mignault ni d'Annette Labonté. Mais nous pouvons penser, considérant leurs nombreuses années de travail à titre d'assistantes sociales, qu'elles étaient célibataires – à l'image du profil des femmes œuvrant dans le champ paramédical tracé par l'historienne Nadia Fahmy-Eid[106]. Non seulement Marie Mignault travaille-t-elle à Saint-Jean-de-Dieu durant une dizaine d'années, mais elle sera également employée au Verdun Protestant Hospital et à la Cour des jeunes délinquants. Le travail féminin étant une vocation comme celle d'être mère ou religieuse, les assistantes sociales doivent se dévouer corps et âme à leur rôle, qui consiste à aider les patients et leur famille. Pour plusieurs, ce rôle est vu comme une extension du rôle maternel dans la sphère publique. N'oublions pas que les premières assistantes sociales embauchées à l'Hôpital Saint-Jean-de-Dieu sont des femmes, et ce jusque dans les années 1950. Selon Lionel-Henri Groulx, le service social est tout d'abord perçu et défini comme une activité féminine. Il ne se masculinise que durant l'après-guerre, avec ce que les historiens ont appelé une masculinisation des réformes sociales[107]. Rappelons qu'avant la Seconde Guerre mondiale, les femmes sont les premières à solliciter des réformes sociales et à souligner la grande valeur du personnel et du familial dans l'épanouissement de la personne et de la société, par extension. La question de la masculinisation de l'intervention sociale dans les années 1950 ouvre également la voie à des questions pertinentes non seulement sur le genre de la profession, mais aussi sur le lieu et la place qu'occupe ce service. Les réformes sociales nécessaires s'inscrivent dans le processus de mise en place de l'État-providence. L'intervention étatique portera une attention particulière aux mesures prophylactiques et aux changements des modes de vie considérés à risque dans le développement des maladies, notamment les maladies mentales. Ces décisions, maintenant du domaine de l'État, passeront entre les mains des hommes, des décideurs, des fonctionnaires et également des intervenants. Mais une chose est certaine, sans les pionnières qui ont développé le service social psychiatrique à l'Hôpital Saint-Jean-de-Dieu, l'intervention sociale et le développement de la profession n'auraient pas pris la même ampleur ni eu si rapidement le même succès. Le rôle des assistantes sociales au sein de Saint-Jean-de-Dieu contribue sans aucun doute à ce que les psychiatres ont appelé la « modernisation de la psychiatrie ». Une recherche ultérieure portant sur les années 1950 à 1975 nous permettrait de voir comment se sont ensuite

---

106. Nadia Fahmy-Eid *et al., Femmes, santé et professions. Histoire des diététistes et des physio-thérapeutes au Québec et en Ontario 1930-1980*, Montréal : Fides, 1997, p. 57. « Qui dit profession féminine, dit mariage ou maternité, et dit aussi bas salaire. Résultats : la pénurie de praticiennes et le taux de roulement élevé prennent des proportions endémiques au point de devenir le leitmotiv de tous les regroupements. [...] Au cours de la décennie 1960, on estime que 10 % des diplômées canadiennes en physiothérapie n'exercent jamais tandis que de 65 % à 75 % d'entre elles pratiquent un maximum de cinq années [...]. »

107. « Plus de 75 % de la population étudiante à l'Université de Montréal [en service social] était féminine », dans Lionel-Henri Groulx, 1993, p. 366.

développés le département de service social et le travail des assistantes et assistants sociaux à Saint-Jean-de-Dieu, surtout lors des nombreux transferts des années 1950 et avec les suites de la réforme psychiatrique de 1962.

X

Du traitement moral à l'occupation thérapeutique : le rôle inusité de l'infirmière[1] psychiatrique à l'Hôpital Saint-Jean-de-Dieu, 1912-1962

Marie-Claude Thifault et Martin Desmeules

C'est au cœur de l'arrondissement montréalais Mercier-Hochelaga-Maisonneuve (MHM) que sont ancrés les vestiges de l'hôpital psychiatrique Saint-Jean-de-Dieu. Les pavillons de pierre, érigés à la fin des années 1890, sont actuellement coincés entre un centre commercial, une autoroute, une station de métro et le complexe d'habitation des Cours Lafontaine[2]. Cet hôpital, devenu le Centre hospitalier Louis-H.-Lafontaine en 1976, se retrouve aujourd'hui au cœur d'un nouveau quartier qui s'est développé sur une vaste partie de l'ancienne propriété de l'institution asilaire. L'environnement rural caractérisé par son isolement, autrefois propice aux soins des malades mentaux, s'est franchement urbanisé. Si bien que ce secteur, jadis fui par la population en général, accueille maintenant dans la rue Hippolyte-Bergeron[3] les propriétaires de nouveaux condos. Exactement là où vivaient encore, dans les décennies 1960 et 1970, les exclus de la société

---

1. À l'instar des Sœurs de la Providence, nous utiliserons tour à tour les appellations «garde-malade» et «infirmière», considérées pendant la période étudiée comme étant synonymes.

2. Étienne Bouchard, «À l'ombre de la station Radisson, les Cours Lafontaine», *Avenir, arrondissement Pointe-aux-Trembles-Montréal-Est*, 2006. Disponible à l'adresse : www.avenirdelest.com/article-46554-A-l-ombre-de-la-station-Radisson-les-Cours-Lafontaine.html. Consulté le 4 janvier 2010.

3. Nom de l'architecte qui a conçu les plans de l'asile complètement rebâti après l'incendie de 1890. *Grand répertoire du patrimoine bâti de Montréal*. Disponible à l'adresse : http://patrimoine.ville.montreal.qc.ca/inventaire/fiche_zone.php?&id=1096#. Consulté le 4 janvier 2010.

québécoise. Ceux-là mêmes, internés pendant 10 ans, 20 ans ou parfois plus[4], qui ont été soumis à un processus de désinstitutionnalisation[5] selon différentes approches thérapeutiques orchestrées par les Sœurs de la Providence, propriétaires de l'institution et responsables de l'École des gardes-malades de l'Hôpital Saint-Jean-de-Dieu, spécialisée en soins infirmiers psychiatriques.

Les Sœurs de la Providence, sœur Augustine en tête[6], contribuent au cours du demi-siècle d'existence de leur école de gardes-malades (1912-1962) à la mise en place de soins spécialisés prodigués par un personnel qu'elles veulent mieux formé. Ainsi, elles participent au fort courant de médicalisation qui marque, au cours du XXe siècle, toutes les institutions hospitalières en quête de « modernité »[7]. Cette transformation des soins spécifiquement médicaux dans les hôpitaux généraux oblige les Sœurs de la Providence à abandonner peu à peu leur fonction caritative et à offrir à leurs étudiantes une formation spécialisée basée sur les plus récentes découvertes médicales. On peut présumer que, par conséquent, il allait de soi d'amorcer également des changements sur le plan des soins au sein de l'institution, en intégrant entre autres les étudiantes infirmières dans les différents départements regroupant les hyperactifs, les épileptiques, les séniles ou les cas de psychose.

Comment, dans ce contexte, en préconisant les modèles de soins mis en place dans les hôpitaux généraux, se développent les soins infirmiers psychiatriques à Saint-Jean-de-Dieu ? Et comment s'organisent les soins aux psychiatrisés dans un univers où, hormis les infirmeries, l'environnement asilaire a si peu en commun avec l'hôpital général ? Selon Cynthia Toman, l'influence de la technologie médicale sur la prestation des soins au chevet des malades contribue à faire reconnaître la spécificité du travail infirmier. Les gardes-malades doivent en effet posséder un bagage de connaissances scientifiques et maîtriser l'emploi de certains appareils technologiques[8]. Subséquemment, qu'en est-il lorsque les gestes « techniques » sont peu ou non requis pour traiter des patients atteints de troubles mentaux ? Quelle forme prend le « travail corporel[9] » à l'hôpital psychiatrique[10], en pleine métamorphose en milieu hospitalier et objet de débat entre infirmières « professionnelles »

4. André Cellard et Marie-Claude Thifault, « Une vie à l'asile », dans *Une toupie sur la tête. Visages de la folie à Saint-Jean-de-Dieu*, Montréal : Boréal, 2007, p. 263-287.
5. Catherine Duprey, *La crise de l'enfermement asilaire au Québec à l'orée de la Révolution tranquille*, maîtrise en histoire, Université du Québec à Montréal, 2007.
6. Fondatrice de l'École des gardes-malades de Saint-Jean-de-Dieu et sa directrice pendant 35 ans. Voir *Un héritage de courage et d'amour, 1873-1973*, Montréal : Thérien Frères Limitée, 1975, p. 62.
7. François Guérard, *Histoire de la santé au Québec*, Montréal : Boréal, 1996, p. 40-43.
8. Cynthia Toman, « Le "travail corporel", la technologie médicale et le *nursing* hospitalier », dans Christina Bates, Dianne Dodd et Nicole Rousseau (dir.), *Sans frontières. Quatre siècles de soins infirmiers canadiens*, Ottawa : Les Presses de l'Université d'Ottawa, 2005, p. 89-106.
9. *Ibid.*
10. *Ibid.*, p. 89.

et « techniciennes » au sein de la profession ? Tel est le questionnement qui oriente notre étude sur la particularité des soins infirmiers enseignés et pratiqués en milieu psychiatrique. Notre objectif est de mieux définir le rôle spécifique, sinon inusité des étudiantes infirmières ainsi que des diplômées religieuses et laïques auprès de leurs patients atteints de troubles de l'aberration de l'esprit et du comportement, majoritairement des mélancoliques, des fous et des maniaques[11]. Les tâches, les fonctions et les responsabilités des infirmières de Saint-Jean-de-Dieu qui, indubitablement, se distinguent de celles des gardes-malades formées dans les hôpitaux généraux retiennent ici notre attention. Cela, particulièrement dans le cas de l'application du traitement moral, qui deviendra au fil des ans l'occupation thérapeutique. Cette approche thérapeutique se développe surtout dans le contexte particulier de l'après-Seconde Guerre mondiale, alors que la conception des soins du XIXᵉ siècle répondant à un schème de charité converge vers des ambitions curatives. Elle repose principalement sur des activités de réadaptation dans un processus de réinsertion sociale[12].

Les activités infirmières propres aux soins des psychiatrisés au Québec demeurent un sujet obscur de l'historiographie des soins infirmiers. C'est la culture soignante qui a davantage retenu l'attention des spécialistes de l'histoire du développement des programmes d'enseignement, de la professionnalisation du métier d'infirmière ainsi que de l'identité professionnelle des infirmières québécoises et canadiennes. Ce champ a été largement couvert par Yolande Cohen et Kathryn McPherson notamment[13]. Les analyses selon les perspectives de genre, de classe et d'ethnicité

---

11. Marie-Claude Thifault, « Les stéréotypes sexuels de l'enfermement asilaire au Québec, au tournant du 20ᵉ siècle », *Canadian Bulletin of Medical History/Bulletin canadien d'histoire de la médecine*, vol. 27, nº 1, 2010, p. 27-60.

12. Henri-Jacques Stiker, *Corps infirmes et sociétés. Essai d'anthropologie historique*, Paris : Dunod, 3ᵉ édition, 2005 [1982], p. 175-190.

13. Denyse Baillargeon, *Naître, vivre, grandir, Sainte-Justine 1907-2007*, Montréal : Boréal, 2007 ; Christina Bates, Dianne Dodd et Nicole Rousseau (dir.), 2005 ; Yolande Cohen, *Profession infirmière. Une histoire des soins dans les hôpitaux du Québec,* Montréal : Les Presses de l'Université de Montréal, 2000 ; Yolande Cohen et Louise Bienvenue, « Émergence de l'identité professionnelle chez les infirmières québécoises, 1890-1927 », *Canadian Bulletin of Medical History/Bulletin canadien d'histoire de la médecine,* vol. 11, nº 1, 1994, p. 119-151 ; Yolande Cohen, Jacinthe Pepin, Esther Lamontagne et André Duquette, *Les sciences infirmières. Genèse d'une discipline,* Montréal : Les Presses de l'Université de Montréal, 2002 ; Yolande Cohen et Éric Vaillancourt, « L'identité professionnelle des infirmières canadiennes-françaises à travers leurs revues (1924-1956) », *Revue d'histoire de l'Amérique française,* vol. 50, nº 4, 1997, p. 537-570 ; Johanne Daigle, « Devenir infirmière. Les modalités d'expression d'une culture soignante au XXᵉ siècle », *Recherches féministes*, vol. 4, nº 1, 1991, p. 67-86 ; Esther Lamontagne et Yolande Cohen, « Les Sœurs grises à l'Université de Montréal, 1923-1947. De la gestion hospitalière à l'enseignement supérieur en *nursing* », *Historical Studies in Education/Revue d'histoire de l'éducation*, vol. 15, nº 2, 2003, p. 273-297 ; Kathryn McPherson, *Bedside Matters. The Transformation of Canadian Nursing, 1900-1990,*

privilégiées dans ces études caractérisent également l'approche choisie dans le collectif *Place and Practice*. Cette importante contribution à l'historiographie des services de soins de santé canadiens déconstruit les stéréotypes liés à l'identité des infirmières et remet en question les lieux d'exercice de leur métier, exagérément associés à l'univers hospitalier[14]. C'est surtout dans l'Ouest canadien que se développe la recherche sur l'histoire des soins psychiatriques. Comme l'a démontré Veryl Margaret Tipliski, les infirmières spécialisées en psychiatrie de cette région font partie d'une profession distincte et sont, par conséquent, exclues des associations nationales d'infirmières diplômées[15]. La perspective de genre adoptée dans les travaux de Tipliski sur les soins spécialisés en psychiatrie dans l'Ouest inclut la présence des hommes au sein des institutions psychiatriques et souligne leurs aptitudes particulières à soigner des patients imprévisibles.

À l'instar des travaux de nos collègues de l'Ouest, notre étude s'intéresse au caractère spécifique, original et même parfois dangereux des soins infirmiers psychiatriques prodigués à une clientèle au caractère imprévisible, voire « bouillant », « colérique », « belliqueux » ou « lymphatique », et dont les réactions sont souvent « brusques » et « inattendues ». Toutefois, une distinction importante s'impose, car il s'agit ici de tracer le rôle spécifique des étudiantes infirmières et des diplômées, soit une main-d'œuvre typiquement féminine, dans le cadre de soins basés, à l'ouverture de l'École des gardes-malades, sur le traitement moral. Au milieu du XXᵉ siècle, le traitement en vigueur sera plutôt l'occupation thérapeutique. Outre cette perspective de genre, notre approche, mettant en lumière le discours de l'élite infirmière à Saint-Jean-de-Dieu, favorise aussi l'étude des représentations collectives de groupe comme celui des infirmières en psychiatrie. Le premier volet de ce chapitre consiste donc en l'analyse de la spécificité de l'enseignement en soins psychiatriques offert à l'École des gardes-malades de Saint-Jean-de-Dieu. L'objet d'étude du second volet concerne les approches thérapeutiques ciblées dans le cadre de ce projet, soit la transition du traitement moral vers celui de l'occupation

---

Toronto : University of Toronto Press, 2003 ; André Petitat, *Les infirmières. De la vocation à la profession,* Montréal : Boréal, 1989.

14. Jayne Elliott, Meryn Stuart et Cynthia Toman, *Place and Practice in Canadian Nursing History*, Vancouver et Toronto : UBC Press, 2008.

15. Veryl Margaret Tipliski, « Parting at the Crossroads. The Development of Education for Psychiatric Nursing in Three Canadian Provinces, 1905-1955 », *Canadian Bulletin of Medical History/Bulletin canadien d'histoire de la médecine*, vol. 21, nᵒ 2, 2004, p. 253-280 ; Chris Dooley, « "They Gave Their Care, but We Gave Loving Care." Defining and Defending Boundaries of Skill and Craft in the Nursing Service of a Manitoba Mental Hospital During the Great Depression », *Canadian Bulletin of Medical History/Bulletin canadien d'histoire de la médecine*, vol. 21, nᵒ 2, 2004, p. 239 ; Beverley Hicks, « From Barnyards to Bedsides to Books and Beyond. The Evolution and Professionalisation of Registered Psychiatric Nursing in Manitoba, 1955-1980 », thèse de doctorat, University of Manitoba, 2008. Cette profession est reconnue sous le nom de *registered psychiatric nursing* (RPN).

thérapeutique. Cela englobe également les activités de loisir et de récréation, en particulier celles exigeant pour leur réalisation la contribution de l'étudiante infirmière ou de l'infirmière diplômée (religieuse ou laïque).

Les archives recueillies dans un premier temps à la maison mère des Sœurs de la Providence de Montréal, bien qu'en partie pertinentes, ne pouvaient nous permettre de répondre de manière satisfaisante à l'ensemble de nos interrogations. De là la nécessité de recourir à d'autres fonds, c'est-à-dire à ceux des archives médicales de l'Hôpital Louis-H.-Lafontaine, où sont conservés les dossiers médicaux de l'Hôpital Saint-Jean-de-Dieu. Le corpus archivistique de cette étude repose donc sur une masse impressionnante de documents composée de correspondances, de chroniques, de registres, de rapports annuels, de relevés de notes, d'albums de finissantes, de carnets pédagogiques et de manuels d'administration, tous en lien direct avec l'École des gardes-malades des Sœurs de la Providence et récoltés dans leurs archives privées. À cette riche collecte se greffent des notes d'évaluation mentale, des observations d'infirmières ainsi que différents formulaires et rapports relatifs à certains dossiers médicaux de l'Hôpital Saint-Jean-de-Dieu pendant la période d'activité de son école d'infirmières, à savoir de 1912 à 1962.

L'INFIRMIÈRE PSYCHIATRIQUE ET SA FORMATION

C'est à l'automne 1912, sous la gouverne de sœur Augustine, que la première école de gardes-malades en milieu psychiatrique ouvre ses portes au Québec. Sise entre les murs de l'Hôpital Saint-Jean-de-Dieu, la nouvelle école offre – au cours de ses trois premières années d'existence – une formation s'adressant à une quarantaine d'hospitalières de l'institution encouragées à devenir des gardes-malades diplômées. Les premières années permettent à sœur supérieure Amérine et à sœur Augustine de peaufiner le programme d'études, d'en faire valoir tout le potentiel et de le rendre ainsi conforme à ceux offerts dans les autres écoles de gardes-malades de la province. L'intention sous-jacente était d'accueillir dès 1917 une première cohorte d'étudiantes laïques que l'on pourrait intégrer au personnel actif dans les différents départements de l'institution psychiatrique. Cette pratique est courante en milieu hospitalier, où les étudiantes infirmières représentent justement une main-d'œuvre à bon marché[16].

Les matières enseignées aux étudiantes laïques et aux religieuses inscrites à l'École des gardes-malades de l'Hôpital Saint-Jean-de-Dieu portent sur l'étude des maladies mentales, en plus de couvrir tous les sujets enseignés dans les autres écoles de gardes-malades. À cet effet, le cursus correspond parfaitement aux exigences de l'Association des gardes-malades enregistrées de la province de Québec (AGMEPQ)[17]. Ce n'est cependant qu'au cours de leur troisième année de formation que les étudiantes de Saint-Jean-de-Dieu sont initiées au sujet de la psychiatrie. Attendu

16. Yolande Cohen *et al.*, 2002, p. 86-87 ; François Guérard, 1996, p. 57-58.
17. Archives des Sœurs de la Providence de Montréal (ASPM), *École des gardes-malades de l'Hôpital Saint-Jean-de-Dieu de Montréal*, 1928, p. 4.

que cette dernière année est également consacrée à l'étude des pathologies internes et externes, de la pharmacie et des matières médicales, de la bactériologie, ainsi que de la gynécologie, de l'obstétrique et de la pédiatrie, rien ne nous permet d'attester que cette initiation à la psychiatrie bénéficie de sessions plus longues, favorables à l'approfondissement de ce champ. Le cursus ne connaît de réelles transformations concernant l'étude des maladies mentales qu'en 1938, alors que les heures consacrées à la psychiatrie abordent également le sujet de l'hygiène mentale, pour un total de 45 heures de classe. Les changements les plus distinctifs ont lieu en 1940, avec l'ajout de 18 heures d'étude sur les pathologies nerveuses et de 36 heures sur la psychiatrie. Pendant les années 1950, le cours de neurologie et psychiatrie est remplacé par celui du double vocable psychiatrie et insulinothérapie.

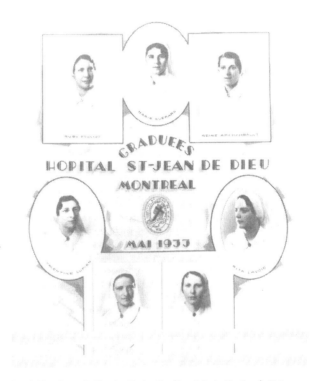

Les infirmières diplômées Ruby Pouliot, Marie Guérard, Reine Archambault, Valentine Lupien, Madeleine Parrot, Florence Mills et Rita Lavoie, Hôpital Saint-Jean-de-Dieu, mai 1933
Source : Archives de l'Hôpital Louis-H. Lafontaine

Leur formation terminée, les gardes-malades peuvent passer un examen écrit leur permettant d'obtenir un diplôme universitaire et l'enregistrement à l'AGMEPQ. Toutefois, les étudiantes ne sont aucunement interrogées sur leurs connaissances théoriques et pratiques sur les soins psychiatriques. L'examen de juin 1927, disponible dans *La garde-malade canadienne-française,* évalue – à partir de 66 questions à développement – les connaissances des candidates sur l'anatomie, la physiologie, la bactériologie et l'hygiène, la matière médicale[18], la diététique, la médecine, la chirurgie, l'obstétrique, la pédiatrie, l'ophtalmologie et finalement l'étiquette professionnelle[19]. Ce n'est qu'en 1960 qu'apparaît la psychiatrie sur le relevé de notes menant à l'obtention du diplôme universitaire et à l'enregistrement des gardes-malades[20].

C'est à pied d'œuvre – et cela dès la première année de leur formation – que les étudiantes infirmières prennent contact avec les patients de l'institution et qu'elles sont inévitablement initiées aux routines de soins préconisées dans chacun des départements qu'elles fréquentent. Les fondements de ces soins sont colligés dans le *Traité élémentaire de matière médicale et guide pratique des Sœurs de la Charité de l'asile de la Providence* (*TEMM*), édité en 1890 par la communauté. Toujours utilisée dans les années 1930[21], cette bible traite des exigences relatives aux dortoirs et à leur entretien, de même qu'à l'hygiène en général, en passant par les approches morales et médicales ou pharmaceutiques utilisées dans le traitement des différentes formes de maladies mentales. Rédigé à une époque où les écoles de gardes-malades sont peu nombreuses, le *TEMM* s'adresse aux hospitalières. Il n'a pas été conçu dans l'esprit d'établir les fondements des principes infirmiers en psychiatrie. C'est ce qui explique, à notre avis, l'imposant contenu théorique et l'absence de conseils spécifiques sur l'intervention en soins infirmiers. Cette lacune[22] est toutefois partiellement comblée en 1923 lorsque les Sœurs de la Providence mettent par écrit la description des tâches de la garde-malade lors de l'admission d'un malade. Les principales techniques exécutées sont toutefois des actes infirmiers pratiqués également par l'infirmière généraliste sur un « corps clinique », comme baigner, peser et mesurer le patient. Quelques informations sur la psychothérapie et les occupations thérapeutiques[23] sont formulées, bien que de façon fragmentaire, au cours de cette même année. Sinon, ce n'est qu'en 1957 qu'est produit un manuel traitant spécifiquement de soins infirmiers psychiatriques[24]. Un guide probablement devenu indispensable considérant l'arrivée d'un nombre

18. Les questions de cette section portent sur la pharmacologie.
19. « Examen », *La garde-malade canadienne-française,* n° 1, 1928, p. 41-44.
20. ASPM, Dossiers des étudiantes, fiche 485, Notes de l'examen écrit des gardes-malades pour le diplôme universitaire et l'enregistrement, octobre 1956, et fiche 514, octobre 1960.
21. Michel Clément, *L'aire du soupçon. Contributions à l'histoire de la psychiatrie au Québec,* Montréal : Triptyque, 1990, p. 131.
22. Pour éviter tout anachronisme, spécifions que cette lacune apparaîtra seulement lorsque le *TEMM* sera consulté par les étudiantes infirmières de l'École des gardes-malades de Saint-Jean-de-Dieu, soit plus d'une vingtaine d'années après sa publication.
23. ASPM, *Méthode de procéder pour l'admission des patients,* 1923.
24. Fernande Riverin, *Résumé de nursing psychiatrique,* Montréal : Hôpital Saint-Jean-de-Dieu, 1957.

toujours croissant de stagiaires en provenance d'écoles affiliées depuis les années 1940. Cela dit, il s'agit ici du premier document répertorié tant dans les archives des Sœurs de la Providence que dans celles de l'Hôpital Louis-H.-Lafontaine. Ce guide décrit, bien que subtilement et à demi-mot, le caractère «folâtre», «taciturne», «déprimé» ou «bourru» des patients internés à Saint-Jean-de-Dieu. Dès les premières pages, un commentaire laisse pressentir une inquiétude mal déguisée à l'égard des qualités dites féminines, tant popularisées par Florence Nightingale, qui sont presque vues comme des faiblesses à l'hôpital psychiatrique. Comment réagira l'infirmière étudiante douce, gentille et soumise devant l'aliéné vulgaire, obscène et violent? L'étudiante infirmière, malgré le malaise qu'elle peut éprouver à la vue de certains patients, doit faire l'effort de s'adapter à l'environnement asilaire, même si cela peut lui demander beaucoup de contrôle et de bonne volonté. Elle est avisée que ce lieu de pratique en soins infirmiers est exigeant et lui demandera du courage. En tout temps, elle pourra néanmoins compter sur le soutien du personnel en place qui l'accompagnera pendant son entraînement. De plus, l'auteure insiste sur le fait que ce stage est une expérience très enrichissante et indispensable, quel que soit le lieu de pratique qui accueillera la nouvelle diplômée[25].

L'enseignement de garde Riverin, selon le *Résumé de nursing psychiatrique,* porte sur les différents traitements psychiatriques toujours en vigueur à la fin des années 1950, auxquels sont initiés tant les étudiantes infirmières de l'Hôpital Saint-Jean-de-Dieu que les stagiaires des hôpitaux affiliés. Il s'agit principalement de l'hydrothérapie, de l'occupation thérapeutique, de la psychothérapie, de la chimiothérapie, de l'insulinothérapie ou l'«électrochocthérapie», et des traitements chirurgicaux[26]. Malgré le contexte très particulier dans lequel doit s'effectuer la majorité de ces soins spécialisés en psychiatrie, leur exécution repose sur des habiletés techniques impliquant une relation avec un «corps clinique». Il s'agit notamment de vérifier les signes vitaux, d'évaluer les réactions pupillaires, de surveiller les symptômes d'une hémorragie, d'administrer des médicaments *per os,* sous-cutanés, intramusculaires ou par voie intraveineuse, de prélever des échantillons de sang et d'urine pour les analyses de laboratoire, etc. Cela étant, notre enquête – dont les résultats sont exposés dans le second volet de ce chapitre – propose précisément l'étude des soins infirmiers auprès des patients qui ont profité d'une «psychothérapie de support, sociale, récréationnelle et occupationnelle[27]» plutôt que d'un traitement physique. Ce traitement, qui consiste en un travail ou une activité de loisir et de récréation, est utilisé aussi bien pour les cas de dépression, de psychose, de névrose que chez les malades arriérés ou séniles[28]. Cette approche de soins infirmiers se distingue franchement des pratiques habituelles effectuées

25. *Ibid.,* p. 3.
26. *Ibid.,* p. 116.
27. Archives de l'Hôpital Louis-H.-Lafontaine (AHL-HL), dossier 43 369, *Résumé du dossier et recommandation de congé,* 24 mars 1970.
28. Mlle Titterington, «La formation des infirmières de psychiatrie», *La garde-malade canadienne-française,* n° 10, 1937, p. 355.

à l'hôpital général, mais rejoint toutefois certains objectifs incontournables, soit la formation des étudiantes infirmières généralistes ou aliénistes, ou encore l'épanouissement personnel développé par l'étudiante au contact de préceptes religieux.

Nous ne pouvons donc pas clore cette première partie sans rappeler qu'en première ligne, l'infirmière se doit d'être présente humainement auprès du patient. À l'occasion de retraites de ressourcement spirituel, par exemple, les étudiantes infirmières sont invitées à se recueillir «pour se rapprocher du Bon Dieu afin d'apporter à leurs malades le rayon spirituel dont elles ont été pénétrées[29]». On perçoit également ces injonctions à la piété dans le *Résumé de nursing psychiatrique*, lorsque garde Riverin incite les étudiantes infirmières à s'effacer devant les patients : «C'est de mauvais goût de parler de soi, il ne faut pas que dans une conversation vous teniez la vedette[30].» Les qualités de dévouement et d'abnégation sont ainsi mises de l'avant. «Ces qualités empreintes de charité, du désir d'aider autrui en plus de parfaire votre personnalité, faciliteront votre tâche et vous feront apprécier davantage auprès de vos malades tout en parachevant votre valeur professionnelle comme infirmière chrétienne[31].» Dépassant les simples intentions et les vœux pieux, garde Riverin enjoint aux futures infirmières d'intégrer une «saine» pratique religieuse à leurs traitements aux malades :

> Quand le malade traverse une phase aiguë [d'agitation] […] ne pas essayer d'apporter votre solution personnelle […] évitez les commentaires en marge des préceptes théologiques ou moraux […] Cet état de choses ne vous empêche pas, surtout avec des patients catholiques, de mettre en valeur l'amour de Dieu pour tous les hommes et [d']enseigner une invocation pieuse, facile à retenir, laquelle vous encouragerez le patient à répéter ; c'est une arme puissante et non dangereuse[32].

APPROCHES THÉRAPEUTIQUES : DU TRAITEMENT MORAL À L'OCCUPATION THÉRAPEUTIQUE

Le traitement moral, cure par excellence à la fin du XIXe siècle, constitue avec l'isolement (internement des malades) la base même du traitement de la folie à Saint-Jean-de-Dieu. Selon le *TEMM*, le traitement moral favorise l'isolement, la discipline, la direction morale, les occupations ainsi que les distractions. De plus, cette approche thérapeutique doit être pratiquée avec douceur, affection et bienveillance. Les origines du traitement moral sont incontestablement liées à la publication du *Traité médico-psychologique de l'aliénation mentale* du Dr Philippe Pinel, dans lequel est consignée la première référence au traitement moral[33]. Sinon, de ce

---

29. ASPM, *Rapport annuel 1960*, 1961, p. 26.
30. Fernande Riverin, 1957, p. 17.
31. *Ibid.*
32. *Ibid.*, p. 93.
33. *Portraits de médecins*, «Philippe Pinel 1745-1826. Médecin aliéniste et philosophe français». Disponible à l'adresse : www.ch-charcot56.fr/histoire/histpsy/histpsy.htm.

côté de l'Atlantique, il revient aux communautés religieuses canadiennes-françaises d'être les premières maîtresses d'œuvre de cette approche thérapeutique[34]. C'est auprès des patients aliénés que se pratique principalement l'approche morale, bien que cette thérapie ait connu également des adeptes dans d'autres institutions, notamment dans les sanatoriums. En 1968, la thérapeute Muriel F. Driver classe l'évolution de l'occupation thérapeutique en trois périodes : préprofessionnelle, néoprofessionnelle et professionnelle. La période préprofessionnelle correspond à celle précédant la fin de la Première Guerre mondiale et renvoie à ce qu'il est d'usage de nommer le traitement moral[35]. Le retour des soldats canadiens en 1918 marque la période néoprofessionnelle, alors que sont mobilisées d'un bout à l'autre du Canada des femmes qui participent au rétablissement des vétérans de retour au pays[36]. C'est donc pendant l'entre-deux-guerres que se développe une expertise en occupation thérapeutique et que s'élaborent tranquillement des programmes d'enseignement universitaire s'adressant en particulier à une clientèle féminine[37].

> Dès ses premières moutures, la nouvelle discipline entretient un lien ambigu avec le monde de la santé : bien que certains textes du temps lui attribuent un rôle proprement thérapeutique, dérivé du traitement moral psychiatrique, elle prend plus souvent plus concrètement la forme de l'enseignement d'un métier artisanal ou industriel à des fins de réinsertion à l'emploi des handicapés physiques[38].

À Saint-Jean-de-Dieu, le traitement moral consiste à occuper le temps des patients, tout en favorisant leur bien-être mental : un défi sans cesse renouvelé. Les religieuses s'activent à trouver du travail à tous les malades qui en ont les capacités tout en tenant compte des recommandations médicales. Le Dr Devlin, surintendant médical en 1918, adresse aux sœurs les recommandations qu'elles mettent en pratique avec célérité et diligence, comme le montre la correspondance suivante :

> J'ai l'honneur d'attirer votre attention sur le cas [d'] [Albert][39]. Ce patient qui est bien portant et tranquille a été examiné à l'assemblée du 19 octobre et nous en sommes venus à la conclusion qu'il serait dans son intérêt, comme mesure de traitement, qu'on

Consulté 12 janvier 2010 ; Helen P. LeVesconte, « Expanding Fields of Occupational Therapy », *The Canadian Journal of Occupational Therapy*, n° 3, 1935, p. 4-12.

34. Norman Burnette, « The Status of Occupational Therapy in Canada », *The Canadian Journal of Occupational Therapy/Revue canadienne d'ergothérapie*, vol. 53, novembre 1986, p. 6.
35. Muriel F. Driver, « A Philosophic View of the History of Occupational Therapy in Canada », *The Canadian Journal of Occupational Therapy*, vol. 35, n° 2, 1968, p. 53-54.
36. Judith Friedland, Isobel Robinson et Thelma Cardwell, « In the Beginning. CAOT from 1926-1939 », *OT Now*, janvier-février 2001, p. 15.
37. *Ibid*, p. 15-18.
38. Julien Prud'homme, *Pratiques cliniques, aspirations professionnelles et politiques de la santé. Histoire des professions paramédicales au Québec, 1940-2005*, thèse de doctorat, Université du Québec à Montréal, 2007, p. 73.
39. Veuillez noter que tous les prénoms des patientes et des patients présentés dans cette partie sont fictifs.

lui trouve une occupation d'au moins deux heures dans l'avant-midi et deux heures dans l'après-midi[40].

Monsieur le Surintendant. Nous avons reçu vos deux lettres, l'une relative à [François] et l'autre à [Albert]. Nous sommes heureuses de vous dire que depuis leur rentrée dans notre établissement, ces deux malades ne sont pas restés oisifs. L'un, [François], travaille régulièrement plus de quatre heures par jour ; l'autre, [Albert], travaille tous les jours selon ses forces et sa capacité. Suivant la coutume de l'établissement, les malades sont induits à travailler et non forcés à le faire. [Albert] est un cas difficile sous ce rapport ; il y a des jours où il ne comprend presque rien, ce qui le rend incapable de faire un travail quelconque. Ce cas n'a pas échappé à notre attention […][41].

La culture des jardins, qui s'étalent sur de nombreux arpents de terre de l'institution asilaire, semble être un travail surtout réservé aux pensionnaires masculins. Les plus tranquilles d'entre eux sont employés au sarclage, aux semis, à la cueillette, à l'arrosage et au bêchage. D'autres malades tout aussi vigoureux sont employés aux travaux de la ferme : les labours, les semailles, les moissons et le transport des engrais. Apparemment, cette main-d'œuvre n'est pas toujours la plus efficace et est responsable de certains retards préjudiciables, mais les bénéfices au point de vue de la santé mentale et physique de ces travailleurs compensent largement les faiblesses de production[42]. « L'expérience démontre que le travail manuel est un adjuvant précieux au traitement de la plupart des maladies mentales, c'est un agent utile à l'amélioration physique de certains malades, c'est un stimulant, un régulateur de leurs fonctions organiques, mais c'est aussi un agent psychique puissant par la distraction qu'il procure […][43] », soutient le psychiatre de Bellefeuille.

Malgré le caractère irascible de Juliette, jeune femme de 20 ans internée pour folie alcoolique, les sœurs arrivent à l'occuper aux travaux du ménage en lui demandant de faire le « service des tables, le lavage de la vaisselle, le balayage, la confection des lits[44] ». Cependant, elle nécessite une surveillance étroite, car « elle est prête à tout détruire à la moindre contrariété[45] ». Émilia[46], Roseline[47] et Annie[48], respectivement âgées de 44 ans, 15 ans et 30 ans, travaillent toutes les trois à de menus travaux. Louis-Joseph, jeune imbécile de 23 ans, réussit à passer la « mop » et à couper le pain sous les directives de la sœur[49]. Mélancolique et taciturne en

---

40. AHL-HL. Correspondance, dossiers médicaux 15 377 et 15 384, 19 octobre 1921.
41. *Ibid*, 22 octobre 1921.
42. *Un héritage de courage et d'amour, 1873-1973*, 1975, p. 59.
43. Gaston de Bellefeuille, « Hygiène mentale. L'hygiène mentale pathologique », *La garde-malade canadienne-française,* n° 7, 1932, p. 368.
44. *Ibid.*
45. AHL-HL, Correspondance, 12 030, 3 juin 1915.
46. AHL-HL, Correspondance, 13 790, 28 janvier 1925.
47. AHL-HL, 10 664, 1912.
48. AHL-HL, 10 594, 26 janvier 1924.
49. AHL-HL, 15 418, 6 octobre 1921.

raison d'un chagrin amoureux, Azilda, âgée de 34 ans, réussit à trouver de l'énergie pour s'occuper un peu aux travaux de la salle où elle se trouve[50]. Le travail représente pour elle une occasion de se désennuyer, de sortir de la salle et aussi de rencontrer le personnel et les malades des autres départements. Cette approche thérapeutique par le travail et les loisirs rejoint d'ailleurs l'idéologie qui associe l'oisiveté « à l'immoralité, au désordre des instincts, à la pulsion immédiate et au risque de misère[51] ». La division des travaux exécutés par les femmes et les hommes s'effectue au sein de l'hôpital selon les mêmes critères de division sexuelle des tâches qui prévalent dans la société en général. Ainsi, les femmes sont occupées – surtout dans les salles et dans les ateliers – à des travaux de couture, de dentelle, de broderie pendant que d'autres, par exemple, fabriquent des fleurs artificielles ou des paniers[52]. Les travaux de la ferme et des jardins sont quasi exclusivement réservés aux malades masculins. Les imbéciles et les idiots, comme les enfants, font de petits travaux simples et peu exigeants.

Malgré les informations qu'ils nous fournissent, les dossiers médicaux ne sont pas loquaces sur le rôle d'accompagnement des étudiantes infirmières, ou sur celui de supervision des religieuses ou des infirmières diplômées dans le cadre des activités thérapeutiques. Cette parcimonie s'explique en partie par la constitution archivistique lacunaire des dossiers. Effectivement, celle-ci n'est effectuée, de façon non systématique, qu'à compter de 1949, date à laquelle sœur Margaret Gowett amorce cette tâche.

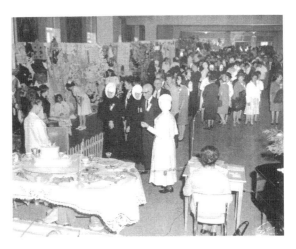

Exposition du service d'occupation thérapeutique,
Hôpital Saint-Jean-de-Dieu, 1964
Source : Archives de l'Hôpital Louis-H.-Lafontaine

50. AHL-HL, 10 686, 6 novembre 1916.
51. Alain Corbin, *L'avènement des loisirs 1850-1960*, Paris : Champs histoire, 1995, p. 13.
52. Gaston de Bellefeuille, 1932, p. 368.

Sœur Margaret Gowett avait étudié les mystères de ces techniques [archivistiques] à Chicago et reçoit logiquement l'héritage titanesque de réunir la somme considérable de dossiers disséminés par tout l'hôpital, ou parfois même entassés en paquets superposés où ils étaient pratiquement inaccessibles. Ce travail ne sera terminé qu'en 1954 […][53].

Ainsi, de nombreuses pièces de dossiers médicaux, comme les notes d'observation des infirmières, entre autres, ne sont présentes qu'à partir du début des années 1950. Par conséquent, nous avons dû nous en remettre aux notes d'évolution mentale, de plus en plus présentes dès les années 1930, pour nous faire une idée des pratiques d'occupation thérapeutique. Et cette quête se justifie si l'on souhaite aller au-delà du discours officiel émis par les instances de l'institution pour tenter de trouver des preuves tangibles, sinon des traces d'activités thérapeutiques colligées aux dossiers des patients. Nonobstant ces écueils, la consultation sommaire des dossiers médicaux, en une première phase exploratoire, nous a convaincus que diverses pièces de ces dossiers constituent une source d'information d'importance pour connaître les soins infirmiers spécifiques prodigués par les infirmières et les stagiaires aux malades : formulaires de demandes et rapports de travail industriel et de réadaptation, rapports d'occupation thérapeutique, rapports d'ateliers de « remotivation » (thérapie de groupe), notes médicales psychiatriques (notes d'évolution mentale) ou encore notes d'observation des infirmières. Après avoir noté le contenu de 3412 dossiers[54], nous avons ciblé, dans une seconde étape, les dossiers contenant des pièces susceptibles de nous informer sur le rôle spécifique des infirmières quant aux activités d'occupation thérapeutique. À terme, notre corpus était constitué d'un échantillon d'une quarantaine de dossiers totalisant tout près de 2500 pages.

Néanmoins, c'est surtout à partir des rapports annuels de l'institution, dans lesquels sont colligés ceux des chefs de la direction des différents départements – soit celui du surintendant médical, du directeur scientifique, de la directrice des infirmières ou du directeur du personnel –, qu'il nous a été possible de déterminer que la structure organisationnelle de l'occupation thérapeutique à Saint-Jean-de-Dieu prend réellement forme en 1957. Même si les occupations de travail, de loisir ou de récréation étaient nombreuses avant cette date, ce n'est que dans la deuxième moitié du XXᵉ siècle qu'elles ont à la fois des visées de réadaptation et de réinsertion sociale. En 1957, 2568 femmes, 925 hommes et 50 adolescents fréquentent les départements spécialisés d'occupation thérapeutique. Les sections séparées des femmes et des hommes sont sous la responsabilité de religieuses qui s'adjoignent

---

53. *Un héritage de courage et d'amour*, 1975, p. 97.
54. Ce nombre correspond au nombre d'admissions pour les années retenues : 1933, 1936, 1939 et ainsi de suite jusqu'en 1960. À l'occasion d'une admission, un numéro de dossier était octroyé au patient ; comme on octroyait un nouveau numéro de dossier dans le cas d'une réadmission, il est plus juste d'éliminer ces répétitions pour définir le nombre *réel* d'admis. Ainsi, pour le corpus constitué, on parle de 3412 admissions et de 2484 patients admis.

une infirmière licenciée, une infirmière psychiatrique et près d'une dizaine de stagiaires étudiantes infirmières. Le rapport précise également que tous les groupes de malades sont accompagnés d'une étudiante infirmière en stage psychiatrique en provenance d'écoles affiliées[55]. L'approche spécifique que commande le malade mental est notablement mieux apprise par les étudiantes infirmières dans le cadre d'un stage en milieu professionnel.

> L'enseignement clinique au niveau [*sic*] départemental [...] permet aux élèves d'apprendre sur place auprès du malade les techniques particulières d'approche et [de] s'entraîner à développer une attitude contrôlée pour établir avec le malade des relations thérapeutiques et la technique requise en marge des problèmes spéciaux propres aux situations psychiatriques[56].

Ces stages peuvent également être l'occasion pour les étudiantes infirmières des autres hôpitaux d'établir un premier contact avec les malades mentaux, d'apprécier le travail fait pour réhabiliter le patient et de se familiariser avec la réalité professionnelle et les exigences particulières d'un milieu hospitalier psychiatrique. Il est intéressant ici de souligner que les stagiaires sont au nombre de 37 en 1946, de 213 en 1953 et de près de 700 en 1962, soit environ 150 nouvelles stagiaires tous les trois mois[57].

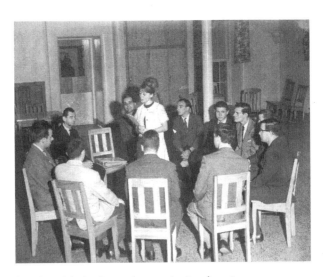

Première série de séances de remotivation donnée
par Mlle Geneviève Amyong, Hôpital Saint-Jean-de-Dieu, 1967.
Source : Archives de l'Hôpital Louis-H. Lafontaine

---

55. ASPM, *Rapport annuel 1957*, 1958, p. 38-42.
56. *Ibid*, p. 7.
57. ASPM, *Rapport annuel 1959*, 1960, Sr Bernadette, Madeleine, FCSP, I.L. B. Sc. H., directrice des infirmières, p. 23 ; *Rapport annuel 1962*, 1963, Marcel Berthiaume, B.A., M.D., p. 25.

La juxtaposition des données recueillies, tant dans les dossiers médicaux que dans les rapports officiels, confirme effectivement le développement toujours plus ambitieux des moyens mis en place pour occuper et divertir les patients, de même que l'engagement incontesté de l'équipe thérapeutique composée, entre autres, de stagiaires internes et externes en soins infirmiers. Celles-ci sont « encouragées à cultiver et à développer les dons et les talents qu'elles possèdent. La musique, la danse, l'élocution, la coupe, la cuisine, la culture physique, etc., tout peut-être utilisé pour le service des malades[58] ». Les travaux manuels, artistiques, d'équipe ainsi que les programmes culturels et les cours couvrent un large spectre d'intérêts susceptibles de rejoindre le talent sinon les goûts des pensionnaires de la maison. Mentionnons à titre d'exemple les possibilités qu'offre le travail d'équipe : papier mâché, moulage, pyrogravure, sculpture, tapis noués, démêlage de fils, dévidage d'écheveaux de laine, confection d'enveloppes et travail pour les missionnaires (timbres, enveloppes à adresser, pliage de billets ou de revues et empaquetage, etc.)[59]. L'infirmière est responsable de la surveillance du groupe en occupation thérapeutique et veille aux humeurs du jour des patients. « L'infirmière [est] entraînée à stimuler les malades pour participer à des activités de groupe […][60] ». En participant avec les patients sous sa surveillance aux travaux de l'atelier auquel elle est attitrée, elle doit en effet observer et noter, pour chacun, l'intérêt, l'habileté, le niveau d'autonomie, l'enthousiasme et le confort démontrés au sein d'un groupe ainsi que les changements d'attitude. Les activités d'occupation visent en gros la socialisation et c'est là un moyen privilégié pour favoriser la réadaptation. La socialisation est présente dans presque toutes les activités et l'on note, à travers ces possibilités de socialisation, que les cas d'agressivité problématiques – notamment face à l'autorité – peuvent être détectés. Cet extrait des *Notes d'évolution mentale* en fait foi : « Crise d'agitation hier. Provoquée peut-être par des conflits à la reliure. Il ne s'entend pas trop bien avec l'autorité. Il a brisé une vitre et parlait fort […][61] ». Un autre cas, celui de Marie-Louise, est assurément instructif pour saisir sur quoi pouvait se baser un médecin pour accepter ou refuser une demande de congé ; ici, le manque de sociabilité souligné par le médecin incitera Marie-Louise à s'occuper.

> Nous recevons la malade à notre bureau aujourd'hui […] Elle vient en effet nous réclamer un congé de six mois. La religieuse nous apprend qu'[elle] […] demeure assez isolée, ne se mêle à personne dans la salle et on la surprendrait de temps à autre encore à parler seule […] Après lui avoir appris que nous ne pourrons lui accorder un congé tant qu'elle ne pourra pas se socialiser plus qu'elle ne le fait en ce moment, elle nous dit qu'elle commencera à travailler dès demain matin […][62].

---

58. Mlle Titterington, 1937, p. 355.
59. ASPM, *Rapports annuels 1957*, p. 38-40 et *1960*, p. 55-59.
60. ASPM, Cours d'administration hospitalière de sœur Jean-Gabriel f.c.s.p., 1937, p. 134.
61. Dossier 43 157, *Notes d'évolution mentale*, 31 juillet 1959.
62. Dossier 50 478, *Notes d'évolution mentale*, 10 juillet 1963.

En d'autres occasions, il faut le mentionner, l'occupation thérapeutique est également exploitée dans des situations critiques, alors que tous les signes d'une désorganisation ont été identifiés par l'infirmière. Utilisée dans ce cas pour canaliser positivement l'énergie du patient, l'occupation thérapeutique effectuée par l'infirmière cherche à attirer et à conserver l'attention du patient sur un nouvel objet. L'infirmière doit analyser minutieusement l'attitude du patient, évaluer son état d'agitation et tenter de déterminer l'origine de frustrations naissantes pour ainsi désamorcer ce qui pourrait devenir une crise d'agitation. C'est bien par l'intermédiaire d'une activité quelconque que l'infirmière essaie de réfréner les impulsions destructrices de son patient. Et si cela ne fonctionne pas, le patient est soumis en dernière instance aux contraintes, avec l'aide du personnel[63]. Assurément, le travail de l'infirmière est complexe et nécessite une bonne dose de sang-froid. Caractéristique également observée par Chris Dooley au Brandon Hospital, où l'on privilégie l'embauche d'infirmières matures et promptes à réagir dans un environnement de soins relativement imprévisible. D'autant plus que les infirmières sont sujettes à intervenir dans des situations pouvant les mettre en péril lorsqu'elles prodiguent des soins à des patients violents[64]. On s'en doute, dans un contexte aussi particulier, de nombreux dangers et risques font partie du travail de l'infirmière psychiatrique : la violence, au premier chef, mais pas seulement physique. Victimes potentielles de violence psychologique, les infirmières sont également confrontées à des tentatives sournoises de manipulation. Les dangers de violence ne concernent pas qu'elles-mêmes : elles doivent également protéger les patients entre eux et envers eux-mêmes. Les attaques, les gestes d'automutilation et les tentatives (qui parfois réussissent) de suicide sont «courants» à l'hôpital psychiatrique, à tout le moins de manière beaucoup plus importante que dans un hôpital général. De façon à mieux illustrer notre propos, voici quelques exemples de comportements agressifs tirés des notes d'évolution mentale et d'observation d'infirmières. Malgré les descriptions laconiques des médecins rapportant généralement une fois l'an l'état général du patient au dossier, ces notes ont néanmoins la qualité de résumer les principaux traits de caractère du patient. Du moins, c'est ce que nous avons pu constater en feuilletant, entre autres, les dossiers de Médéric, d'Henri et d'Éloi.

Médéric est un jeune garçon arriéré admis en 1933, à l'âge de cinq ans. Malgré un tempérament jugé difficile, une humeur désagréable et une tendance à l'agressivité, il fréquente l'école de l'institution jusqu'au jour où on l'en retire, à 11 ans. Il est désormais assez grand pour s'occuper des travaux du ménage. Aucune note avant 1961 ne spécifie que Médéric est un bon travailleur. On le décrit plutôt comme dangereux et ayant un mauvais caractère : «Malade impulsif, agressif, jaloux [...] Nous n'avons pas le personnel pour le maîtriser durant ses crises de colère. Il est frustré[65].» Les gardes-malades licenciées rapportent dans leurs notes d'observation

---

63. Fernande Riverin, 1957, p. 59-84.
64. Chris Dooley, 2004, p. 240-241.
65. Dossier 23 982, *Notes d'évolution mentale*, 9 juillet 1957.

que Médéric est «hypocrite + + +[66]». Les passages tirés d'un autre dossier traitent plutôt de l'imprévisibilité du patient Henri. Ce dernier est par moments dépressif, maniaque et persécuté.

> Le 9 novembre [1935] – à la suite d'un incendie [allumé par le patient] qui détruisit les cellules de la salle St-Augustin, [le patient] dans une agitation intense fut conduit à la salle St-Alphonse où il demeure depuis – très difficile, très agité, très dangereux! La contrainte, les bains chauds, les hypnotiques ne réussissent guère à l'améliorer[67].

Henri demeure agressif sur une longue période, comme en font foi les commentaires des médecins qui notent encore deux ans plus tard : «Agitation intense avec menaces à son entourage. Réussit à s'emparer d'une chaise et frapper à tout [passage illisible] gardiens et malades. Brises vitres […] Ce matin […] il est plus calme mais très persécuté contre le gardien de nuit de St-Alphonse, le médecin et les autres malades[68].» Puis, un nouvel épisode survient en 1942. «Nouvelle crise d'agitation, de mécontentement, très violent, frappe avec ses poings sur le bureau, menace l'officière. Idées de persécution, dit que l'officière est la cause de sa détention ici[69].» Et enfin, en 1944, on peut lire ceci : «Au moyen d'un verre cassé, tentative de s'ouvrir une veine au bras. Surpris dans son geste par l'officière, le patient s'empresse de porter ce morceau de verre à la bouche et… l'avale! Cet incident est arrivé il y a deux jours, le malade ne semble pas incommodé à date. "Que Dieu le protège!"[70]»

Devant le comportement violent d'Éloi, schizophrène et paranoïaque, la solution qui s'impose est de l'isoler dans sa chambre. «Il y a quelques mois, a fait une crise d'agitation, s'est attaqué à un gardien et est en chambre depuis ce temps […][71]». Éloi était déjà reconnu comme une menace pour le personnel féminin, tel que rapporté l'année précédente dans les observations infirmières par une sœur garde-malade licenciée : «Patient dangereux pour les femmes. […] [P]ar moments il brise tout dans sa chambre[72].»

Bien que les conséquences soient significativement moins graves que pour les violences physiques, il importe tout de même de mentionner que le personnel infirmier est en contact avec des patients dont la vulgarité et la grossièreté se mutent parfois en agressivité. Ce comportement est reconnaissable chez Coralie. «[…] [L]a religieuse nous apprend que la patiente passe continuellement par des hausses et des baisses, est souvent grossière, agressive, refuse de prendre ses médicaments, etc. Les questions sexuelles la préoccupent beaucoup […][73]». Coralie ayant

---

66. *Ibid., Observations infirmières,* 31 octobre 1961, 5 novembre 1966.
67. Dossier 24 450, *Notes d'évolution mentale,* 12 novembre 1935.
68. *Ibid.,* 18 mai 1937.
69. *Ibid.,* 10 juin 1942.
70. *Ibid.,* 14 décembre 1944.
71. Dossier 43 850, *Notes d'évolution mentale,* 20 juin 1960.
72. *Ibid.,* 4 mai 1959.
73. Dossier 50 787, *Notes d'évolution mentale,* 20 janvier 1964.

fréquenté l'occupation thérapeutique pendant une première période d'essai, l'infirmière licenciée note sur la feuille d'observation que la patiente « a participé pendant une semaine environ au travail d'équipe ; ne semble pas intéressée, converse avec personne[74] ». Quelques années plus tard, Coralie tentera de se suicider. « En date du 12-4-65, cette patiente a essayé de se pendre en utilisant un morceau de tissu. Elle a bien failli réussir dans sa tentative [...][75] ». Par la suite, elle ira jusqu'à adresser des menaces de mort à la religieuse hospitalière, comme l'indique le passage suivant : « La patiente se dit maltraitée ; elle profère des menaces vis-à-vis [de] la religieuse et se promet de lui régler son compte à sa sortie [...][76] ». Les tâches de l'infirmière psychiatrique nécessitent un contact rapproché, direct avec les patients. De ce fait, certains gestes aussi imprévisibles que violents sont possibles. « Antisociale, agressive. [Henriette] crie, ne mange pas seule. Elle a lancé son bol de soupe à l'infirmière qui l'aidait à manger[77]. » Néanmoins, sur le formulaire de « remotivation », l'infirmière ajoutera qu'Henriette, cette patiente schizophrène, bénéficie des séances de « remotivation » et démontre de l'intérêt et, par conséquent, de l'amélioration[78].

Les conseils de garde Riverin appellent les étudiantes infirmières, peu importe la situation à laquelle elles doivent faire face en soins infirmiers psychiatriques, à rester calmes et à garder un timbre de voix apaisant. En évitant ainsi de se braquer ou de tomber dans la rigidité, elles peuvent prévenir et diminuer les symptômes avant-coureurs d'une crise, que le patient soit maniaque, hyperactif ou épileptique. De plus, même si elles font l'objet de menaces, d'insultes ou de violence, les infirmières doivent accepter le malade tel qu'il est, malgré sa fureur incontrôlable. Nul doute que l'exaspération, l'impuissance ou le découragement peuvent se manifester devant la tâche immense qui incombe aux infirmières et aux autres employés quand vient le moment de maîtriser un malade agité. Nous émettons donc quelques réserves quant au taux de succès de l'occupation thérapeutique dans le but de canaliser positivement l'énergie du patient. En conséquence, nous comprenons qu'il était plus que périlleux pour le personnel féminin de tenter de maîtriser une patiente ou un patient désorganisé sans l'aide des gardiens.

La thérapie d'occupation du patient, dès le moment où on l'associe à un traitement moral, constitue une certaine forme de « critère » d'équilibre mental. Ainsi retrouve-t-on souvent et très tôt dans les notes d'évolution mentale[79] des remarques

---

74. *Ibid., Occupation thérapeutique. Feuille d'observation,* 26 mai 1961.
75. *Ibid., Notes d'évolution mentale,* 4 mai 1965.
76. *Ibid.,* 14 juillet 1965.
77. Dossier 51 266, *Notes d'évolution mentale,* 18 juillet 1960.
78. *Ibid., Remotivation,* 12 octobre 1965.
79. Ces notes sont rédigées et signées par les médecins. Nous pouvons présumer, par la nature et la teneur des commentaires qui y sont inscrits, que les hospitalières, gardiens, gardiennes et gardes-malades ont alimenté de façon formelle et informelle (à l'oral et à l'écrit) les médecins sur certaines questions, notamment celles ayant trait aux activités et au comportement du patient dans la salle ou à l'atelier.

à la fois laconiques et pourtant signifiantes du type : « Calme, docile, travaille ». Un tel constat est connoté positivement dans l'évolution de la maladie du patient et c'est par ailleurs ce qui explique que diverses activités ou occupations aient été jugées pertinentes à noter au dossier. En effet, les remarques sur les activités d'un patient sont notées par le médecin, au côté de notes sur son comportement général, sur sa socialisation avec les autres patients et le personnel et, finalement, sur son hygiène personnelle. Ces remarques, bien que tirées des notes d'évolution mentale rédigées par les médecins, émanent sans nul doute des commentaires des hospitalières et des infirmières, particulièrement en ce qui a trait au comportement du patient avec le personnel, avec les autres patients, bref, à « son comportement dans la salle ». Le rôle des hospitalières, sous ce jour, est d'autant plus central qu'il prend dès lors une place primordiale dans le jugement diagnostique que pose le médecin. Cette pratique remonte à loin dans les sources, puisque les correspondances entre le surintendant médical et les familles au tournant du XXᵉ siècle sont déjà empreintes de cette complicité entre les religieuses et le Dʳ Villeneuve[80]. Par contre, on sait que ce n'est qu'à partir de 1962 que l'Hôpital Saint-Jean-de-Dieu se dote d'une organisation thérapeutique conséquente avec cet état de fait : les équipes thérapeutiques.

> C'est la politique de l'Hôpital Saint-Jean-de-Dieu d'adopter le concept d'équipe thérapeutique dans l'approche thérapeutique du patient. Comme on sait, l'équipe thérapeutique inclut toutes les personnes qui ont une contribution à apporter au traitement ; elle est une des conditions essentielles à l'application de la thérapeutique institutionnelle ou par le milieu. C'est pourquoi afin de renforcer [*sic*] l'existence de l'équipe thérapeutique au niveau de [*sic*] la salle, cette notion d'équipe thérapeutique a été concrétisée à un niveau supérieur en 1962 par la rencontre mensuelle des chefs d'unité et des chefs de départements cliniques qui participent au traitement des malades : *nursing*, service social, psychologie, occupation thérapeutique[81].

Toutefois, il faut le reconnaitre, le concept d'équipe thérapeutique ouvre la porte à l'embauche de nouveaux professionnels de la santé. À partir de ce moment, l'occupation thérapeutique deviendra une activité professionnelle que revendiqueront les ergothérapeutes détenant une formation universitaire en médecine physique. Peu nombreuses au Québec, elles seront à peine une quarantaine encore en 1956 et tout juste une soixantaine dans les années 1960. Elles tenteront alors de pénétrer de nouveaux secteurs de pratique comme les hôpitaux psychiatriques, déjà occupés par un personnel assigné aux tâches d'occupation thérapeutique, soit l'infirmière psychiatrique dans le cas présent. Malgré les « jalousies professionnelles », comme les nomme l'historien Julien Prud'homme, qui peuvent animer les relations entre infirmières et ergothérapeutes, les tensions semblent surtout avoir existé entre les ergothérapeutes et les psychiatres[82]. C'est en 1962 que le premier département d'ergothérapie, sis dans la salle Saint-Paul, est mis sur pied à Saint-Jean-de-Dieu,

---

80. Voir André Cellard et Marie-Claude Thifault, 2007.
81. ASPM, *Rapport annuel 1962*, 1963, p. 15-16.
82. Julien Prud'homme, 2007, p. 73-85.

une initiative du docteur Oscar Hamel apparemment. Le Centre d'ergothérapie départementale accueille des schizophrènes qui ne peuvent sortir sans être accompagnés. Ainsi, des aires de travail où les patients peuvent s'initier à la peinture à numéros, à la menuiserie, à la gouache, au dessin, au crochet, etc.[83] ont été aménagées au sein même de la salle.

Force est de constater qu'au cours des années 1950, rares sont les remarques du personnel infirmier qui font état des occupations thérapeutiques, bien qu'elles soient bel et bien instituées. Quelques notes d'infirmières (feuilles d'observation) en font certes mention, mais l'attention se porte davantage sur l'état physique des patients, les médicaments administrés, l'évolution d'une quelconque affliction physique, etc. L'évolution mentale de même que les comportements des malades, au cours d'une activité thérapeutique, ne sont mentionnés au dossier que dans les années 1960, alors que s'ajoute au dossier un nouveau document : les observations infirmières. Les notes inscrites rapportent des informations en lien avec la sociabilité, l'autonomie, la confiance et l'hygiène personnelle du patient. On y relève également des remarques relatives à la désinstitutionnalisation, notamment par les références faites au placement en foyer des patients. On constate également que les religieuses hospitalières (non diplômées) seront remplacées au fil du temps par des infirmières licenciées.

L'analyse du contenu des dossiers médicaux dépassant quelque peu notre période d'étude révèle l'entrée en scène de nouveaux intervenants qui se joignent à l'équipe thérapeutique : animateurs, techniciens, psychothérapeutes, ergothérapeutes. Au début des années 1970 apparaissent les rapports d'évolution en réadaptation. Ces derniers, remplis la plupart du temps par des techniciens-animateurs (hommes et femmes) en réadaptation affectés à l'occupation thérapeutique des patients (arts plastiques, escrime, tissage, coiffure, esthétique, etc.), sont beaucoup plus complets et précis dans leurs observations. En plus de nous indiquer l'activité, le «titre» de l'animateur, la salle et l'unité, les rapports d'évolution en réadaptation nous renseignent sur le comportement du patient pendant l'activité, sa ponctualité, son efficacité au travail, son agrément, sa «docilité» (respect des consignes), sa sociabilité, sa coordination, etc. Plus significativement encore ici, les commentaires et remarques des animateurs semblent destinés à prescrire ou non un éventuel placement en foyer ou une autre forme de «réadaptation» à l'externe. Ce fait confirme les observations de Julien Prud'homme et souligne inévitablement le repli probablement stratégique des infirmières licenciées en soins cliniques[84]. En somme, l'influence de la technologie médicale sur la prestation des soins au chevet des malades en milieu psychiatrique participe à la reconnaissance de la spécificité du travail infirmier par l'acquisition de connaissances scientifiques, comme l'a observé Cynthia Toman à l'hôpital général. Mais cette influence de la technologie participe surtout à la pratique de soins physiques spécialisés dans le cadre de soins cliniques

83. ASPM, *Rapport annuel 1962*, p. 50.
84. Julien Prud'homme, 2007, p. 84.

(chimiothérapie, insulinothérapie ou «électrochocthérapie» et traitements chirurgicaux) qui caractérisent de plus en plus la pratique des soins en *nursing* psychiatrique[85].

Conclusion

C'est à l'extrémité est de la métropole montréalaise, à l'abri des regards curieux et mal à propos, que l'hôpital psychiatrique accueille les excentriques, les bizarres et les idiots. Une société de rejetés, d'indésirables et de marginaux au sein de laquelle s'organise un mode de vie. Un endroit unique où thérapie rime avec horticulture, couture, relaxation et où les plaisirs ludiques sont les symboles d'une tradition religieuse.

En nous intéressant à l'histoire des soins infirmiers psychiatriques à l'Hôpital Saint-Jean-de-Dieu, notre premier objectif était de dégager les rôles particuliers – voire inusités en rapport avec ceux des infirmières généralistes – des religieuses hospitalières, des infirmières et des étudiantes infirmières auprès des patients à l'hôpital psychiatrique. Au-delà du «traitement corporel» et dans une perspective de genre axée sur la description d'une réalité toute féminine à l'époque, nous avons voulu distinguer, en prenant l'exemple de l'occupation thérapeutique, les discours sur la pratique des soins infirmiers psychiatriques et la réalité des étudiantes infirmières et des infirmières licenciées auprès des patients. En nous attachant à rendre compte de la formation, des tâches spécifiques, mais aussi des responsabilités que comporte le métier naissant d'infirmière psychiatrique, notre ambition était d'éclairer un volet de la professionnalisation médicale en marche au cours du XXe siècle.

Comme nous l'avons vu, l'École des gardes-malades de Saint-Jean-de-Dieu, qui ouvre ses portes aux religieuses hospitalières en 1912 et aux étudiantes laïques dès 1917, n'offrait somme toute que peu d'assises théoriques en soins psychiatriques. Et, bien que le cursus ait pallié quelque peu cette lacune avec le temps, ce fut surtout à travers leurs heures de travail – il va sans dire à Saint-Jean-de-Dieu même – que les étudiantes acquièrent les aptitudes et les connaissances spécifiques requises pour le traitement des malades mentaux. Le nombre grandissant d'étudiantes en soins psychiatriques et d'étudiantes généralistes en provenance d'écoles affiliées à l'hôpital, à compter des années 1940, contribua également à affiner le matériel didactique proprement psychiatrique à la disposition des étudiantes. On peut mentionner à ce sujet le *Résumé de nursing psychiatrique*, imprimé par l'hôpital en 1957.

À travers le traitement moral, l'occupation des patients occupa très tôt une place de choix dans la culture institutionnelle psychiatrique. Au premier chef, l'occupation des malades à divers menus travaux pouvait contribuer à maintenir chez eux un équilibre mental, à les ramener à la réalité ou encore à atténuer et raréfier les crises d'agitation. Avec le temps, et plus spécialement lorsqu'une perspective

---

85. Cynthia Toman, 2005, p. 89-106.

attachée à la réadaptation des patients prend place en psychiatrie, l'occupation devient thérapie. On reconnaît dès lors que les traitements d'occupation auxquels les infirmières diplômées et les étudiantes sont invitées à participer ont une incidence sur la santé du malade, sur ses capacités de réadaptation, sur l'éventualité d'un congé ou, ultimement, sur sa réinsertion sociale. Infirmières et étudiantes cultivent et favorisent ainsi, dans les salles et les ateliers d'occupation, les possibilités de socialisation, d'échange et de culture personnelle par le travail ou les activités ludiques et sportives. Nous avons constaté que dans les notes d'observation consultées, les commentaires des infirmières concernant les occupations thérapeutiques prennent de plus en plus d'importance quand cette perspective de réadaptation s'affirme parallèlement. Au début des années 1970, celle-ci aboutit à la professionnalisation de l'occupation thérapeutique et à la désinstitutionnalisation qui caractérisent cette période.

Au final, force est de reconnaître l'importante capacité d'adaptation exigée des infirmières et des étudiantes en soins psychiatriques à Saint-Jean-de-Dieu. Être humaine, offrir son écoute, favoriser l'épanouissement moral, social et personnel du patient en l'aidant à « s'occuper pour hâter sa guérison », c'est là pour nous un rôle inusité. Un rôle typique en soins infirmiers psychiatriques que les infirmières diplômées de l'institution devront céder lors de l'entrée en scène de nouveaux professionnels (femmes et hommes) au sein de l'hôpital psychiatrique : techniciens en loisir et récréologie, éducateurs spécialisés, ergothérapeutes, physiothérapeutes, etc. Une conséquence du mouvement de professionnalisation des « professions de santé » qui contribua au repli des infirmières psychiatriques en soins cliniques.

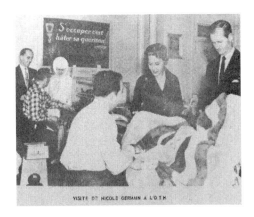

À l'occasion de la visite de Nicole Germain,
les médecins et les religieuses permettent aux patients
de l'O.T.H. occupés au tissage de montrer
leurs réalisations. À l'arrière, un écriteau rappelle
aux patients que « S'occuper, c'est hâter sa guérison ».
Source : *Rapport annuel 1960,* Hôpital Saint-Jean-de-
Dieu, Montréal, 1961, p. 57

XI

Un autre modèle de femmes soignantes : infirmières et professions paramédicales au Québec, 1940-2010

Julien Prud'homme

À la fin du mois de novembre 1955, le Dr Gustave Gingras, pionnier de la réadaptation physique au Canada et dirigeant fondateur de l'Institut de réhabilitation de Montréal, préside la réunion du comité pédagogique de l'École de physiothérapie et de thérapie occupationnelle. Logée à l'Institut et affiliée à la Faculté de médecine de l'Université de Montréal, l'École a été fondée l'année précédente pour fournir aux médecins francophones les auxiliaires féminines spécialisées, physiothérapeutes ou ergothérapeutes que requiert leur pratique. À l'ordre du jour de la réunion : la création d'une nouvelle section d'orthophonie-audiologie, qui servira aussi cette fin. Comme il n'existe encore aucune école d'orthophonie au Canada, il s'agit ni plus ni moins que de créer de toutes pièces la profession au pays. D'entrée de jeu, le Dr Gingras et ses collègues médecins, tous des hommes, prévoient en fermer la porte aux candidats masculins. « Ce serait, conviennent-ils, faire fausse représentation que d'ouvrir cette profession aux hommes si elle n'est pas assez rémunératrice[1]. » Quant aux futures enseignantes de ce programme, pourtant offert au niveau de la maîtrise, on pense d'abord les qualifier de « techniciennes chargées de l'enseignement », avant d'y penser à deux fois ; c'est pour éviter le terme « institutrice » que l'on retient finalement l'appellation « chargée d'enseignement[2] ».

À n'en pas douter, les nouvelles professions de soins qui émergent de l'après-guerre se voient assigner une voie toute tracée, proche de celle des infirmières. Celles qui les exerceront assisteront les médecins et en attendront les directives – d'où le nom de professions « paramédicales » dont on les affuble alors. Peu rémunérées, elles

---

1. Archives de l'Université de Montréal, fonds E-53 (École de réadaptation), boîte 5952, procès-verbal du comité pédagogique, 23 novembre 1955.
2. *Ibid.*

poursuivront des carrières temporaires en attendant le mariage. Pour toutes ces raisons, forcément, il s'agira de professions de femmes.

Entre 1960 et 2000, cependant, les orthophonistes, physiothérapeutes, ergothérapeutes, ou encore les psychologues et les travailleuses sociales brisent ce moule. Comme les infirmières, elles conquièrent de meilleures conditions et une reconnaissance accrue de leur travail. Mais elles ne s'arrêtent pas là et s'engagent plus loin que les infirmières sur certaines voies : elles adhèrent sans complexes au professionnalisme, emploient la science pour diagnostiquer et revendiquer, et réunissent leurs propres clientèles. L'autonomie ainsi conquise leur vaudra une croissance fulgurante et leur permettra de s'émanciper de la médecine, voire de la défier en autorité dans certains domaines.

Les professions paramédicales dont il est question ici sont ces professions soignantes, ni médicales ni infirmières, qui se multiplient après 1940, comme la physiothérapie, la diététique ou l'orthophonie[3]. Ces professions naissent dans l'entourage du monde infirmier avant de s'en distinguer par la conquête de nouvelles positions et l'explosion de leurs effectifs. Au Québec, l'effectif paramédical total passe de quelques dizaines d'individus en 1950 à plus de 26 000 personnes en 2005, dont 16 000 dans les seuls établissements publics. Pendant les années 1990 seulement, leur nombre dans le réseau public s'est accru de 43 % tandis que l'effectif médical et infirmier demeurait, lui, stationnaire[4]. Loin d'être marginales, ces professions offrent donc l'exemple vigoureux et de plus en plus prégnant de métiers féminins de la santé bien distincts du monde infirmier. Ce faisant, elles transforment radicalement la place des femmes dans le monde soignant.

GENRE ET TRAVAILLEUSES DE LA SANTÉ

Qu'est-ce, après tout, qu'une femme qui soigne et soulage par métier ? Il y a peu, une réponse évidente aurait été : une infirmière, et c'est tout. Longtemps incarnation unique de la femme soignante, l'infirmière, en retour, a souvent été définie principalement par son sexe – c'est-à-dire par les attributs jugés «naturels» de la femme et par les iniquités qui s'y rattachent. En 1987, Yolande Cohen et Michèle Dagenais constataient que «l'histoire des infirmières reste caractérisée par des analyses qui

---

3. Pour un portrait plus complet, voir Julien Prud'homme, *Pratiques cliniques, aspirations professionnelles et politiques de la santé. Histoire des professions paramédicales au Québec, 1940-2005*, thèse de doctorat en histoire, Université du Québec à Montréal, 2007.

4. Marc-André St-Pierre, *Le système de santé et des services sociaux du Québec. Une image chiffrée*, Québec, ministère de la Santé et des Services sociaux, 2001, cité par Gilles Dussault et Carl-Ardy Dubois, «Les personnels de la santé», dans Vincent Lemieux *et al.* (dir.), *Le système de santé au Québec*, Québec, Presses de l'Université Laval, 2003, p. 239-241 ; Gilles Dussault, «Les producteurs de services sociosanitaires», Vincent Lemieux *et al.* (dir.), *Le système de santé au Québec*, Sainte-Foy : Presses de l'Université Laval, 1994, p. 198-204.

privilégient avant tout la discrimination sexuelle pour expliquer[5]» le statut infirmier et sa dégradation; tout récemment, en 2005, Diana Mansell et Dianne Dodd résumaient ainsi l'historiographie du professionnalisme infirmier : «Les historiennes et les universitaires féministes ont considéré la manière dont la société patriarcale délègue les activités soignantes aux femmes, exploite leur prétendue capacité de compassion et subordonne l'infirmière à l'autorité médicale[6].» Ce choix du genre comme principal ressort de l'histoire infirmière est légitime et bien fondé. Le sexe a servi très tôt de matériau à l'établissement de hiérarchies et de discriminations dont les femmes sont rarement sorties gagnantes. Même quand elle s'est fait source d'opportunités[7], la ségrégation sexuelle a joué un rôle causal décisif dans l'histoire infirmière.

Cela dit, l'absence de points de comparaison avec d'autres groupes rend difficile une évaluation réelle du rôle exact et précis du genre dans l'histoire infirmière. Après tout, les subordinations professionnelles ou la déqualification ne sont pas le propre du travail féminin, même si les femmes en font souvent les frais. De plus, d'autres facteurs influent sur la division historique du travail soignant, comme les divisions ethnoreligieuses ou les métamorphoses de l'hôpital. Dans un texte récent, Yolande Cohen déplorait pour cette raison l'«essentialisme» qui attribue au genre une espèce de monopole de la causalité en histoire infirmière, au risque de réduire l'infirmière à son sexe et de tuer dans l'œuf la curiosité quant aux autres rouages de la santé[8]. Moins directes, d'autres historiennes ont d'ailleurs tenu à distinguer et à préciser les rapports entre le sexe et d'autres facteurs causaux en recadrant l'histoire des soins infirmiers dans les histoires plus vastes des femmes ou des métiers. Kathryn McPherson, il y a quelque temps déjà, a noté que les soins infirmiers s'insèrent dans un marché du travail qualifié beaucoup plus large et qui a son histoire

---

5. Yolande Cohen et Michèle Dagenais, «Le métier d'infirmière : savoirs féminins et reconnaissance professionnelle», *Revue d'histoire de l'Amérique française*, vol. 41, n° 2, 1987, p. 156. Voir aussi la revue de littérature et les remarques de Johanne Daigle, «Devenir infirmière : les modalités d'expression d'une culture soignante au 20e siècle», *Recherches féministes*, vol. 4, n° 1, 1991, p. 67-86.

6. Diana Mansell et Dianne Dodd, «Le professionnalisme et le *nursing* canadien», dans Christina Bates, Dianne Dodd et Nicole Rousseau (dir.), *Sans frontières. Quatre siècles de soins infirmiers au Canada*, Ottawa : Presses de l'Université d'Ottawa et Musée canadien des civilisations, 2005, p. 198.

7. Yolande Cohen, «De la nutrition des pauvres malades. L'histoire du Montreal Diet Dispensary de 1910 à 1940», *Histoire sociale/Social History*, vol. 41, n° 81, 2008, p. 133-163.

8. Yolande Cohen, «Rapports de genre, de classe et d'ethnicité. L'histoire des infirmières au Québec», *Bulletin canadien d'histoire de la médecine*, vol. 21, n° 2, 2004, p. 390. Peu en vogue dans les écrits théoriques récents, ce penchant demeure omniprésent dans de nombreuses études monographiques. Pour un exemple canadien récent, voir Veryl M. Tipliski, «Parting at the Crossroads : The Emergence of Psychiatric Nursing in Three Canadian Provinces, 1909-1955», *Canadian Bulletin of Medical History*, vol. 21, n° 2, 2004, p. 253-279, spécialement les pages 265-266 et 269-270.

propre : selon elle, la communauté de genre des infirmières y aurait joué un rôle secondaire, et aurait surtout contribué à naturaliser une position de travailleur subordonné dont elle n'est pas la cause immédiate[9].

L'étude des professions « paramédicales » doit contribuer à cet effort de réécriture déjà bien engagé, en rendant cette fois possible la comparaison des soins infirmiers avec d'autres métiers féminins de la santé, comme l'orthophonie ou l'inhalothérapie. Cette comparaison offre trois avantages. D'une part, elle attire l'attention sur la diversité des expériences féminines en santé. Elle aide aussi à apprécier le poids réel du genre, en identifiant ce qui est réellement commun aux métiers féminins et ce qui n'est propre qu'à certains. Enfin, elle montre que si le genre joue bien un rôle puissant et soutenu dans la division des tâches soignantes, ce rôle varie au fil des ans.

Les recherches à ce sujet sont encore bien timides et le présent texte n'offre ni un panorama complet, ni même en vérité un réel « tour d'horizon » de la question. Après un portrait succinct de l'histoire des professions « paramédicales », on y suggère trois angles sous lesquels comparer les infirmières et les paramédicales : le rapport au professionnalisme, la conformité aux archétypes sexuels et au *care*, et la « féminisation » encore accrue des métiers de la santé après 1970.

L'ESSOR DES PROFESSIONS « PARAMÉDICALES » AU QUÉBEC APRÈS 1940

À la fin de la Seconde Guerre mondiale, les médecins du Québec ont depuis longtemps l'habitude de s'appuyer sur un personnel auxiliaire féminin, composé principalement d'infirmières. Dès les années 1880, les médecins des hôpitaux se montrent soucieux d'encadrer ces services infirmiers le plus directement possible. Plusieurs pilotent ou favorisent la création d'écoles de soins infirmiers à l'hôpital même. Lancé dans le milieu anglo-protestant, ce système est inauguré dans le Québec francophone à l'Hôpital Notre-Dame de Montréal où les médecins fondent, en 1899, une école de gardes-malades. Les futures infirmières y reçoivent d'abord une formation pratique qui laisse une grande place à l'apprentissage sur le tas et aux tâches d'intendance. Durant les années 1910, toutefois, les tâches infirmières se complexifient et font l'objet d'une spécialisation accrue. On assiste alors à l'apparition du vocable « paramédical », qui désigne au début des infirmières spécialisées dans des tâches spécifiques, comme la manipulation de machines de diagnostic ou la tenue des

---

9. Kathryn McPherson, *Bedside Matters. The Transformation of Canadian Nursing, 1900-1990*, Toronto et Londres, Oxford University Press, 1996, p. 260, voir aussi p. 205 et 246. Voir Patricia D'Antonio, « Revisiting and Rethinking the Rewriting of Nursing History », *Bulletin of the History of Medicine*, vol. 73, n° 2, 1999, p. 268-290 ; Cynthia Toman et Meryn Stuart, « Emerging Scholarship in Nursing History », *Canadian Bulletin of Medical History*, vol. 21, n° 2, 2004, p. 223-227.

dispensaires. En 1938, à Notre-Dame, 18 infirmières sur 48 remplissent de telles tâches particulières, distinctes, selon les registres, des « soins généraux[10] ».

Le métier d'infirmière, fortement encadré par les médecins, offre cependant peu de possibilités d'autonomie et sa reconnaissance à titre de profession demeure ambiguë. Cela rebute certaines femmes, souvent issues des classes moyenne ou supérieure, qui désirent œuvrer en santé, mais qui aspirent à une certaine autonomie au travail ainsi qu'à une position sociale plus élevée. Parmi ces femmes, un nombre croissant – quelques dizaines dans le Québec d'avant-guerre – se tourne donc vers d'autres métiers émergents comme la psychologie, la « thérapie occupationnelle » ou le « massage » thérapeutique. Plusieurs de ces métiers ont vu le jour hors de l'hôpital et leur association au monde de la santé est alors encore incertaine. Après 1940, cependant, les hôpitaux n'ont d'autre choix que d'ouvrir leurs portes à ces groupes féminins auxquels s'accole, définitivement, l'épithète « paramédical ».

Si les hôpitaux de l'après-guerre s'ouvrent aux nouvelles soignantes, c'est que leur clientèle croît beaucoup, et vite. Les causes en sont nombreuses : elles vont de la généralisation des régimes d'assurance, qui rendent l'hôpital accessible au plus grand nombre, à la médicalisation d'un nombre accru de conditions (comme la naissance qui se déplace à l'hôpital) et à l'intérêt des médecins pour de nouvelles technologies, comme les rayons X ou les laboratoires, que l'on ne trouve que dans les hôpitaux. En réunissant un vaste bassin de patients, l'hôpital aide les médecins à développer des activités plus spécialisées, comme la neurochirurgie ou la psychiatrie, qui stimulent tout particulièrement l'embauche des nouvelles « paramédicales ». En effet, les médecins spécialistes n'ont pas seulement besoin d'équipement, mais aussi d'un personnel auxiliaire spécialisé. Si certains, comme les cardiologues, forment eux-mêmes leurs infirmières ou techniciens, d'autres préfèrent embaucher les quelques paramédicales disponibles – physiothérapeutes, diététistes ou psychologues. Celles-ci envahissent rapidement les hôpitaux. De 1953 à 1967, le personnel des hôpitaux québécois quadruple et le nombre de paramédicales est multiplié par huit. Le nombre de physiothérapeutes y passe quant à lui de 147 à 373, le nombre d'ergothérapeutes, de 49 à 177, et le nombre de psychologues, de 85 à 260. Cela dit, le poids relatif de ces paramédicales dans les effectifs totaux de la santé demeure modeste : en 1961, l'intégralité du personnel soignant non technicien, non infirmier et non médical ne représente pas plus de 800 personnes, soit à peine 2 % de l'ensemble du personnel soignant des hôpitaux – les infirmières comptant pour 47 % du personnel et les médecins, pour 15 %[11].

10. Yolande Cohen, « La contribution des Sœurs de la Charité à la modernisation de l'hôpital Notre-Dame, 1880-1940 », *Canadian Historical Review*, vol. 77, n° 2, 1996, p. 195-205. Voir Johanne Daigle, *Devenir infirmière. Le système d'apprentissage et la formation professionnelle à l'Hôtel-Dieu de Montréal, 1920-1970*, thèse de doctorat en histoire, Université du Québec à Montréal, 1990.

11. Richard Béland et Thomas Boudreau, *La prévision de la main-d'œuvre dans le secteur hospitalier*, Commission d'enquête sur la santé et le bien-être social, annexe 8, 1970,

Entre 1940 et 1965, la création d'écoles universitaires permet toutefois d'accroître le nombre de paramédicales, souvent à l'instigation de médecins ou d'autres employeurs. Des agences sociales catholiques favorisent ainsi la création d'écoles de service social à l'Université de Montréal en 1942, puis à l'Université Laval en 1943. Des départements de psychologie naissent à l'Université McGill en 1922, à l'Université de Montréal en 1942, puis au sein des autres universités québécoises dans les années 1960. Dans le domaine de la réadaptation physique, des médecins comme Guy Fisk ou Gustave Gingras fondent des écoles de physiothérapie et d'ergothérapie aux universités McGill et de Montréal, respectivement en 1943 et en 1954 ; les mêmes médecins y ajoutent des sections d'orthophonie-audiologie, en 1956 à l'Université de Montréal et en 1963 à l'Université McGill, tandis qu'une école de réadaptation est inaugurée à l'Université Laval en 1965.

Au milieu des années 1960, les diplômées de ces écoles travaillent encore sous la gouverne directe des médecins, ce qui attise des tensions à mesure que certaines paramédicales militent pour une plus grande autonomie. Après 1965 cependant, d'importantes réformes publiques renversent l'équilibre des forces professionnelles. L'État québécois, d'une part, réforme l'enseignement supérieur en profondeur. Après la création des premiers cégeps en 1967, il injecte de nouveaux fonds dans les universités tout en sommant celles-ci d'accroître la spécialisation de leurs différents programmes professionnels. Alimentées en nouvelles recrues formées au collégial, les écoles paramédicales obtiennent les moyens d'embaucher des professeurs formés en ergothérapie, en orthophonie ou en physiothérapie, qui délogent les enseignants-médecins. Les pressions vers la spécialisation justifient aussi une refonte des programmes, qui les éloigne de la médecine : l'enseignement de l'orthophonie et de l'ergothérapie, par exemple, délaisse la médecine physique au profit de savoirs issus de la psychologie ou de la linguistique. À l'instar de leurs consœurs états-uniennes, les paramédicales québécoises sortent dès lors des domaines d'autorité de la médecine.

D'autres réformes transforment le travail sur le terrain. En adhérant aux programmes fédéraux d'assurance publique (l'assurance hospitalisation en 1961, puis l'assurance maladie en 1970), le Québec fait exploser la clientèle des hôpitaux, ce qui force les médecins à assouplir leur prise sur «leurs» paramédicales et met celles-ci en contact avec des populations plus diversifiées. Ce nouveau contexte confère une plus grande autonomie aux diverses paramédicales qui peuvent trier et évaluer elles-mêmes les patients qui correspondent le mieux à leurs champs d'intérêt. Après 1971, l'État québécois crée aussi de nouveaux types d'établissements, comme les centres de réadaptation, où des paramédicales pratiquent désormais à l'écart du pouvoir médical.

---

p. 151, 163-165 ; Nadia Fahmy-Eid *et al.*, *Femmes, santé et professions. Histoire des diététistes et des physiothérapeutes au Québec et en Ontario 1930-1980*, Montréal : Fides, 1997, p. 41 et 44.

Après 1985, les paramédicales profitent de leur autonomie universitaire et de pratique pour étendre leurs compétences à des champs d'action bien éloignés de la médecine. Les orthophonistes, par exemple, se désintéressent des blessures physiques à la bouche pour investir plutôt des troubles de communication d'origine psychologique ou, plus récemment, le vaste spectre des maux du développement infantile qui s'agglutinent autour de l'autisme. Les ergothérapeutes connaissent une trajectoire similaire et s'imposent, après 1990, auprès d'une large clientèle de troubles cognitifs s'étendant de l'autisme à l'Alzheimer. Les psychologues, jadis limitées à l'administration de tests, se font intervenantes et trouvent leur place sur les marchés public et privé. Par-delà la diversité de leurs champs d'exercice, ces femmes paramédicales ont désormais en commun d'œuvrer de manière autonome en assemblant leurs propres clientèles sans se soucier de l'autorité directe du médecin, souvent devenu un collaborateur lointain. Prenant acte de cette autonomie nouvelle, le législateur a d'ailleurs convenu, en 2003 et en 2010, de leur concéder des pouvoirs analogues à ceux des médecins en matière de diagnostic ou de direction sur d'autres catégories de personnel.

En étendant de leur propre chef l'étendue de leurs clientèles, les paramédicales stimulent aussi la demande pour leurs propres services, et créent un marché pour des effectifs dont la croissance s'avère vertigineuse. De 1970 à 2005, le nombre de physiothérapeutes québécoises passe de 450 à 3900, le nombre d'ergothérapeutes de 250 à plus de 3200, et le nombre d'orthophonistes-audiologistes d'une centaine à plus de 1200. Durant la même période, le nombre de psychologues passe de 1000 à 7650 et le nombre de travailleuses sociales d'un millier à près de 5500. Cette croissance, jumelée à (et justifiée par) leurs nouvelles responsabilités, fait des paramédicales des personnages éminents et bien plus visibles qu'auparavant : de 1961 à 2000, le poids relatif des professions non infirmières et non médicales dans les établissements publics de soins passe ainsi de 2 à 17 %, atteignant la parité avec celui des médecins. Le poids relatif des infirmières, lui, reste relativement stable, glissant de 44,5 à 41 % entre 1978 et 2000, si bien que le ratio paramédicale/ infirmière passe, durant ces années, de 2 pour 9 à environ 2 pour 5[12]. De quantité presque négligeable, les paramédicales se muent ainsi en actrices incontournables du nouveau monde de la santé.

Pour prétendre à un tel statut, les femmes qui s'engagent en psychologie, en orthophonie, en diététique, en physiothérapie ou en ergothérapie choisissent un modèle de carrière qui, à mesure que l'on s'éloigne des années 1950, se détache du monde infirmier. Elles prétendent évaluer les patients et déterminer les parcours à l'égal des médecins. Ce faisant, elles refusent de s'identifier au service du *care*, dont l'ancrage sexuel paraît d'ailleurs moins net qu'on a pu le croire. Enfin, la féminisation

---

12. Le nombre absolu d'infirmières dans les établissements publics passe de 24 300 à 38 050 entre 1978 et 2000. Gilles Dussault, 1994, p. 198-204 ; Gilles Dussault et Carl-Ardy Dubois, 2003, p. 240-243.

continue de ces professions les situe dans une histoire plus changeante, ou plus large, des marchés du travail soignant.

LES PARAMÉDICALES ET LA « PROFESSIONNALISATION »

Les transformations du réseau de la santé après 1965 ont, bien sûr, touché tous les acteurs de la santé. Pour les infirmières, le transfert de leurs écoles à l'université et l'essor du syndicalisme hospitalier sont les facettes visibles de mutations profondes. Il reste que sous plusieurs rapports, la réalité des orthophonistes ou des ergothérapeutes se transforme beaucoup plus radicalement. C'est le cas en matière de nombre. C'est aussi le cas en ce qui concerne l'élargissement des champs de pratique et l'autonomie face à la médecine. Bien sûr, des infirmières ont aussi investi de nouveaux champs d'action durant ces années, mais leurs retombées professionnelles se sont révélées plus limitées ou plus ambiguës, et la place des infirmières dans la hiérarchie des soins n'en a pas été transfigurée. Ce constat ne porte en lui-même aucun jugement, mais il nous force à remarquer que, de 1960 à 2010, des professions féminines ont choisi des voies bien différentes.

L'histoire des infirmières et des paramédicales est souvent présentée comme l'histoire d'une «professionnalisation» des femmes soignantes. Le terme, toutefois, ne veut pas dire la même chose pour les unes et pour les autres : alors que les paramédicales aspirent après 1940 à un contrôle étendu du travail clinique, les infirmières oscillent entre cette vision «professionnalisante» et une stratégie syndicale qui met plutôt l'accent sur la lutte économique, les salaires et les conditions de travail.

Les infirmières leaders du début du XXᵉ siècle donnent au projet de professionnalisation un sens limité, très formel, qui vise à distinguer, par l'accréditation, les infirmières diplômées des soignantes dépourvues de formation[13]. L'idée d'établir un champ d'action exclusif et autonome, comme en médecine ou en dentisterie, n'est pas clairement définie. Qui plus est, même cette acception limitée ne fait pas l'unanimité parmi les infirmières : les études de Barbara Melosh et Susan Reverby ont montré le fossé qui sépare l'élite des soins infirmiers, issue de la classe moyenne supérieure, et les infirmières de terrain, d'origine plus modeste, qui aspirent moins à l'autonomie légale qu'à un bon emploi, tout simplement[14]. Les infirmières, pour cette raison, oscillent entre les modèles professionnel et syndical. Même si de nouveaux champs d'action, comme la santé publique ou la chirurgie[15], suscitent l'enthousiasme

---

13. Voir Yolande Cohen et Michèle Dagenais, 1987 ; Diana Mansell et Diane Dodd, 2005.
14. Sur l'étude, trop souvent éludée, du travail en santé en tant que travail, voir Peter L. Twohig, *Labour in the Laboratory. Medical Laboratory Workers in the Maritimes*, Montréal : McGill-Queen's University Press, 2005 ; Barbara Melosh, *"The Physician's Hand" : Work Culture and Conflict in American Nursing*, Philadelphie : Temple University Press, 1982 ; Susan Reverby, *Ordered to Care. The Dilemna of American Nursing, 1850-1945*, Cambridge : Cambridge University Press, 1987.
15. Jessica M. Robbins, «Class Struggles in the Tubercular World : Nurses, Patients, and Physicians, 1903-1915», *Bulletin of the History of Medicine*, vol. 71, n° 3, 1997, p. 412-434 ; Julie Fairman, «Watchful Vigilance : Nursing Care, Technology, and the Development

des infirmières les plus favorables au professionnalisme, une prédilection plus répandue pour l'action syndicale rejette souvent au deuxième plan le projet d'un champ infirmier autonome face à la médecine[16].

Les paramédicales, par contraste, adhèrent de manière plus unanime au projet professionnel, au point de concevoir une certaine méfiance envers le syndicalisme[17]. Cela devient surtout vrai après 1960. À mesure que les réformes de l'enseignement supérieur et du réseau de la santé leur en donnent les moyens, les associations de paramédicales mobilisent leurs membres autour de projets typiquement professionnels, comme la conquête de l'autonomie au travail et le droit d'évaluer seules les patients. Dans ce nouveau contexte, les paramédicales s'éloignent du modèle syndical qu'empruntent leurs consœurs infirmières et se regroupent plutôt autour de nouvelles corporations professionnelles (les ancêtres des « ordres » actuels) qui se consolident après l'adoption du Code des professions par Québec en 1973.

L'origine sociale des cliniciennes joue sûrement un rôle dans ces choix différenciés. Les paramédicales qui s'engagent le plus rapidement et le plus résolument dans la voie d'un professionnalisme univoque sont les orthophonistes, les psychologues et les ergothérapeutes, soit des professions au sein desquelles l'homogénéité sociale est assurée par un effectif réduit (dans le cas des orthophonistes et des ergothérapeutes) ou par l'exigence d'une scolarité prolongée (en orthophonie et en psychologie, où la maîtrise est obligatoire depuis le milieu du XXe siècle). Au contraire, les professions les plus nombreuses et les plus faciles d'accès, comme la physiothérapie et le travail social, demeurent longtemps en proie aux mêmes tiraillements internes que les soins infirmiers. À partir des années 1980 cependant, l'ensemble de ces professions paramédicales semble acquis au professionnalisme : soutenues par des écoles universitaires qui se consacrent désormais à la recherche[18], elles défendent toutes un projet professionnel proche de celui de la médecine, usant de nou-

---

of Intensive Care Units », *Nursing Research*, vol. 41, n° 1, 1992, p. 56-60 ; Arlene W. Keeling, « Blurring the Boundaries Between Medicine and Nursing : Coronary Care Nursing, circa the 1960s », *Nursing History Review*, n° 12, 2004, p. 139-164.

16. Sur le cas québécois, voir André Petitat, *Les infirmières. De la vocation à la profession*, Montréal : Boréal, 1989, p. 171-177 ; Yolande Cohen, *Profession infirmière. Une histoire des soins dans les hôpitaux du Québec*, Montréal : Presses de l'Université de Montréal, 2000, p. 283-291. Voir aussi David Coburn, « Professionalization and Proletarianization : Medicine, Nursing, and Chiropractic in Historical Perspective », *Labour/Le Travail*, n° 34, 1994, p. 153-154 ; Davie E. Gray, « Militancy, Unionism, and Gender Ideology : A Study of Hospital Nurses », *Work and Occupations*, vol. 16, n° 2, 1989, p. 137-152.

17. Lucie Piché et Nadia Fahmy-Eid, « À la recherche d'un statut professionnel dans le champ paramédical. Le cas de la diététique, de la physiothérapie et de la technologie médicale (1940-1973) », *Revue d'histoire de l'Amérique française*, vol. 45, n° 3, 1992, p. 380-391 ; Nadia Fahmy-Eid *et al.*, 1997, p. 209-233.

18. François Hudon, *Histoire de l'École de réadaptation de l'Université de Montréal, 1954-2004*, Montréal : Faculté de médecine de l'Université de Montréal, 2004 ; Julien Prud'homme, « La formation universitaire et l'établissement d'une nouvelle profession. L'orthophonie-audiologie à l'Université de Montréal, 1956-1976 », *Revue d'histoire de l'Amérique française*, vol. 56, n° 3, 2003, p. 329-356.

veaux diagnostics, assemblant elles-mêmes leurs clientèles, et décrétant les frontières d'espaces de pratique affranchis de la concurrence ou de l'autorité d'autrui, y compris des médecins – à des lieues de la réalité ou des revendications infirmières.

Ce constat n'autorise aucun jugement sur les choix infirmiers. Il est d'ailleurs loin d'être sûr que la voie choisie par les paramédicales soit en tous points la plus désirable pour le réseau de la santé[19]. Il serait de plus hasardeux d'expliquer les destins différents des infirmières et des paramédicales par leurs seuls choix stratégiques. Force est cependant de constater que le réseau de la santé ouvre, après 1970, la porte à des trajectoires féminines qui tranchent avec celle des soins infirmiers.

LE *CARE* ET L'ARCHÉTYPE DE LA FEMME SOIGNANTE

Dans son ouvrage sur les rapports de genre entre les dentistes et les hygiénistes dentaires au Canada, Tracey L. Adams a bien montré comment des hommes du début du XXᵉ siècle ont fait le choix explicite de faire appel à des femmes pour s'assurer d'avoir des auxiliaires plus dociles et moins menaçantes[20]. De manière générale, l'analyse féministe a bien établi en quoi les stratégies d'exclusion et de subordination mises au point par les premières professions masculines ont été conçues pour s'appliquer spécifiquement aux femmes et pour les confiner à des tâches de soutien jugées proprement «féminines». Le couple médecin-infirmière, institué à la fin du XIXᵉ siècle, offre la figure exemplaire d'une telle division du travail. Dans cette veine, des soignantes comme les infirmières, les hygiénistes dentaires ou les sages-femmes auraient intégré des traits dits féminins comme la compassion, l'attrait pour les rapports humains et un penchant pour l'accompagnement plutôt que la guérison (le *care* plutôt que le *cure*) pour en faire le cœur de leur propre identité, présentée comme complémentaire (et donc non concurrente) à celle des hommes[21]. Dans certains cas, cela se serait d'ailleurs révélé une assez bonne stratégie pour assurer aux femmes une place spéciale dans l'espace public[22].

Ce modèle sied toutefois bien mal aux paramédicales. Celles-ci, on l'a vu, ne souhaitent pas se définir en complémentarité, mais en analogie avec la médecine

19. Daniel Salhani et Ian Coulter, «The Politics of Interprofessional Working and the Struggle for Professional Autonomy in Nursing», *Social Science and Medicine*, n° 68, 2009, p. 1221-1228.
20. Tracey L. Adams, *A Dentist and a Gentleman. Gender and the Rise of Dentistry in Ontario*, Montréal et Kingston : McGill-Queen's University Press, 2000.
21. Anne Witz, *Professions and Patriarchy*, New York : Routledge, 1992 ; Cynthia Cockburn, *Machinery of Dominance. Women, Men and Technical Know-How*, Boston : Northeastern University Press, 1988 ; David Coburn, 1994, p. 139-162 ; Celia Davies, «The Sociology of Professions and the Profession of Gender», *Sociology*, vol. 30, n° 4, 1996, p. 661-678.
22. Yolande Cohen, 2008 ; Yolande Cohen et Louise Bienvenue, «Émergence de l'identité professionnelle chez les infirmières québécoises, 1890-1927», *Bulletin canadien d'histoire de la médecine*, n° 11, 1994, p. 119-151.

dont elles copient le projet professionnel. Or, un visage féminin dessert une telle aspiration et les paramédicales le comprennent rapidement. On ne peut s'empêcher de relever leur refus constant de se définir par des traits jugés féminins, comme la chaleur humaine ou le dévouement, ce qui les éloigne du monde infirmier[23]; en 1960, les représentantes des physiothérapeutes militent ouvertement pour recruter des hommes dans la profession afin de rehausser l'image de la physiothérapie[24]. De manière générale, les orthophonistes, ergothérapeutes, psychologues et physiothérapeutes de la seconde moitié du XXe siècle ne se définissent à peu près jamais par leur sexe ou ses attributs allégués. Au contraire, elles tendent à se comporter, pourrait-on dire, «comme des hommes», c'est-à-dire à calquer leurs discours et leurs revendications sur le modèle médical. Ce faisant, elles ne se moulent pas à des archétypes sexués, mais plutôt aux exigences structurelles qu'impose le type de position recherchée, à la manière des autres femmes qui tentent de percer un milieu masculin comme la dentisterie, dans la même période[25].

En vérité, il paraît excessif d'affirmer que les paramédicales se conduisent «comme des hommes» quand elles se délestent du *care*. Il vaudrait mieux suggérer que l'association du *care* au genre féminin, qui teinte si fortement l'histoire infirmière, n'est pas une constante, les archétypes de genre pouvant changer selon les contextes. Dans certains cas, de fait, il n'est pas du tout clair que le *care* soit une attribution féminine stable. L'histoire des soins psychiatriques connaît l'existence de préposés masculins au rôle comparable à celui des infirmières[26]. À cet exemple, on pourrait ajouter ceux des éducateurs physiques qui tentent de pénétrer le marché du massage thérapeutique au début du XXe siècle[27], ou encore des «préposés-éducateurs» des foyers pour handicapés, qui seront bousculés après 1970 par l'arrivée de physiothérapeutes, d'ergothérapeutes et de psychologues. On obtiendrait ainsi une collection de métiers d'homme définis par un savoir-être proche du *care*, et délogés par des femmes ayant adopté le modèle médical de la professionnalisation. Si ces exemples ne remettent en cause ni le rôle de l'opposition entre le *cure* et le *care* dans la division

23. Un tel refus du *care* par des intervenantes féminines avait déjà été observé par Regina Kunzel, «The Professionalization of Benevolence : Evangelicals and Social Workers in the Florence Crittenton Homes, 1915 to 1945», *Journal of Social History*, vol. 22, n° 1, 1988, p. 21-43.

24. Nadia Fahmy-Eid *et al.*, 1997, p. 59-60.

25. Tracey L. Adams, «Feminization of Professions : The Case of Women in Dentistry», *Canadian Journal of Sociology*, vol. 30, n° 1, 2005, p. 71-94, surtout p. 85-88.

26. Veryl Tipliski évoque ainsi l'existence de préposés masculins dans les asiles canadiens au début du XXe siècle, et le fait que seules leurs équivalentes féminines ont pu accéder à une forme de professionnalisation par l'intermédiaire du *nursing* psychiatrique, 2004, p. 256-259, 265. Voir aussi Patrick Connor, «Neither Courage nor Perseverance Enough : Attendants at the Asylum for the Insane, Kingston, 1877-1905», *Ontario History*, vol. 88, n° 4, 1996, p. 251-272 ; James Moran, «Keepers of the Insane : The Role of Attendants at the Toronto Provincial Asylum, 1875-1905», *Histoire sociale/ Social History*, vol. 28, n° 55, 1995, p. 51-75.

27. François Hudon, 2004, p. 22.

des tâches soignantes, ni son caractère sexué dans plusieurs cas évidents et durables comme celui des infirmières, ils attirent cependant l'attention sur l'instabilité, c'est-à-dire l'historicité, d'associations sexuées qui varient selon le contexte.

On peut relever un cas supplémentaire, particulièrement frappant : celui des premières années d'existence d'une autre profession de santé, l'inhalothérapie[28]. D'abord appelé « thérapie inhalatoire », ce métier naît de la généralisation, dans les hôpitaux du milieu du XXᵉ siècle, d'appareils d'oxygénation artificielle manipulés par des préposés particuliers. Après 1950, les tâches de ces préposés se diversifient pour englober à la fois la gestion d'un matériel délicat (cylindres d'oxygène, etc.) et l'administration de médicaments par voie respiratoire, que ce soit sous forme d'aérosol ou par masque. Les médecins les plus directement concernés par ce secteur d'activité, comme les anesthésistes, prennent dans les années 1960 l'initiative d'exiger une certification pour ces préposés et d'animer des écoles de « thérapie-inhalation » pour encadrer leur formation. Sous leur patronage, l'École de technologie en thérapie par inhalation (ETTI), sous la direction du médecin Roméo Soucy, ouvre ses portes à Montréal en 1964. Elle prend vite la forme d'un programme technique au nouveau cégep de Rosemont, qui inspire la création de programmes similaires dans d'autres collèges entre 1969 et 1975. Les diplômes précisent en retour les contours d'un groupe mieux défini qui se dote de ses propres associations, comme la Canadian Association of Inhalation Therapists (CAIT) en 1964, puis, à l'échelle provinciale, la Corporation des techniciens en inhalothérapie du Québec (CTIQ) en 1967. Les premiers inscrits à l'ETTI sont en large part des techniciens déjà expérimentés venus chercher un diplôme et un complément de formation. Il s'agit en fait souvent d'infirmiers et essentiellement d'hommes[29], peut-être en raison des lourdes charges que représente la manipulation de cylindres d'oxygène. À la fin des années 1960 et au début des années 1970, l'inhalothérapie offre ainsi l'exemple d'un métier d'homme. Or, de ce fait, elle brouille les cartes classiques de la division sexuelle du travail en milieu hospitalier, à deux points de vue.

D'une part, l'envol de ce métier masculin est menacé par une concurrence féminine aux qualifications mieux établies et reconnues – en l'occurrence, la concurrence infirmière. Omniprésentes au chevet des malades, les infirmières sont elles aussi aptes à surveiller les appareils, à observer les réactions du patient ou à poser

---

28. Pour un exposé plus complet sur l'émergence de cette spécialité, voir Julien Prud'homme, 2007, p. 139-152.

29. En 1964, la religieuse directrice du *nursing* de l'Hôpital d'Youville de Noranda s'enquiert « d'un cours en oxygénothérapie pour infirmiers ». Archives de l'Ordre professionnel des inhalothérapeutes du Québec (OPIQ), dossier « Historique de l'OPIQ », lettre de sœur Saint-Pasteur à L. Lamoureux. Bien que la Corporation professionnelle des infirmières de la province de Québec, créée en 1946, refuse d'admettre les hommes au permis d'exercice jusqu'en 1969, « il faut noter cependant qu'à compter du début des années 1960, certaines écoles admettent quelques candidats de sexe masculin et leur décernent des diplômes ». Johanne Daigle, 1991, p. 80, note de bas de page 3.

des gestes d'urgence impliquant l'emploi de machines, comme l'oxygénation d'urgence ou l'aspiration des trachéotomisés. Il n'est donc pas rare, surtout quand le technicien est absent, de voir le médecin déléguer lui-même aux infirmières l'appareillage du patient pour s'épargner, selon les mots du Dr Soucy, «d'effectuer lui-même des procédures accaparantes et longues[30]». À terme, la compétence des infirmières et leur présence continue au chevet du patient risquent de cantonner les techniciens diplômés au strict entretien du parc de machines, ce qui mine leur statut d'emploi.

Plus saisissant encore, l'inhalothérapie offre, entre 1965 et 1975, l'exemple d'un métier masculin adossé très clairement et très explicitement aux attributs du *care*. Souvent issus des soins infirmiers, les techniciens tiennent un discours très proche de celui des infirmières. Lorsqu'ils se définissent eux-mêmes, ils n'exaltent pas leurs compétences uniques, même techniques, mais plutôt leur zèle et leurs qualités humaines. Les leaders de la CAIT incitent ainsi leurs membres à se distinguer d'abord par leur dévouement et leur compassion. «Peu importe les connaissances techniques que nous pouvons posséder», dit le président québécois de la CAIT, le technicien doit faire sa place «habillé proprement avec sourire aux lèvres et paroles encourageantes[31]» pour accomplir «un travail intelligent et intègre, basé sur la loi morale[32]». En 1969, la CTIQ adopte un code d'éthique empreint de cette vocation «basée sur des valeurs morales» faites de «gentillesse, patience, compréhension» et de soumission à l'égard du médecin, que le bon technicien fait «primer sur son bien-être personnel[33]». Ce cocktail de ralliement inconditionnel au médecin et de minimisation de l'expertise dans la représentation de soi s'arrime à la vision qu'ont les médecins eux-mêmes de leur personnel technique : comme le racontera le Dr Soucy lors de la sélection des candidats à l'ETTI, «mon choix n'était pas basé sur les diplômes ou les qualifications académiques [*sic*], mais je choisissais d'abord des personnes de cœur[34]».

À côté d'orthophonistes et d'ergothérapeutes qui se conduisent au même moment «comme des hommes» en adoptant le modèle médical d'expertise professionnelle, on trouve ainsi des techniciens mâles qui se mettent en scène «comme des femmes» en privilégiant les qualités humaines associées au *care*. Pour les inhalothérapeutes québécois de cette époque, la proximité fonctionnelle avec le travail infirmier semble

---

30. Archives de l'OPIQ, dossier 1200-04-00/A, Roméo Soucy et Marcel Verschelden, *Mémoire concernant l'organisation de l'école française des techniciens en thérapie par inhalation*, mars 1964, non paginé.

31. Archives de l'OPIQ, dossier «Historique de l'OPIQ», *Bulletin de nouvelles de l'Association canadienne des techniciens en thérapie inhalatoire*, mai 1965.

32. Archives de l'OPIQ, dossier 1200-03-00/A, lettre de R. Robinson à J. Gélinas, 19 mai 1967.

33. Le code d'éthique, inspiré de celui de l'American Association of Inhalation Therapists, ne sera modernisé qu'en 1979. Archives de l'OPIQ, procès-verbaux de la Corporation des techniciens en inhalation du Québec, Code éthique, [1969], non paginé; dossier «Historique de l'OPIQ»; lettre circulaire de R. Merry, 1964.

34. *Inhalo-Scope*, vol. 7, n° 2, juillet 1989, p. 16.

avoir pesé plus lourd dans la mise en place des traits professionnels que l'appartenance effective à l'un ou l'autre sexe. Même limité, cet exemple se compare à d'autres cas, comme l'éducateur physique et le préposé aux handicapés, dont il faudra un jour prendre la mesure précise.

LES PROFESSIONNELLES DES SOINS ET LE MARCHÉ DU TRAVAIL AU XXᵉ SIÈCLE

Le cas des inhalothérapeutes, cela dit, est aussi limité dans le temps. Assez vite, en effet, la création de diplômes formels s'accompagne d'une rapide féminisation du groupe. De 1964 à 1969, l'ETTI décerne 73 diplômes, dont 8 à des femmes (11 %), avant d'en remettre 44, dont 18 à des femmes (41 %), dans la seule année 1970. La part de femmes parmi les diplômés augmente ensuite rapidement et, à la fin des années 1970, l'effectif de la CTIQ est déjà aux deux tiers féminin.

Cette féminisation touche l'ensemble de la main-d'œuvre paramédicale. En orthophonie et en ergothérapie, la proportion de femmes, qui depuis toujours avoisinait déjà les 90 %, augmente encore après 1970. La physiothérapie, exceptionnellement, suit le chemin inverse – la part de femmes baisse de 92 à 81,5 % entre 1976 et 1989 –, mais demeure largement féminine. La psychologie et le travail social, professions plutôt mixtes jusque-là, comptent de plus en plus de femmes. À la Corporation des travailleuses sociales, le poids total des femmes passe de 46 % en 1975 à 75 % en 1986, puis à 84 % en 2007. En psychologie, la part de femmes psychologues passe de 34 % en 1966 à 58 % en 1990, puis à 70 % en 2006. Cette confirmation du visage féminin des professions paramédicales est attribuable à l'entrée massive des femmes à l'université après 1960, mais aussi à la tendance des étudiantes à se concentrer dans des secteurs précis comme la santé[35].

Si on jumelle cette tendance aux gains professionnels évoqués plus tôt, on constate que les professions paramédicales jouent un rôle singulier sur le marché du travail féminin après 1970. Alors que la ghettoïsation renouvelée de l'emploi se révèle souvent défavorable aux femmes, comme dans la vente au détail ou le soutien administratif[36], la féminisation de métiers en pleine ascension comme l'ortho-

---

35. Johanne Collin, « La dynamique des rapports de sexe à l'université, 1940-1980 », *Histoire sociale/Social History*, vol. 19, n° 38, 1986, p. 365-385. Des données plus lacunaires suggèrent qu'au sein même de ces professions, les femmes tendent aussi à se concentrer dans les établissements de santé. En 1976, les femmes ne représentent que 50 % des travailleurs sociaux inscrits à leur corporation, mais comptent pour 73 % des effectifs de services sociaux du réseau public ; en 1966, les femmes psychologues représentent 43 % des membres de leur profession, mais 63 % des psychologues travaillant dans le secteur de la santé. Julien Prud'homme, 2007, p. 199.

36. Thomas L. Steiger et Mark Wardell, « Gender and Employment in the Service Sector », *Social Problems*, vol. 42, n° 1, 1995, p. 91-123 ; Jon Lorence, « Service Sector Growth and Metropolitan Occupational Sex Segregation », *Work and Occupations*, vol. 19, n° 2,

phonie ou la psychologie permet à plusieurs femmes de se retrouver du bon côté des transformations du monde du travail[37]. De l'avis de plusieurs, cela ne serait pas, ou du moins pas aussi clairement, le cas des soins infirmiers soumis à une menace constante de déqualification[38].

Vu sous cet angle, cependant, l'apport paramédical au travail féminin relève moins de l'histoire spécifique des femmes soignantes que d'un réalignement global des marchés du travail qualifié, tous secteurs confondus. Sans doute faut-il y voir un exemple de ce phénomène plus général qu'est l'accès massif des femmes aux nouvelles positions de «professionnel salarié» qui se multiplient avec l'essor de l'État-providence et des grandes bureaucraties privées après 1960. Alors que perdurent les entraves familiales et domestiques au travail féminin, le professionnalisme salarié offre aux femmes qui y aspirent des positions prisées, où les inconvénients de la féminité paraissent moins prononcés que sur le marché des professions libérales[39]. La profession médicale, devenue quasi salariée avec l'avènement d'un payeur public unique, malgré ses dénégations, connaît d'ailleurs le même phénomène : la part de femmes dans le corps médical, d'un maigre 8 % en 1976, augmente ensuite de manière notable pour atteindre un peu plus de 20 % en 1990, puis 38 % en 2007[40].

L'inégalité entre les sexes ne disparaît pas pour autant des marchés du travail, y compris en santé. Entre autres choses, une réelle inégalité salariale persiste et les métiers féminins de la santé demeurent nettement moins lucratifs que plusieurs

1992, p. 128-156; Judy Wajcman, «Patriarchy, Technology, and Conceptions of Skill», *Work and Occupations*, vol. 18, n° 1, 1991, p. 29-45.

37. Selon certains, et toutes proportions gardées, les métiers du droit auraient joué eux aussi un rôle comparable. Charlotte Chiu et Kevin Leicht, «When Does Feminization Increase Equality ? The Case of Lawyers», *Law and Society Review*, vol. 33, n° 3, 1999, p. 557-594.

38. Un thème récurrent depuis la publication des textes classiques. Voir Boston Nurses' Group, «The False Promise : Professionalism in Nursing», *Science for the People*, mai-juin 1978, p. 20-34 et juillet-août 1978, p. 23-33; David Wagner, «The Proletarianization of Nursing in the United States, 1932-1946», *International Journal of Health Services,* n° 10, 1980, p. 271-290.

39. C'est du moins ce qu'avancent plusieurs études de cas sur la pharmacie et la dentisterie. Wendy Bottero, «The Changing Face of the Professions : Gender and Explanations of Women's Entry into Pharmacy», *Work, Employment and Society*, vol. 6, n° 3, 1992, p. 329-346; Johanne Collin, *Changement d'ordonnance. Mutations professionnelles, identité sociale et féminisation de la profession pharmaceutique au Québec, 1940-1980*, Montréal : Boréal, 1995; Tracey L. Adams, 2005, p. 71-94. La psychologie échappe toutefois à cette logique puisque sa féminisation survient alors que se généralise la pratique en privé, la part de psychologues œuvrant en cabinet passant de 21,5 à 36 % entre 1990 et 2007.

40. André-Pierre Contandriopoulos et Marc-André Fournier, *Féminisation de la pratique médicale et transformation de la pratique au Québec*, Montréal : Groupe de recherche interdisciplinaire en santé, 2007.

occupations masculines comparables. Pire : au sein même des professions para-médicales, on remarque, en 1985, que les hommes physiothérapeutes, ergothéra-peutes, orthophonistes, psychologues et travailleurs sociaux gagnent en moyenne de 18 à 25 % plus que leurs consœurs pratiquant la même profession[41]. Cela dit, malgré ces iniquités salariales bien réelles, les paramédicales ne profitent pas moins de leur nombre et des ouvertures d'un monde de la santé en pleine effervescence pour renouveler leur propre place dans l'économie des soins. Elles y sèment ainsi les germes d'une nette amélioration de leur statut.

CONCLUSION

Il y a plusieurs années, Mary Kinnear plaidait pour une histoire comparée des divers métiers féminins afin d'identifier les « conditions démographiques, écono-miques et culturelles communément partagées entre ces groupes[42] ». En santé, cette entreprise exige de remettre en question une vision du travail féminin basée sur le seul cas des infirmières. L'expérience des psychologues, des orthophonistes ou des ergothérapeutes, par exemple, montre bien qu'on peut voir – du moins en ce qui concerne la seconde moitié du XXe siècle – un nombre conséquent de femmes jouer, en pleine lumière, un rôle éminent, sans avoir à se glisser entre les mailles du système ou à exercer leur influence « en silence et en marge des pouvoirs tradition-nels[43] ». Le cas des inhalothérapeutes rappelle, lui, la fluidité des rôles dits sexuels ; si les rapports sociaux de sexe sont bien « construits », comme on dit souvent, il faut admettre qu'ils puissent être changeants, comme l'est aussi le rôle du genre sur les dynamiques du marché du travail.

Ces constats peuvent modifier de manière positive notre manière d'aborder l'histoire infirmière. Le cas paramédical nous rappelle qu'après 1940, et surtout après 1970, la carrière infirmière devient une option parmi un éventail plus large d'autres métiers résolument « féminins » eux aussi – et non seulement des métiers ouverts aux femmes. Il nous rappelle aussi que les stratégies associatives des infirmières doivent être vues comme des choix conscients à des moments où d'autres professions de femmes prennent des voies très différentes. On ne peut expliquer ces choix divergents qu'en tenant compte de la composition de chaque groupe, ou encore de contraintes structurelles qui ne se limitent pas qu'au genre. Par-delà le poids d'héritages qui remontent au XIXe siècle, on peut aussi en dire autant de l'association persistante des infirmières au *care*.

41. Pat Armstrong et Hugh Armstrong, « Sex and the Professions in Canada », *Journal of Canadian Studies*, vol. 27, n° 1, 1992, p. 118-135. Voir Dominique Gauchet, *Le maternage mal salarié. Travail sexué et discrimination salariale en milieu hospitalier*, Montréal : Presses de l'Université de Montréal, 1983.

42. Mary Kinnear, *In Subordination. Professional Women, 1870-1970*, Montréal et Kingston : McGill-Queen's University Press, 1995, p. 152.

43. Julie Fairman et Patricia D'Antonio, « Reimagining Nursing's Place in the History of Clinical Practice », *Journal of the History of Medicine and Allied Sciences*, vol. 63, n° 4, 2008, p. 445-446.

Tout cela, en fait, nous rappelle surtout que l'histoire des infirmières depuis le milieu du XXᵉ siècle reste encore largement à écrire. Alors que les historiennes des soins infirmiers nous ont offert sur les années 1850-1950 des analyses étoffées et d'un grand raffinement, peu a encore été dit sur les décennies plus récentes. C'est pourtant durant ces années que le travail féminin en santé a connu une diversification que peu de gens avaient prévue – surtout pas le Dʳ Gingras et ses confrères.

QUATRIÈME PARTIE

Militantes féministes

XII

La renaissance des sages-femmes dans la région de Kootenay, en Colombie-Britannique, 1970-1990[1]

Megan J. Davies

Il a fallu un certain temps pour que les sages-femmes émergent, des femmes qui ne craignaient ni le sang, ni les matières organiques, ni le processus de la naissance, et qui ne se laissaient pas dissuader bien que leur métier se pratiquât en marge du système. Alors les gens ont découvert tout ce que les sages-femmes avaient à offrir.[2]

À l'instar d'Abra Palumbo, des femmes qui ne redoutent ni les réalités physiques de la naissance, ni leur statut professionnel hors la loi participent à une redéfinition radicale de la naissance au Canada, des années 1970 jusqu'au début des années 1980[3]. Parents et sages-femmes s'allient à des médecins solidaires de leur cause pour lancer une offensive contre l'accouchement en hôpital qui, selon eux, médicalise un processus naturel traité comme une pathologie. Ce mouvement social engendre une nouvelle perception de la naissance, non plus considérée comme un acte médical, mais bien comme un événement faisant intervenir la collectivité, la féminité et l'aspect familial de la reproduction, et pouvant se dérouler non seulement

1. Ce projet n'aurait pu voir le jour sans la contribution financière de l'Associated Medical Services (Toronto). J'aimerais remercier les personnes suivantes qui m'ont aidée à réaliser ce projet et à rédiger ce texte : Colin Coates, Sarah Gose, Christopher Hines des archives de l'Université de la Colombie-Britannique, Jude Kornelson, Charmaine Laverdiere de la BC Ministry of Health Services Library, Ivor McMann, Sasha Mullally, Sarah Jane Swartz, et toutes les femmes que j'ai rencontrées, en particulier Abra Palumbo, pour son engagement continu à l'égard du projet.
2. Abra Palumbo, sage-femme communautaire de la région de Kootenay, entrevue enregistrée sur bande vidéo, Black Creek, C.-B., 9 juillet 2004.
3. Nous utilisons le terme « sage-femme communautaire » car c'est celui qu'ont choisi les femmes de Kootenay. Pour une analyse de ce terme, voir Margaret MacDonald, *At Work in the Field of Birth. Midwifery Narratives of Nature, Tradition and Home*, Nashville : Vanderbilt University Press, 2007, p. 31.

dans une maternité, mais aussi dans le contexte rassurant de la résidence familiale[4]. Issues des foyers de la contre-culture, certaines sages-femmes acquièrent une reconnaissance grâce à la nature de leur pratique, à leurs connaissances et à leur renommée plutôt qu'à leur appartenance à un ordre professionnel.

Voici l'histoire d'un groupe de sages-femmes, fondatrices du Kootenay Childbirth Counseling Centre, entre les années 1970 et le milieu des années 1980. La région de Kootenay, en Colombie-Britannique, se trouve à sept heures de voiture de Calgary et de Vancouver. Elle est bien connue pour les accouchements à domicile qui y ont été pratiqués pendant cette période. La vie, les valeurs et la pratique professionnelle de ces femmes nous éclairent sur une évolution qui, de l'avis général, a suscité un regain d'intérêt à l'égard des sages-femmes. Leur intervention revêt en outre une importance accrue dans le contexte de la légalisation de la profession au pays, durant les années 1990[5]. Le rayonnement que connaissent les sages-femmes communautaires, entre les années 1970 et 1990, entraîne «un changement des mentalités tant chez les sages-femmes elles-mêmes que chez celles et ceux qui appuient leur démarche[6]». Assurément, cela a permis de repenser les soins offerts aux mères et aux nourrissons[7]. Les chercheurs attribuent ce nouvel essor des accouchements – pratiqués par des femmes – aux traditions autochtones voulant que les parturientes soient accompagnées par des femmes, aux infirmières accoucheuses qui furent souvent dépêchées en régions éloignées, et à la coutume de recourir aux services d'une voisine faisant office de sage-femme[8]. En outre, les travaux sur l'évolution de la profession au cours des décennies précédant sa légalisation mettent l'accent sur le rôle joué par l'éducation, la mise sur pied d'associations, le lobbying politique et les initiatives de politiques publiques[9].

---

4. Pour une analyse de la pratique des sages-femmes comme mouvement social, voir Betty-Anne Daviss, « From Calling to Caring : Keeping the Social Movement in the Professional Project», dans Robbie Davis-Floyd et Christine Barbara Johnson (dir.), *Mainstreaming Midwives. The Politics of Change*, New York : Routledge, 2006, p. 413-446.

5. Brian Burtch explique que la profession se pratiquait en marge de la loi dans *Trials of Labour. The Re-emergence of Midwifery*, Montréal et Kingston : McGill-Queen's University Press, 1994, p. 3-4.

6. Ivy Lynn Bourgeault, Cecilia Benoit et Robbie Davis-Floyd (dir.), *Reconceiving Midwifery*, Montréal et Kingston : McGill-Queen's University Press, 2004, p. 3.

7. Le terme «profession de sage-femme renouvelée» et l'importance de ce changement dans le contexte canadien sont abordés par Benoit Bourgeault et Robbie Davis-Floyd dans Ivy Lynn Bourgeault *et al.*, p. 3-14.

8. Voir par exemple Lesley Biggs, «Rethinking the History of Midwifery in Canada», dans Ivy Lynn Bourgeault *et al.* (dir.), p. 17-45; J. T. H. Connor, « "Larger Fish to Catch Here than Midwives" : Midwifery and the Medical Profession in Nineteenth-Century Ontario», dans Dianne Dodd et Deborah Gorham (dir.), *Caring and Curing. Historical Perspectives on Women and Healing in Canada*, Ottawa : Presses de l'Université d'Ottawa, 1994, p. 103-134.

9. Pour une étude de la question, voir Farah Shroff (dir.), *The New Midwifery. Reflections on Renaissance and Regulation*, Toronto : The Women's Press, 1997.

Dans le présent texte, nous optons pour un autre point de vue, axé sur divers courants de la contre-culture : le retour à la terre, l'émigration américaine, le féminisme et de nouvelles théories sur la nature et la santé. Ces courants constituent l'arrière-plan du mouvement en faveur de la reconnaissance des sages-femmes au Canada[10]. Nous situons ces pionnières dans un contexte à la fois individuel et collectif, en retraçant d'abord les événements marquants de leur parcours, puis en relatant leurs débuts dans la profession, les efforts qu'elles déploient pour élargir leurs connaissances et leur contribution à une nouvelle tendance favorable aux accouchements à domicile. La notion de *lieu* joue ici un rôle déterminant car la région, la communauté et la demeure familiale constituent autant de sites où se construisent, grâce aux accouchements à domicile et aux sages-femmes, des identités personnelles et collectives[11].

Nos sources principales consistent d'abord en une série d'entrevues enregistrées sur bande vidéo. Par ailleurs, nous faisons référence à des textes écrits par des militantes et des sages-femmes ainsi qu'à des documents publiés et consultés par les sages-femmes[12]. Ces histoires orales mettent en lumière des expériences subjectives

10. Cet aspect n'a pas été complètement négligé, mais n'a pas fait l'objet d'une attention soutenue de la part des universitaires. L'introduction de *Reconceiving Midwifery* contient un sommaire fort instructif des aspects culturels et Mary Sharpe parle de la « puissante sous-culture » associée au mouvement favorable aux accouchements à domicile en Ontario dans les années 1970. Mary Sharpe, « Exploring Legislated Midwifery : Texts and Rulings », dans Ivy Lynn Bourgeault *et al.* (dir.), 2004, p. 151. Le texte de Barrington, qui date de 1984, est un pamphlet conçu pour promouvoir la cause des sages-femmes au Canada, mais son chapitre exhaustif sur la région de Kootenay nous a incitée à y mener nos propres recherches. Eleanor Barrington, *Midwifery Is Catching*, Toronto : NC Press, 1985.

11. La littérature théorique sur la communauté est abondante, mais nous faisons référence ici à la notion dynamique proposée par Anthony P. Cohen dans *The Symbolic Construction of Community*, London : Tavistock Press, 1985. Nous nous inspirons aussi des travaux des géographes sociaux sur les paysages thérapeutiques, le lieu ainsi que la construction de l'identité et de réseaux sociaux. Voir l'excellente synthèse introductive d'Allison Williams sur la géographie de la santé dans Allison Williams (dir.), *Therapeutic Landscapes. The Dynamic Between Place and Wellness*, New York : University Press of America, 1999, p. 1-14.

12. En novembre 2000, nous avons réalisé 8 entrevues préliminaires sur le terrain dans la région de Kootenay. Pendant l'été 2004, nous avons filmé 29 entrevues avec d'anciennes sages-femmes communautaires et des femmes ayant accouché à la maison pendant les années 1970 et 1980, dans trois régions de la Colombie-Britannique : Kootenay, les îles Gulf et Vancouver. Ces bandes ont été versées aux archives de l'Université de la Colombie-Britannique, de même que les documents d'Abra Palumbo sur la profession de sage-femme. Nous tenons à souligner les liens que nous avons noués avec certains de nos sujets de recherche et qui nous empêchent de prétendre à l'objectivité. Ces personnes nous ont accueillis chez elles. Elles s'intéressent à nos enfants et se souviennent des faits saillants de leur vie. Nous aimons la même nourriture. L'une d'elles nous a incités à acheter un chalet sur une île. Un parfait détachement intellectuel est impossible dans de telles circonstances.

qu'aucune autre source ne pourrait révéler. Nous présentons donc ces témoignages oraux à la fois comme des interprétations narratives de la vie des sages-femmes et comme des comptes rendus de leurs expériences. Les entrevues montrent clairement que ces femmes ont lutté d'arrache-pied pour se créer de nouvelles identités à titre d'individus d'abord, puis à titre de membres d'une famille et d'une communauté. Perçues comme des contre-récits, les histoires orales dévoilent la nature hautement politique des activités menées par les sages-femmes communautaires peu avant la légalisation et la reconnaissance de leur profession. Nous interprétons également ces entrevues comme des récits d'événements quotidiens, car les vies des sages-femmes sont ponctuées d'une myriade d'expériences concrètes : allaitements au milieu de la nuit, longs trajets en voiture en plein hiver, travail salarié, tissage de réseaux sociaux, préparation de repas et accompagnement de femmes en travail[13].

Dans le présent texte, nous brossons d'abord sur fond de contre-culture un portrait de l'histoire générale des sages-femmes communautaires. Nous proposons aussi une biographie collective des praticiennes de la région de Kootenay. Nous explorons ensuite l'exercice de leur pratique ainsi que leur mode d'acquisition de connaissances sur la grossesse et l'accouchement. La dernière partie du texte situe les sages-femmes dans le contexte de leur communauté non conformiste.

CONTEXTES HISTORIQUES

Deux contextes historiques viennent éclairer notre analyse : l'évolution des théories sur l'accouchement ainsi que l'avènement, vers la fin du XXᵉ siècle, de mouvements sociaux anticonformistes. D'abord, les cultures autochtones du Canada considèrent les sages-femmes comme des praticiennes compétentes. Puis, les premiers colons européens s'adjoignent un contingent de sages-femmes dont certaines n'ont aucune formation[14]. En revanche, vers la fin du XIXᵉ siècle, les médecins se mobilisent contre les sages-femmes et revendiquent une compétence exclusive sur les accouchements dont ils se disent les seuls experts légitimes[15]. Au

---

13. Parmi les travaux intéressants sur les récits et les histoires orales figurent Penny Summerfield, *Reconstructing Women's Wartime Lives. Discourse and Subjectivity In Oral Histories of the Second World War*, Manchester : Manchester University Press, 1998 ; Mike Bury, « Illness Narratives : Fact or Fiction ? », *Sociology of Health and Illness*, vol. 23, nº 3, 2001, p. 263-285 ; Cheryl Mattingly et Linda C. Garro (dir.), *Narrative and the Cultural Construction of Illness & Healing*, Berkeley : University of California Press ; Helen Kirkpatrick, « A Narrative Framework for Understanding Experiences of People with Severe Mental Illnesses », *Archives of Psychiatric Nursing*, vol. 22, nº 2, avril 2008, p. 61-68 ; Margaret MacDonald et Ivy Lynn Bourgeault, « The Politics of Representation : Doing and Writing «Interested» Research on Midwifery », *Resources for Feminist Research*, vol. 28, nᵒˢ 1-2, 2000, p. 151-168.

14. Voir Lesley Biggs, 2004, p. 25-29.

15. Lesley Biggs cite certaines exceptions à cette règle : les traditions autochtones, inuites, mennonites et huttérites ainsi que les traditions de recours aux sages-femmes à Terre-Neuve. Lesley Biggs, 2004. Nos recherches sur la région de Peace River montrent que

XXe siècle, le lieu de l'accouchement se déplace de la maison vers l'hôpital. La naissance se médicalise davantage avec le recours à des interventions chirurgicales comme la césarienne et l'épisiotomie, ainsi qu'à des méthodes de gestion de la douleur[16]. Pendant les années 1970, les plus importants hôpitaux de la région de Kootenay, soit ceux de Nelson, Trail et Cranbrook, pratiquent de 300 à 400 accouchements chaque année. Les données sur le nombre de naissances révèlent de plus grands écarts entre les petits hôpitaux locaux de Castelgar, Creston, Kalso, Naksup et New Denver. Ainsi, près de 55 bébés naissent chaque année à l'Hôpital de Naksup, alors que le minuscule Hôpital de New Denver ne reçoit que 15 parturientes en 1970, 1972 et 1975[17].

Un mouvement pour la réforme de l'accouchement se dessine vers la fin du XXe siècle, rassemblant des médecins dissidents, de futurs parents qui réclament une naissance naturelle, des militantes féministes qui s'intéressent à la santé ainsi que les partisans d'une médecine respectueuse de la nature[18]. L'obstétricien britannique Grantly Dick-Read publie en 1959 *Childbirth Without Fear,* premier plaidoyer d'un médecin en faveur d'un retour à l'accouchement naturel. D'autres voix médicales dissidentes, dont celles des Français Frédéric Leboyer, Michel Odent et Fernand Lamaze, se font entendre pendant les décennies suivantes. Aux États-Unis, Ina May Gaskin et les sages-femmes d'une communauté appelée The Farm exercent leur métier dans le Tennessee au début des années 1970. En Californie plus précisément, Raven Lang, avec quelques consœurs issues de la contre-culture, crée en 1971 une maison de naissance appelée le Santa Cruz Birth Center[19]. Des féministes

le recours aux sages-femmes était courant avant la Seconde Guerre mondiale et jusqu'à la fin de la période étudiée en l'espèce. «Mother's Medicine : Women, Home and Health in BC's Peace River Region, 1920-1940», dans J. T. H. Connor et Stephan Curtis (dir.), *Social Medicine and Rural Health in the North in the 19th and 20th Centuries*, London : Pickering and Chatto, Society for the Social History of Medicine Series, 2010.

16. Voir Wendy Mitchinson, *Giving Birth in Canada, 1900-1950*, Toronto : University of Toronto Press, 2002.

17. Department of Health Services and Hospital Insurance, Colombie-Britannique, Report on Hospital Statistics and Administration of the Hospital Act for the Years Ending 1970-1975.

18. Nous résumons ici une période fort complexe de l'histoire et nous négligeons par le fait même l'évolution du mouvement en faveur de l'allaitement, de l'éducation sur l'accouchement, de la contraception et de l'avortement. Voir Margot Edwards et Mary Waldorf, *Reclaiming Birth. History and Heroines of American Childbirth Reform*, New York : The Crossing Press, 1984 pour une histoire de l'allaitement et de l'éducation sur l'accouchement aux États-Unis et Sandra Morgan, *Into Our Own Hands. The Women's Health Movement in the United States, 1969-1990*, New Brunswick : Rutger's University Press, 2002 pour une histoire de la contraception et de la revendication du droit à l'avortement.

19. Ina May Gaskin et son équipe de sages-femmes ont travaillé dans une communauté appelée The Farm dans le Tennessee rural où, sur la base d'une philosophie communautariste et d'opposition à l'avortement, les femmes peuvent accoucher naturellement, puis choisir de rester à The Farm ou de partir et de laisser à la communauté le

préoccupées par la santé et inspirées par un courant opposé à la médicalisation du corps des femmes – lequel dénonce l'appropriation par les médecins de la naissance, symbole suprême du pouvoir féminin – militent très tôt pour le droit des femmes de choisir le lieu de leur accouchement[20]. Aux yeux des spécialistes de l'histoire des thérapies complémentaires et parallèles, les dernières décennies du XXe siècle voient éclore chez les profanes une résistance importante à la domination traditionnelle de l'orthodoxie médicale, résistance dont les mouvements pour la santé des femmes et l'accouchement naturel constituent les porte-étendard[21].

De même, des universitaires canadiens établissent un lien étroit entre le mouvement en faveur de la santé des femmes et le nouvel essor de la pratique des sages-femmes, en plus de souligner le rôle important joué par les partisans des thérapies parallèles qui mettent en doute l'efficacité de la biomédecine[22]. Le Vancouver Free Childbirth Education Centre ouvre ses portes à Vancouver en 1971, grâce à une subvention obtenue sous l'égide du programme d'initiatives locales géré par le gouvernement fédéral. Un an plus tard, le Vancouver Birth Centre voit le jour. Cheryl Anderson, une sage-femme dépourvue de formation médicale, joue un rôle de premier plan dans ces démarches, tout comme Raven Lang. Cette dernière est forcée de s'exiler au Canada quand, entre 1972 et 1974, la situation politique

---

soin d'élever leurs enfants. Pour une histoire de The Farm, voir Timothy Miller, *The 60s Communes. Hippies and Beyond*, Syracuse : Syracuse University Press, 1999, p. 118-124. Pour un récit du parcours de Raven Lang et du Santa Cruz Birth Center, voir Margot Edwards et Mary Waldorf, 1984, p. 156-179.

20. Sandra Morgan, 2002, p. 8-12 pour la scène américaine. Parmi les plus éminents théoriciens féministes des femmes et de la naissance figurent Ann Oakley, *Women Confined. Towards Sociology of Childbirth*, Oxford : Martin Robertson, 1984 ; Adrienne Rich, *Of Woman Born. Motherhood as Experience and Institution*, Londres : Virago, 1977 ; Barbara Ehrenreich et Deirdre English, *Witches, Midwives, and Nurses. A History of Women Healers*, New York : The Feminist Press, 1973. Pour une récente analyse critique de la « thèse d'Ehrenreich », voir Monica H. Green, « Gendering the History of Women's Health », *Gender & History*, vol. 20, n° 3, 2008, p. 487-518.

21. Mike Saks, « Political and Historical Perspectives », dans Tom Heller, Geraldine Lee-Treweek, Jeanne Katz, Julie Stone et Sue Spurr (dir.), *Perspectives on Complementary and Alternative Medicine*, Abington : Routledge, 2005, p. 59-82 et « Medicine and the Counter Culture », dans Roger Cooter et John Pickstone (dir.), *Medicine in the Twentieth Century*, Amsterdam : Harwood Academic Publishers, 2000, p. 113-123.

22. Aucun ouvrage n'a encore été publié sur l'histoire de la santé des femmes, mais certains aspects de la question sont abordés dans des ouvrages plus généraux. Voir Nancy Adamson, Linda Briskin, Margaret McPhail, *Feminists Organizing for Change. The Contemporary Women's Movement in Canada*, Don Mills : Oxford University Press, 1988, p. 45-46 ; et Doug Owram, *Born at the Right Time. A History of the Baby Boom Generation*, Toronto : University of Toronto Press, 1997, p. 264-269 ; J. K. Crellin, Raoul Anderson et James Thomas Hamilton Connor, *Alternative Health Care in Canada. Nineteenth and Twentieth-Century Perspectives*, Toronto : Canadian Scholar's Press, 1997.

devient trop tendue pour elle à Santa Cruz[23]. À Toronto, un regroupement de sages-femmes commence à se former à la fin des années 1970. Dix ans plus tard, près de 50 praticiennes sont bien établies et environ 1500 femmes recourent chaque année à leurs services[24]. La Nouvelle-Écosse, le Québec, la Saskatchewan, l'Alberta, le Manitoba et l'Île-du-Prince-Édouard connaissent aussi des foyers d'activités similaires[25]. Les données canadiennes sur l'histoire du mouvement prônant la réforme de l'accouchement et la santé des femmes ne nous renseignent guère sur l'origine ethnique des sages-femmes et de leurs clientes. En revanche, des travaux plus récents démontrent que les femmes autochtones et les femmes de couleur participent très peu à ce bouleversement social[26]. Des études sur l'histoire de l'accouchement chez les autochtones révèlent un phénomène particulier observé au cours du XXᵉ siècle : d'abord privés de leurs traditions par la colonisation, les Autochtones redécouvrent et revendiquent ces pratiques ancestrales[27].

Il importe de situer ce retour croissant aux sages-femmes non initiées dans le contexte social d'une contre-culture qui se répand dans la région de Kootenay, de la fin des années 1960 au milieu des années 1970. En plus d'engendrer des mouvements sociaux anticonformistes, elle attire de nombreux militants vers la Colombie-Britannique[28]. En effet, des milliers de jeunes Américains réfractaires à la conscription ou opposés à la guerre du Vietnam fuient vers le nord et gagnent la province canadienne. Bien que la ville de Vancouver soit le siège d'importantes initiatives politiques, sociales et culturelles comme Greenpeace ou le Press Gang, un collectif d'éditeurs de gauche, cette recherche de nouveaux modes de vie s'étend aussi à des zones semi-rurales de la province[29].

---

23. Raven Lang se trouvait en Colombie-Britannique en 1972 et de 1973 à 1976. Nous supposons que son travail en Colombie-Britannique a été financé en partie par une subvention fédérale en vertu du programme d'initiatives locales. Pour une biographie de Raven Lang, voir Margot Edwards et Mary Waldorf, 1984, p. 156-164.
24. Vicki Van Wagner, "Women Organizing for Midwifery in Ontario", *Ressources for Feminist Research*, vol. 17, nᵒ 3, p. 115-118 et Holliday Tyson , "Outcomes of 1,001 Midwife Attended Home Births in Toronto, 1983 to 1988", *Birth*, 1991, vol. 18, nᵒ 1, p. 17-19, cités dans Margaret MacDonald, 2007, p. 31.
25. À moins d'indications contraires, les informations contenues dans le paragraphe proviennent d'Eleanor Barrington, 1984, p. 34-38.
26. Voir par exemple Denise Marian, «Unregulated Midwifery : Experiences of Women in Nova Scotia», p. 225-243 et Sheryl Nestel, «The Boundaries of Professional Belonging. How Race Has Shaped the Re-emergence of Midwifery in Ontario», p. 287-305 dans Ivy Lynn Bourgeault *et al.*(dir), 2004.
27. Patricia Jasen, «Race, Culture, and the Colonization of Childbirth in Northern Canada», *Social History of Medicine*, vol. 10, nᵒ 3, 1997, p. 383-400.
28. Darg Owram, 1997, p. 190 pour une référence précise. Un portrait de la contre-culture de Vancouver est fourni par Jean Barman, *The West Beyond the West. A History of British Columbia*, Toronto : University of Toronto Press, 1996, p. 314-316.
29. Voir Justine Brown, *All Possible Worlds. Utopian Experiments in British Columbia*, Vancouver : New Star Books, 1995 ; Terry Allan Simmons, «But We Must Cultivate

Ainsi, la région de Kootenay, dans le sud-est de la province, évoque des images idylliques et acquiert un statut presque mythique grâce à ses montagnes vertes, ses eaux pures et ses terres vendues à prix abordable[30]. Des gens arrivent de l'est et du centre du Canada, des Prairies et de la Californie. Comme d'autres sages-femmes venues s'établir dans la région de Kootenay, Abra Palumbo participe à des initiatives communautaires et institutionnelles, telle la création d'écoles et de centres offrant des thérapies parallèles[31]. L'anticonformisme des habitants de la région se reflète dans les données sur les naissances : selon une étude fédérale menée en 1980, 8 % des mères de Kootenay ont accouché chez elles, un chiffre qui s'établit à 1 ou 2 % ailleurs dans la province[32].

DEVENIR UNE SAGE-FEMME

Des années 1970 au milieu des années 1980, les membres d'un petit groupe homogène s'attribuent le rôle de sages-femmes communautaires[33]. Nous proposons ici un portrait collectif de ces praticiennes fondé sur nos entretiens avec cinq de ces sept femmes et sur les informations que nous avons recueillies auprès d'un médecin aux idées novatrices qui a conseillé la petite équipe[34]. De toute évidence, des liens

---

Our Garden : Twentieth Century Pioneering in Rural British Columbia », thèse de doctorat, University of Minnesota, 1979.

30. La région de Kootenay comprend le lac Arrow supérieur et inférieur et les centres régionaux de Nakusp, Castlegar et Trail à l'ouest, la vallée de Slocan (dont New Denver est le centre principal), Nelson, le lac Kootenay (Kalso) au centre du district et le fleuve Columbia ainsi que des municipalités comme Kimberley, Cranbrook, Invermere et Fernie à l'est. Quatre chaînes de montagnes traversent la région du nord au sud : les chaînes de Monashee, Selkirk, les chaînons Purcell et les Rocheuses. Brett McGillivray, *Geography of British Columbia. People and Landscapes in Transition*, Vancouver : UBC Press, 2000, p. 13-14. La plupart des adeptes de la contre-culture et du retour à la terre se sont établis dans la vallée de Slocan, mais d'autres groupes ont choisi les rives du lac Kootenay et la ville de Nelson. Barry Lamare, un Américain expatrié établi à Vallican, affirme qu'aux yeux des groupes de militants californiens, dès les années 1960, la région de Kootenay paraît « nimbée d'une aura mythique ». Cité dans Katherine Gordon, *The Slocan. Portrait of a Valley*, Winlaw : Sono Nis Press, 2004, p. 238.

31. Pour une histoire de ce processus dans la région de Kootenay, voir Katherine Gordon, 2004, chap. 15.

32. Cité dans Eleanor Barrington, 1984, p. 87.

33. Nous n'avons pas recueilli de données sur l'origine ethnique ni cherché à analyser la classe sociale comme catégorie, mais il n'y a aucune femme de couleur parmi celles que nous avons interrogées. Netsel et d'autres ont étudié les identités sociales partagées par les mouvements canadiens en faveur des sages-femmes dans les années 1970 et 1980. Sheryl Nestel, « The Boundaries of Professional Belonging », dans Ivy Lynn Bourgeault *et al.* (dir.), 2004, p. 287-305.

34. Nous avons mis l'accent sur la solidarité de ce groupe plutôt que d'insister sur les changements qu'il a connus. En effet, lorsque Pat Armstrong cesse ses activités en

solides et une communauté d'idées unissent ces femmes. Trois d'entre elles ont quitté les États-Unis pendant la guerre du Vietnam en raison de leur opposition à la politique étrangère de leur gouvernement. Leur mépris des règles applicables à l'accouchement, qu'elles jugent injustes, cadre tout à fait avec leur parcours[35].

Une analyse par segmentation des données biographiques révèle que les sages-femmes participent très tôt au vaste mouvement en faveur de la santé des femmes et que certaines d'entre elles comptent des professionnels de la santé parmi les membres de leur famille. Elles ne s'identifient pas toutes à la deuxième vague féministe, mais leur travail de sage-femme s'inscrit néanmoins dans le contexte plus large d'une pensée politique axée sur les droits fondamentaux. À leurs yeux, c'est la femme qui doit être au cœur du processus entourant la naissance[36]. Toutes devenues mères avant d'être sages-femmes, et conscientisées par leur première expérience personnelle de l'accouchement, elles s'opposent à la médicalisation d'un phénomène naturel par la médecine conventionnelle. Cette conviction teinte tous les aspects de leur pratique.

En 1970, Pat Armstrong, infirmière et professeure de technique Lamaze, quitte la Californie – où Raven Lang et l'Hôpital universitaire de Stanford l'ont initiée aux accouchements non conventionnels – pour s'installer dans la vallée de Slocan. Ses premières expériences en tant que mère et sage-femme mettent en lumière l'opposition entre la mise à l'écart des parturientes par la médecine conventionnelle d'une part et, d'autre part, une démarche centrée sur la femme qui favorise son autonomisation. Cette opposition est ressenti par toutes les femmes que nous avons interrogées. Pat Armstrong se souvient du traumatisme vécu, à l'âge de 15 ans, lors de son premier accouchement. Ligotée tout au long du travail, pour éviter qu'elle ne «contamine le bébé», elle se fait expliquer «comment naissent les enfants» par le médecin. «Aucune femme ne devrait subir une telle chose», explique-t-elle lors d'un entretien tenu en novembre 2000. Après avoir pratiqué son premier accouchement à domicile comme sage-femme, Pat Armstrong se sent «investie d'un pouvoir». Elle sait désormais «que les femmes doivent se prendre en charge[37]». Elle pose une affiche à Winlaw pour offrir ses services et commence à donner des cours d'introduction

---

1974, deux apprenties sages-femmes, Diane Goldsmith et Carol Rogers, font déjà partie du groupe alors que d'autres, telles Penny Ruvenski, Dianne Carter et Susan Miller, s'y joignent à la fin de la période étudiée.

35. Pour Brian Burtch, les sages-femmes qui accompagnent les parturientes en Colombie-Britannique dans les années 1980 pratiquent la désobéissance civile. Cité dans Margaret MacDonald, 2007, p. 81.

36. Pour une discussion de la pensée axée sur les droits dans le contexte de l'Ontario, voir Margaret MacDonald, 2007, p. 30. Palumbo recourt clairement à un discours fondé sur les droits dans une lettre au journal *The Province* en 1977, où elle invoque les préférences des consommateurs et le droit appartenant au citoyen de prendre des décisions éclairées. Lettre non datée, documents concernant Abra Palumbo (ci-après AP), UBC Archives.

37. Notes de terrain, entrevue avec Pat Armstrong, Nelson, C.-B., novembre 2000.

à l'accouchement en 1971. Reconnue grâce à cet enseignement, elle est sollicitée pour accompagner des parturientes ; elle pratique deux accouchements par mois entre 1971 et 1974[38].

L'enfance de Camille Bush, qui grandit dans le Midwest américain, est bercée de conversations sur la grossesse et l'accouchement. En effet, sa grand-mère relate souvent les expériences positives qu'elle a connues dans les années 1920 et 1930, alors qu'elle assistait des voisines en travail. Arrivée au Canada en 1969, Camille Bush apprend dès 1973 le métier de sage-femme auprès de Cheryl Anderson, l'un des piliers du Vancouver Birth Centre. Grâce à une subvention du programme d'initiatives locales, le Nelson Women's Centre crée, l'année suivante, un poste de travailleuse de la santé. Dans l'intervalle, Camille Bush s'arrête dans la communauté du dôme géodésique de Lumby, en Colombie-Britannique, pour y pratiquer, seule, un premier accouchement, avant de s'installer dans la vallée de Slocan en 1975. À l'été, elle commence à accompagner la D[re] Carolyn DeMarco au chevet de ses parturientes. Sensibilisée aux initiatives sanitaires des féministes, Camille Bush estime que le mouvement dont elle fait partie est certes illégal, mais parfaitement légitime et favorable au bien commun[39].

La D[re] Carolyn DeMarco arrive dans la région de Kootenay peu après Camille et ouvre son cabinet à Slocan City[40]. Elle vient d'achever son internat au Toronto East General Hospital et lit, lors de son voyage vers l'Ouest, l'ouvrage de Raven Lang, *Birth Book*, qui la convainc de pratiquer des accouchements à domicile. Bien que, de son propre aveu, il lui ait été difficile d'abandonner sa perception toute biomédicale de l'accouchement pour s'en remettre aux capacités naturelles du corps féminin, la D[re] DeMarco devient la mentore des sages-femmes de Kootenay[41].

Horrifiée par les reportages sur les massacres de civils au Vietnam, Abra Palumbo, une descendante de passagers du *Mayflower* née à New York, prend la route en 1967 en n'emportant que son sac à dos. Elle accouche de son premier enfant dans le nord de l'Alaska, assistée d'une intervenante inuite initiée au métier de sage-femme. C'est là qu'elle se sent devenir elle-même une sage-femme, tandis que son frère tient un miroir lui permettant de voir apparaître la tête de sa fille Robyn, couronnement suprême du processus de la naissance. Lorsque Abra Palumbo rejoint la vallée de Slocan avec sa famille en 1976, elle a déjà accompagné des parturientes à Salt Spring Island et à Qualicum en plus d'avoir accouché aux chandelles, avec l'aide de son mari, dans un tipi sur l'île de Hornby. Elle découvre l'existence de rencontres consacrées à l'accouchement à domicile en

---

38. Les détails biographiques au sujet de Pat Armstrong proviennent d'Eleanor Barrington, 1984, p.87-88 et des notes de terrain, Nelson, C.-B., novembre 2000.
39. Entrevue avec Camille Bush enregistrée sur bande vidéo, Vancouver, C.-B., 13 juillet 2004.
40. La D[re] DeMarco est le sujet d'un documentaire de l'Office national du film produit en 1993, *Born at Home*.
41. Eleanor Barrington, 1984, p. 86-93.

lisant une annonce sur un tableau d'affichage et intègre ainsi un réseau où règne la solidarité féminine[42].

Barbara Ray, la seule native de la Colombie-Britannique que nous avons interrogée, a vu le jour à Trail. Après avoir accouché de sa fille aînée en 1973 à l'Hôpital de Trail, elle reçoit un verre de jus Tang et un beignet à la confiture au lieu de se voir remettre sa fille, qu'elle souhaite pourtant allaiter. Deux ans plus tard, à nouveau enceinte, elle décide d'accoucher à la maison. Elle adhère ensuite au mouvement pour l'accouchement à domicile, en plein essor dans la vallée de Slocan. « Bientôt, j'assistais des parturientes dans toute la région de Kootenay, à Salmo, Trail, Rossland. Beaucoup de femmes choisissaient d'enfanter chez elles parce que la naissance était traitée comme un événement médical et chirurgical [à l'hôpital][43]. » À la fin des années 1970, Abra Palumbo, Barbara Ray et Camille Bush exercent leur métier auprès de Patti Strom, une sage-femme chevronnée qui tient à ce que deux consœurs l'accompagnent lors de chaque naissance, en plus d'une troisième appelée en renfort[44].

La Canadienne Irene Bell découvre le métier de sage-femme par l'entremise d'un mouvement urbain issu de Toronto qui milite pour la santé des femmes. Après la naissance de son premier enfant en 1977, Irene Bell se « lance tête baissée » dans des lectures spécialisées et participe à des accouchements. C'est donc après avoir acquis une solide expérience qu'elle s'installe dans la région de Kootenay en 1980. Puis, conviée à un dîner-partage lors d'un appel téléphonique inattendu, elle fait la connaissance d'un groupe de sages-femmes, toutes mères. Elle se sent dès lors accueillie au sein d'une communauté[45].

Ces notes biographiques illustrent la variété des parcours ayant mené les sages-femmes à l'exercice de leur profession, malgré les points communs qu'elles partagent. Comme il n'existe aucun cursus établi avant la reconnaissance de la profession, la décision de devenir sage-femme demeure viscérale plutôt que réfléchie. Par ailleurs, si des liens solides assurent la cohésion du groupe, les parcours individuels de chacune des membres donnent lieu à des interprétations différentes du féminisme, de la désobéissance civile et de la domination de l'orthodoxie biomédicale.

---

42. Entrevue avec Abra Palumbo enregistrée sur bande vidéo, Black Creek, C.-B., 9 juillet 2004.
43. Entrevue avec Camille Bush enregistrée sur bande vidéo, Victoria, C.-B., 10 juillet 2004.
44. Entrevue avec Abra Palumbo, Black Creek, C.-B., 9 juillet 2004.
45. Judy Pustil, amie et collègue d'Irene Bell, quitte Toronto et arrive à Nelson en 1982. Comme elle est morte en 1997, nous n'avons recueilli aucune donnée biographique à son sujet.

CONNAISSANCES ET EXPÉRIENCE ACQUISES
PAR LES SAGES-FEMMES COMMUNAUTAIRES

L'acquisition de connaissances par les sages-femmes de Kootenay ne peut être dissociée de l'exercice de leur métier pendant la période formatrice allant des années 1970 au début des années 1980, car la théorie et la pratique se nourrissent l'une de l'autre. Le système façonné par cette époque, inspiré à la fois de savoir-faire traditionnels et des mouvements sociaux contestataires contemporains, met l'accent sur l'expérience et les stages ainsi que sur la conciliation entre la vie familiale des femmes et la vie communautaire de petites collectivités rurales anticonformistes[46]. Si les sages-femmes travaillent habituellement sans l'aide d'un médecin, elles n'en acquièrent pas moins de solides connaissances biomédicales, car leur formation se déroule sous l'œil averti de la D[re] DeMarco et de l'infirmière Pat Armstrong[47]. Un point saillant ressort ainsi des histoires parallèles de toutes les sages-femmes de Kootenay : cette hybridité de leur formation et de leur pratique.

Le travail des sages-femmes s'intègre au quotidien des familles et de la collectivité. Ainsi, Barbara Ray, qui devient l'adjointe de la D[re] DeMarco, n'hésite pas à venir travailler accompagnée de sa fille de quatre mois. En outre, la caisse populaire où elle travaille lui permet de s'absenter pour se rendre au chevet de parturientes[48]. Camille Bush pratique son métier de sage-femme tout en travaillant à la fois pour le centre de santé des femmes et le magasin d'aliments naturels de Nelson[49]. Abra Palumbo occupe un poste à la garderie coopérative et se rend au chevet de parturientes dès la fin de son quart de travail, à 15 h, accompagnée d'Irene Bell[50]. Si Abra Palumbo doit quitter son poste pour voler au secours d'une femme en travail, elle demande à un autre parent de la remplacer à la garderie[51]. Mère monoparentale, Barbara Ray emmène ses enfants lorsqu'elle pratique des accouchements à domicile et les couche à l'arrière de sa voiture familiale. « Parfois je me réveille à New Denver. Parfois je me réveille à Kalso. Je dors à l'arrière de la voiture de maman », raconte Vanessa, la fille de Barbara Ray, dans un devoir scolaire[52].

---

46. Constatant que le Canada et les États-Unis sont les seuls pays riches où les sages-femmes se contentent de stages en guise de formation, Cecilia Benoit et Robbie Davis-Floyd soutiennent que ce système est issu à la fois d'un mouvement social opposé à la biomédecine conventionnelle et de la clandestinité du métier de sage-femme au Canada pendant cette période. Cecilia Benoit et Robbie Davis-Floyd, « Becoming a Midwife in Canada : Models of Midwifery Education », dans Ivy Lynn Bourgeault *et al.* (dir.), 2004, p. 46-66.
47. Entrevue avec Irene Bell enregistrée sur bande vidéo, Nelson, C.-B., 29 juin 2004.
48. Entrevue avec Barbara Ray enregistrée sur bande vidéo, Victoria, C.-B., 10 juillet 2004.
49. Entrevue avec Camille Bush enregistrée sur bande vidéo, Vancouver, 13 juillet 2004.
50. Entrevues avec Irene Bell, Nelson, 29 juin 2004 et Abra Palumbo, Black Creek, 9 juillet 2004.
51. Entrevue avec Abra Palumbo enregistrée sur bande vidéo, Black Creek, 9 juillet 2004.
52. Entrevue avec Barbara Ray, Victoria, 10 juillet 2004.

Les sages-femmes reçoivent une maigre rétribution en échange de leurs services. Mais, comme le souligne Barbara Ray, « notre but n'était pas de gagner de l'argent[53] ». Abra Palumbo demande, à ses débuts en 1976, 50 $ par accouchement, une somme qui grimpe à 200 $ en 1985. Sa famille survit grâce au salaire d'enseignant que touche son mari[54]. Irene Bell raconte qu'au début des années 1980, elle accompagne annuellement de 15 à 20 parturientes. Elle réclame des honoraires de 100 $, mais les habitants de la région, souvent à court d'argent, ne lui donnent que 50 $, voire rien du tout[55]. Les sages-femmes de Kootenay sont donc généralement payées en nature, ce qui reflète l'enthousiasme des adeptes de la contre-culture à l'égard des modèles prémodernes d'échanges économiques et l'importance qu'ils accordent aux produits « naturels[56] ». Évoquant l'engouement que suscite le troc dans la région, Camille Bush se souvient d'avoir reçu, en échange de ses soins, du pain maison, du bois de chauffage, des conserves maison, des caisses de pommes et de légumes, ainsi que des services de ménage et de garde d'enfants[57]. Barbara Ray se voit offrir, pour sa part, une année d'approvisionnement en œufs, des fruits et légumes, ainsi que l'entretien gratuit de sa voiture. Elle affirme avoir reçu de nombreuses compensations « spontanées », les habitants de la région n'hésitant pas à lui rendre service quand, sur une route de campagne, sa voiture tombe en panne[58]. Ces paiements en nature illustrent aussi le caractère unique, singulier que revêt chaque accouchement à domicile. Ainsi, certains objets offerts en guise de paiement incarnent la signification de la naissance : Pamela Stevenson, potière, fabrique pour sa sage-femme une théière avec un couvercle dont la circonférence correspond à celle du col de l'utérus pleinement dilaté[59].

S'il repose sur de solides préceptes médicaux, le contenu des trousses et du matériel éducatif utilisés par les sages-femmes à cette époque reflète également l'influence de la contre-culture. Par ailleurs, la nature des instruments dont se munissent les sages-femmes de Kootenay évolue au fil du temps. En 1975, lorsque la D[re] DeMarco commence à pratiquer des accouchements dans la région de Kootenay, Pat Armstrong lui conseille d'emporter des pinces hémostatiques, des

---

53. Entrevue avec Barbara Ray, Victoria, 10 juillet 2004.
54. Entrevue avec Abra Palumbo, Black Creek, 9 juillet 2004. Camille Bush se souvient aussi d'avoir reçu 50 $ par naissance. Entrevue avec Camille Bush, Vancouver, 13 juillet 2004.
55. Entrevue avec Irene Bell, Nelson, 29 juin 2004.
56. Nous faisons ici référence aux travaux de Warren Belasco sur l'importance des aliments « naturels » préparés grâce à des méthodes traditionnelles. Warren Belasco, « Food and the Counterculture : A Story of Bread and Politics », dans James L. Watson et Melissa L. Caldwell (dir.), *The Cultural Politics of Food and Eating. A Reader*, Oxford : Blackwell Publishing, 2005, p. 217-234.
57. Entrevue avec Camille Bush enregistrée sur bande vidéo, Vancouver, 13 juillet 2004.
58. Entrevue avec Barbara Ray enregistrée sur bande vidéo, Victoria, 10 juillet 2004.
59. Entrevue enregistrée sur bande vidéo avec Abra Palumbo, Black Creek, 9 juillet 2004 et entrevue avec Pamela Nagley Stevenson, Winlaw, C.-B., 28 juin 2004.

ciseaux et de la soie dentaire ou un lacet stérilisé pour nouer le cordon[60]. En 1977, lorsque Barbara Ray accompagne seule sa première parturiente, elle dispose d'un stéthoscope, d'un brassard de tensiomètre, d'oxygène et d'un masque Ambu contenus dans un «joli petit panier d'osier[61]». L'année suivante, lors d'une entrevue accordée à un journaliste, une sage-femme demeurée anonyme affirme que sa trousse renferme un stéthoscope, un brassard de tensiomètre, des bâtonnets pour les prélèvements d'urine, un appareil de succion et du matériel d'urgence[62]. En 1980, la trousse comprend aussi des gants, de l'ocytocine et de l'ergométrine[63]. Les sages-femmes commandent leur matériel médical et éducatif à Vancouver en utilisant des formulaires élaborés par Ina May Gaskin. Parmi les documents d'Abra Palumbo se trouve un patron servant à tricoter un modèle d'utérus dont elle se sert lors de démonstrations[64]. Le groupe de sages-femmes se dote aussi d'un formulaire médical standard en vue d'assurer la continuité des soins prodigués aux patientes qui doivent être admises à l'hôpital pendant leur travail[65].

En Ontario, les premières sages-femmes non initiées acquièrent leur savoir-faire de façon autonome surtout, puis en formant des cercles d'étude[66]. Dans la région de Kootenay, Abra Palumbo, Barbara Ray et Camille Bush, toutes aspirantes sages-femmes, se réunissent dès 1977 chez Pat Armstrong ou la D[re] DeMarco. Elles y apprennent à pratiquer certaines procédures médicales, telles la technique stérile ou la pelvimétrie, et à reconnaître toutes les étapes de la naissance[67]. De plus, elles participent à des séances de formation prénatale pour savoir comment effectuer des analyses de sang et d'urine, tenir des dossiers médicaux et assurer le suivi des femmes tout au long de leur grossesse. Pour Pat Armstrong, très à cheval sur les protocoles au dire de Barbara Ray, la volonté d'acquérir des connaissances scientifiques témoigne de l'engagement des aspirantes sages-femmes. «Vous deviez apprendre, sans quoi vous ne donniez pas l'impression de vouloir réellement devenir sage-femme[68]», évoque-t-elle. Pour sa part, la D[re] DeMarco, conseillère encourageante et stimulante, veille constamment à l'éducation des sages-femmes[69]. La critique de la

60. Eleanor Barrington, 1984, p. 89.
61. Entrevue avec Barbara Ray, Victoria, 10 juillet 2004.
62. *Nelson Daily News*, 18 avril 1978, documents sur AP, UBC Archives.
63. Entrevue enregistrée sur bande vidéo avec Irene Bell, Nelson, 29 juin 2004.
64. Documents sur AP, UBC Archives.
65. Entrevue avec Abra Palumbo enregistrée sur bande vidéo, Black Creek, 9 juillet 2004. Il s'agit d'une mesure adoptée faute de mieux pour répondre à un problème grave et parfois dangereux qui survenait lorsque les sages-femmes se voyaient refuser l'accès à leurs patientes une fois que celles-ci avaient été admises à l'hôpital.
66. Margaret MacDonald, «Tradition as a Political Symbol in the New Midwifery in Canada», dans Ivy Lynn Bourgeault *et al.* (dir.), 2004, p. 46-66. Nancy Adamson et autres constatent l'importance de l'autoformation au sein du mouvement féministe au Canada dans *Feminists Organizing for Change*, 1988, p. 241.
67. Entrevue avec Camille Bush enregistrée sur bande vidéo, Vancouver, 13 juillet 2004.
68. Entrevue avec Barbara Ray, Victoria, 10 juillet 2004.
69. Entrevue avec Abra Palumbo, Black Creek, 9 juillet 2004.

médecine conventionnelle formulée par la contre-culture apparaît parfois comme antimoderne et inflexible dans son rejet de la science médicale et de l'expertise professionnelle. Mais les sages-femmes de la région de Kootenay échappent à ce courant, puisque leur pratique hybride repose à la fois sur une redéfinition radicale de la naissance et sur leurs connaissances en matière de techniques biomédicales[70].

Si la D[re] DeMarco et Pat Armstrong jouent un rôle de mentores auprès des sages-femmes que nous avons étudiées, celles-ci poursuivent également leur apprentissage grâce à leurs propres initiatives et aux expériences qu'elles vivent[71]. Lorsqu'elles décèlent des lacunes dans leurs connaissances ou leurs compétences, elles tentent de les combler par l'entremise de séances d'étude et de travaux pratiques. Ainsi, elles apprennent à faire des sutures en s'exerçant sur des morceaux de poulet cru[72]. Inspirée par le mouvement favorable aux accouchements à domicile, Barbara Ray parcourt toute la région de Kootenay pour accompagner des parturientes à Salmo, Trail, Yhak et Rossland, apprenant ainsi sur le tas, à l'aide des conseils que lui prodigue Pat Armstrong[73]. Les discussions de groupe avec la D[re] DeMarco permettent aux sages-femmes d'analyser de telles expériences et d'en comprendre le contexte[74].

Les sages-femmes de Kootenay s'informent en grande partie grâce à des ouvrages spécialisés qui, par ailleurs, confèrent une dimension politique à l'accouchement «naturel». En effet, les membres du groupe dévorent tout un éventail de textes sur la naissance[75]. Le manuel pour sages-femmes de Maggie Myles et les écrits du Dr Dick-Read, un médecin britannique, figurent parmi leurs lectures plus conventionnelles. En revanche, elles s'intéressent grandement à des livres appartenant à un courant plus marginal. Citons à titre d'exemple les ouvrages de Raven Lang, *Birth Book*, d'Ina May Gaskin, *Spiritual Midwifery*, d'Elizabeth Davis, *Heart and Hands. A Guide to Midwifery*, et de Rahima Baldwin, *Special Delivery. The Complete Guide to an Informed Birth*, ainsi qu'un guide destiné aux sages-femmes

---

70. Mike Saks, «Political and Historical Perspectives», dans Tom Heller *et al.* (dir.), 2005, p. 59-82.
71. Entrevue avec Abra Palumbo enregistrée sur bande vidéo, Black Creek, 9 juillet 2004.
72. Entrevue avec Irene Bell enregistrée sur bande vidéo, Nelson, 29 juin 2004.
73. Entrevue avec Barbara Ray enregistrée sur bande vidéo, Victoria, 10 juillet 2004.
74. Cecilia Benoit et Robbie Davis-Floyd nous disent que les sages-femmes en formation «deviennent des expertes des connaissances vécues, qui consistent en une connaissance sociale et intuitive des femmes qu'elle accompagnent ainsi qu'un corpus de connaissances techniques acquises en «pratiquant» leur métier de sage-femme avec d'autres femmes appartenant à la même mouvance sociale». Cecilia Benoit et Robbie Davis-Floyd, dans Ivy Lynn Bourgeault *et al.* (dir.), 2004, p. 172.
75. Margaret MacDonald souligne, à juste titre, l'importance des ouvrages qui inspirent et renseignent les sages-femmes, tout en faisant une distinction entre les textes à tendance féministe et les ouvrages médicaux sur l'accouchement non conventionnel. Mais nous avons constaté que le livre de Maggie Myles et les manuels pour sages-femmes rurales étaient consultés dans la région de Kootenay, ce qui suggère qu'une interprétation plus complexe s'impose. Margaret MacDonald, 2007, p. 54-55.

qui pratiquent en milieu rural au Mexique et en Chine[76]. Les liens qu'entretiennent certaines des sages-femmes de Kootenay avec leur pays d'origine, les États-Unis, expliquent sans doute la place prépondérante qu'occupent les textes américains issus de la contre-culture dans cette bibliographie[77].

Les sages-femmes gardent une certaine distance par rapport aux professionnels de la santé, à l'exception de la D[re] DeMarco. Quelques rares médecins et infirmières de la région apportent néanmoins une contribution indirecte à la formation et aux activités des sages-femmes[78]. Comme la région de Kootenay est parsemée de petites localités, les relations personnelles et professionnelles qui unissent ses habitants se confondent souvent. Quand, en 1975, Barbara Ray décide d'accoucher chez elle de son deuxième enfant, elle se tourne vers une amie infirmière à New Denver qui lui communique des informations, lui prête un manuel pour sages-femmes et accepte à contrecœur d'assister à l'événement[79]. En 1980, une autre infirmière de la région écrit au regroupement Kootenay Parents for Childbirth pour offrir un soutien postnatal aux mères qui viennent d'accoucher[80]. Pendant la période étudiée,

---

76. Entrevues enregistrées sur bande vidéo avec Barbara Ray, Victoria, 10 juillet 2004 et Camille Bush, Vancouver, 13 juillet 2004. Courriel de l'auteure à Abra Palumbo, 24 juin 2005. « J'ai eu l'impression qu'un ouvrage intitulé *Spiritual Midwifery*, publié en 1977, était la plus importante source d'inspiration pour la plupart des sages-femmes et des futures mères de la région de Kootenay. »

77. Il est intéressant de noter que l'ouvrage *Free Delivery*, écrit par Cheryl Anderson, une sage-femme de Vancouver, n'est pas cité par les sages-femmes de Kootenay, bien que Camille Bush ait été formée par Mme Anderson. Voué à la « démystification de l'accouchement », *Free Delivery* est produit par le Free Childbirth Education Centre et édité par le collectif Press Gang. Le projet a probablement bénéficié d'une subvention fédérale relevant du Programme d'initiatives locales.

78. Tout comme il est difficile d'établir la visibilité dont jouissent les sages-femmes dans la région de Kootenay, la question de savoir si les médecins et les infirmières de la région appuient les sages-femmes est difficile à trancher. Si Andrew Liang, obstétricien et gynécologue de Nelson, manifeste son opposition aux sages-femmes, d'autres médecins comme Gordon Chaytors et Michael Hartley hésitent à se prononcer publiquement en faveur des accouchements à domicile et des activités des sages-femmes, bien que les sages-femmes les perçoivent comme favorables à leur cause. « Hazards Complicate Home-Birth Issue », *Nelson Daily News*, 19 avril 1978, p. 2. Hartley ne refusait pas de suivre des patientes qui optaient pour un accouchement à domicile avec l'aide d'une sage-femme, car il tenait à conserver la confiance des femmes, mais il documentait soigneusement ses conversations dans ses dossiers. Entrevue enregistrée sur vidéo avec J. Michael Hartley, Nelson, 28 juin 2004. Nous ne faisons pas allusion ici aux efforts en vue d'établir un dialogue entre les infirmières et les sages-femmes qui, en 1983, ont abouti à la création d'un service pour les infirmières en milieu hospitalier, ni au projet avorté, proposé par la Selkirk Health Unit et le Kootenay Childbirth Counseling Centre, de mener une étude sur les accouchements à domicile dans la région.

79. Entrevue avec Barbara Ray enregistrée sur bande vidéo, Victoria, 10 juillet 2004.

80. Kootenay Parents for Childbirth Rights Newsletter, vol. I, n° 2, printemps/mai 1980, documents sur AP, UBC Archives.

une seule infirmière autorisée assiste régulièrement aux naissances « naturelles » qui se déroulent dans la région[81]. En outre, Barbara Ray se lie d'amitié avec une omnipraticienne de Nakusp. « Au départ, D. nous trouvait un peu folles, nous a-t-elle confié, mais elle a fini par nous appuyer et nous encourager[82]. »

Néanmoins, les sages-femmes apprennent à connaître les médecins de la région par l'entremise de leurs patientes, ce qui porte à croire que les futures mères choisissent des médecins « sympathiques » aux sages-femmes[83]. Le docteur Mike Hartley, formé en Angleterre, accepte volontiers de discuter officieusement avec les sages-femmes des accouchements qu'elles pratiquent. Lors d'une entrevue accordée en 2004, le Dr Hartley a évoqué ses échanges avec les sages-femmes. Il se souvient des consultations téléphoniques données aux sages-femmes depuis l'hôpital, lorsqu'elles sollicitaient ses conseils[84]. Ces conversations avec le Dr Hartley, de même que les occasions de le voir à l'œuvre, ouvrent aux sages-femmes une fenêtre sur le monde médical et constituent une part essentielle de leur formation, selon les témoignages de certaines d'entre elles. Barbara Ray se souvient que le Dr Hartley s'est toujours donné la peine de la rappeler pour répondre à ses questions et lui fournir des explications. Pour Abra Palumbo, la transmission par le Dr Hartley de bribes d'information au fil des conversations représente une forme d'enseignement[85]. En 1981, lors d'un accouchement pratiqué à Queen's Bay, Irene Bell observe le Dr Hartley effectuer une suture et se rend compte qu'elle pourrait très bien faire de même. Elle décide alors d'étudier cette technique, s'exerce avec Abra Palumbo et développe ses compétences

---

81. Entrevue avec Abra Palumbo enregistrée sur bande vidéo, Black Creek, 9 juillet 2004. Une jeune infirmière intéressée par les accouchements à domicile assiste à la naissance de Byrn, le fils de Camille Bush, qui se déroule chez elle en 1979. Entrevue avec Camille Bush enregistrée sur bande vidéo, Vancouver, 13 juillet 2004.

82. Entrevue avec Barbara Ray, Victoria, 10 juillet 2004.

83. Le Dr Chaytors est un jeune médecin perçu par les sages-femmes comme sympathique à leur cause. Le Dr Hartley a toujours appuyé les femmes désireuses d'accoucher chez elles. Entrevue avec Camille Bush, Vancouver, 13 juillet 2004. Barbara Ray accompagne souvent ses clientes à leurs rendez-vous prénataux chez le médecin. Entrevue avec Barbara Ray, Victoria, 10 juillet 2004.

84. Entrevue avec J. Michael Hartley enregistrée sur vidéo, Nelson, 28 juin 2004. Par la suite, le Dr Chaytors a quitté la région pour aller travailler en Alberta. Courriel d'Ivor McMahen, 9 février 2010. Le Dr Hartley est demeuré à Nelson où il a continué de pratiquer la médecine.

85. Abra Palumbo explique que le Dr Hartley « nous communiquait des informations en nous les faisant comprendre … il brossait un portrait clair de la situation. Il nous transmettait des connaissances, quelques bribes à la fois, subtilement et sans prétention ». Peut-être qu'en agissant ainsi, le Dr Hartley cherchait non seulement à fournir des conseils, mais aussi à se protéger. Entrevue avec Abra Palumbo enregistrée sur bande vidéo, Black Creek, 9 juillet 2004. Entrevue avec Barbara Ray enregistrée sur bande vidéo, Victoria, 10 juillet 2004.

sur le terrain[86]. Lorsqu'elle fait des points de suture, Irene Bell a l'impression de « poser un geste tout à fait médical[87] ».

Comme l'indique la citation placée en exergue (p. 271), Abra Palumbo et ses consœurs se découvrent d'abord une inclination pour la participation aux accouchements, puis acquièrent des compétences grâce à l'étude et à l'expérience directe, un cheminement commun à d'autres mouvements de sages-femmes ailleurs au Canada[88]. Ce sont toutefois les rapports « indirects » entre les sages-femmes et des professionnels de la santé sympathiques à leur cause qui singularisent la région de Kootenay.

LE CONTEXTE COMMUNAUTAIRE

Les sages-femmes de la région de Kootenay exercent leurs activités à la fois dans la clandestinité et au grand jour. En d'autres termes, elles sont reconnues comme sages-femmes par ceux qui s'intéressent aux naissances à domicile ainsi que comme des femmes dont les compétences dépassent les seuls domaines de la grossesse et de l'accouchement[89]. « Cela devait rester clandestin, mais vous savez, rien ne demeure vraiment secret dans une petite communauté », affirme Barbara Ray[90]. Selon Camille Bush, les courants anticonformistes ont toujours réservé une place de choix aux sages-femmes, qui sont demeurées très peu nombreuses[91].

En effet, les sages-femmes semblent jouir d'une réputation enviable au sein des mouvements marginaux, car elles possèdent une autorité relationnelle semblable à celle des guérisseurs et autres praticiens non professionnels éloignés de la médecine conventionnelle[92]. Aux yeux de certains spécialistes de la profession, les sages-femmes

---

86. Entrevue avec Irene Bell enregistrée sur bande vidéo, Nelson, 29 juin 2004.

87. *Ibid.*

88. Margaret MacDonald, 2007, p. 31.

89. Un article paru en 1978 dans un journal local montre que les activités des sages-femmes étaient à la fois connues et secrètes. *Nelson Daily News*, 18 avril 1978, documents sur AP, UBC Archives. Entrevue avec Barbara Ray, Victoria, 10 juillet 2004. Les sages-femmes sont aussi généralement reconnues comme des « expertes non initiées » de l'accouchement et des enfants. Ainsi, en 1980, Abra Palumbo prononce deux conférences, l'une sur l'impact des expériences intra-utérines et périnatales sur le développement de l'enfant dans le cadre d'un programme satellite de formation d'enseignants relevant de l'Université de Victoria, et l'autre sur les incidences des radiations sur l'enfant à naître, lors d'un colloque intitulé Safe Energy Forum. Documents sur AP, UBC Archives.

90. Entrevue avec Barbara Ray enregistrée sur bande vidéo, Victoria, 10 juillet 2004.

91. Camille Bush estime que les hommes la perçoivent comme étant « différente. » Entrevue avec Camille Bush enregistrée sur bande vidéo, Vancouver, 13 juillet 2004.

92. Le concept d'autorité relationnelle et son rôle dans la compréhension des mécanismes de l'autorité chez les guérisseurs sont abordés par Erika Brady, « Introduction », *Healing Logistics. Culture and Medicine in Modern Health Belief Systems*, Logan : Utah State University Press, 2001, p. 3-12.

de la région de Kootenay, à l'instar d'autres consœurs, sont reconnues par leur communauté, faute d'être accréditées par l'État[93]. Les sages-femmes rencontrées se rappellent avoir été perçues comme des enseignantes et des sages, expertes des plantes et autres remèdes naturels qui guérissent les otites, les amygdalites et les infections staphylococciques[94]. On sollicite notamment leur avis sur les soins aux nourrissons et la santé des femmes. Le travail des sages-femmes inclut la prestation de conseils à leurs clientes, précise Camille Bush, ajoutant que le respect de la confidentialité s'avère parfois difficile dans une communauté marginale aussi soudée[95].

Grâce aux activités des sages-femmes, les communautés où vivent ces dernières acquièrent un bagage de connaissances sur la naissance qui est particulier à la région de Kootenay, où fleurit la contre-culture[96]. Si les sages-femmes ont grandi dans des familles adeptes de médicaments traditionnels, l'expertise qu'elles développent en matière de plantes médicinales utilisées lors de la grossesse et du travail répond aussi aux intérêts de la population locale[97]. Le travail des sages-femmes reflète donc à la fois les valeurs qui animent leurs collectivités et un courant social favorable aux médecines douces qui s'installe surtout chez les femmes blanches et instruites de la classe moyenne[98].

Au dire de ses consœurs, Abra Palumbo semble éprouver un intérêt particulier pour les plantes médicinales dont elle s'outille toujours, en plus de mener, avec l'aide de son mari, des recherches sur leur efficacité[99]. Pour sa part, Barbara Ray se munit de caulophylle faux-pigamon, cimicaire à grappe, lobélie, feuilles de framboisier et michella rampant, des plantes qui favorisent un bon tonus utérin et réduisent la durée du travail[100]. Camille Bush découvre les propriétés du caulophylle faux-pigamon et des racines d'angélique, qui facilitent l'expulsion du placenta. Elle apprend

93. Barrington (1985) et Bourgeault (2006, p. 91-92) cités dans Margaret MacDonald, 2007, p. 33.
94. Entrevue avec Barbara Ray, Victoria, 10 juillet 2004.
95. Entrevue avec Camille Bush, Vancouver, 13 juillet 2004.
96. Les besoins et les intérêts de la communauté influent sur l'apprentissage expérientiel des sages-femmes. Cecilia Benoit et Robbie Davis-Floyd le confirment dans leurs références au «bagage tout à fait particulier de connaissances» issu de l'apprentissage expérientiel et du vécu des sages-femmes communautaires dans Ivy Lynn Bourgeault *et al.* (dir.), 2004, p. 173.
97. C'est Barbara Ray qui m'a fait remarquer que les sages-femmes utilisent les plantes médicinales pour veiller à la santé de leur famille. Entrevue avec Barbara Ray enregistrée sur bande vidéo, Victoria, 10 juillet 2004.
98. Les données canadiennes disponibles sont analysées par Jacqueline Low, *Using Alternative Therapies. A Qualitative Analysis*, Toronto : Canadian Scholars' Press, 2004, p. 1-2, 20-25.
99. Entrevue avec Abra Palumbo enregistrée sur bande vidéo, Black Creek, 9 juillet 2004. Entrevue avec Irene Bell enregistrée sur bande vidéo, Nelson, 29 juin 2004. Irene Bell affirme que c'était l'un des éléments importants des activités d'Abra Palumbo.
100. Entrevue avec Barbara Ray, Victoria, 10 juillet 2004.

à utiliser des compresses de gingembre pour adoucir le processus périnatal et recourt à la bourse-à-pasteur pour freiner les saignements. Elle considère les plantes comme des médicaments à part entière et dignes de respect. « Il me semblait tout indiqué de préparer du thé pour aider l'utérus à se contracter[101] », relate-t-elle. Ici encore, l'influence des liens personnels avec les États-Unis se fait sentir : Joy Gardner, auteure et herboriste américaine, amie de Carolyn DeMarco, se rend en Colombie-Britannique pour donner aux sages-femmes des ateliers sur les plantes médicinales utiles lors de la grossesse et de l'accouchement[102].

La mission des sages-femmes de Kootenay consiste avant tout, selon les principales intéressées, à préparer les futurs parents à l'accouchement « qu'ils désirent et qu'ils mettent en œuvre[103] ». Camille Bush leur attribue d'ailleurs un rôle qui correspond aux valeurs chères aux partisans des médecines douces. « Nous attendions des parents qu'ils assument la responsabilité de leur expérience, et c'est ce qu'ils souhaitaient[104] », se souvient-elle. Un ouvrage intitulé *Responsible Home-Centred Childbirth. A Parents' Manual*, rédigé par des sages-femmes à la fin des années 1970, comprend une description détaillée de la grossesse, de l'accouchement et de la période postnatale. Il propose en plus des chapitres sur la nutrition, les plantes médicinales utiles, les relations sexuelles, les mesures à prendre si un fâcheux contretemps retient la sage-femme. Il dresse également une liste de suggestions de lectures qui inclut 89 titres[105]. Barbara Ray nous révèle l'objectif visé par ce manuel : « démystifier la naissance » et responsabiliser les futurs parents en leur fournissant des informations[106].

Des rencontres prénatales bihebdomadaires offrent aux habitants de la région une occasion d'allier vie familiale, vie communautaire et initiation au travail des sages-femmes. Les femmes enceintes assistent, parfois avec conjoints et enfants, à

101. Entrevue avec Camille Bush enregistrée sur bande vidéo, Vancouver, 13 juillet 2004.
102. *Ibid.* et courriel d'Abra Palumbo envoyé à l'auteure le 24 juin 2005. L'ouvrage de Joy Gardner est dédicacé aux enfants, aux parents, aux enseignants et aux « sages-femmes qui facilitent et orchestrent le moment de la naissance... ». Joy Gardner, *Healing the Family. Pregnancy, Birth and Children's Ailments*, New York : Bantam Books, 1982.
103. Documents distribués lors des cours prénataux, documents sur AP, UBC Archives.
104. Entrevue avec Camille Bush enregistrée sur bande vidéo, Vancouver, 13 juillet 2004. Les thèmes de l'autoassistance et de l'autoéducation, chers aux sages-femmes de la région de Kootenay et à leurs clientes, correspondent au parcours des premiers militants pro-avortement, de Chicago, où les membres d'un regroupement appelé Abortion Counseling Service apprennent à exécuter leurs interventions par la pratique. Les services offerts par les « Janes » de Chicago se développent jusqu'à inclure, outre l'avortement, le test Pap, l'information sur la contraception et la distribution de contraceptifs. Sandra Morgan, 2002, p. 5-6.
105. Le manuel est dactylographié par Abra Palumbo et illustré par Patti Strom. Entrevue avec Barbara Ray enregistrée sur bande vidéo, Victoria, 7 juillet 2004.
106. *Ibid.*

ces rassemblements tenus à divers endroits : d'abord à la maison de Carolyn DeMarco, puis au centre communautaire de Valican, ensuite dans une vieille école située entre Nelson et Castelgar, et finalement, au Nelson Women's Centre. Les séances prénatales constituent en outre une initiative propice au renforcement de la communauté ; les femmes y partagent un repas avec un conférencier, puis poursuivent ensemble leurs discussions[107]. Les sages-femmes optent pour une démarche sanitaire holistique. En plus de vérifier la pression sanguine et d'analyser l'urine de leurs clientes, elles cherchent à comprendre la dynamique familiale des futures mères et leur conception d'un accouchement idéal[108]. Les enfants participent à ces événements : Barbara Ray, Camille Bush et Abra Palumbo y emmènent leurs filles, qui deviennent rapidement des compagnes de jeu[109].

D'aucuns associent la résidence familiale à la santé, à la sécurité et à l'intimité, en somme, à « l'identification au lieu ». Mais selon certains spécialistes, le domicile peut aussi faire office de siège d'une lutte menée contre la domination de la culture conventionnelle[110]. Les sages-femmes perçoivent ainsi le foyer comme un espace politique et thérapeutique, qui favorise la libre expression et la construction d'un parcours anticonformiste[111]. En effet, plus Camille Bush s'adapte à son nouveau rôle de sage-femme, plus elle voit en chaque accouchement une prise de position

---

107. Cette description provient de plusieurs sources : notes de terrain, entrevue avec Celestina Hart et Glenda Patterson, Nelson, novembre 2000 ; entrevues avec Abra Palumbo et Camille Bush enregistrées sur bande vidéo, Black Creek, 9 juillet 2004 et Vancouver, 13 juillet 2004 ; Eleanor Barrington, 1984, p. 90. Lettre au rédacteur en chef du journal *The Province*, documents sur AP, UBC Archives.

108. Entrevue avec Abra Palumbo, Black Creek, 9 juillet 2004. La formation en Gestalt-thérapie de Carolyn DeMarco nous permet de supposer que le lien entre le corps et l'esprit occupe une place importante aux yeux des sages-femmes de la région de Kootenay.

109. Abra Palumbo se souvient qu'il y avait toujours « beaucoup de petits enfants partout ». Entrevues avec Abra Palumbo et Barbara Ray enregistrées sur bande vidéo, Black Creek, 9 juillet 2004 et Victoria, 7 juillet 2004. Camille Bush se souvient d'une énorme dispute survenue entre sa fille et celle de Barbara Ray. Entrevue avec Camille Bush enregistrée sur bande vidéo, Vancouver, 13 juillet 2004.

110. Les travaux de Williams sur l'accompagnement des mourants à domicile s'avèrent fort utiles lorsqu'il s'agit de formuler des théories sur le contexte lié à la signification du lieu où se déroulent les naissances à domicile. Allison M. Williams, « The Impact of Palliation on Familial Space : Home Space from the Perspective of Family Members Who Are Living (and Caring) for Dying Loved Ones at Home », dans Wendy Schissel (dir.), *Home/Bodies. Geographies of Self, Place and Space* Calgary : University of Calgary Press, 2006, p. 99-120. Bell Hooks soutient que le foyer est un espace propice à la résistance aux courants dominants, car on peut y créer et y pratiquer un mode de vie non conventionnel. Bell Hooks et Cornel West, *Breaking Bread. Insurgent Black Intellectual Life*, Toronto : Between the Lines, 1991.

111. Les parents de l'école Vallican Free School font la classe à la maison, donnent les cours et accueillent les enfants à tour de rôle. Katherine Gordon, 2004, p. 247.

politique, ce qui fait du lieu de ces naissances un espace politique[112]. Pour l'anthropologue Margaret MacDonald, les sages-femmes contribuent à la création d'espaces qui échappent à la biomédecine et au contrôle institutionnel, des endroits où les vœux des femmes sont respectés et où leur corps devient un instrument compétent[113]. À une époque où l'hôpital est perçu comme un milieu très peu réceptif à de tels concepts, les sages-femmes estiment que leur présence lors d'accouchements à domicile rend le processus plus sécuritaire[114]. Les femmes que nous avons interrogées ont toutes insisté sur le fait qu'elles ont assumé le rôle de sage-femme notamment parce qu'elles étaient convaincues que les femmes allaient accoucher à domicile même sans l'aide d'une intervenante[115]. L'accouchement à domicile permet aux parturientes et à leurs familles d'exercer un certain contrôle sur cet événement phare et offre un modèle de naissance personnalisée qui reconnaît l'importance de la demeure familiale et renforce l'autonomie des futurs parents[116].

L'historienne américaine Pamela Klassen avance que l'accouchement à domicile permet aux futures mères de ressentir la connotation spirituelle de la naissance, en plus de favoriser la création de nouvelles identités familiales et individuelles. Ainsi, contrairement à l'hôpital, le foyer peut devenir un espace spirituel[117]. Les historiens qui étudient l'évolution du métier de sage-femme en Amérique du Nord affirment qu'au Canada, la spiritualité occupe une place moindre qu'aux États-Unis parmi les partisans des accouchements naturels. Mais la région de Kootenay échappe à cette règle, ce qui confirme peut-être la présence d'une influence américaine[118]. Pour Camille Bush, l'intervention des sages-femmes relève à la fois du militantisme politique et de la spiritualité[119]. Deux des femmes que nous avons interrogées proposent des interprétations presque identiques de la transformation qui s'opère chez Abra Palumbo, une sage-femme non initiée, au moment du travail et de l'accouchement. Simple employée de la garderie locale, elle prend alors l'apparence d'une grande prêtresse. Pour Ellie Kremler, la métamorphose d'une personne qu'elle côtoie régulièrement en un être doté de nouveaux pouvoirs revêt un caractère spirituel[120]. Aux yeux de Lisa Farr, « dès que l'accouchement commençait, elles devenaient des shamanes [...] Leur présence dégageait une impression de pouvoir

---

112. Entrevue avec Camille Bush, Vancouver, 13 juillet 2004.
113. Margaret MacDonald, 2007, p. 131.
114. Entrevue avec Camille Bush, Vancouver, 13 juillet 2004.
115. *Ibid.*
116. *Ibid.*
117. Pamela Klassen, « Procreating Women and Religion : The Politics of Spirituality, Healing, and Childbirth in America », dans Linda Barnes et Susan Sered (dir.), *Religion and Healing in America*, New York : Oxford University Press, 2003, p. 71-88.
118. Cité dans Robbie Davis-Floyd, « From Calling to Caring » dans Robbie Davis-Floyd et Christine Barbara Johnson (dir.), *Mainstreaming Midwives. The Politics of Change*, New York : Routledge, 2006, p. 428.
119. Entrevue avec Camille Bush enregistrée sur bande vidéo, Vancouver, 13 juillet 2004.
120. Notes de terrain, entrevue avec Ellie Kremler, Kaslo, C.-B., 30 juin 2004.

et d'autorité médicale [...] une source à laquelle elles puisaient et j'en conservais après coup une conscience éveillée[121] ».

L'analyse rigoureuse de Pamela Klassen s'étend également à la sphère publique, à notre avis. Les adeptes de la contre-culture de la région de Kootenay observent, à l'époque, un rituel de bénédiction qu'ils appellent « The Blessing Way ». Celui-ci illustre la contribution qu'apporte le rituel de bénédiction – prononcé au moment de la naissance – à la création d'identités personnelles, familiales et communautaires. Comme pour d'autres aspects de l'accouchement non conventionnel, c'est aux sages-femmes que l'on doit ce rituel de bénédiction. Bien qu'il soit impossible de l'établir avec certitude, c'est Patti Storm qui l'aurait popularisé dans la région[122]. En outre, l'observance de ce rituel, qui s'inscrit dans un courant de retour à la terre et de sympathie pour les autochtones et leurs traditions, illustre l'influence qu'exerce, dans la région de Kootenay, Raven Lang, déjà adepte de tels rituels pendant son séjour en Californie[123].

Comme l'indique Barbara Ray, le rituel de bénédiction rend hommage à la naissance, perçue « non seulement comme un processus physique, mais aussi comme un rite de passage, une métamorphose ». Adapté d'une tradition navajo, le rituel est observé juste avant la naissance. Mais compte tenu de sa nature personnalisée et adaptable, il peut même être pratiqué à l'occasion de fausses couches ou de mariages. Les participants, habillés de vêtements colorés, se réunissent en cercle autour des futurs parents, parés d'une couronne de fleurs, et leur offrent des cadeaux significatifs, souvent faits à la main. La sage-femme, parfois aidée d'une amie de la femme enceinte, lave les pieds de la future mère avant de la masser avec de la farine de maïs[124]. D'abord considéré comme un événement célébré dans l'intimité, le rituel devient progressivement une cérémonie dite de bénédiction que le Kootenay Childbirth Counselling Centre présente comme un atelier pour nouvelles

---

121. Entrevue avec Leslie M. Campos, Lisa Farr, Irme Mende et Lynnda Moore enregistrée sur bande vidéo, Slocan, C.-B., 27 juin 2004.
122. Lettre d'Abra Palumbo à l'auteure, 2 juin 2005.
123. Il semble qu'à la fin des années 1970, Raven Lang enseignait le rituel aux femmes qui fréquentaient l'Institute for Feminine Arts de Californie. Margot Edwards et Mary Waldorf, 1984, p. 187-188. Ce livre contient une jolie description du rituel dit « Blessing Way » dirigé par Raven Lang en 1980. Timothy Miller constate également que des adeptes américains de la contre-culture recourent au tipi et au peyote, ce qui reflète leur intérêt pour les cultures autochtones. Timothy Miller, 1999, p. 153.
124. Cette description provient des sources suivantes : entrevues enregistrées sur bande vidéo avec Barbara Ray, Victoria, 10 juillet 2004, Abra Palumbo, Black Creek, 9 juillet 2004 et Pamela Nagley Stevenson, Winlaw, C.-B., 28 juin 2004 ; notes de terrain, entrevue avec Ellie Kremler, Kaslo, 30 juin 2004 ; « The Blessing Way Ceremony », description manuscrite et illustrée, non daté, documents sur AP, UBC Archives ; Eleanor Barrington, 1984, p. 91.

mamans et bébés. Cet atelier attire en 1984 quelque 700 participants au David Thompson University Centre, lors du Festival of Awareness[125].

Perçues comme des sages, des éducatrices et des guides spirituels, les sages-femmes de la région de Kootenay occupent une place importante dans les sphères publique et privée des communautés anticonformistes où elles vivent. Leur volonté d'assumer ces rôles multiples correspond aux valeurs qu'elles partagent et met en lumière l'importance que revêtent, à cette époque, l'accouchement à domicile et l'intervention des sages-femmes au sein des adeptes de la contre-culture dans la région de Kootenay.

CONCLUSION

C'est une ancienne sage-femme de Kootenay qui accueille, juste après minuit le 1er janvier 1998, le premier bébé né à la suite de la légalisation de la profession. Lors de l'entrevue qu'elle accorde à cette occasion, Camille Bush retrace son parcours depuis le Kootenay Childbirth Counselling Centre jusqu'à l'obtention d'un statut professionnel. S'exprimant au sujet de la reconnaissance des sages-femmes – désireuses de s'intégrer à un cadre réformé plutôt que de travailler en marge du système –, Camille Bush constate que les valeurs communautaires de la région de Kootenay se sont peu à peu étiolées après son départ[126].

En réalité, la reconnaissance des sages-femmes s'était amorcée de nombreuses années avant son aboutissement. De 1971 à 1984, la région manifeste un engouement sans précédent pour les accouchements à domicile, puis cette pratique disparaît presque complètement, à cause notamment de l'exode des sages-femmes. En 1985, Camille Bush, Abra Palumbo et Barbara Ray quittent la région : Abra Palumbo s'installe sur l'île de Vancouver et se consacre à sa famille, alors que Barbara Ray et Camille Bush deviennent des sages-femmes professionnelles[127]. En outre, certains changements secouent le système. Si Irene Bell et ses consœurs peuvent accompagner leurs clientes à l'Hôpital de Nelson en 1980, cette permission leur est retirée en 1985. Irene Bell estime que l'attitude obtuse de l'hôpital à l'endroit des sages-femmes crée une situation contraire à la déontologie et potentiellement dangereuse. Elle met un terme à ses activités de sage-femme en 1987.

Le mouvement favorable aux accouchements à domicile qui anime la région de Kootenay, dont nous avons donné ici un aperçu, n'aura été somme toute qu'un

---

125. *Nelson Daily News*, 29 mars, 1984.
126. Camille Bush et Barbara Ray font partie des diplômées de la Vancouver School of Midwifery dirigée par Carol Hind. Barbara Ray continue à pratiquer sa profession à Victoria. Elle est aujourd'hui à la retraite. Camille Bush travaille à Vancouver pour le cabinet Westside Midwives. Disponible à l'adresse : www.westsidemidwives.com/ Westside_Midwives/Home.html (consulté le 31 janvier 2010).
127. Entrevue avec Camille Bush enregistrée sur bande vidéo, Vancouver, 13 juillet 2004.

épiphénomène historique passager, circonscrit sur le plan géographique. Mais comme le souligne Bennet M. Berger dans ses travaux sur la contre-culture, même les épiphénomènes culturels peuvent exercer une influence susceptible de marquer la société en général[128]. Pendant les années 1970 et 1980, à l'instar de leurs consœurs de tout le Canada, les sages-femmes de la région de Kootenay demeurent en marge de la médecine, exerçant leurs activités à l'écart des directions d'hôpitaux ou du personnel de la santé, qui ne voient souvent pas les sages-femmes d'un bon œil. Néanmoins, elles maintiennent des contacts avec la médecine conventionnelle par l'intermédiaire de séances de formation officielles et informelles, de la pratique d'activités médicales et de liens avec des médecins et des infirmières sympathiques aux sages-femmes[129]. Exception faite de Barbara Ray, elles ont toutes développé leurs compétences de sages-femmes ailleurs. Durant leur séjour dans la région de Kootenay cependant, elles poursuivent leur apprentissage grâce à l'acquisition de connaissances solides sur le processus de la naissance et grâce aux expériences qu'elles vivent. Dotées d'une formation médicale, Pat Armstrong et Carolyn DeMarco s'efforcent de transmettre leurs connaissances aux sages-femmes débutantes, un élément clé de cette toile de fond qui permet à tous les membres du groupe de situer l'accouchement dans son contexte scientifique. Il s'agit, sans aucun doute, d'un facteur qui a contribué à la reconnaissance de la profession de sage-femme.

La nature hybride de la pratique des sages-femmes revêt aussi une grande importance. En créant un savoir communautaire sur la grossesse, l'accouchement et la santé postnatale fondé sur les médecines conventionnelles et parallèles, les sages-femmes de la région de Kootenay contestent la domination absolue qu'exercent les instances médicales sur le processus de la naissance. Elles encouragent toutes les sages-femmes et les futurs parents à se renseigner et à prendre des initiatives pour devenir plus autonomes, défendant ainsi des valeurs chères aux féministes et aux partisans des médecines parallèles. Cette analyse de l'arrière-plan historique met en relief les incidences, à l'échelle locale, de mouvements sociaux beaucoup plus vastes[130]. Les sages-femmes ont joué un rôle clé dans la redéfinition du foyer et de la communauté, perçus – grâce à leurs activités – comme des espaces propices au recours à des médecines parallèles, où la naissance fait intervenir la spiritualité, où les coutumes ancestrales et le rôle traditionnel des parturientes sont respectés. C'est dans un hôpital urbain que Camille Bush, entourée de médecins et d'infirmières, pratique son premier accouchement en tant que sage-femme autorisée. Mais les mains

---

128. Bennet M. Berger, *The Survival of a Counterculture. Ideological Work and Everyday Life Among Rural Communards*, Berkeley : University of California Press, 1981, p. 186.

129. Ces éléments varient en fonction des personnes et des localités. À Salt Spring Island, par exemple, la sage-femme Maggie Ramsey bénéficie d'une certaine sympathie en tant que «fille du coin». Parmi les membres de sa famille figurent des médecins de la région, ce qui contribue à créer des rapports professionnels harmonieux.

130. Sandra Morgan souligne l'importance des contextes locaux dans l'histoire du mouvement américain en faveur de la santé des femmes. Sandra Morgan, 2002, p. 13.

qui recueillent alors le nouveau-né ont aussi préparé d'innombrables compresses de gingembre, utilisées comme traitement périnatal, et ont aidé nombre de femmes à accoucher dans leurs maisons rurales parfois isolées. C'est là un héritage professionnel précieux et singulier.

XIII

Loin de chez moi :
tourisme de l'avortement, espace carcéral
et exil forcé au XXe siècle

Christabelle Sethna

En août 2009, le ministre de la Santé du Québec, Yves Bolduc, présente à
l'Assemblée nationale le projet de loi 34, qui vise à réglementer les activités de
soins dans les cliniques privées qui pratiquent des chirurgies. Or, ces nouvelles
dispositions menacent indirectement les cliniques d'avortement de fermeture en
exigeant que toutes les interventions soient pratiquées en bloc opératoire. Devant
l'opposition virulente du Collège des médecins du Québec, le ministre Bolduc
exempte les cliniques d'avortement de l'application de ces dispositions[1]. Néanmoins,
la version initiale du projet de loi démontre clairement que l'interruption de grossesse
n'a nul besoin d'être illégale pour devenir inaccessible aux femmes. En effet, certaines
règles législatives ou extralégislatives peuvent restreindre l'accès à l'avortement,
créant ainsi un « espace carcéral[2] » où les femmes qui désirent une interruption de

---

1. « Avortement : Bolduc croit pouvoir assouplir les nouvelles règles », Cyberpresse.ca, 11 août
   2009, disponible à l'adresse : www.cyberpresse.ca/le-soleil/actualites/sante/
   200908/11/01-891657-avortement-bolduc-croit-pouvoir-assouplir-les-regles.
   php (consulté le 24 octobre 2009). Des extraits du présent texte ont été présentés à
   « Femmes et exil. Figures et pratiques », colloque annuel de POEXIL, Ottawa, Université
   d'Ottawa, 11-12 mars 2004 et à l'Association francophone pour le savoir (ACFAS),
   Université d'Ottawa, Ottawa, 11-13 mai 2009. Une version anglaise du présent texte
   est incluse sous le titre « All Aboard ? Canadian Women's Abortion Tourism, 1960-
   1980 » dans Cheryl Krasnick Warsh (dir.), *Gender, Health, and Popular Culture. Historical
   Perspectives*, Waterloo : Wilfrid Laurier University Press, 2011, p. 89-108. Je remercie
   Dominique Bourque, Nelly Hogikyan, Danielle Charest et la traductrice Catherine
   Dan-Vi Lê-Huynh de leur contribution à des versions antérieures du présent texte.
2. Nous avons une dette conceptuelle à l'égard des travaux de Michel Foucault tels
   qu'utilisés par Mona Oikawa dans le cadre de « Cartographies of Violence : Women,
   Memory, and the Subject(s) of the "Internment", » dans Sherene H. Razack (dir.),
   Race, Space and the Law. Unmapping a White Settler Society, Toronto : Between the
   Lines Press, 2002, p. 73-98.

grossesse sont encadrées, punies et contrôlées, mais dont certaines parviennent à s'échapper.

Bien que l'on puisse lui attribuer une connotation péjorative, l'expression «tourisme de l'avortement[3]» est généralement utilisée pour désigner les voyages qu'entreprennent les femmes pour obtenir un avortement[4]. Des travaux de recherche révèlent que de tels déplacements constituent l'un des principaux obstacles qui entravent l'accès à l'interruption de grossesse ; plus une femme doit parcourir une longue distance pour obtenir un avortement, moins elle est susceptible d'y recourir et plus il est probable qu'elle soit jeune et défavorisée[5]. Malgré tout, le tourisme de l'avortement, une sous-catégorie du tourisme médical, demeure un phénomène transnational fort répandu[6]. Des Canadiennes ont en effet opté pour ce type de voyage avant et après la réforme du Code criminel qui légalise l'avortement en 1969.

Malgré l'importance que revêt le tourisme de l'avortement chez les Canadiennes, ce phénomène ne fait toujours pas l'objet de recherches suffisantes. La présente étude utilise une approche féministe transnationale pour analyser des comptes rendus de voyages intérieurs et internationaux entrepris par des Canadiennes pour obtenir un avortement. Ces comptes rendus proviennent de journaux étudiants, de la presse à grand tirage, de publications féminines et des rapports commandés sur le sujet par le gouvernement entre 1960 et 1980 – une période marquée par l'adoption, en 1969, de dispositions légalisant l'avortement au Canada. Cette démarche s'appuie sur l'idée que le tourisme de l'avortement suppose une transgression d'impératifs juridiques, géographiques et moraux. Elle révèle que le tourisme de l'avortement peut faire ressortir les disparités socio-économiques entre femmes. Enfin, elle illustre la nature problématique du concept même de l'avortement en suggérant que de tels voyages attribuent aux femmes le rôle d'exilées temporaires par opposition à celui de touristes accidentelles[7].

3. Traduction d'*abortion tourism*.
4. Selon Alyssa Best, le terme «tourisme de l'avortement» a des connotations anti-avortement. Voir «Abortion Rights Along the Irish-English Border and the Liminality of Women's Experiences», *Dialectical Anthropology*, n° 29, 2005, p. 425.
5. James D. Shelton, Edward A. Brann et Kenneth F. Schulz, «Abortion Utilization : Does Travel Matter», *Family Planning Perspectives*, vol. 8, n° 6, novembre-décembre 1976, p. 260-262 ; Stanley K. Henshaw, «The Accessibility of Abortion Services in the United States», *Family Planning Perspectives*, vol. 23, n° 6, novembre 1991, p. 246-252 ; et R. Todd Jewell et Robert W. Brown, «An Economic Analysis of Abortion : The Effect of Travel Cost on Teenagers», *Social Sciences Journal*, vol. 37, n° 1, 2000, p. 113-124.
6. Bill Rolston et Anna Eggert (dir.), *Abortion in the New Europe : A Comparative Handbook*, Westport : Greenwood Press, 1994.
7. Voir Gloria Anzaldua, *Borderlands/La Frontera : The New Mestiza*, San Francisco : Aunt Lute Books, 1987 et «Introduction», dans Inderpal Grewal et Caren Kaplan (dir.), *An Introduction to Women's Studies. Women's Studies in a Transnational World*, Boston : McGraw Hill, 2002, p. xvii-xxii.

L'avortement et la contraception
dans l'histoire canadienne

Au Canada, la criminalisation de l'avortement et de la contraception remonte à la fin du XIXe siècle, époque où règne la pensée eugénique. Déterminé à prévenir le « suicide racial » du peuplement anglo-saxon, le législateur durcit le Code criminel en vue de susciter, par la restriction des moyens de contraception, une hausse du taux de natalité chez les femmes blanches et chrétiennes[8]. Inspiré par les lois criminelles britanniques et américaines contre l'avortement et la contraception, le Parlement canadien proscrit en 1892 la vente, la distribution et la publicité de produits contraceptifs et abortifs. Les avorteurs (hommes ou femmes) risquent la prison à vie. Les femmes enceintes qui tentent de s'avorter elles-mêmes sont pour leur part passibles de sept ans d'emprisonnement. Certes, la loi prévoit une exception qui permet l'avortement si la grossesse met en péril la vie de la mère. Cette disposition conduit certains hôpitaux non catholiques à établir des comités d'avortement thérapeutique (CAT), constitués de médecins qui se prononcent, dans chaque cas, sur la nécessité d'une interruption de grossesse. Mais la crainte de poursuites judiciaires incite une majorité de médecins à refuser systématiquement de pratiquer des avortements[9].

Qu'elles soient mariées ou célibataires, les femmes n'utilisent l'avortement comme méthode contraceptive qu'en dernier recours[10]. Certaines tentent de s'avorter elles-mêmes et s'infligent de graves blessures, soit en ingérant des remèdes traditionnels, telle la menthe pouliot, soit en insérant des aiguilles ou des crochets dans leur utérus. D'autres recourent à des produits vendus sous l'appellation de régulateurs menstruels. Quelques-unes se tournent vers un professionnel de la santé qui pratique des avortements clandestins. Finalement, d'autres encore demandent à des profanes non qualifiés d'interrompre leur grossesse. Même si la plupart des femmes survivent à leur avortement, un grand nombre d'entre elles succombent à des infections concomitantes[11].

---

8. « Race Suicide », un éditorial d'abord publié dans le *Calgary Herald*, 19 juillet 1906, et repris dans le *Calgary Herald*, 10 juillet 2006, p. A6. Voir aussi Angus McLaren et Arlene Tiger McLaren, *The Bedroom and the State. The Changing Practices and Politics of Contraception and Abortion in Canada, 1880-1997*, 2e éd., Toronto : Oxford University Press, 1997.

9. Jane Jenson, « Getting to *Morgentaler* : From One Representation to Another », chap. 2 dans Janine Brodie, Shelley A. M. Gavigan et Jane Jenson, *The Politics of Abortion*, Toronto : Oxford University Press, 1992, p. 25.

10. Angus McLaren et Arlene Tiger McLaren, 1997, p. 32.

11. *Ibid.*, p. 32-53.

AUTOUR DU MONDE

Au cours des années 1960, il est reconnu que l'avortement illégal génère de sérieux problèmes de santé publique au Canada. Quelques estimations conservatrices fixent alors le nombre d'interruptions de grossesse à 100 000 par année[12]. Parallèlement, le tourisme explose littéralement à l'échelle mondiale pendant cette décennie. L'expansion des transporteurs aériens, l'ouverture de routes transatlantiques, l'offre de forfaits vacances et l'augmentation du revenu des classes moyennes rendent le tourisme international abordable et accessible à une grande partie de la population des pays occidentaux. Ainsi, l'Organisation mondiale du tourisme recense en 1960 quelque 70 millions d'arrivées internationales. L'Organisation des Nations Unies proclame 1967 l'Année internationale du tourisme. Aux yeux de nombreuses instances internationales, le tourisme pourrait permettre aux nations postcoloniales du tiers-monde, nouvellement indépendantes, d'acquérir un capital financier[13].

Un autre tourisme prend de l'ampleur à la même époque : dès que certains pays légalisent l'avortement, des femmes en quête d'une interruption de grossesse commencent elles aussi à voyager. Ainsi, les Françaises se rendent en Suisse pour obtenir un avortement[14], alors que les Américaines effectuent des visites si fréquentes au Mexique qu'une agence de voyages reçoit une récompense pour avoir vendu le plus de forfaits de trois jours à destination de ce pays[15]. Il a même été entendu à la Chambre des communes, durant les audiences du Comité sur la santé et le bien-être, que des Américaines et des Canadiennes désirant un avortement entreprennent des voyages en Europe, et que des Américaines n'hésiteraient pas à traverser la frontière si l'interruption de grossesse était légalisée au Canada[16]. Bien qu'à cette époque, l'avortement demeure illégal au Canada, nul ne peut être trouvé coupable d'une infraction commise hors du pays[17]. Il n'est donc pas étonnant que des Canadiennes se déplacent vers des destinations qui, en plus de leur offrir un accès à l'avortement, recèlent de nombreuses attractions touristiques.

La Grande-Bretagne, à l'exception de l'Irlande, devient ainsi l'un des hauts lieux internationaux de l'avortement. Comme nous l'avons déjà indiqué, les lois britanniques qui régissent l'avortement servent de modèle au législateur canadien.

12. Eleanor Wright Pelrine, *Abortion in Canada*, Toronto : New Press, 1972, p. 58.
13. Julia Harrison, *Being a Tourist. Finding Meaning in Pleasure Travel*, Vancouver et Toronto : UBC Press, 2003, p. 13.
14. Debbie Nathan, «Abortion Stories on the Border», dans Maxine Baca Zinn, Pierrette Hondagneu-Satelo et Michael Messner (dir.), *Gender Through the Prism of Difference*, Needham Heights : Allyn and Bacon, 2000 [1997], p. 123.
15. *Ibid.*
16. House of Commons, *Standing Committee on Health and Welfare*, Minutes of Proceedings and Evidence, 3 octobre 1967, p. 9.
17. Robin F. Badgley, Denyse Fortin Caron et Marion G. Powell, *Committee on the Operation of the Abortion Law*, Ottawa : Minister of Supply and Services Canada, 1977, p. 64.

Ces dispositions britanniques demeurent inchangées depuis leur promulgation en 1861. Cependant, le docteur Aleck Bourne, accusé en 1939 d'avoir pratiqué un avortement, est acquitté, car la Cour criminelle de Londres accepte son argument voulant que l'intervention ait été nécessaire pour préserver la santé mentale de sa patiente, victime d'un viol collectif à l'âge de 14 ans.

Après la Seconde Guerre mondiale, la population britannique semble mûre pour une nouvelle définition de la santé qui aille au-delà de considérations strictement physiologiques, ce qui conduit le gouvernement britannique à assouplir les lois sur l'avortement. Des préoccupations eugéniques sont également à l'origine de ces modifications législatives. En effet, vers la fin des années 1950 et le début des années 1960, des milliers d'Anglaises et d'Européennes enceintes recourent à la thalidomide, un médicament qui favorise le sommeil et soulage les nausées matinales. Or, ces femmes donnent naissance à des enfants affligés de malformations ou d'absence, quelquefois très sévères, de certains membres. Par conséquent, une loi adoptée en 1967, l'Abortion Act, autorise l'avortement lorsque deux médecins confirment que le fœtus présente des risques d'anomalie ou que la grossesse met en péril la vie ou la santé physique ou mentale de la femme enceinte ou de ses enfants. Comme la loi s'applique aussi aux non-résidentes en quête d'une interruption de grossesse, des milliers d'Européennes et de Nord-Américaines se rendent en Grande-Bretagne pour s'en prévaloir. En 1973, le nombre d'avortements pratiqués sur des non-résidentes culmine à 56 581 sur un total de 167 149 avortements pratiqués en Grande-Bretagne[18].

Certains chercheurs qui distinguent les voyageurs des touristes voient en ces derniers des consommateurs à la recherche d'un statut social, reléguant à l'arrière-plan les voyageurs désireux de vivre une expérience authentique. En revanche, d'autres chercheurs contestent la validité de cette distinction, soutenant que, grâce à leur situation privilégiée, voyageurs et touristes se différencient tous deux de la populace locale[19]. Ainsi, selon Julia Harrison, le touriste choisit de partir en voyage puis de rentrer chez lui[20]. Toutefois, les modalités du voyage touristique étant conditionnées par ce que Raminder Kaur et John Hutnyk appellent « l'expression d'un privilège[21] », il convient peut-être davantage de ranger les touristes de l'avortement

18. Simon Lee, « Abortion Law in Northern Ireland : "The Twilight Zone" », p. 20-22 et Dilys Cossey, « Britain », dans Ann Furedi (dir.), *The Abortion Law in Northern Ireland. Human Rights and Reproductive Choice*, Belfast : Family Planning Association Northern Ireland, 1995, p. 56-62. Voir aussi DataBlog : « Abortion Statistics for England and Wales », guardian.co.uk. Disponible à l'adresse : www.guardian.co.uk/news/datablog/2011/may/24/abortion-statistics-england-wales (consulté le 27 mai 2011). Nous remercions Marion Doull pour cette référence.

19. Patricia Jasen, *Wild Things. Nature, Culture, and Tourism in Ontario, 1790-1914*, Toronto : University of Toronto Press, 1995, p. 5-7.

20. Julia Harrison, 2003, p. 35.

21. Raminder Kaur et John Hutnyk (dir.), *Travel Worlds. Journeys in Contemporary Cultural Politics*, London : Zed Books, 1999, p. 1.

dans la catégorie des migrants, des exilés, des réfugiés ou des sans-papiers. Pour ces personnes, les départs et les retours vers leur pays d'origine, loin d'être agréables, sont souvent lourds de dangers en raison de circonstances de guerre, de pauvreté, de persécution et de la non-reconnaissance du statut légal des voyageurs[22]. Si, d'une part, les touristes de l'avortement subissent un patriarcat vindicatif déterminé à les voir contrites, les récits d'avortements émanant de Canadiennes comportent, pour leur part, une expression complexe de privilèges socio-économiques qui font ressortir les disparités entre femmes.

RÉCITS DE TOURISTES DE L'AVORTEMENT

Au cours des années 1960, la presse universitaire est la première à publier des récits de touristes de l'avortement qui révèlent l'obligation de quelques femmes de s'exiler pour se faire avorter. L'augmentation du nombre d'étudiantes dans les universités, l'absence d'éducation sexuelle, la prohibition des contraceptifs, la diminution du nombre de mariages ainsi que l'arrivée de nouvelles mœurs qui tolèrent l'activité sexuelle avant le mariage provoquent une hausse des grossesses non désirées dans les universités. Les jeunes étudiantes célibataires sont plus susceptibles de choisir l'avortement que de se marier en catastrophe ou de donner leur nouveau-né en adoption. En effet, l'ampleur du problème de l'avortement illégal conduit les associations étudiantes à produire des documents d'information sur la contraception à l'intention des jeunes étudiantes célibataires. Le *Birth Control Handbook*, produit en 1968 par l'Université McGill, constitue l'exemple le plus complet de guide sur la contraception et l'avortement. Ce vade-mecum fort populaire affirme que les Canadiennes à la recherche d'une interruption de grossesse se tournent vers des villes éloignées[23].

Les annuaires et les journaux universitaires publient des récits relatant les épreuves que traversent les jeunes étudiantes célibataires qui vivent une grossesse non désirée. On y raconte, par exemple, l'histoire d'une étudiante de McGill qui, éplorée et découragée, s'est rendue aux États-Unis pour se faire avorter grâce à un prêt de 500 $ consenti par une amie mariée. Sur place, le médecin qui la reçoit la force à avoir des relations sexuelles avec lui[24]. Un autre récit relate les efforts

22. Annie Phizacklea, «Women, Migration and the State», dans Kum-Kum Bhavnani (dir.), *Feminism and «Race»*, Oxford : Oxford University Press, 2001, p. 319-330 et Sonita Sarker et Esha Niyogi De (dir.), *Trans-Status Subjects. Gender in the Globalization of South and Southeast Asia*, Durham et Londres : Duke University Press, 2002.

23. Students' Society of McGill University, *Birth Control Handbook*, janvier 1969 [1968]. Voir aussi Christabelle Sethna, «The Evolution of the *Birth Control Handbook* : From Student Peer Education Manual to Feminist Self-Empowerment Text, 1968-1975», *Canadian Bulletin of Medical History/Bulletin canadien d'histoire de la médecine,* vol. 23, n° 1, 2006, p. 89-118.

24. Donald Kingsbury, «We Send Her to the Butcher Shop», *McGill Daily*, 30 octobre 1967, p. 5.

déployés par une étudiante anonyme qui se déplace jusqu'à Toronto pour consulter un médecin prêt à interrompre sa grossesse. Mais ce dernier, dissuadé par la surveillance policière, refuse de pratiquer l'avortement. L'étudiante doit alors se rendre à Montréal où un hôpital accepte d'interrompre sa grossesse pour la somme de 200 $[25].

De tels récits, destinés à soutenir la réforme des dispositions législatives canadiennes sur la contraception, jouent un rôle beaucoup plus vaste dans l'évolution des mentalités. Ils neutralisent toute velléité de condamnation des mœurs sexuelles des jeunes filles célibataires en soulignant le caractère rétrograde des dispositions législatives en vigueur à l'époque. Ces récits dépeignent les jeunes célibataires en quête d'un avortement comme des victimes héroïques dignes de sympathie, et non comme des criminelles ne méritant qu'opprobre et sanctions. Au bout du compte, ces témoignages révèlent que le traumatisme découlant d'un avortement est bien moindre que le traumatisme associé à la difficulté d'obtenir une interruption de grossesse, surtout lorsque ce processus requiert une succession de longs déplacements. On peut toutefois supposer que les étudiantes universitaires qui relatent leurs tribulations sont blanches, instruites et appartiennent à la classe moyenne. Ainsi, leurs récits tragiques mettent l'accent sur le risque que courent ces jeunes filles de perdre une multitude d'occasions de faire progresser leur situation professionnelle, financière et éducative si on leur refuse un avortement.

La légalisation de l'avortement

En 1969, au Canada, le gouvernement libéral de Pierre Elliott Trudeau parvient à modifier le Code criminel. Son projet de loi omnibus décriminalise la contraception et les pratiques homosexuelles entre adultes consentants. La laïcisation croissante de la société, la crainte d'une explosion démographique dans les pays en voie de développement et l'avènement de la pilule anticonceptionnelle contribuent aussi à l'assouplissement des dispositions législatives. Toutefois, les cas où l'avortement est dorénavant autorisé sont extrêmement circonscrits. Ces restrictions montrent que l'interruption volontaire de grossesse demeure un sujet fort controversé[26].

Les nouvelles dispositions adoptées en 1969 officialisent le contrôle exclusif de la profession médicale sur l'avortement. En effet, l'intervention n'est permise que si un médecin recommande sa patiente à un comité d'avortement thérapeutique (CAT). Les CAT comprennent au moins trois médecins, excluant celui qui a recommandé sa patiente. Ceux-ci doivent décider si l'interruption de la grossesse est nécessaire pour préserver la vie ou la santé de la femme enceinte. La naissance de bébés atteints des séquelles de la thalidomide sensibilise l'opinion à la question de l'avortement. Un homme d'affaires ontarien va même jusqu'à offrir 1 000 $ à toute

---

25. « What Does a Girl Do if She's in the Middle of the School Year and Suddenly Discovers She's Pregnant ? », *Varsity*, 6 mars 1968, p. 6-7.
26. Angus McLaren et Arlene Tiger McLaren, 1997, p. 132-138.

femme désireuse de mettre fin à sa grossesse après avoir consommé de la thalidomide[27]. Or, en faisant des risques à la vie ou à la santé de la mère le critère principal des décisions prises par les CAT, le gouvernement veut s'assurer que ces comités ne rejettent que les motifs «eugéniques, sociologiques ou liés à des infractions criminelles qui poussent une femme à rechercher un avortement». Mais comme les dispositions législatives ne définissent pas le concept de «santé», les médecins finissent par lui donner une gamme arbitraire d'interprétations médicales, psychologiques et sociologiques[28]. En outre, les hôpitaux ne sont pas tenus de mettre sur pied des CAT. De façon générale, les hôpitaux accrédités sont concentrés dans les villes et les hôpitaux catholiques refusent d'offrir des services d'avortement. Enfin, les médecins peuvent refuser de pratiquer de telles interventions; ils sont d'ailleurs nombreux à s'interroger sur la moralité de l'interruption de grossesse[29].

AVORTEMENTS TRANSFRONTALIERS

Les nouvelles dispositions sur l'avortement ne mettent pas un terme aux avortements illégaux, pas plus qu'elles ne sonnent le glas du tourisme de l'avortement. Grâce aux efforts du Dr Henry Morgentaler, la ville de Montréal devient une destination importante à l'échelle internationale pour les femmes en quête d'une interruption de grossesse. Ce médecin, survivant de l'holocauste et originaire de Pologne, s'installe à Montréal en 1950 et ouvre rapidement un cabinet médical. Il prend ouvertement position en faveur de l'avortement lors des audiences du comité permanent de la Chambre des communes sur la santé et le bien-être social, organisées en vue de réformer la réglementation de la contraception au pays. Après son témoignage, il est inondé d'appels de femmes qui sollicitent ses services. Un an plus tard, défiant la prohibition de la contraception, le Dr Morgentaler consacre toutes ses activités professionnelles à la planification familiale et à l'interruption de grossesse[30].

Après la modification du Code criminel en 1969, le Dr Morgentaler enfreint sans dissimulation le nouveau régime législatif applicable à l'avortement. Il pratique des interruptions de grossesse à temps plein à sa clinique, faisant fi de l'obligation d'obtenir l'assentiment d'un CAT. Utilisant une échelle variable de facturation, il demande environ 300 $ par avortement, 200 $ si la patiente est une étudiante et de 25 $ à 30 $ s'il s'agit d'une célibataire ou d'une mère bénéficiaire de l'aide

27. «Childbirth by Choice Trust», *No Choice. Canadian Women Tell Their Stories of Illegal Abortion*, Toronto : The Childbirth by Choice Trust, 1998, p. 127.
28. Maureen Muldoon, *The Abortion Debate in the United States and Canada. A Sourcebook*, vol. 648, New York et Londres : Garland Publishing, 1991, p. 174-175.
29. Gerald Waring, «Report from Ottawa», *Canadian Medical Association Journal*, vol. 98, n° 8, 28 février 1968, p. 419.
30. Catherine Dunphy, *Morgentaler. A Difficult Hero*, Toronto : Random House of Canada, 1996.

sociale. Certaines ne paient rien du tout. Pour le Dr Morgentaler, une clinique d'avortement doit être un endroit où les femmes « peuvent arriver, obtenir cette opération avec une dose minimale d'anesthésiants et repartir environ une heure plus tard[31] ». La plupart de ses patientes sont des francophones du Québec. Mais la rapidité de l'intervention constitue un avantage important aux yeux des autres Canadiennes et même des Américaines, dont certaines sont envoyées à Montréal par des services d'information situés à New York, à Boston ou à Minneapolis. La plupart des patientes du Dr Morgentaler se font avorter dès le lendemain de la consultation initiale. Mais si, après un long déplacement, une femme ne peut se permettre de passer la nuit à Montréal, l'avortement est pratiqué le jour même de la consultation. Ironie du sort, c'est une enquête du Federal Bureau of Investigation (FBI) des États-Unis qui conduit la Sûreté du Québec à arrêter le Dr Morgentaler, le 1er juin 1970, après qu'il eut avorté une jeune fille de 17 ans venue du Minnesota. Cette arrestation donne lieu à une contestation judiciaire des nouvelles dispositions législatives sur l'avortement, qui sera finalement tranchée par la Cour suprême du Canada par l'annulation de la loi de 1969 sur l'avortement[32].

Le tourisme transfrontalier de l'avortement connaît une recrudescence lorsque, un mois plus tard, l'État de New York assouplit son régime législatif applicable à l'avortement. Cent ans plus tôt, entre 1860 et 1880, le gouvernement des États-Unis avait criminalisé l'interruption de grossesse en adoptant plusieurs lois en vertu desquelles un médecin ne pouvait pratiquer un avortement thérapeutique que si la vie de la femme était en péril. À partir des années 1940, l'introduction de comités d'avortement thérapeutique dans les hôpitaux réduit considérablement le nombre d'interruptions de grossesse. Les femmes de couleur, de même que les plus pauvres, subissent un désavantage démesuré. En effet, les femmes blanches de classe moyenne sont beaucoup plus susceptibles d'obtenir un avortement thérapeutique grâce à leur origine ethnique et à leurs privilèges socio-économiques. De plus, les femmes de couleur, tout comme les plus pauvres, risquent davantage d'être stérilisées dans le contexte de leur avortement. Certains médecins pratiquent même des avortements pourvu que les femmes acceptent de se faire stériliser. Ces interventions sont connues sous le nom de « forfaits ». Bien que ces slogans publicitaires imitent la terminologie du tourisme pour les voyages de vacances économiques, cette terminologie cache des abus graves auxquels sont exposées les femmes vulnérables qui veulent avorter[33].

Au début des années 1960, les restrictions imposées par les CAT conduisent certaines Américaines à former des regroupements comme la Society for Humane

---

31. À peine déguisé sous le nom de « D^r C », le Dr Henry Morgentaler est cité dans Eleanor Wright Pelrine, 1972, p. 77.
32. *Ibid.*, p. 64-81 et Catherine Dunphy, 1996, p. 77-93.
33. Leslie J. Reagan, *When Abortion Was a Crime. Women, Medicine, and the Law in the United States, 1867-1973*, Berkeley : University of California Press, 1997, p. 208.

Abortion. Cette société distribue des feuillets d'information sur les médecins qui pratiquent des avortements au Mexique, au Japon et en Suède en plus de faciliter les déplacements à l'étranger d'un grand nombre de femmes en quête d'une interruption de grossesse[34]. Tout comme en Angleterre et au Canada, des considérations eugéniques jouent un rôle dans la légalisation de l'avortement. Comme la thalidomide n'a pas reçu l'aval du Food and Drug Administration (FDA) Act des États-Unis, seules quelques femmes telles Sheri Finkbine y ont recours. Son cas propulse la question de l'avortement sur la scène nationale quand elle se rend en Suède pour obtenir l'interruption de grossesse qu'on lui a refusée aux États-Unis[35].

En 1970, l'Alaska, Hawaï ainsi que les États de New York et de Washington autorisent l'avortement sur requête avec le consentement écrit de deux médecins. Toutefois, alors que la plupart des États exigent un séjour préalable d'au moins 30 jours avant que l'avortement puisse avoir lieu, l'État de New York n'impose aucune règle en ce sens. Ainsi, on estime que des Américaines venues d'ailleurs au pays parcourent de 800 à plus de 3000 kilomètres pour venir se faire avorter dans l'État de New York[36]. Entre 1970 et 1971, 4437 Canadiennes se rendront également dans l'État de New York, un nombre qui grimpe à 5000 l'année suivante[37]. En 1973, la Cour suprême des États-Unis affirme, dans l'arrêt Roe *vs* Wade, que les femmes ont un droit constitutionnel de choisir de se faire avorter lors du premier trimestre de la grossesse, après consultation avec un médecin. Cette décision phare permet à un plus grand nombre de Canadiennes d'obtenir un avortement aux États-Unis, considérant la proximité géographique des deux pays.

ESPACE CARCÉRAL

L'insatisfaction provoquée par les dispositions législatives canadiennes chez un grand nombre de groupes et d'associations de femmes suscite la publication d'un nombre croissant de témoignages fournis par des touristes de l'avortement. Ce phénomène pousse le gouvernement à demander un examen officiel des pratiques liées à l'avortement.

---

34. Leslie J. Reagan, « Crossing the Border for Abortions : California Activists, Mexican Clinics, and the Creation of a Feminist Health Agency in the 1960s », dans Georgina Feldberg, Molly Ladd-Taylor, Alison Li et Kathryn McPherson (dir.), *Women, Health, and Nation. Canada and the United States Since 1945*, Montréal et Kingston : McGill-Queen's University Press, 2003, p. 355-378.
35. « Childbirth by Choice Trust », 1998, p. 126-127.
36. Rachel Benson Gold, « Lessons from Before Roe : Will Past Be Prologue ? », *The Guttmacher Report*, vol. 6, n° 1, mars 2003. Disponible à l'adresse : www.guttmacher.org/pubs/tgr/06/1/gr060108.html (consulté le 12 juillet 2006).
37. Cope Schwenger, « Abortion in Canada as a Public Health Problem and as a Community Health Measure », *Canadian Journal of Public Health*, vol. 64, n° 3, 1973, p. 223 et 225. Voir aussi « Abortions up 25.6 percent », *Canadian News Facts*, 16-30 novembre 1973, p. 1113.

En outre, après l'adoption de la loi de 1969, ces témoignages commencent à paraître dans la presse à grand tirage et dans la presse féminine. Afin que ne soit pas mise en doute la respectabilité sexuelle des protagonistes, ces récits se limitent aux tribulations de femmes mariées en quête d'une interruption de grossesse. Mais ces témoignages éliminent tout fossé moral entre femmes mariées et célibataires en situant toutes les femmes vivant une grossesse non désirée dans le même espace carcéral.

> Alors, en vertu de la nouvelle loi, si vous êtes enceinte et que votre santé pèse dans la balance, et vous savez que vous ne pouvez supporter l'idée de porter un enfant difforme, de vous occuper d'un autre enfant dans une famille déjà pauvre et accablée, ou que vous serez rongée par la honte et l'amertume à cause de toutes les occasions perdues pour toujours, ou que votre santé peut être atteinte au point de vous faire perdre votre joie de vivre, vous n'aurez plus le loisir de faire un choix personnel. Tout votre avenir sera déterminé par un comité de trois médecins ou plus [CAT], qui présument en savoir plus que vous sur vos besoins et vos capacités. Les membres du comité d'avortement [CAT], avec tout ce pouvoir, cherchent à satisfaire leur conscience sans se préoccuper de la vôtre[38].

Les récits de touristes de l'avortement publiés après 1969 témoignent des difficultés qu'entraîne l'application des nouvelles dispositions à toutes les femmes. Le premier problème découle de l'absence d'uniformité dans l'interprétation de la loi que font les médecins. Une patiente âgée de 36 ans, mariée et mère d'un enfant, par exemple, se fait dire par un gynécologue de Toronto que ses antécédents d'infections mammaires ne suffisent pas à justifier un avortement thérapeutique. La patiente décide donc d'aller à Londres, en Angleterre, pour obtenir une interruption de grossesse. Arrivée à la clinique de la rue Harley, elle découvre un vestibule « jonché de valises arborant des étiquettes de la PanAm, de la TWA et d'Air France ». L'infirmière maugrée contre les Canadiennes qui « croient qu'elles peuvent débarquer ici n'importe quand », mais l'avortement est tout de même fixé au lendemain. Peu après l'intervention, la patiente revient à la clinique pour subir son examen postopératoire et constate que le vestibule est toujours aussi rempli de valises provenant de pays étrangers[39].

Le deuxième problème réside dans les partis pris qu'affichent les médecins à l'égard de l'interruption de grossesse. À titre d'exemple, un article compare les tribulations de deux femmes, l'une mariée, l'autre célibataire. D'une part, une mère de famille de 32 ans, accablée de soucis financiers et de problèmes de santé, découvre qu'elle est enceinte. Son médecin refuse de recommander l'avortement. « C'est très agréable d'avoir trois enfants, vous savez », lui dit-il. La femme envisage de se rendre en Angleterre, mais finit par choisir une clinique d'avortement de Montréal, dont

---

38. Mollie Gillen, « Our New Abortion Law : Already Outdated ? », *Chatelaine,* novembre 1969, p. 29+.
39. « Toronto Mother Tells of Her Experiences in Having a Legal Abortion in London », *Toronto Star*, 13 juin 1969, repris dans *Pro-Choice Forum*, septembre 1999, p. 8.

elle tait le nom. Lorsque son médecin constate qu'elle n'est plus enceinte, il lui avoue avoir déjà envoyé d'autres femmes se faire avorter au Japon, agissant ainsi au gré des préceptes de sa conscience selon les difficultés vécues par les femmes enceintes. D'autre part, le deuxième récit relate les mésaventures d'une jeune femme de 25 ans qui, soupçonnant qu'elle est enceinte, refuse d'aller voir son médecin de famille. Trop embarrassée par son état, elle craint de subir la réprobation de ce dernier. Elle consulte un autre médecin qui lui reproche son immoralité sexuelle. Il refuse de la recommander auprès du CAT. Elle décide alors de parcourir 2000 kilomètres pour se prévaloir des services d'un avorteur clandestin. Il essaie de l'avorter à l'aide d'aiguilles à tricoter, mais cette tentative se solde par un échec. La jeune femme s'envole alors pour l'Angleterre, où l'interruption de grossesse est pratiquée par une équipe médicale qui, selon elle, la traite convenablement et ne juge pas sa conduite sexuelle[40].

Le troisième problème, celui de l'accès inégal à l'avortement en fonction de la classe sociale, attire le plus l'attention. En effet, les femmes aisées peuvent se permettre de partir en voyage pour mettre un terme à une grossesse non désirée. Ce n'est pas le cas des femmes dépourvues de ressources financières. Ainsi, pour certaines, il est possible de s'échapper de l'espace carcéral créé par les nouvelles dispositions législatives sur l'avortement, alors que d'autres y demeurent piégées. La question de l'origine ethnique est complètement évacuée, de telle sorte que l'aspect financier semble constituer le seul déterminant de l'accès à l'avortement, au Canada ou à l'étranger.

Une femme mariée âgée de 25 ans et résidant à Toronto, par exemple, tombe enceinte à cause de l'inefficacité des moyens contraceptifs auxquels elle recourt. Craignant qu'un CAT ne rejette sa requête, elle étudie d'autres solutions. Son médecin lui suggère d'obtenir un avortement légal à Londres, mais le coût du voyage est prohibitif. Incapable de rassembler les 800 $ requis, elle choisit plutôt de se tourner vers une clinique de Montréal qui pratique des avortements illégaux. Toutefois, le médecin, dont on ignore le nom et qui pourrait être le Dr Morgentaler, est arrêté juste avant l'arrivée de la jeune patiente, qui se retrouve face à elle-même, à l'instar des autres femmes venues à la clinique depuis toute l'Amérique du Nord. Elle retourne alors à Toronto et sollicite l'aide d'un centre pour femmes offrant des services liés à la planification des naissances, qui recommande des patientes auprès de CAT. La patiente aboutit au Toronto General Hospital. Comme les autres femmes embarrassées et intimidées assises dans la salle d'attente, elle subit un interrogatoire sur sa vie sexuelle, son recours aux contraceptifs, son mariage et les motifs qui la poussent à demander un avortement. Le CAT approuve finalement sa demande, ce qui met fin à son « parcours au royaume de l'angoisse[41] ».

---

40. Mollie Gillen, « Why Women Are Still Angry over Abortion », *Chatelaine*, octobre 1970, p. 34+.
41. Roberta Squire, « I'm Married, Happy, and Went Through Hell for a Legal Abortion », *Chatelaine*, octobre 1970, p. 51.

Militantisme féministe et abrogation
des dispositions législatives sur l'avortement

Cette angoisse conduit les premiers mouvements de libération de la femme à organiser un mouvement en faveur de l'accès à l'avortement. Au début des années 1970, le Vancouver Women's Caucus (VWC), un organisme féministe de gauche, invite les femmes désireuses de faire abroger les nouvelles dispositions sur l'avortement à se rendre en masse à Ottawa pour manifester le jour de la fête des Mères. Le VWC s'était déjà risqué à faciliter des avortements en envoyant des femmes à Seattle. Inspirée par des mouvements militants – lorsque des travailleurs s'étaient ralliés sous la bannière « On to Ottawa » pendant la dépression des années 1930 –, la Caravane de l'avortement éveille un intérêt national pour les questions liées à la reproduction. L'emblème principal du mouvement est un cercueil rempli de dizaines de cintres représentant les femmes mortes des suites d'un avortement clandestin[42]. L'image est forte : elle suggère que ce sont les femmes qui paient de leur vie pour la situation actuelle.

Lorsque la caravane arrive à Ottawa, les militantes de l'Ouest rencontrent celles venues de l'Est. Sur la colline Parlementaire, Doris Power, membre du Mouvement de la société juste[43], s'adresse à la foule. Visiblement enceinte, elle explique aux femmes réunies pour l'occasion que le CAT d'un hôpital a rejeté sa requête, car elle refusait de se laisser stériliser en contrepartie de l'avortement. Doris Power conclut son discours en insistant sur la distinction, aux conséquences parfois fatales, entre celles qui peuvent se déplacer pour obtenir un avortement et celles qui ne peuvent pas se le permettre :

> Nous, les pauvres du Canada, sommes la poussière balayée sous le tapis d'une économie malfaisante. Pour obtenir un avortement, nous devons payer le plus lourd des tributs : notre vie. Nous ne pouvons nous permettre un voyage en Angleterre pour nous faire avorter légalement, en toute sécurité. Nous devons recourir à des bouchers de ruelle[44].

La foule en colère se dirige vers la résidence du premier ministre et dépose le cercueil sur le seuil de la porte du 24, promenade Sussex. Des manifestantes s'enchaînent à la tribune de la Chambre des communes et doivent être détachées de force puis traînées hors du parlement par des gardes de sécurité. Leurs coups d'éclat n'impressionnent pas les ministres. Quand Pierre Elliott Trudeau rencontre le VWC quelques semaines plus tard pour discuter des dispositions législatives sur l'avortement, il insinue que les Canadiennes peuvent aller se faire avorter aux États-Unis[45].

42. Catherine Dunphy, 1996, p. 94 et Judy Rebick, *Ten Thousand Roses. The Making of a Feminist Revolution*, Toronto : Penguin Canada, 2005, p. 35-46.
43. Traduction de Just Society Movement.
44. Doris Powers, « Statement to the Abortion Caravan », *Women Unite! An Anthology of the Canadian Women's Movement*, Toronto : Canadian Women's Educational Press, 1972, p. 124.
45. Judy Rebick, 2005, p. 35-46.

La Caravane de l'avortement sensibilise les féministes à l'importance que revêt l'accès réel à l'avortement. Toutefois, si certaines insistent pour faire de l'abrogation des nouvelles dispositions leur principal cheval de bataille, d'autres estiment que les problèmes des femmes sont trop complexes et diversifiés pour s'en tenir à un objectif aussi circonscrit. L'Association canadienne pour l'abrogation de la loi sur l'avortement (ACDA), exclusivement vouée à la modification des dispositions pertinentes, voit ainsi le jour au milieu des années 1970. L'organisation nationale intervient dans les procès intentés contre le Dr Morgentaler et facilite l'accès à l'avortement pour des femmes qui cherchent à obtenir une interruption de grossesse au Canada ou à l'étranger[46].

ÉVALUATION DE L'INCIDENCE DES DISPOSITIONS SUR L'AVORTEMENT ADOPTÉES EN 1969

Si les féministes réclament l'abrogation des dispositions législatives qui encadrent l'avortement, les médecins veulent avant tout obtenir des éclaircissements. Sous la gouverne de Bette Stephenson, l'Association médicale canadienne (AMC) demande au gouvernement de définir le terme « santé » au bénéfice des CAT. En réponse à cette requête, Otto Lang, ministre de la Justice et opposant à l'avortement, commande un examen en règle des pratiques entourant l'avortement dans tout le pays[47].

L'examen donne lieu au Rapport du Comité sur l'application des dispositions législatives sur l'avortement, rendu public en 1997 et connu plus familièrement sous le nom de rapport Badgley. Ce titre fait référence au président du comité, le professeur Robin Badgley, un sociologue de l'Université de Toronto. Les membres du comité, Robin Badgley, Denise Fortin et Marion G. Powell, concluent que, de façon générale, les décès résultant d'avortements illégaux vont en diminuant. En revanche, seuls 20,1 % des hôpitaux se sont dotés d'un CAT, ce qui entraîne de graves disparités régionales sur le plan de l'accès à l'avortement. Il s'écoule en moyenne huit semaines entre la première consultation d'un médecin par une femme enceinte et l'approbation de l'intervention par le CAT. En outre, l'absence d'uniformité dans l'interprétation des dispositions législatives signifie que « la procédure prévue par le Code criminel en vue de l'obtention d'un avortement thérapeutique est en pratique illusoire pour un grand nombre de Canadiennes[48] ».

En effet, le rapport Badgley explique non seulement pourquoi les nouvelles dispositions sur l'avortement n'ont pas permis d'éliminer les avortements illégaux, mais aussi comment ces nouveaux articles du Code criminel ont stimulé le tourisme de l'avortement. Certes, les récits de femmes contraintes de s'exiler parus dans la presse universitaire, la presse à grand tirage ou les publications féminines pouvaient

---

46. Catherine Dunphy, 1996, p. 127.
47. *Ibid.*, p. 156-157.
48. Denise Fortin et Marion G. Powell, 1977, p. 28.

encore être qualifiés d'anecdotiques, de sensationnalistes, de politisés, ou encore d'émotifs à outrance. En revanche, les conclusions d'un comité nommé par le gouvernement pour se pencher sur le tourisme de l'avortement ne peuvent être écartées du revers de la main.

Les voyages à l'étranger entrepris par les Canadiennes constituent, aux yeux des membres du comité, un élément essentiel de leur travail d'examen. Les données qu'ils recueillent montrent que le nombre de séjours en Grande-Bretagne effectués par des femmes en quête d'un avortement diminue constamment après 1969. L'adoption de nouvelles dispositions législatives sur l'avortement explique en partie cette tendance, tout comme les «chemins recommandés vers l'avortement», qui mènent aux États-Unis[49]. Ces «chemins» font leur apparition parce que «certaines femmes ne peuvent satisfaire aux exigences de comités hospitaliers d'avortement thérapeutique, ne souhaitent pas le faire ou se voient refuser par leur médecin une recommandation auprès du comité d'avortement thérapeutique[50]».

Des médecins, des organisations à but non lucratif ou encore des services commerciaux d'orientation de femmes en quête d'un avortement dirigent les femmes enceintes vers des établissements américains. Il peut s'agir de cliniques indépendantes ou affiliées à des hôpitaux, situées dans des États qui avaient assoupli leur législation sur l'avortement et qui offraient l'avantage de leur proximité avec la frontière canadienne. Ainsi, les résidentes des provinces maritimes se tournent vers des établissements de la Nouvelle-Angleterre ou de la ville de New York; les Québécoises choisissent généralement d'aller au Vermont; l'Illinois, le Michigan et le nord de l'État de New York accueillent des Ontariennes; les Manitobaines se rendent au Minnesota et au Dakota du Nord, alors que les habitants de l'Ouest canadien optent pour la Californie ou l'État de Washington[51]. Les avortements transfrontaliers s'avèrent fort rentables pour les propriétaires de cliniques, les services commerciaux d'orientation des patientes et l'industrie du transport. On a ainsi calculé qu'entre 1970 et 1975, de 45 930 à 50 106 femmes se sont rendues aux États-Unis pour se faire avorter[52].

SUR LA ROUTE... ENCORE UNE FOIS

Après avoir infirmé la condamnation du Dr Henry Morgentaler, la Cour suprême déclare inconstitutionnelles les dispositions du Code criminel sur l'avortement adoptées en 1969. Dans l'arrêt Morgentaler c. la Reine, rendu le 28 janvier 1988, la Cour affirme que les dispositions qui régissent l'interruption de grossesse enfreignent le droit des femmes à la vie, à la liberté et à la sécurité de leur personne. Le gouvernement fédéral présente alors un projet de loi en vue de tenter à nouveau

49. *Ibid.,* p. 74.
50. *Ibid.,* p. 19.
51. *Ibid.,* p. 76-78.
52. *Ibid.,* p. 381-384.

de criminaliser l'avortement. En 1991, ce projet de loi est rejeté de justesse par le Sénat. Malgré tout, l'accès à l'avortement demeure grandement inégal au Canada[53].

Que ce soit avant ou après la légalisation de l'avortement en 1969, les femmes blanches et aisées ont toujours eu la possibilité de se rendre ailleurs au Canada ou à l'étranger pour obtenir une interruption de grossesse. Aujourd'hui, c'est le contraire qui se produit : les femmes marginalisées, les Autochtones vivant dans des réserves, les adolescentes, les habitantes de régions nordiques, de régions rurales et des provinces atlantiques doivent se déplacer pour obtenir un avortement, pour des raisons qui dépassent les simples impératifs géographiques liés à l'étendue du territoire canadien. Or certaines provinces retranchent l'avortement des ententes sur la facturation interprovinciale. En effet, selon Vicki Saporta, présidente de la National Abortion Federation, «l'avortement est la seule intervention assujettie à des contraintes temporelles qui est exclue de la liste des services contenus dans l'accord sur la facturation interprovinciale[54]». Par conséquent, les femmes qui veulent obtenir un avortement à l'extérieur de la province où elles habitent ne se feront pas rembourser les frais de l'intervention par leur gouvernement provincial. L'interruption de grossesse doit être pratiquée dans la province où réside la patiente pour qu'elle puisse bénéficier d'une couverture sociale[55]. L'Île-du-Prince-Édouard ne fournit aucun service d'avortement dans ses hôpitaux, ni en clinique, ce qui oblige les femmes en quête d'une interruption de grossesse à quitter leur province. D'autres gouvernements provinciaux ont tenté d'encadrer l'avortement en imposant des règles analogues aux dispositions législatives de 1969. Le Nouveau-Brunswick, par exemple, ne subventionne les avortements que s'ils sont pratiqués dans un hôpital par un gynécologue-obstétricien, avec le consentement écrit de deux médecins. Selon Vicki Saporta, ces normes vont à l'encontre de l'arrêt Morgentaler[56].

Fait révélateur, de moins en moins d'hôpitaux canadiens pratiquent des avortements, ce qui oblige de nombreuses femmes à se déplacer. Une étude menée par la CARAL en 2003 illustre cette tendance au Canada : seuls 17,8 % des hôpitaux généraux effectuent des interruptions de grossesse, ce qui représente une diminution par rapport à la proportion de 20,1 % citée dans le rapport Badgley. Cette étude révèle également que certaines provinces n'offrent aucun service d'avortement en hôpital. En outre, les hôpitaux qui pratiquent des avortements imposent des obstacles

---

53. Sanda Rodgers, «Abortion Denied : Bearing the Limits of the Law», dans Colleen Flood (dir.), *Just Medicare. What's in, What's out, and How We Decide*, Toronto : University of Toronto Press, 2006, p. 107-136.

54. Vicki Saporta, «Introduction», dans NAF, *Of What Difference? Reflections on the Judgment and Abortion in Canada Today*, 20th Anniversary of R. V. Morgentaler Symposium, University of Toronto, 25 janvier 2008, p. 4.

55. Howard Palley, «Canadian Abortion Policy : National Policy and the Impact of Federalism and Political Implementation on Access to Services», Publius : The Journal of Federalism, 2006, vol. 36, n° 4, p. 565-586.

56. Vicki Saporta, 2008, p. 4.

aux femmes qui veulent y recourir. Le personnel hospitalier n'est souvent pas en mesure de fournir aux femmes des renseignements sur les autres ressources disponibles ; les médecins et autres employés de l'hôpital privent les femmes d'un accès à l'avortement en refusant de leur fournir de l'information ou des conseils, ou encore en les orientant vers des groupes antichoix[57]. En 2006, l'organisme Canadians for Choice effectue une étude similaire et découvre que 15,9 % des hôpitaux généraux du Canada pratiquent des avortements, ce qui révèle une diminution beaucoup plus marquée[58].

Enfin, le nombre de médecins qui pratiquent des avortements décline aussi, à cause du vieillissement des effectifs, de lacunes sur le plan de la formation médicale, du harcèlement, des menaces, des tentatives de meurtre et des assassinats de médecins que commettent des groupes « pro-vie ». En réaction à l'attentat mortel perpétré le 1er juin 2009 contre le Dr George Tiller, un médecin du Kansas pourchassé en raison des avortements tardifs qu'il pratiquait, 22 groupes canadiens pro-choix, y compris la Fédération du Québec pour le planning des naissances et la Fédération interprofessionnelle de la santé du Québec, ont rendu hommage au Dr Tiller, « l'un des rares médecins nord-américains à offrir des services d'avortement aux femmes, notamment aux Canadiennes, lors de la phase tardive de leur grossesse[59] ». Depuis, la clinique du Dr Tiller a été fermée.

Conclusion

À la différence des récits de voyage faits par des Canadiennes en quête d'un avortement qui, entre 1960 et 1980, reçurent l'attention de la presse universitaire, des journaux à grand tirage, de la presse féminine et de rapports commandés par le gouvernement, les voyages entrepris aujourd'hui par des femmes désirant un avortement sont passés sous silence. Bien que des débats sur le tourisme médical fassent rage actuellement, il est possible que les mêmes disparités socio-économiques qui empêchaient les femmes marginalisées de se déplacer pour obtenir un avortement fassent en sorte que les médias d'aujourd'hui s'intéressent peu à leurs séjours dans des hôpitaux ou des cliniques loin de chez elles. L'absence d'intérêt pour ces déplacements met en relief la vulnérabilité de certaines couches de la population et confirme que la légalité de l'avortement ne signifie pas nécessairement que toutes les femmes y auront accès.

Récemment, le gouvernement du premier ministre Stephen Harper a confirmé que le Canada exclura le financement pour l'avortement d'un plan des pays du G8

57. CARAL, *Protecting Abortion Rights in Canada. A Special Report to Celebrate the 15th Anniversary of the Decriminalization of Abortion*, Ottawa, octobre 2003.
58. Jessica Shaw, *Reality Check. A Close Look at Accessing Abortion Services in Canadian Hospitals*, Ottawa : Canadians for Choice, 2006.
59. Communiqué de presse, « Canadian Pro-Choice Organizations Mourn the Death of Dr. George Tiller », 3 juin 2009.

visant à améliorer la santé maternelle dans les pays pauvres. Cette décision équivaut à l'application, par le gouvernement canadien, de «la règle mondiale du bâillon» imposée par le président américain Ronald Reagan pour gagner la faveur de ses électeurs chrétiens évangéliques. La règle mondiale du bâillon a exposé les habitantes de nombreux pays à des avortements dangereux, constituant l'une des principales causes de mortalité maternelle. Le premier ministre Harper cherche peut-être à s'assurer le soutien d'un groupe semblable d'électeurs chrétiens évangéliques. Si c'est le cas, il est possible que la décision prise par le gouvernement canadien de mettre un terme au financement de l'avortement à l'étranger annonce l'adoption de dispositions législatives restreignant l'accès à l'avortement au Canada. Il est donc urgent que les femmes canadiennes se mobilisent pour l'établissement d'une stratégie transnationale afin que celles qui veulent se faire avorter ne deviennent pas des exilées, tant à l'intérieur qu'à l'extérieur de leurs communautés.

Conclusion

Marie-Claude Thifault

L a richesse des sujets discutés pendant le cours d'histoire des soins de santé a finalement été un excellent prétexte pour justifier la réalisation de cet ouvrage collectif qui réunit des spécialistes dont les recherches s'intéressent tant au large champ de la santé qu'à la visibilité du sujet «femmes» dans l'historiographie. À cela s'ajoute également le défi d'une collaboration permettant le dialogue entre les deux solitudes québécoise et canadienne.

Le fait de réunir des chercheurs dont les travaux mettent en valeur la présence féminine dans l'univers des services de santé pour collaborer à la rédaction d'un ouvrage en français avait pour objectif de combler un vide historiographique sur l'expérience québécoise *et* canadienne en la matière. Je constatais cette évidente absence, encore tout récemment, alors que Nicole Rousseau[1], confrontée à la nécessité de se départir de ses nombreux ouvrages consacrés à l'étude des infirmières de colonie au Québec, en fit don à l'Unité de recherche sur l'histoire des sciences infirmières. C'est avec empressement et curiosité que Jayne Elliott et moi avons découvert, parmi tous les cartons reçus, la collection Rousseau. Il s'avère que celle-ci était composée de près d'une centaine de titres – plusieurs sont d'ailleurs cités de manière récurrente dans la majorité des chapitres de ce livre – dont moins du quart étaient en français. L'historiographie de langue française sur les services de santé et selon une perspective pancanadienne est manifestement quasi inexistante.

Plusieurs idées fortes et riches surgissent de *L'incontournable caste des femmes,* dont l'approche diachronique dévoile l'évolution des soins de santé prodigués par les femmes au Québec et au Canada depuis le XIXᵉ siècle. Ces idées permettront de nourrir le débat concernant l'indéniable place des femmes comme sujet de l'histoire – du moins, dans le vaste champ des services de santé. Selon un savoir-faire propre au métier d'historien, les 15 auteur-e-s de cet ouvrage ont mis au jour une impressionnante variété de documents de première main tirés d'archives privées et publiques.

---

1. Professeure émérite, Faculté des sciences infirmières, Université Laval.

Leurs analyses, exercées avec la rigueur historienne, révèlent des spécificités propres à la gent féminine dans sa quête d'un rôle de premier plan dans la sphère publique. Une place qu'elle créa à la mesure de ses moyens, de ses ambitions et de ses compétences. Des portraits de femmes déterminées et combatives, malgré tous les écueils rencontrés, ressortent de la multitude d'exemples évoqués. Celui, entre autres, concernant les modalités du travail des religieuses, dont traitent Aline Charles et François Guérard, « [...] permettait aussi à certaines d'occuper des postes de haute direction, de piloter des infrastructures aux nombreuses ramifications et d'être en position de négocier avec les autorités gouvernementales, la hiérarchie ecclésiastique ou les différents groupes professionnels[2] ». Nombreuses sont celles qui ont transgressé les limites traditionnelles imposées à leur sexe. Bien sûr, elles ont accompli un travail à vocation largement charitable – non rémunéré... ou si peu –, à l'exception toutefois du travail très bien rémunéré des infirmières militaires en temps de guerre. À la lumière des nombreux exemples décrits dans ce collectif, il est néanmoins inexact d'associer vocation charitable et absence de compétences professionnelles en matière de services de santé.

Le perfectionnement pour répondre à des standards plus élevés et atteindre l'autonomie dans le milieu de travail est une autre quête permanente et toujours recommencée. Les parcours professionnels de Louise de Kiriline, infirmière de dispensaire dans le Nord ontarien, et de garde Blais, postée à Auclair du côté du Québec, démontrent l'importance du terme «autonomie». Les infirmières militaires, entre autres, sont également avides d'autonomie et de liberté, au lendemain de la Première Guerre mondiale – refusant de réintégrer les postes qu'elles avaient occupés avant l'enrôlement. Candidates privilégiées dans les programmes de formation universitaire en hygiénisme et en service social, elles ont côtoyé de nombreuses religieuses hospitalières également conscientes de l'importance croissante d'acquérir, diplômes universitaires à l'appui, les compétences de plus en plus diversifiées et spécialisées qu'exige le monde hospitalier.

De courts extraits de ce bouquin évoquent la «nature féminine» des soignantes de tout acabit. Il s'agit là, toutefois, d'une tangente peu empruntée par les auteur-e-s de ce collectif qui, règle générale, réfutent cette interprétation classique trop restrictive. Néanmoins, cette référence aux qualités dites féminines qui caractérisent les protagonistes des services de santé sert à nuancer, voire à déconstruire la prégnance d'un profil identitaire commun, d'un épiphénomène historique passager ou du statut provisoire et éphémère d'une action sanitaire. Incontestablement, aux qualités dites féminines popularisées par Florence Nightingale – sincérité, bonté, patience, emprise sur soi, obéissance, bon esprit, etc. – s'ajoute, d'un couvert à l'autre de cet ouvrage, un éventail beaucoup plus diversifié d'aptitudes et de compétences qui rendent compte de l'étoffe singulière de la caste des femmes. Loin d'être docile et soumise, cette caste des femmes, toutes générations confondues, s'est mobilisée

---

2. Voir chap. 4, p. 102.

pour offrir des services de santé lacunaires et revendiquer leur accessibilité partout au pays. Une mobilisation toujours d'actualité en ce début de XXIe siècle, selon Christabelle Sethna.

L'Unité de recherche sur l'histoire des sciences infirmières contribue à développer les connaissances sur l'histoire des infirmières et des infirmiers ainsi que celles, plus générales, sur la santé. *L'incontournable caste des femmes* s'inscrit parmi les réalisations majeures de ce groupe de recherche depuis que le principal organisme devant contribuer à l'avancement des connaissances sur le monde de la santé – l'Institut AMS-Hannah en histoire de la médecine – se détourne des études sur le monde infirmier et paramédical. L'intention qui a guidé la réalisation de ce collectif était, en partie, de combler un vide important qui risque malheureusement de s'élargir au cours des prochaines années. Souhaitons toutefois que l'on trouve un jour, dans des cartons contenant une collection d'ouvrages sur l'histoire des services de santé pan-canadiens, de nombreux titres en français et en anglais accompagnant *L'incontournable caste des femmes*...

BIBLIOGRAPHIE

Introduction

Baillargeon, Denyse, *Naître, vivre, grandir. Sainte-Justine 1907-2007*, Montréal : Boréal, 2007.

Cohen, Yolande, *Profession infirmière. Une histoire des soins dans les hôpitaux du Québec*, Montréal : Les Presses de l'Université de Montréal, 2000.

Deliège, Robert, *Le système des castes,* Paris : PUF, 1993.

_____, « Les castes dans l'Inde d'aujourd'hui : évolution et adaptation », *Le monde de Clio,* disponible à l'adresse http://www.clio.fr/BIBLIOTHEQUE/les_castes_dans_l_inde_d_aujourd_hui__evolution_et_adaptation.asp.

Dumont, Micheline, « Mémoire et écriture. "Elle" peut-elle devenir sujet ? », dans Lucie Hotte et Linda Cardinal (dir.), *La parole mémorielle des femmes*, Montréal : Les éditions du remue-ménage, 2002, p. 17-32.

Elliott, Jayne, Meryn Stuart et Cynthia Toman (dir.), *Place and Practice in Canadian Nursing History,* Vancouver : UBC Press, 2008.

Fahmy-Eid, Nadia *et al.*, *Femmes, santé et professions. Histoire des diététistes et des physiothérapeutes au Québec et en Ontario, 1930-1980*, Montréal : Fides, 1997.

Fahrni, Magda, « "Elles sont partout…" Les femmes et la ville en temps d'épidémie, Montréal, 1918-1920 », *RHAF*, vol. 58, n° 1, été 2004, p. 67-85.

Glassford, Sarah, « "The Greatest Mother in the World" : Carework and the Discourse of Mothering in the Canadian Red Cross Society During the First World War », *Journal of the Association for Research on Mothering,* vol. 10, n° 1, 2008, p. 219-232.

Guérard, François, *Histoire de la santé au Québec,* Montréal : Boréal Express, 1996.

Jaffrelot, Christophe, *La démocratie en Inde. Religion, caste et politique*, Paris : Fayard, 1998, cité dans Alain Policar, « Égalité et hiérarchie. Célestin Bouglé et Louis Dumont face au système des castes », *Esprit,* vol. 1, janvier 2001, p. 40.

Jones, Esyllt, *Influenza 1918 : Disease, Death and Struggle in Winnipeg*, Toronto : University of Toronto Press, 2007.

McPherson, Kathryn, *Bedside Matters. The Transformation of Canadian Nursing, 1900-1990*, Toronto : University of Toronto Press, 2003 [1996].

_____ et Meryn Stuart, «Writing Nursing History in Canada. Issues and Approaches», *Canadian Bulletin of Medical History/Bulletin canadien d'histoire de la médecine*, vol. 11, 1994, p. 3-22.

Morin-Pelletier, Mélanie, *Briser les ailes de l'ange. Les infirmières militaires canadiennes (1914-1918)*, Montréal : Athéna Éditions, 2006.

Prud'homme, Julien, *Profession à part entière. Histoire des ergothérapeutes, orthophonistes, physiothérapeutes, psychologues et travailleuses sociales au Québec*, Montréal : PUM, 2011.

Stuart, Meryn, G. Boschma et B. Brush, «The International Council of Nurses (ICN)», dans M. McIntyre et B. Thomlinson (dir.), *Realities of Canadian Nursing. Professional, Practice and Power Issues,* Philadelphie : Lippincott, 2003, p. 106-123.

_____ et Ruby Heap, «Research Note : Nurses and Physiotherapists. Issues in the Professionalization of Health Care Occupations During and After World War One», *Santé et société canadienne*, vol. 3, n°s 1 et 2, 1995, p. 179-193.

Toman, Cynthia et Meryn Stuart, «Emerging Scholarship in Nursing History», *Canadian Bulletin of Medical History/Bulletin canadien d'histoire de la médecine*, vol. 21, n° 2, 2004, p. 223-227.

Chapitre 1

Boudon, Raymond, Pierre Besnard, Mohamed Cherkaoui et Bernard-Pierre Lécuyer, *Diction-naire de sociologie*, Paris : Larousse-Bordas, 1999.

Brenzel, Barbara, *Daughters of the State. A Social Portrait of the First Reform School for Girls in North America 1856-1905*, Cambridge : MIT Press, 1983.

Brodeur, Jean-Paul, «Alternatives à la prison. Diffusion ou décroissance du contrôle social : une entrevue avec Michel Foucault», *Criminologie*, vol. 26, n° 1, 1993, p. 13-34.

Burban, Christelle, *Les origines institutionnelles de la protection de l'enfance au Québec. L'école d'industrie de Notre-Dame de Montfort (1883-1913)*, mémoire de maîtrise, Université Rennes 2, 1997.

Carlier, Christian, *La prison aux champs. Les colonies d'enfants délinquants du nord de la France au 19ᵉ siècle*, Paris : Les Éditions de l'Atelier, 1994.

Danylewycz, Marta, *Profession : religieuse. Un choix pour les Québécoises (1840-1920)*, Montréal : Boréal, 1988.

Douglas, Mary, *Comment pensent les institutions. Suivi de «Il n'y a pas de don gratuit» et «La connaissance de soi»*, 2ᵉ éd., Paris : Éditions La Découverte et Syros, 1999 [1986].

Fecteau, Jean-Marie, *La liberté du pauvre. Sur la régulation du crime et de la pauvreté au XIXᵉ siècle québécois*, Montréal : VLB Éditeur, 2004.

_____, Jean Trépanier, Sylvie Ménard et Véronique Strimelle, «Une politique de l'enfance délinquante et en danger : la mise en place des écoles de réforme et d'industrie au Québec (1840-1873)», *Crime, histoire et sociétés*, vol. 2, n° 1, 1998, p. 75-110.

Foucault, Michel, *Surveiller et punir. Naissance de la prison*, Paris : Gallimard, 1975.

Gaillac, Henri, *Les maisons de correction,* 2ᵉ éd., Paris : Cujas, 1991 [1970].

Kaluszinsky, Martine, « Le criminel à la fin du XIXᵉ siècle. Autour du récidiviste et de la loi du 27 mai 1885. Le paradoxe républicain de l'exclusion », dans André Gueslin et Dominique Kalifa, *Les exclus en Europe, 1830-1930*, Paris : Les Éditions de l'Atelier, 1999, p. 253-266.

Kellerhals, Jean, Marianne Modak et David Perrenoud, *Le sentiment de justice dans les relations sociales*, Paris : Presses universitaires de France, 1997.

Mary, Philippe, « La critique de la critique. Un fondement problématique de l'innovation pénale », *Champ pénal/Penal field, nouvelle revue internationale de criminologie*, Séminaire Innovations pénales, contribution de clôture (30 septembre 2007), http://champpenal. revues.org/2691.

Ménard, Sylvie, *Des enfants sous surveillance. La rééducation des jeunes délinquants au Québec (1840-1950)*, Montréal : VLB, 2003.

Mucchielli, Laurent, « Criminologie, hygiénisme et eugénisme en France (1870-1914). Débats médicaux sur l'élimination des criminels réputés "incorrigibles" », *Revue d'histoire des sciences humaines,* vol. 2, nᵒ 3, 2000, p. 57-88.

Mumm, Susan, « "Not Worse than Other Girls" : The Convent-Based Rehabilitation of Fallen Women in Victorian Britain », *Journal of Social History*, vol. 29, nᵒ 3, 1996, p. 527-546.

Murphy, Gwénaël, « Prostituées et pénitentes (Poitiers et La Rochelle au XVIIIᵉ siècle) », *Clio*, nᵒ 17, 2003, mis en ligne le 27 novembre 2006. Disponible à l'adresse http://clio.revues. org/index583.html.

Myers, Tamara et Joan Sangster, « Retorts, Runaways and Riots. Patterns of Resistance in Canadian Reform Schools for Girls, 1930-1960 », *Journal of Social History*, vol. 34, nᵒ 3, 2001, p. 669-697.

Odem, Mary et Steven Schlossman, « Guardians of Virtue. The Juvenile Court and Female Delinquency in Early XXᵗʰ-Century Los Angeles », *Crime and Delinquency*, vol. 37, nᵒ 2, 1991, p. 186-203.

Platt, Anthony, *The Child Savers. The Invention of Delinquency*, 2ᵉ éd., Chicago : University of Chicago Press, 1977 [1969].

Rouland, Norbert, *L'anthropologie juridique*, Paris : Presses universitaires de France, 1995.

Schnapper, Bernard, « La correction paternelle et le mouvement des idées au XIXᵉ siècle (1789-1935) », *Revue historique*, tome 263, fasc. 2 (534), avril-juin 1980, p. 319-349.

Strange, Carolyn, *Toronto's Girl Problem. The Perils and Pleasures of the City, 1880-1930*, Toronto : University of Toronto Press, 1995.

Strimelle, Véronique, « La gestion de la déviance des filles et les institutions du Bon-Pasteur à Montréal », thèse de doctorat, Université de Montréal, 1998.

_____, « La gestion de la déviance des filles à Montréal au XIXᵉ siècle. Les institutions du Bon-Pasteur d'Angers (1869-1912) », *Le temps de l'histoire*, nᵒ 5, 2003, p. 61-83.

Trépanier, Jean, « Protéger pour prévenir la délinquance : l'émergence de la Loi sur les jeunes délinquants de 1908 et sa mise en application à Montréal », dans Renée Joyal (dir.), *Entre surveillance et compassion. L'évolution de la protection de l'enfance au Québec des origines à nos jours,* Québec : Presses de l'Université du Québec, 2000, p. 49-95.

Chapitre 2

Baillargeon, Denyse, « Fréquenter les Gouttes de lait. L'expérience des mères montréalaises 1910-1965 », *Revue d'histoire de l'Amérique française,* vol. 50, n° 1, été 1996, p. 29-66.

Cohen, Yolande, « De la nutrition des pauvres malades. L'histoire du Montreal Diet Dispensary de 1910 à 1940 », *Histoire sociale/Social History,* vol. 41, n° 81, mai 2008, surtout p. 146-163.

Comacchio, Cynthia, *Nations Are Built of Babies. Saving Ontario Mothers and Children 1900-1940,* Montréal et Kingston : McGill-Queen's University Press, 1998.

Cooper, John, *The Blessed Communion. The Origins and Histories of the Diocese of Montreal, 1760-1960,* Montréal : The Archives Committee of the Diocese of Montreal, 1960.

Gossage, Peter, « Les enfants abandonnés à Montréal au 19ᵉ siècle. La Crèche d'Youville des Sœurs grises, 1820-1871 », *Revue d'histoire de l'Amérique française,* vol. 40, n° 4, printemps 1987, p. 537-559.

_____, *Abandoned Children in Nineteenth Century Montreal,* mémoire de maîtrise, McGill University, 1983.

Harvey, Janice, « La religion, fer de lance de l'aide aux démunies dans la communauté protestante montréalaise au XIXᵉ siècle et au début du XXᵉ siècle », SCHEC, *Études d'histoire religieuse,* vol. 73, 2007, p. 7-30.

_____, *The Protestant Orphan Asylum and the Montreal Ladies' Benevolent Society. A Case Study in Protestant Child Charity in Montreal, 1822-1900,* thèse de doctorat, McGill University, 2001.

Reisner, M. E., *The Measure of Faith. Annals of the Diocese of Montreal 1760-2000,* Toronto : ABC Publishing Book Center, 2002.

Chapitre 3

Best, Geoffrey, *Humanity in Warfare. The Modern History of the International Law of Armed Conflicts,* Londres : Weidenfeld and Nicolson, 1980.

Brookfield, Tarah, « "Our Deepest Concern Is for the Safety of Our Children and Their Children". Canadian Women Respond to Cold War Fears at Home and Abroad, 1950-1980 », thèse de doctorat, York University, 2008.

Bruce, Jean, *Back the Attack! Canadian Women During the Second World War - At Home and Abroad,* Toronto : Macmillan of Canada, 1985.

Bulmer, Martin, « Mobilising Social Knowledge for Social Welfare : Intermediary Institutions in the Political Systems of the United States and Great Britain Between the First and Second World Wars », dans Paul Weindling (dir.), 1995.

Burnett, Kristin, « The Healing Work of Aboriginal Women in Indigenous and Newcomer Communities », dans Jayne Elliott, Meryn Stuart et Cynthia Toman (dir.), *Place and Practice in Canadian Nursing History*, Vancouver : UBC Press, 2008, p. 40-52.

Bush, Julia, *Edwardian Ladies and Imperial Power*, Londres : Leicester University Press, 2000.

Dodd, Dianne et Deborah Gorham, « Introduction », dans Dianne Dodd et Deborah Gorham (dir.), *Caring and Curing. Historical Perspectives on Women and Healing in Canada*, Ottawa : University of Ottawa Press, 1994.

Duffin, Jacalyn, *History of Medicine. A Scandalously Short Introduction*, Toronto : University of Toronto Press, 1999.

Elliott, Jayne, « Blurring the Boundaries of Space. Shaping Nursing Lives at the Red Cross Outposts in Ontario, 1922-1945 », *Canadian Bulletin of Medical History/Bulletin canadien d'histoire de la médecine*, vol. 2, n° 1, 2004, p. 303-325.

_____, *« Keep the Flag Flying » : Medical Outposts and the Red Cross in Northern Ontario, 1922-1984*, Queen's University, thèse de doctorat, 1996.

Ellis, Jean M. et Isabel Dingman, *Face Powder and Gunpowder*, Toronto : S. J. Reginald Saunders and Company Ltd., 1947.

Glassford, Sarah, « "The Greatest Mother in the World" : Carework and the Discourse of Mothering in the Canadian Red Cross Society During the First World War », *Journal of the Association for Research on Mothering*, vol. 10, n° 1, 2008, p. 219-232.

_____, *« Marching As To War ». The Canadian Red Cross Society, 1896-1939*, York University, thèse de doctorat, 2007.

Granatstein, J. L., *Canada's War. The Politics of the Mackenzie King Government, 1939-1945*, Toronto : Oxford University Press, 1975.

Hutchinson, John F., *Champions of Charity. War and the Rise of the Red Cross*, Boulder : Westview Press, 1996.

Kapp, Richard W., « Charles H. Best, the Canadian Red Cross Society, and Canada's First National Blood Donation Program », *Canadian Bulletin of Medical History/Bulletin canadien d'histoire de la médecine*, vol. 12, n° 1, 1995, p. 27-46.

Kealey, Linda (dir.), *A Not Unreasonable Claim. Women and Reform in Canada, 1880s-1920s*, Toronto : The Women's Press, 1979.

Keshen, Jeff, *Saints, Sinners, and Soldiers. Canada's Second World War*, Vancouver : UBC Press, 2004.

LeRoy Miller, Gertrude, *Mustard Plasters and Handcars. Through the Eyes of a Red Cross Outpost Nurse*, Toronto : Natural Heritage Books, 2000.

MacDonald Cooper, Lois, *Wartime Letters Home*, Ottawa : Borealis Press, 2005.

Martin Day, Frances, Phyllis Spence et Barbara Ladouceur, *Women Overseas. Memoirs of the Canadian Red Cross Corps (Overseas Detachment)*, Vancouver : Ronsdale Press, 1998.

Moorehead, Caroline, *Dunant's Dream. War, Switzerland and the History of the Red Cross*, New York : Carroll & Graf Publishers, 1998.

Oppenheimer, Mélanie, « Control of Wartime Patriotic Funds in Australia. The National Security (Patriotic Funds) Regulations, 1940-1953 », *War & Society*, vol. 18, n° 1, 2000, p. 71-90.

Pickles, Katie, *Female Imperialism and National Identity. Imperial Order Daughters of the Empire*, Manchester : Manchester University Press, 2002.

Pictet, Jean, *Development and Principles of International Humanitarian Law*, Dordrecht : Martinus Nijhoff Publishers, 1985.

Porter, McKenzie, *To All Men. The Story of the Canadian Red Cross*, Toronto : McClelland & Stewart, 1960.

Prentice, Alison *et al.*, *Canadian Women. A History*, 2ᵉ éd., Toronto : Harcourt Canada, 1996 [1988].

Roach Pierson, Ruth, *« They're Still Women After All ». The Second World War and Canadian Womanhood*, Toronto : McClelland & Stewart, 1986.

Scates, Bruce, « The Unknown Sock Knitter. Voluntary Work, Emotional Labour, Bereavement and the Great War », *Labour History*, n° 81, novembre 2002, p. 29-49.

Sheehan, Nancy, « Junior Red Cross in the Schools. An International Movement, a Voluntary Agency, and Curriculum Change », *Curriculum Inquiry*, vol. 17, n° 3, 1987, p. 247-266.

_____, « The Junior Red Cross Movement in Saskatchewan, 1919-1929. Rural Improvement Through the Schools », dans David C. Jones et Ian MacPherson (dir.), *Building Beyond the Homestead. Rural History on the Prairies*, Calgary : University of Calgary Press, 1985.

Strong-Boag, Veronica, *The New Day Recalled. Lives of Girls and Women in English Canada, 1919-1939*, Toronto : Copp Clark Pitman, 1988.

_____, « "Setting the Stage". National Organization and the Women's Movement in the Late 19ᵗʰ Century », dans Susan Mann Trofimenkoff et Alison Prentice (dir.), *The Neglected Majority. Essays in Canadian Women's History*, Toronto : McClelland & Stewart, 1977.

Vance, Jonathan F., « Canadian Relief Agencies and Prisoners of War, 1939-45 », *Journal of Canadian Studies*, vol. 31, n° 2, 1996, p. 133-147.

Weindling, Paul (dir.), *International Health Organisations and Movements, 1918-1939*, Cambridge : Cambridge University Press, 1995.

Chapitre 4

Bélanger, Jules *et al.*, *Histoire de la Gaspésie*, Québec : Boréal Express/Institut québécois de recherche sur la culture, 1999.

Charles, Aline, *Quand devient-on vieille ? Femmes, âge et travail au Québec, 1940-1980*, Québec : Les Presses de l'Université Laval, 2007.

_____, «Women's Work in Eclipse : Nuns in Quebec Hospitals, 1940-1980», dans G. Feldberg *et al.* (dir.), *Women, Health and Nation : Canada and the United States Since 1945*, Montréal : McGill-Queen's University Press, 2003, p. 264-291.

Cohen, Yolande, «Rapports de genre, de classe et d'ethnicité : l'histoire des infirmières au Québec», *Canadian Bulletin of Medical History/Bulletin canadien d'histoire de la médecine*, vol. 21, n° 2, 2004, p. 387-409.

Feretti, Lucia, *Brève histoire de l'Église catholique au Québec*, Montréal : Boréal, 1999.

Gauthier, Chantal, *Femmes sans frontières. L'histoire des Sœurs missionnaires de l'Immaculée-Conception, 1902-2007*, Outremont : Carte blanche, 2008.

Guérard, François, «La formation des grands appareils sanitaires, 1800-1945», dans Normand Séguin (dir.), *Atlas historique du Québec. L'institution médicale*, Sainte-Foy : Les Presses de l'Université Laval, 1998, p. 75-106.

_____, *La santé publique dans deux villes du Québec de 1887 à 1939. Trois-Rivières et Shawinigan*, Montréal : Université du Québec à Montréal, thèse de doctorat, 1993.

Juteau, Danielle et Nicole Laurin, «La sécularisation et l'étatisation du secteur hospitalier au Québec de 1960 à 1966», dans Robert Comeau (dir.), *Jean Lesage et l'éveil d'une nation*, Québec : Presses de l'Université du Québec, 1989, p. 155-167.

Lamontagne, Esther et Yolande Cohen, «Les Sœurs grises à l'Université de Montréal, 1923-1947 : de la gestion hospitalière à l'enseignement supérieur en *nursing*», *Historical Studies in Education/Revue d'histoire de l'éducation*, vol. 15, n° 2, 2003, p. 273-297.

Laurin, Nicole, Danielle Juteau et Lorraine Duchesne, *À la recherche d'un monde oublié. Les communautés religieuses de femmes au Québec de 1900 à 1970*, Montréal : Le Jour, 1991.

Legrand, Catherine, «L'axe missionnaire catholique entre le Québec et l'Amérique latine. Une exploration préliminaire», *Globe. Revue internationale d'études québécoises*, vol. 12, n° 1, 2009, p. 43-66.

Mann Wall, Barbara, *Unlikely Entrepreneurs. Catholic Sisters and the Hospital Marketplace, 1865-1925*, Columbus : Ohio State University Press, 2005.

Martin, Tania Marie, *The Architecture of Charity. Power, Religion, and Gender in North America, 1840-1960*, Berkeley : University of California, thèse de doctorat, 2002.

Nelson, Sioban «"The Harvest that Lies Before Us" : Quebec Women Religious Building Health Care in the U.S. Pacific Northwest, 1858-1900», dans Elizabeth M. Smyth (dir.), *Changing Habits. Women's Religious Orders in Canada*, Ottawa : Novalis, 2007, p. 151-171.

Perron, Normand, *Un siècle de vie hospitalière au Québec. Les Augustines et l'Hôtel-Dieu de Chicoutimi 1884-1984*, Québec : Presses de l'Université du Québec, 1984.

Petitat, André, *Les infirmières. De la vocation à la profession*, Montréal : Boréal, 1989.

Smyth, Elizabeth M., «Introduction», dans Elizabeth M. Smyth (dir.), *Changing Habits. Women's Religious Orders in Canada*, Ottawa : Novalis, 2007, p. 7-20.

Toman, Cynthia et Meryn Stuart, « Emerging Scholarship in Nursing History », *Canadian Bulletin of Medical History/Bulletin canadien d'histoire de la médecine*, vol. 21, n° 2, 2004, p. 223-227.

Turcotte, Huguette, « Hospitals for Chinese in Canada : Montreal (1918) and Vancouver (1921) », *Historical Studies*, n° 70, 2004, p. 131-142.

Chapitre 5

Arnup, Katherine, « Raising the Dionne Quintuplets. Lessons for Modern Mothers », *Journal of Canadian Studies*, n° 29, hiver 1994-1995, p. 65-85.

Bardenhagen, Marita, *Professional Isolation and Independence of Bush Nurses in Tasmania 1910-1957. « We're Very Much Individuals on Our Own »*, thèse de doctorat, University of Tasmania, 2003.

Barton, H. Arnold, *Letters from the Promised Land. Swedes in America, 1840-1941*, Minneapolis : University of Minnesota Press, 1975.

Bender Zelmanovits, Judith, « "Midwife Preferred" : Maternity Care in Outpost Nursing Stations in Northern Canada, 1945-1988 », dans Georgina Feldberg, Molly Ladd-Taylor, Alison Li et Kathryn McPherson (dir.), *Women, Health and Nation. Canada and the United States Since 1945*, Montréal et Kingston : McGill-Queen's University Press, 2003, p. 161-188.

Bradbury, Bettina et Tamara Myers (dir.), *Negotiating Identities in 19th and 20th Century Montreal*, Vancouver et Toronto : UBC Press, 2005.

Breton, Pierre, *The Dionne Years. A Thirties Melodrama*, Toronto : McClelland and Stewart, 1977.

Cameron, Wendy, Sheila Haines et Mary McDougall Maude (dir.), *English Immigrant Voices. Labourers' Letters from Upper Canada in the 1830s*, Montréal et Kingston : McGill-Queen's University Press, 2000.

Cowman, Krista et Louise A. Jackson, « Middle-Class Women and Professional Identity », *Women's History Review*, vol. 14, n° 2, 2005, p. 165-180.

D'Antonio, Patricia, « Revisiting and Rethinking the Rewriting of Nursing History », *Bulletin of the History of Medicine*, vol. 73, n° 2, 1999, p. 268-290.

De Kiriline Lawrence, Louise, *Another Winter, Another Spring. A Love Remembered*, Toronto : Natural Heritage Books, 1987 (publié précédemment par McGraw-Hill Book Company, 1977).

Dubinsky, Karen, *Improper Advances. Rape and Heterosexual Conflict in Ontario, 1880-1929*, Chicago et Londres : Chicago University Press, 1993.

Duffin, Jacalyn, *Langstaff. A Nineteenth-Century Medical Life*, Toronto : University of Toronto Press, 1993.

Earle, Rebecca (dir.), *Epistolary Selves. Letters and Letter-Writers, 1600-1945*, Aldershot : Ashgate, 1999.

Elliott, Jayne, « *'Keep the Flag Flying'* ». *Medical Outpost and the Red Cross in Northern Ontario, 1922-1984*, thèse de doctorat, Queen's University, 2004.

Epp, A. Ernest, *Nordic People in Canada. A Study in Demography 1861-2001*, Thunder Bay : Lakehead Social History Institute, 2004.

Fitzpatrick, David (dir.), *Oceans of Consolation. Personal Accounts of Irish Migration to Australia*, Ithica : Cornell University Press, 1994.

Gerber, David A., *Authors of Their Lives. The Personal Correspondence of British Immigrants to North America in the Nineteenth Century*, New York : New York University Press, 2006.

_____, « Epistolary Ethics : Personal Correspondence and the Culture of Emigration in the Nineteenth Century », *Journal of American Ethnic History*, n° 19, été 2000, surtout p. 11-16.

Gladbach Rawn, Georgina citée dans Merilyn Mohr, « To Whom the Wilderness Speaks. The Remarkable Life of Louise de Kiriline Lawrence », *Harrowsmith*, n° 13, 1989, p. 75.

How, James, *Epistolary Spaces. English Letter Writing from the Foundation of the Post Office to Richardson's Clarissa*, Aldershot : Ashgate, 2003.

Kirkwood, Rondalyn, « Blending Vigorous Leadership and Womanly Virtues : Edith Kathleen Russell at the University of Toronto, 1920-52 », *Canadian Bulletin of Medical History/ Bulletin canadien d'histoire de la médecine,* vol. 11, n° 1, 1994, p. 175-205.

Leroy Miller, Gertrude, *Mustard Plasters and Handcars. Through the Eyes of a Red Cross Outpost Nurse*, Toronto : Natural Heritage Books, 2000.

Lintelman, Joy K., « "America Is the Woman's Promised Land" : Swedish Immigrant Women and Domestic Service », *Journal of American Ethnic History*, printemps 1989, p. 9-23.

Massie, Merle, « Ruth Dulmage Shewchuk. A Saskatchewan Red Cross Outpost Nurse », *Saskatchewan History*, vol. 2, n° 52, 2004, p. 35-44.

McPherson, Kathryn, *Bedside Matters. The Transformation of Canadian Nursing, 1900-1990*, Toronto : University of Toronto Press, 2003 [1996].

_____, « "The Country Is a Stern Nurse" : Rural Women, Urban Hospitals and the Creation of a Western Canadian Nursing Work Force, 1920-1940 », *Prairie Forum*, n° 20, 1995, p. 198.

Meijer Drees, Laurie et Lesley McBain, « Nursing and Native Peoples in Northern Saskatchewan », *Canadian Bulletin of Medical History/Bulletin canadien d'histoire de la médecine*, vol. 18, n° 1, 2001, p. 43-65.

Ouditt, Sharon, *Fighting Forces, Writing Women. Identity and Ideology in the First World War*, Londres et New York : Routledge, 1994.

Överland, Orm, *Immigrant Minds, American Identities. Making the United States Home, 1870-1930*, Urbana et Chicago : University of Illinois Press, 2000.

Parr, Joy, *The Gender of Breadwinner. Women, Men, and Change in Two Industrial Towns 1880-1950*, Toronto : University of Toronto Press, 1990.

Quiney, Linda, «"Suitable Young Women". Red Cross Nursing Pioneers and the Crusade for Healthy Living in Manitoba, 1920-1930», dans Jayne Elliott, Meryn Stuart et Cynthia Toman (dir.), *Place and Practice in Canadian Nursing History*, Vancouver : UBC Press, 2008, p. 91-110.

Richardson, Sharon, «Frontier Health Care : Alberta's District Nursing Service», *Alberta History*, hiver 1998, p. 2-9.

Rousseau, Nicole et Johanne Daigle, «Medical Service to Settlers. The Gestation and Establishment of a Nursing Service in Quebec, 1932-1943», *Nursing History Review,* n° 8, 2000, p. 95-116.

Stuart, Meryn, «War and Peace : Professional Identities and Nurses Training, 1914-1930», dans Elizabeth Smyth, Sandra Acker, Paula Bourne et Alison Prentice (dir.), *Challenging Professions. Historical and Contemporary Perspectives on Women's Professional Work*, Toronto : University of Toronto Press, 1999, p. 171-193.

_____, «Ideology and Experience. Public Health Nursing and the Ontario Rural Child Welfare Project, 1920-25», *Canadian Bulletin of Medical History/Bulletin canadien d'histoire de la médecine,* vol. 6, n° 2, 1989, p. 111-131.

Vecoli, Rudolph J. et Suzanne M. Sinke (dir.), *A Century of European Migrations, 1830-1930*, Urbana et Chicago : University of Illinois Press, 1991.

Violette, Brigitte, «Gertrude Duchemin», dans Christina Bates, Dianne Dodd et Nicole Rousseau (dir.), *On All Frontiers. Four Centuries of Canadian Nursing*, Ottawa : Musée canadien des civilisations et Université d'Ottawa, 2005, p. 145.

Chapitre 6

«Les infirmières de colonie», brochure insérée dans la *Revue de l'Ordre des infirmières et infirmiers du Québec (OIIQ)*, collection «Rétrospective», n° 2, 1995.

Baillargeon, Denyse, *Un Québec en mal d'enfants. La médicalisation de la maternité, 1910-1970*, Montréal : Les éditions du remue-ménage, 2004.

Bouchard, Gérard, *Genèse des nations et cultures du Nouveau Monde. Essai d'histoire comparée*, Montréal : Boréal, 2001.

Courville, Serge, «Part of the British Empire, Too : French Canada and Colonization Propaganda», dans Phillip Buckner et R. Francis Douglas (dir.), *Canada and the British World. Culture, Migration, and Identity*, Vancouver : UBC Press, 2006, p. 132.

_____, *Immigration et colonisation. Du rêve américain au rêve colonial*, Québec : Éditions MultiMondes, 2002.

_____, *Le Québec. Genèse et mutations du territoire : synthèse de géographie historique*, Sainte-Foy : Presses de l'Université Laval, 2000.

Cousture, Arlette, *Les filles de Caleb*, vol. 2. *Le cri de l'oie blanche*, Montréal : Éditions Québec-Amérique, 1986.

Daigle, Johanne, «Colonisation, nationalisme et médiation soignante : rencontres entre femmes aux marges de l'écoumène québécois, 1932-1972», à paraître dans Joceline Chabot, Daniel Hickey et Martin Pâquet (dir.), *Aux marges de la médicalisation. Perspectives historiques et représentations de la santé (XVe-XXe siècles)*, Québec : Les Presses de l'Université Laval, 2012.

_____, «The Call of the North : Nurses in the Remote Areas of Quebec, 1932-1972», dans Jayne Elliott, Meryn Stuart et Cynthia Toman (dir.), *Place and Practice in Canadian Nursing History*, Vancouver : UBC Press, 2008, p. 111-135.

_____, «Au-delà de l'espace ou en deçà du temps? Les stratégies d'adaptation sociosanitaires des «pionniers» modernes en Abitibi-Témiscamingue (Québec), 1932-1952», dans Brigitte Caulier et Yvan Rousseau (dir.), *Temps, espace et modernités. Mélanges offerts à Serge Courville et Normand Séguin*, Québec : Les Presses de l'Université Laval, 2009, p. 151-163.

_____ et Nicole Rousseau, «Le Service médical aux colons. Gestation et implantation d'un service infirmier au Québec (1932-1943)», *Revue d'histoire de l'Amérique française*, vol. 52, n° 1, 1998, p. 47-72.

_____ et Nicole Rousseau, «Medical Service to Settlers. The Gestation and Establishment of a Nursing Service in Quebec, 1932-1943», *Nursing History Review*, vol. 8, 2000, p. 95-116.

Dodd, Dianne, Jayne Elliott et Nicole Rousseau, «Le *nursing* en régions éloignées au Canada», dans Christina Bates, Dianne Dodd et Nicole Rousseau (dir.), *Sans frontières. Quatre siècles de soins infirmiers canadiens*, Ottawa : Les Presses de l'Université d'Ottawa et Musée canadien des civilisations, 2005, p. 139-152.

Epp, Marlene, «Midwives-Healers in Canadian Mennonite Immigrant Communities : Women Who "Made Things Right"», *Histoire sociale/Social History*, vol. XL, n° 80, novembre 2007, p. 323-344.

Foucault, Michel, *Surveiller et punir. Naissance de la prison*, Paris : Gallimard, 1975.

_____, *Histoire de la folie à l'âge classique*, Paris : Gallimard, 2003 [1961].

Kelm, Mary-Ellen, *Colonizing Bodies : Aboriginal Health and Healing in British Columbia, 1900-50*, Vancouver : UBC Press, 1998.

Laforce, Hélène, *Histoire de la sage-femme dans la région de Québec*, Québec : Institut québécois de recherche sur la culture, 1985.

Lamoureux, Diane, *L'amère patrie. Féminisme et nationalisme dans le Québec contemporain*, Montréal : Les éditions du remue-ménage, 2001.

Levine, Philippa, «Modernity, Medicine and Colonialism. The Contagious Diseases Ordinances in Hong Kong and the Straight Settlements», dans Antoinette Burton (dir.), *Gender, Sexuality and Colonial Modernities*, Londres : Routledge, 1999, p. 35-48.

McClintock, Anne, *Imperial Leather. Race, Gender and Sexuality in the Colonial Context*, New York et Londres : Routledge, 1995.

McKay, Marion, « Region, Faith, and Health. The Development of Winnipeg's Visiting Nursing Agencies », dans Jayne Elliott, Meryn Stuart et Cynthia Toman (dir.), 2008, p. 70-90.

_____, « The Origins of Community Health Nursing in Canada », dans Lynnette Leeseberg Stamler et Lucia Yiu (dir.), *Community Health Nursing. A Canadian Perspective*, 2ᵉ éd., Toronto : Pearson Education Canada, 2008 [2005].

McPherson, Kathryn, « Nursing and Colonisation », dans Georgina Feldberg, Molly Ladd-Taylor, Alison Li et Kathryn McPherson (dir.), *Women, Health, and Nation. Canada and the United States Since 1945*, Montréal et Kingston : McGill-Queen's University Press, 2003, p. 223-246.

Mein Smith, Philippa, *Mothers and King Baby. Infant Survival and Welfare in an Imperial World. Australia 1880-1950*, Houndmills, Basingstoke, Hampshire et Londres : MacMillan Press, 1997.

Morissonneau, Christian, *La terre promise. Le mythe du Nord québécois*, Québec, Cahiers du Québec et Hurtubise HMH, 1978.

Munro, Jessie, *The Story of Suzanne Aubert*, Wellington : Bridget Williams Books, 2009 (publié pour la première fois en 1996 par Auckland University Press et Bridget Williams Books).

Pickles, Katie, « Colonisation, Empire and Gender », dans Giselle Byrnes (dir.), *The New Oxford History of New Zealand*, New York : Oxford University Press, 2009, p. 219-241.

Rivard, Jean-Yves, Gilbert Blain, Jean-Claude Martin et Yolande Taylor, *L'évolution des services de santé et des modes de distribution des soins au Québec*, Commission d'enquête sur la santé et le bien-être social, gouvernement du Québec, septembre 1970, annexe 2.

Rousseau, Nicole, « Sacrifier l'autonomie pour obtenir la "profession" : les choix des élites infirmières à travers l'histoire et leurs conséquences », dans Clémence Dallaire (dir.), *Le savoir infirmier. Au cœur de la discipline et de la profession*, Montréal : G. Morin, 2008, p. 383-401.

Rutherdale, Myra, « 'She Was a Ragged Little Thing' : Missionaries, Embodiment, and Refashioning Aboriginal Womanhood in Northern Canada », dans Katie Pickles et Myra Rutherdale (dir.), *Contact Zones. Aboriginal and Settler Women in Canada's Colonial Past*, Vancouver : UBC Press, 2005, p. 228-245.

Séguin, Normand, *La conquête du sol au 19ᵉ siècle*, Montréal : Éditions du Boréal Express, 1977.

Vallières, Pierre, *Nègres blancs d'Amérique. Essai*, Montréal : Typo, 1994, publié pour la première fois en 1968 par Parti Pris.

Wood, Pamela, « Professional, Practice and Political Issues in the History of New Zealand's Remote Rural "Backblocks" Nursing. The Case of Mokau, 1910-1940 », *Canadian Nurse*, vol. 30, nº 2, octobre 2008, p. 168-180.

Chapitre 7

Adams, David P., « *The Greatest Good to the Greatest Number* ». *Penicillin Rationing on the American Home Front, 1940-1945*, New York : Peter Lang, 1991.

Allard, Geneviève, « Caregiving on the Front. The Experience of Canadian Military Nurses During World War I », dans Dianne Dodd, Tina Bates et Nicole Rousseau (dir.), *On All Frontiers. Four Centuries of Canadian Nursing*, Ottawa : Les Presses de l'Université d'Ottawa, 2005, p. 153-167.

Bannister, Lisa, *Equal to the Challenge. An Anthology of Women's Experiences During World War II*, Ottawa : ministère de la Défense nationale, 2001.

Bassett, Jan, *Guns and Brooches. Australian Army Nursing from the Boer War to the Gulf War*, New York : Oxford, 1992.

Brooks Tomblin, Barbara, *G. I. Nightingales. The Army Nurse Corps in World War II*, Lexington : University Press of Kentucky, 1996.

Bruce, Jean, *Back the Attack! Canadian Women During the Second World War - At Home and Abroad*, Toronto : Macmillan of Canada, 1985.

Burke Fessler, Diane, *No Time for Fear. Voices of American Military Nurses in the Second World War*, East Lansing : Michigan State University Press, 1996.

Care, Dean, David Gregory, John English et Peri Venkatesh, « A Struggle for Equality. Resistance to Commissioning of Male Nurses in the Canadian Military, 1952-1967 », *Canadian Journal of Nursing Research*, vol. 28, n° 1, 1996, p. 103-117.

Carter, Doris V., *Never Leave Your Head Uncovered. A Canadian Nursing Sister in World War Two*, Waterdown : Potlatch Publications, 1999.

Clegg, Lily dans Jean E. Portugal, *We Were There. The Navy, the Army, and the RCAF : A Record for Canada*, vol. 5, Shelburne : The Battered Silicon Dispatch Box, 1998, p. 2286.

Copp, Terry et Bill McAndrew, *Battle Exhaustion. Soldiers and Psychiatrists in the Canadian Army, 1939-1945*, Montréal et Kingston : McGill-Queen's University Press, 1990.

Darrow, Margaret H., « French Volunteer Nursing and the Myth of War Experience in World War I », *American Historical Review*, vol. 101, n° 1, février 1996, p. 80-106.

Donovan, Rita, *As for the Canadians. The Remarkable Story of the RCAF's "Guinea Pigs" of the Second World War*, Ottawa : Buschek Books, 2000.

Dundas, Barbara, *A History of Women in the Canadian Military*, Montréal : Art Global, 2000.

Elshtain, Jean, *Women and War*, New York : Basic Books, 1987.

Enloe, Cynthia, *Does Khaki Become You. The Militarisation of Women's Lives*, Boston : South End Press, 1983.

Feasby, W. R. (dir.), *Official History of the Canadian Medical Services*, vol. 1 et 2 : *Clinical Subjects*, Ottawa : Imprimeur de la Reine, 1956.

German, Tony, *The Sea Is at Our Gate. The History of the Canadian Navy*, Toronto : McClelland & Stewart, 1990.

Gossage, Carolyn, *Greatcoats and Glamour Boots. Canadian Women at War, 1939-1945,* Toronto : Dundurn Press, 1991.

Granatstein, J. L., *Canada's Army. Waging War and Keeping the Peace,* Toronto : University of Toronto Press, 2002.

_____, *Canada's War. The Politics of the Mackenzie King Government, 1939-1945,* Toronto : Oxford University Press, 1975.

_____ et J. M. Hitsman, *Broken Promises. A History of Conscription in Canada,* Toronto : Oxford University Press, 1977.

Greenhous, Brereton, *Official History of the Royal Canadian Air Force,* vol. 3 : *Crucible of War, 1939-1945,* Toronto : University of Toronto Press, 1986.

Hibbert, Joyce, *Fragments of War. Stories from Survivors of the Second World War,* Toronto : Dundurn Press, 1985.

Hillmer, Norman, Bohdan Kordan et Lubomyr Luciuk, *On Guard for Thee. War, Ethnicity, and the Canadian State, 1939-1945,* Ottawa : Publications du gouvernement du Canada, 1988.

Hobby, Gladys L., *Penicillin. Meeting the Challenge,* New Haven : Yale University Press, 1985.

Keshen, Jeffrey A., « Revisiting Canada's Civilian Women During World War II », *Social History/Histoire sociale,* vol. 30, n° 60, novembre 1997, p. 239-266.

_____, *Saints, Sinners, and Soldiers. Canada's Second World War,* Vancouver : UBC Press, 2004.

_____, *Propaganda and Censorship During Canada's Great War,* Edmonton : University of Alberta Press, 1996.

Landells, Edith (dir.), *The Military Nurses of Canada. Recollections of Canadian Military Nurses,* vol. 1-3, White Rock : copublication, 1995-1999.

Lawler, Jocalyn, *Behind the Screens. Nursing, Somology, and the Problem of the Body,* Don Mills : Benjamin/Cummings Publishing Company, 1993.

_____, *The Body in Nursing,* Melbourne : Churchill Livingstone, 1997.

Mann, Susan (dir.), *The War Diary of Clare Gass, 1915-1918,* Montréal et Kingston : McGill-Queen's University Press, 2000.

_____, *Margaret Macdonald. Imperial Daughter,* Montréal et Kingston : McGill-Queen's University Press, 2005.

McBryde, Brenda, *A Nurse's War,* Londres : Chatto & Windus, 1979.

_____, *Quiet Heroines. Nurses of the Second World War,* Saffron Walden : Cakebreads Publications, 1989.

McPherson, Kathryn, *Bedside Matters. The Transformation of Canadian Nursing, 1900-1990,* Toronto : Oxford University Press, 1996.

Morton, Desmond, *Fight or Pay. Soldiers' Families in the Great War*, Vancouver : UBC Press, 2004.

_____, *A Military History of Canada*, Edmonton : Hurtig, 1990.

Neary, Peter et J. L. Granatstein, *The Veteran's Charter and Post-World War II Canada*, Montréal et Kingston : McGill-Queen's University Press, 1998.

Nicholson, G. W. L., *Seventy Years of Service. A History of the R.C.A.M.C.*, Ottawa : Borealis Press, 1977.

_____, *Canada's Nursing Sisters*, Toronto : Samuel Stevens Hakkert & Company, 1975.

Norman, Elizabeth M., *Women at War. The Story of Fifty Military Nurses Who Served in Vietnam*, Philadelphie : University of Pennsylvania Press, 1991.

_____, « How Did They All Survive ? An Analysis of American Nurses' Experiences in Japanese Prisoner-of-War Camps », *Nursing History Review*, vol. 3, 1995, p. 105-127.

_____, *We Band of Angels. The Untold Story of American Nurses Trapped on Bataan by the Japanese*, New York : Random House, 1999.

_____ et Sharon Elfried, « The Angels of Bataan », *Image. The Journal of Nursing Scholarship*, vol. 25, n° 2, été 1993, p. 121-126.

Ouditt, Sharon, *Fighting Forces, Writing Women. Identity and Ideology in the First World War*, Londres et New York : Routledge, 1994.

Piggott, Juliet, *Queen Alexandra's Royal Army Nursing Corps*, Londres : Leo Cooper, 1975.

Rawling, Bill, *Death Their Enemy. Canadian Medical Practitioners and War*, Québec : AGMV Marquis, 2001.

Roach Pierson, Ruth, « Beautiful Soul or Just Warrior. Gender and War », *Gender & History*, vol. 1, n° 1, printemps 1989, p. 77-86.

Roberts, C. Leslie, *There Shall Be Wings. A History of the Royal Canadian Air Force*, Toronto : Clarke, Irwin & Company, 1959.

Sandelowski, Margarete, *Devices and Desires. Gender, Technology, and American Nursing*, Chapel Hill : University of North Carolina Press, 2000.

Sarnecky, Mary T., *A History of the U.S. Army Nurse Corps*, Philadelphie : University of Pennsylvania Press, 1999.

_____, « Nursing in the American Army from the Revolution to the Spanish-American War », *Nursing History Review*, vol. 5, 1997, p. 49-69.

Schneider, William H., « Blood Transfusion in Peace and War, 1900-1918 », *Social History of Medicine*, vol. 10, n° 1, avril 1997, p. 105-126.

Scott, Joan W., « Rewriting History », dans Margaret Randolph Higonnet, Jane Jenson, Sonya Michel et Margaret Collins Weitz (dir.), *Behind the Lines. Gender and the Two World Wars*, New Haven : Yale University Press, 1987, p. 21-30.

Sheehan, John C., *The Enchanted Ring. The Untold Story of Penicillin*, Cambridge : MIT Press, 1982.

Stacey, P., *Official History of the Canadian Army in the Second World War*, vol. 3 : *The Victory Campaign. The Operations in North-West Europe, 1944-1945*, Ottawa : Imprimeur de la Reine, 1960 et vol. 2 : *The Canadians in Italy, 1943-1945*, Ottawa : Imprimeur de la Reine, 1957.

Starns, Penny, *March of the Matrons. Military Influence on the British Civilian Nursing Profession, 1939-1969*, Peterborough : DSM, 2000.

_____, *Nurses at War. Women on the Frontline, 1939-45*, Stroud : Sutton Publishing, 2000.

Sterner, Doris M., *In and Out of Harm's Way. A History of the Navy Nurse Corps*, Seattle : Peanut Butter, 1997.

Strauss, Anselm, Shizuko Fagerhaugh, Barbara Suczek et Carolyn Wiener (dir.), *Social Organization of Medical Work*, Chicago : University of Chicago Press, 1985.

Toman, Cynthia, « "Ready, Aye ready" : Canadian Military Nurses as an Expandable and Expendable Workforce », dans Dianne Dodd *et al.* (dir.), p. 169-182.

_____, « "An Officer and a Lady" : Shaping the Canadian Military Nurse, 1939-1945 », dans Andrea Martinez et Meryn Stuart (dir.), *Out of the Ivory Tower. Feminist Research for Social Change*, Toronto : Sumach Press, 2003, p. 89-115.

White, Mary M., *Hello War, Goodbye Sanity*, publication privée, 1992.

Wright, Harold M., *Salute to the Air Force Medical Branch on the 75th Anniversary Royal Canadian Air Force*, Ottawa : publication privée, 1999.

Chapitre 8

Bator, Paul, « The Struggle to Raise the Lower Classes », *Journal of Canadian Studies*, vol. 14, n° 1, printemps 1979, p. 46-48.

Busca, Sonia, « Insights About Social Work Field Placements in a Teaching Hospital : Preparation for Generalist Practice », dans Michael Holosko et Patricia Taylor, *Social Work Practice in Health Care Settings*, Toronto : Canadian Scholars' Press, 1994, p. 35-36.

Cassell, Jay, *The Secret Plague. Venereal Disease in Canada 1838-1939*, Toronto : University of Toronto Press, 1987, p. 123.

Connor, J. T. H. (dir.), *Doing Good. The Life of Toronto's General Hospital*, Toronto : University of Toronto Press, 2000.

_____, « "Larger Fish to Catch Here than Midwives" : Midwifery and the Medical Profession in Nineteenth-Century Ontario », dans Dianne Dodd et Deborah Gorham (dir.), *Caring and Curing. Historical Perspectives on Women and Healing in Canada*, Ottawa : Les Presses de l'Université d'Ottawa, 1994, p. 103-134.

Desrosiers, Georges, « Le système de santé au Québec : bilan historique et perspective d'avenir », *Revue d'histoire de l'Amérique française*, vol. 53, n° 1, été 1999, p. 3-18.

Fecteau, Jean-Marie, *La liberté du pauvre. Sur la régulation du crime et de la pauvreté au XIXe siècle québécois*, Montréal : VLB Éditeur, 2004.

Goulet, Denis, François Hudon et Othmar Keel, *Histoire de l'Hôpital Notre-Dame de Montréal, 1880-1980,* Montréal : VLB Éditeur, 1993.

Jensen, Kimberly, *Mobilizing Minerva. American Women in the First World War*, Urbana et Chicago : University of Illinois Press, 2008.

Knibiehler, Yvonne, *Cornettes et blouses blanches. Les infirmières dans la société française (1880-1980)*, Paris : Hachette Littérature, 1984.

Linteau, Paul-André, René Durocher et Jean-Claude Robert, *Histoire du Québec contemporain. De la Confédération à la crise*, Montréal : Boréal Express, 1979.

MacDonald, Lyn, *The Roses of No Man's Land,* Londres : Michael Joseph, 1980.

MacDougall, Heather, *Activists and Advocates. Toronto's Health Department, 1883-1983*, Toronto et Oxford : Dundurn Press, 1990.

Mann, Susan, « Where Have All the Bluebirds Gone ? : On the Trails of Canada's Military Nurses, 1914-1918 », *Atlantis*, vol. 26, n° 1, 2001, p. 35-43.

_____ (dir.), *The War Diary of Clare Gass 1915-1918*, Montréal et Kingston : McGill-Queen's University Press, 2000.

Mansell, Diana, *Forging the Future. A History of Nursing in Canada*, Ann Arbor : Thomas Press, 2003.

Maurutto, Paula, *Governing Charities. Church and State in Toronto's Catholic Archdiocese, 1850-1950*, Montréal et Kingston : McGill-Queen's University Press, 2003.

Mawani, Renisa, « Regulating the "Respectable" Classes. Venereal Disease, Gender and Public Health Initiatives in Canada, 1914-1935 », dans John McLaren, Robert Menzies et Dorothy E. Chunn (dir.), *Regulating Lives. Historical Essays on the State, Society, the Individual, and the Law*, Vancouver : UBC Press, 2002, p. 177.

Moore, Edna Lena, « The Social Aspects of the Venereal Disease Problem », *The Public Health Journal*, vol. 17, n° 12, décembre 1921, p. 546-551.

Morin-Pelletier, Mélanie, *Héritières de la Grande Guerre. Les infirmières militaires canadiennes durant l'entre-deux-guerres*, thèse de doctorat, Université d'Ottawa, 2010.

_____, *Briser les ailes de l'ange. Les infirmières militaires canadiennes (1914-1918)*, Outremont : Athéna Éditions, 2006.

Morton, Desmond et Glenn Wright, *Winning the Second Battle. Canadian Veterans and the Return to Civilian Life, 1915-1930*, Toronto : University of Toronto Press, 1987.

Petitat, André, *Les infirmières. De la vocation à la profession,* Montréal : Boréal, 1989.

Reynolds, Margaret et Kathleen Gow, « Public Health Nurse and Social Worker - Partners or Adversaries ? », *Canadian Journal of Public Health*, n° 59, février 1968, p. 75-81.

Riegler, Nathalie, *Jean I. Gunn. Nursing Leader*, Markham : Fitzhenry et Whiteside, 1997.

Royce, Marion, *Eunice Dyke. Health Care Pioneer. From Pioneer Public Health Nurse to Advocate for the Aged*, Toronto et Charlottetown : Dundurn Press, 1983.

Stuart, Meryn, «Social Sisters. A Feminist Analysis of the Discourses of Canadian Military Nurse Helen Fowlds, 1915-18 », dans Jayne Elliott, Meryn Stuart et Cynthia Toman (dir.), *Place and Practice in Canadian Nursing History*, Vancouver : UBC Press, 2008, p. 25-39.

_____, *« Let Not the People Perish for Lack of Knowledge»*. Public Health Nursing and the Ontario Rural Child Welfare Project, 1916-1930, thèse de doctorat, Université de Pennsylvanie, 1987.

Toman, Cynthia, « "A Loyal Body of Empire Citizens" : Military Nurses and Identity at Lemnos and Salonika, 1915-17 », dans Jayne Elliott, Meryn Stuart et Cynthia Toman (dir.), 2008, p. 8-24.

Turner, Francis Joseph, *Canadian Encyclopedia of Social Work,* Waterloo : Wilfrid Laurier University Press, 2005.

Wesley, Margaret, *Grandeur et déclin. L'élite anglo-protestante de Montréal, 1900-1950*, Montréal : Libre Expression, 1990.

Wilkinson, Maude, *Four Score and Ten. Memoirs of a Canadian Nurse*, Brampton : Margaret M. Armstrong, 2003.

Zieger, Susan, *In Uncle Sam's Service. Women Workers with the American Expeditionary Force, 1917-1919*, Ithaca et Londres : Cornell University Press, 1999.

Chapitre 9

Bastien, Robert et Isabelle Perreault, «Maladie mentale, instruction publique et hygiène mentale : le cas de la propagande d'hygiène mentale au Québec dans les années 1930 », *Lien social et politiques*, sous presse.

Boivin, Jérôme, «De la place du passé dans le présent : maladies vénériennes et mémoires collectives dans le Québec contemporain », *Conserveries mémorielles*, n° 4, 2007, mis en ligne le 11 décembre 2009. Disponible à l'adresse http://cm.revues.org/188.

Cellard, André, *Histoire de la folie et société au Québec de 1600 à 1850*, Montréal : Boréal, 1991.

_____ et Marie-Claude Thifault, *Une toupie sur la tête. Visages de la folie à Saint-Jean-de-Dieu,* Montréal : Boréal, 2007.

Cliche, Marie-Aimée, «Du péché au traumatisme. L'inceste, vu de la Cour des jeunes délinquants et de la Cour du bien-être social de Montréal, 1912-1965 », *Canadian Historical Review*, vol. 87, n° 2, juin 2006, p. 199-222.

Dowbiggin, Ian, *La folie héréditaire ou comment la psychiatrie française s'est constituée en un corps de savoir et de pouvoir dans la seconde moitié du XIXe siècle*, trad. de G. LeGaufey, Paris : E.P.E.L., 1993.

Fahmy-Eid, Nadia *et al., Femmes, santé et professions. Histoire des diététistes et des physio-thérapeutes au Québec et en Ontario 1930-1980*, Montréal : Fides, 1997.

Grenier, Guy, *L'implantation et les applications de la doctrine de la dégénérescence dans le champ de la médecine et de l'hygiène mentales au Québec entre 1885 et 1930*, mémoire de maîtrise, Université de Montréal, 1990.

Groulx, Lionel-Henri, « De la vocation féminine à l'expertise féministe. Essai sur l'évolution du service social au Québec (1939-1990) », *Revue d'histoire de l'Amérique française*, vol. 49, n° 3, 1996, p. 357-394.

_____ *Le travail social. Analyse et évolution. Débats et enjeux*, Laval : Agence, 1993.

_____, et Charlotte Poirier, « Les pionnières en service social : nouveau métier féminin dans le champ de la philanthropie », *Service social*, vol. 31, n° 1, 1982, p. 168-177.

Guérard, François, *Histoire de la santé au Québec,* Montréal : Boréal Express, 1996.

Guest, Dennis, *Histoire de la sécurité sociale au Canada*, trad. de H. Juste, Montréal : Boréal, 1993 [1980].

Krasnick Warsh, Cheryl, *Moments of Unreason. The Practice of Canadian Psychiatry and the Homewood Retreat, 1883-1923*, Montréal et Kingston : McGill-Queen's University Press, 1989.

Linteau, Paul-André, *Histoire de Montréal depuis la Confédération*, Montréal : Boréal, 1992.

_____, René Durocher et Jean-Claude Robert, *Histoire du Québec contemporain*, tome 1 : *De la Confédération à la Crise (1867-1929)*, Montréal : Boréal, 1989.

Mayer, Robert, *Évolution des pratiques en service social*, Montréal : Gaëtan Morin Éditeur, 2002.

Myers, Tamara, « The Voluntary Delinquent. Parents, Daughters and the Montreal Juvenile Delinquents' Court in 1918 », *Canadian Historical Review*, vol. 80, n° 2, juin 1999, p. 242-268.

Morin-Pelletier, Mélanie, *Héritières de la Grande Guerre. Les infirmières militaires canadiennes durant l'entre-deux-guerres,* thèse de doctorat, Université d'Ottawa, 2010.

Perreault, Isabelle, *Psychiatrie et ordre social. Analyse des causes d'internement et des diagnostics donnés à Saint-Jean-de-Dieu dans une perspective de genre, 1920-1950*, thèse de doctorat, Université d'Ottawa, 2009.

Thifault, Marie-Claude et Isabelle Perreault, « Premières initiatives d'intégration sociale des malades mentaux dans une phase de pré-désinstitutionnalisation, 1910-1965 », *Histoire sociale/Social History*, vol. 44, n° 88, novembre 2011, p. 197-222.

Tomes, Nancy, *A Generous Confidence. Thomas Story Kirkbride and the Art of Asylum-Keeping, 1840-1883*, Cambridge : Cambridge University Press, 1984.

Vaillancourt, Yves, *L'évolution des politiques sociales au Québec, 1940-1960*, Montréal : Les Presses de l'Université de Montréal, 1988.

Chapitre 10

Un héritage de courage et d'amour, 1873-1973, Montréal : Thérien Frères Limitée, 1975.

Baillargeon, Denyse, *Naître, vivre, grandir. Sainte-Justine 1907-2007*, Montréal : Boréal, 2007.

Bates, Christina, Dianne Dodd et Nicole Rousseau (dir.), *Sans frontières. Quatre siècles de soins infirmiers canadiens*, Ottawa : Les Presses de l'Université d'Ottawa, 2005.

Burnette, Norman, « The Status of Occupational Therapy in Canada », *The Canadian Journal of Occupational Therapy/Revue canadienne d'ergothérapie*, vol. 53, nº commémoratif, novembre 1986, p. 6.

Cellard, André et Marie-Claude Thifault, « Une vie à l'asile », dans *Une toupie sur la tête. Visages de la folie à Saint-Jean-de-Dieu*, Montréal : Boréal, 2007.

Clément, Michel, *L'aire du soupçon. Contributions à l'histoire de la psychiatrie au Québec*, Montréal : Triptyque, 1991.

Cohen, Yolande, *Profession infirmière. Une histoire des soins dans les hôpitaux du Québec*, Montréal : Les Presses de l'Université de Montréal, 2000.

_____, Jacinthe Pepin, Esther Lamontagne et André Duquette, *Les sciences infirmières. Genèse d'une discipline*, Montréal : Les Presses de l'Université de Montréal, 2002.

_____ et Éric Vaillancourt, « L'identité professionnelle des infirmières canadiennes françaises à travers leurs revues (1924-1956) », *Revue d'histoire de l'Amérique française*, vol. 50, nº 4, 1997, p. 537-570.

_____ et Louise Bienvenue, « Émergence de l'identité professionnelle chez les infirmières québécoises, 1890-1927 », *Canadian Bulletin of Medical History/Bulletin canadien d'histoire de la médecine*, vol. 11, nº 1, 1994, p. 119-151.

Corbin, Alain, *L'avènement des loisirs 1850-1960*, Paris : Flammarion, 1995.

Daigle, Johanne, « Devenir infirmière. Les modalités d'expression d'une culture soignante au XXᵉ siècle », *Recherches féministes*, vol. 4, nº 1, 1991 p. 67-86.

Dooley, Chris, « "They Gave Their Care, but We Gave Loving Care". Defining and Defending Boundaries of Skill and Craft in the Nursing Service of a Manitoba Mental Hospital During the Great Depression », *Canadian Bulletin of Medical History/Bulletin canadien d'histoire de la médecine*, vol. 21, nº 2, 2004, p. 229-51.

Duprey, Catherine, *La crise de l'enfermement asilaire au Québec à l'orée de la Révolution tranquille*, mémoire de maîtrise, Université du Québec à Montréal, 2007.

Elliott, Jayne, Meryn Stuart et Cynthia Toman (dir.), *Place and Practice in Canadian Nursing History*, Vancouver : UBC Press, 2008.

Friedland, Judith, Isobel Robinson et Thelma Cardwell, « In the Beginning. CAOT from 1926-1939 », *OT Now*, janvier-février 2001, p. 15-19.

Guérard, François, *Histoire de la santé au Québec*, Montréal : Boréal Express, 1996.

Hicks, Beverley, « From Barnyards to Bedsides to Books and Beyond. The Evolution and Professionalisation of Registered Psychiatric Nursing in Manitoba, 1955-1980 », thèse de doctorat, University of Manitoba, 2008.

Lamontagne, Esther et Yolande Cohen, « Les Sœurs grises à l'Université de Montréal, 1923-1947. De la gestion hospitalière à l'enseignement supérieur en *nursing* », *Historical Studies in Education/Revue d'histoire de l'éducation*, vol. 15, n° 2, 2003, p. 273-297.

McPherson, Kathryn, *Bedside Matters. The Transformation of Canadian Nursing, 1900-1990*, Toronto : University of Toronto Press, 2003 [1996].

Petitat, André, *Les infirmières. De la vocation à la profession,* Montréal : Boréal, 1989.

Prud'homme, Julien, *Pratiques cliniques, aspirations professionnelles et politiques de la santé. Histoire des professions paramédicales au Québec, 1940-2005*, thèse de doctorat, Université du Québec à Montréal, 2007.

Stiker, Henri-Jacques, *Corps infirmes et sociétés. Essai d'anthropologie historique*, 3ᵉ éd., Paris : Dunod, 2005 [1982].

Thifault, Marie-Claude, « Les stéréotypes sexuels de l'enfermement asilaire au Québec, au tournant du 20ᵉ siècle », *Canadian Bulletin of Medical History/Bulletin canadien d'histoire de la médecine*, vol. 27, n° 1, 2010, p. 27-60.

Tipliski, Veryl Margaret, « Parting at the Crossroads. The Development of Education for Psychiatric Nursing in Three Canadian Provinces, 1905-1955 », *Canadian Bulletin of Medical History/Bulletin canadien d'histoire de la médecine*, vol. 21, n° 2, 2004, p. 253-280.

Toman, Cynthia, « Le "travail corporel", la technologie médicale et le *nursing* hospitalier », dans Christina Bates, Dianne Dodd et Nicole Rousseau (dir.), *Sans frontières. Quatre siècles de soins infirmiers canadiens*, Ottawa : Les Presses de l'Université d'Ottawa, 2005, p. 89-106.

Chapitre 11

Adams, Tracey L., « Feminization of Professions : The Case of Women in Dentistry », *Canadian Journal of Sociology*, vol. 30, n° 1, 2005, p. 71-94.

_____, *A Dentist and a Gentleman. Gender and the Rise of Dentistry in Ontario*, Montréal et Kingston : McGill-Queen's University Press, 2000.

Armstrong, Pat et Hugh Armstrong, « Sex and the Professions in Canada », *Journal of Canadian Studies*, vol. 27, n° 1, 1992, p. 118-135.

Béland, Richard et Thomas Boudreau, *La prévision de la main-d'œuvre dans le secteur hospitalier*, Commission d'enquête sur la santé et le bien-être social, annexe 8, 1970.

Boston Nurses' Group, « The False Promise : Professionalism in Nursing », *Science for the People*, mai-juin 1978, p. 20-34 et juillet-août 1978, p. 23-33.

Bottero, Wendy, « The Changing Face of the Professions : Gender and Explanations of Women's Entry into Pharmacy », *Work, Employment and Society*, vol. 6, n° 3, 1992, p. 329-346.

Chiu, Charlotte et Kevin Leicht, « When Does Feminization Increase Equality ? The Case of Lawyers », *Law and Society Review*, vol. 33, n° 3, 1999, p. 557-594.

Coburn, David, « Professionalization and Proletarianization : Medicine, Nursing, and Chiropractic in Historical Perspective », *Labour/Le Travail*, n° 34, 1994, p. 139-162.

Cockburn, Cynthia, *Machinery of Dominance. Women, Men and Technical Know-How*, Boston : Northeastern University Press, 1988.

Cohen, Yolande, « De la nutrition des pauvres malades. L'histoire du Montreal Diet Dispensary de 1910 à 1940 », *Histoire sociale/Social History*, vol. 41, n° 81, mai 2008, p. 133-163.

_____, « Rapports de genre, de classe et d'ethnicité. L'histoire des infirmières au Québec », *Canadian Bulletin of Medical History/Bulletin canadien d'histoire de la médecine*, vol. 21, n° 2, 2004, p. 390.

_____, *Profession infirmière. Une histoire des soins dans les hôpitaux du Québec*, Montréal : Les Presses de l'Université de Montréal, 2000, p. 283-291.

_____, « La contribution des Sœurs de la Charité à la modernisation de l'Hôpital Notre-Dame, 1880-1940 », *Canadian Historical Review*, vol. 77, n° 2, 1996, p. 195-205.

_____ et Louise Bienvenue, « Émergence de l'identité professionnelle chez les infirmières québécoises, 1890-1927 », *Canadian Bulletin of Medical History/Bulletin canadien d'histoire de la médecine*, vol. 11, 1994, p. 119-151.

_____ et Michèle Dagenais, « Le métier d'infirmière : savoirs féminins et reconnaissance professionnelle », *Revue d'histoire de l'Amérique française*, vol. 41, n° 2, 1987, p. 155-177.

Collin, Johanne, *Changement d'ordonnance. Mutations professionnelles, identité sociale et féminisation de la profession pharmaceutique au Québec, 1940-1980*, Montréal : Boréal, 1995.

_____, « La dynamique des rapports de sexe à l'université, 1940-1980 », *Histoire sociale/Social History*, vol. 19, n° 38, 1986, p. 365-385.

Connor, Patrick, « Neither Courage nor Perseverance Enough : Attendants at the Asylum for the Insane, Kingston, 1877-1905 », *Ontario History*, vol. 88, n° 4, 1996, p. 251-272.

Contandriopoulos, André-Pierre et Marc-André Fournier, *Féminisation de la pratique médicale et transformation de la pratique au Québec*, Montréal : Groupe de recherche interdisciplinaire en santé, 2007.

Daigle, Johanne, « Devenir infirmière : les modalités d'expression d'une culture soignante au 20e siècle », *Recherches féministes*, vol. 4, n° 1, 1991, p. 67-86.

_____, *Devenir infirmière. Le système d'apprentissage et la formation professionnelle à l'Hôtel-Dieu de Montréal, 1920-1970*, thèse de doctorat, Université du Québec à Montréal, 1990.

D'Antonio, Patricia, « Revisiting and Rethinking the Rewriting of Nursing History », *Bulletin of the History of Medicine*, vol. 73, n° 2, 1999, p. 268-290.

Davies, Celia, « The Sociology of Professions and the Profession of Gender », *Sociology*, vol. 30, nᵒ 4, 1996, p. 661-678.

Dussault, Gilles, « Les producteurs de services sociosanitaires », dans Vincent Lemieux *et al.* (dir.), *Le système de santé au Québec*, Québec, Les Presses de l'Université Laval, 2003, p. 198-204.

_____ et Carl-Ardy Dubois, « Les personnels de la santé », dans Vincent Lemieux *et al.* (dir.), 2003, p. 239-241.

Fahmy-Eid, Nadia *et al.*, *Femmes, santé et professions. Histoire des diététistes et des physio-thérapeutes au Québec et en Ontario 1930-1980*, Montréal : Fides, 1997.

Fairman, Julie, « Watchful Vigilance : Nursing Care, Technology, and the Development of Intensive Care Units », *Nursing Research*, vol. 41, nᵒ 1, 1992, p. 56-60.

_____ et Patricia D'Antonio, « Reimagining Nursing's Place in the History of Clinical Practice », *Journal of the History of Medicine and Allied Sciences*, vol. 63, nᵒ 4, 2008, p. 445-446.

Gauchet, Dominique, *Le maternage mal salarié. Travail sexué et discrimination salariale en milieu hospitalier*, Montréal : Les Presses de l'Université de Montréal, 1983.

Gray, Davie E., « Militancy, Unionism, and Gender Ideology : A Study of Hospital Nurses », *Work and Occupations*, vol. 16, nᵒ 2, 1989, p. 137-152.

Hudon, François, *Histoire de l'École de réadaptation de l'Université de Montréal, 1954-2004*, Montréal : Faculté de médecine de l'Université de Montréal, 2004.

Keeling, Arlene W., « Blurring the Boundaries Between Medicine and Nursing : Coronary Care Nursing, circa the 1960s », *Nursing History Review*, vol. 12, 2004, p. 139-164.

Kinnear, Mary, *In Subordination. Professional Women, 1870-1970*, Montréal et Kingston : McGill-Queen's University Press, 1995.

Kunzel, Regina, « The Professionalization of Benevolence : Evangelicals and Social Workers in the Florence Crittenton Homes, 1915 to 1945 », *Journal of Social History*, vol. 22, nᵒ 1, 1988, p. 21-43.

Lorence, Jon, « Service Sector Growth and Metropolitan Occupational Sex Segregation », *Work and Occupations*, vol. 19, nᵒ 2, 1992, p. 128-156.

Mansell, Diana et Dianne Dodd, « Le professionnalisme et le *nursing* canadien », dans Christina Bates, Dianne Dodd et Nicole Rousseau (dir.), *Sans frontières. Quatre siècles de soins infirmiers au Canada*, Ottawa : Les Presses de l'Université d'Ottawa et Musée canadien des civilisations, 2005, p. 197-212.

Melosh, Barbara, *"The Physician's Hand". Work Culture and Conflict in American Nursing*, Philadelphie : Temple University Press, 1982.

McPherson, Kathryn, *Bedside Matters. The Transformation of Canadian Nursing, 1900-1990*, Toronto : University of Toronto Press, 2003 [1996].

Moran, James, « Keepers of the Insane : The Role of Attendants at the Toronto Provincial Asylum, 1875-1905 », *Histoire sociale/Social History*, vol. 28, nᵒ 55, 1995, p. 51-75.

Petitat, André, *Les infirmières. De la vocation à la profession*, Montréal : Boréal, 1989.

Piché, Lucie et Nadia Fahmy-Eid, «À la recherche d'un statut professionnel dans le champ paramédical. Le cas de la diététique, de la physiothérapie et de la technologie médicale (1940-1973) », *Revue d'histoire de l'Amérique française*, vol. 45, n° 3, 1992, p. 380-391.

Prud'homme, Julien, *Pratiques cliniques, aspirations professionnelles et politiques de la santé. Histoire des professions paramédicales au Québec, 1940-2005*, thèse de doctorat, Université du Québec à Montréal, 2007.

_____, «La formation universitaire et l'établissement d'une nouvelle profession. L'orthophonie-audiologie à l'Université de Montréal, 1956-1976 », *Revue d'histoire de l'Amérique française*, vol. 56, n° 3, 2003, p. 329-356.

Reverby, Susan, *Ordered to Care. The Dilemna of American Nursing, 1850-1945*, Cambridge : Cambridge University Press, 1987.

Robbins, Jessica M., «Class Struggles in the Tubercular World : Nurses, Patients, and Physicians, 1903-1915 », *Bulletin of the History of Medicine*, vol. 71, n° 3, 1997, p. 412-434.

Salhani, Daniel et Ian Coulter, «The Politics of Interprofessional Working and the Struggle for Professional Autonomy in Nursing », *Social Science and Medicine*, n° 68, 2009, p. 1221-1228.

Steiger, Thomas L. et Mark Wardell, «Gender and Employment in the Service Sector », *Social Problems*, vol. 42, n° 1, 1995, p. 91-123.

Tipliski, Veryl Margaret, «Parting at the Crossroads : The Emergence of Psychiatric Nursing in Three Canadian Provinces, 1909-1955 », *Canadian Bulletin of Medical History/ Bulletin canadien d'histoire de la médecine*, vol. 21, n° 2, 2004, p. 253-279.

Toman, Cynthia et Meryn Stuart, «Emerging Scholarship in Nursing History », *Canadian Bulletin of Medical History/Bulletin canadien d'histoire de la médecine*, vol. 21, n° 2, 2004, p. 223-227.

Twohig, Peter L., *Labour in the Laboratory. Medical Laboratory Workers in the Maritimes*, Montréal et Kingston : McGill-Queen's University Press, 2005.

Wagner, D., «The Proletarianization of Nursing in the United States, 1932-1946 », *International Journal of Health Services*, vol. 10, n° 2, 1980, p. 271-290.

Wajcman, Judy, «Patriarchy, Technology, and Conceptions of Skill », *Work and Occupations*, vol. 18, n° 1, 1991, p. 29-45.

Witz, Anne, *Professions and Patriarchy*, New York : Routledge, 1992.

Chapitre 12

Adamson, Nancy, Linda Briskin et Margaret McPhail, *Feminists Organizing for Change. The Contemporary Women's Movement in Canada*, Don Mills : Oxford University Press, 1988.

Barman, Jean, *The West Beyond the West. A History of British Columbia*, Toronto : University of Toronto Press, 1996.

Barrington, Eleanor, *Midwifery Is Catching*, Toronto : NC Press, 1984.

Belasco, Warren, « Food and the Counterculture : A Story of Bread and Politics », dans James L. Watson et Melissa L. Caldwell (dir.), *The Cultural Politics of Food and Eating. A Reader*, Oxford : Blackwell Publishing, 2005, p. 217-234.

Benoit, Cecilia et Robbie Davis-Floyd, « Becoming a Midwife in Canada : Models of Midwifery Education », dans Ivy Lynn Bourgeault, Cecilia Benoit et Robbie Davis-Floyd (dir.), *Reconceiving Midwifery*, Montréal et Kingston : McGill-Queen's University Press, 2004, p. 46-66.

Berger, Bennet M., *The Survival of a Counterculture. Ideological Work and Everyday Life Among Rural Communards*, Berkeley : University of California Press, 1981.

Biggs, Lesley, « Rethinking the History of Midwifery in Canada », dans Ivy Lynn Bourgeault, Cecilia Benoit et Robbie Davis-Floyd (dir.), 2004, p. 17-45.

_____, « Rethinking the History of Midwifery in Canada », dans Margaret MacDonald, *At Work in the Field of Birth. Midwifery Narratives of Nature, Tradition and Home*, Nashville : Vanderbilt University Press, 2007, p. 25-29.

Bourgeault, Ivy Lynn, Cecilia Benoit et Robbie Davis-Floyd (dir.), *Reconceiving Midwifery*, Montréal et Kingston : McGill-Queen's University Press, 2004.

Brady, Erika, « Introduction », dans Erika Brady (dir.), *Healing Logistics. Culture and Medicine in Modern Health Belief Systems*, Logan : Utah State University Press, 2001, p. 3-12.

Brown, Justine, *All Possible Worlds. Utopian Experiments in British Columbia*, Vancouver : New Star Books, 1995.

Burtch, Brian, *Trials of Labour. The Re-emergence of Midwifery*, Montréal et Kingston : McGill-Queen's University Press, 1994.

Bury, Mike, « Illness Narratives : Fact or Fiction ? », *Sociology of Health and Illness*, vol. 23, n° 3, 2001, p. 263-285.

Cohen, Anthony P., *The Symbolic Construction of Community*, Londres : Tavistock Press, 1985.

Connor, J. T. H., « "Larger Fish to Catch Here than Midwives" : Midwifery and the Medical Profession in Nineteenth-Century Ontario », dans Dianne Dodd et Deborah Gorham (dir.), *Caring and Curing. Historical Perspectives on Women and Healing in Canada*, Ottawa : Les Presses de l'Université d'Ottawa, 1994, p. 103-134.

_____ et Stephan Curtis (dir.), *Social Medicine and Rural Health in the North in the 19th and 20th centuries*, Londres : Pickering and Chatto, 2010.

Crellin, J. K., Raoul Andersen et James Thomas Hamilton Connor, *Alternative Health Care in Canada. Nineteenth and Twentieth-Century Perspectives*, Toronto : Canadian Scholar's Press, 1997.

Daviss, Betty-Anne, « From Calling to Caring : Keeping the Social Movement in the Professional Project », dans Robbie Davis-Floyd et Christine Barbara Johnson (dir.), *Mainstreaming Midwives. The Politics of Change*, New York : Routledge, 2006, p. 413-446.

Edwards, Margot et Mary Waldorf, *Reclaiming Birth. History and Heroines of American Childbirth Reform*, New York : The Crossing Press, 1984.

Ehrenreich, Barbara et Deirdre English, *Witches, Midwives, and Nurses. A History of Women Healers*, New York : The Feminist Press, 1973.

Gardner, Joy, *Healing the Family. Pregnancy, Birth and Children's Ailments*, New York : Bantam Books, 1982.

Gorden, Katherine, *The Slocan. Portrait of a Valley*, Winlaw : Sono Nis Press, 2004.

Green, Monica H., « Gendering the History of Women's Health », *Gender & History*, vol. 20, n° 3, 2008, p. 487-518.

Hooks, Bell et Cornel West, *Breaking Bread. Insurgent Black Intellectual Life*, Toronto : Between the Lines, 1991.

Jasen, Patricia, « Race, Culture, and the Colonization of Childbirth in Northern Canada », *Social History of Medicine*, vol. 10, n° 3, 1997, p. 383-400.

Kirkpatrick, Helen, « A Narrative Framework for Understanding Experiences of People with Severe Mental Illnesses », *Archives of Psychiatric Nursing*, vol. 22, n° 2, avril 2008, p. 61-68.

Klassen, Pamela, « Procreating Women and Religion : The Politics of Spirituality, Healing, and Childbirth in America », dans Linda Barnes et Susan Sered (dir.), *Religion and Healing in America*, New York : Oxford University Press, 2003, p. 71-88.

Low, Jacqueline, *Using Alternative Therapies. A Qualitative Analysis*, Toronto : Canadian Scholars' Press, 2004.

MacDonald, Margaret, *At Work in the Field of Birth. Midwifery Narratives of Nature, Tradition and Home*, Nashville : Vanderbilt University Press, 2007.

_____, « Tradition as a Political Symbol in the New Midwifery in Canada », dans Ivy Lynn Bourgeault, Cecilia Benoit et Robbie Davis-Floyd (dir.), *Reconceiving Midwifery*, Montréal et Kingston : McGill-Queen's University Press, 2004, p. 46-66.

_____ et Ivy Lynn Bourgeault, « The Politics of Representation : Doing and Writing "Interested" Research on Midwifery », *Resources for Feminist Research*, vol. 28, n° 1-2, 2000, p. 151-168.

Marion, Denise, « Unregulated Midwifery : Experiences of Women in Nova Scotia », dans Ivy Lynn Bourgeault, Cecilia Benoit et Robbie Davis-Floyd (dir.), 2004, p. 225 à 244.

Mattingly, C. et L. Garro (dir.), *Narrative and the Cultural Construction of Illness & Healing*, Berkeley : University of California Press, 2001.

McGillivray, Brett, *Geography of British Columbia. People and Landscapes in Transition*, Vancouver : UBC Press, 2000.

Miller, Timothy, *The 60s Communes. Hippies and Beyond*, Syracuse : Syracuse University Press, 1999.

Mitchinson, Wendy, *Giving Birth in Canada, 1900-1950*, Toronto : University of Toronto Press, 2002.

Morgan, Sandra, *Into Our Own Hands. The Women's Health Movement in the United States, 1969-1990*, New Brunswick : Rutger's University Press, 2002.

Nestel, Sheryl, « The Boundaries of Professional Belonging. How Race Has Shaped the Re-emergence of Midwifery in Ontario », dans Ivy Lynn Bourgeault, Cecilia Benoit et Robbie Davis-Floyd (dir.), 2004, p. 287-305.

Oakley, Ann, *Women Confined. Towards Sociology of Childbirth*, Oxford : Martin Robertson, 1984.

Owram, Doug, *Born at the Right Time. A History of the Baby Boom Generation*, Toronto : University of Toronto Press, 1997.

Rich, Adrienne, *Of Woman Born. Motherhood as Experience and Institution*, Londres : Virago, 1977.

Saks, Mike, « Political and Historical Perspectives », dans Tom Heller, Geraldine Lee-Treweek, Jeanne Katz, Julie Stone et Sue Spurr (dir.), *Perspectives on Complementary and Alternative Medicine*, Abington : Routledge, 2005, p. 59-82.

_____ , « Medicine and the Counter Culture », dans Roger Cooter et John Pickstone (dir.), *Medicine in the Twentieth Century*, Amsterdam : Harwood Academic Publishers, 2000, p. 113-123.

Sharpe, Mary, « Exploring Legislated Midwifery : Texts and Rulings », dans Ivy Lynn Bourgeault, Cecilia Benoit et Robbie Davis-Floyd (dir.), 2004, p. 150 à 166.

Shroff, Farah (dir.), *The New Midwifery. Reflections on Renaissance and Regulation*, Toronto : The Women's Press, 1997.

Simmons, Terry Allan, *But We Must Cultivate Our Garden. Twentieth Century Pioneering in Rural British Columbia*, thèse de doctorat, University of Minnesota, 1979.

Summerfield, Penny, *Reconstructing Women's Wartime Lives. Discourse and Subjectivity in Oral Histories of the Second World War*, Manchester : Manchester University Press, 1998.

Williams, Allison M., « The Impact of Palliation on Familial Space : Home Space from the Perspective of Family Members Who Are Living (and Caring) for Dying Loved Ones at Home », dans Wendy Schissel (dir.), *Home/Bodies. Geographies of Self, Place and Space*, Calgary : University of Calgary Press, 2006, p. 99-120.

_____ (dir.), *Therapeutic Landscapes. The Dynamic Between Place and Wellness*, New York : University Press of America, 1999.

Chapitre 13

Anzaldua, Gloria, *Borderlands/La Frontera. The New Mestiza*, San Francisco : Aunt Lute Books, 1987.

_____, « Introduction », dans Inderpal Grewal et Caren Kaplan (dir.), *An Introduction to Women's Studies. Women's Studies in a Transnational World*, Boston : McGraw Hill, 2002.

Baca Zinn, Maxine, Pierrette Hondagneu-Satelo et Michael Messner (dir.), *Gender Through the Prism of Difference*, Needham Heights : Allyn and Bacon, 2000 [1997].

Badgley, Robin F., Denyse Fortin Caron et Marion G. Powell, *Committee on the Operation of the Abortion Law*, Ottawa : Minister of Supply and Services Canada, 1977.

Benson Gold, Rachel, « Lessons from Before Roe : Will Past Be Prologue ? », *The Guttmacher Report*, vol. 6, n° 1, mars 2003. Disponible à l'adresse www.guttmacher.org/pubs/ tgr/06/1/gr060108.html.

Best, Alyssa, « Abortion Rights Along the Irish-English Border and the Liminality of Women's Experiences », *Dialectical Anthropology*, vol. 29, n°s 3-4, 2005, p. 423-437.

Cossey, Dilys, « Britain », dans Ann Furedi (dir.), *The Abortion Law in Northern Ireland. Human Rights and Reproductive Choice*, Belfast : Family Planning Association Northern Ireland, 1995, p. 56-62.

Dunphy, Catherine, *Morgentaler. A Difficult Hero*, Toronto : Random House of Canada, 1996.

Harrison, Julia, *Being a Tourist. Finding Meaning in Pleasure Travel*, Vancouver : UBC Press, 2003.

Henshaw, Stanley K., « The Accessibility of Abortion Services in the United States », *Family Planning Perspectives*, vol. 23, n° 6, novembre 1991, p. 246-252.

Jasen, Patricia, *Wild Things. Nature, Culture, and Tourism in Ontario, 1790-1914*, Toronto : University of Toronto Press, 1995.

Jenson, Jane, « Getting to *Morgentaler* : From One Representation to Another », dans Janine Brodie, Shelley A. M. Gavigan et Jane Jenson, *The Politics of Abortion*, Toronto : Oxford University Press, 1992, p. 15-55.

Jewell, R. Todd et Robert W. Brown, « An Economic Analysis of Abortion : The Effect of Travel Cost on Teenagers », *Social Sciences Journal*, vol. 37, n° 1, 2000, p. 113-124.

Kaur, Raminder et John Hutnyk (dir.), *Travel Worlds. Journeys in Contemporary Cultural Politics*, Londres : Zed Books, 1999.

Lee, Simon, « Abortion Law in Northern Ireland: The Twilight Zone », dans Ann Furedi (dir.), *The Abortion Law in Northern Ireland. Human Rights and Reproductive Choice*, Belfast: Family Planning Association Northern Ireland, 1995, p. 20-22.

McLaren, Angus et Arlene Tiger McLaren, *The Bedroom and the State. The Changing Practices and Politics of Contraception and Abortion in Canada, 1880-1997*, 2e éd., Toronto : Oxford University Press, 1997 [1980].

Muldoon, Maureen, *The Abortion Debate in the United States and Canada. A Sourcebook*, vol. 648, New York et Londres : Garland Publishing, 1991.

Nathan, Debbie, « Abortion Stories on the Border », dans Maxine Baca Zinn, Pierrette Hondagneu-Satelo et Michael Messner (dir.), 2000 [1997], p. 151-153.

Oikawa, Mona « Cartographies of Violence : Women, Memory, and the Subject(s) of the « Internment » », dans Sherene H. Razack (dir.), *Race, Space and the Law. Unmapping a White Settler Society*, Toronto : Between the Lines Press, 2002, p. 73-98.

Phizacklea, Annie, « Women, Migration and the State », dans Kum-Kum Bhavnani (dir.), *Feminism and « Race »*, Oxford : Oxford University Press, 2001, p. 319-330.

Reagan, Leslie J., « Crossing the Border for Abortions : California Activists, Mexican Clinics, and the Creation of a Feminist Health Agency in the 1960s », dans Georgina Feldberg, Molly Ladd-Taylor, Alison Li et Kathryn McPherson (dir.), *Women, Health, and Nation. Canada and the United States Since 1945*, Montréal et Kingston : McGill-Queen's University Press, 2003, p. 355-378.

Rebick, Judy, *Ten Thousand Roses. The Making of a Feminist Revolution*, Toronto : Penguin Canada, 2005.

_____, *When Abortion Was a Crime. Women, Medicine, and the Law in the United States, 1867-1973*, Berkeley : University of California Press, 1997.

Rodgers, Sanda, « Abortion Denied : Bearing the Limits of the Law », dans Colleen Flood (dir.), *Just Medicare. What's in, What's out, and How We Decide*, Toronto : University of Toronto Press, 2006, p. 107-136.

Rolston, Bill et Anna Eggert (dir.), *Abortion in the New Europe. A Comparative Handbook*, Westport : Greenwood Press, 1994.

Saporta, Vicki, « Introduction », dans National Abortion Federation, *Of What Difference ? Reflections on the Judgment and Abortion in Canada Today*, 20th Anniversary of R. V. Morgentaler Symposium, University of Toronto, 25 janvier 2008, p. 4.

Sarker, Sonita et Esha Niyogi De (dir.), *Trans-Status Subjects. Gender in the Globalization of South and Southeast Asia*, Durham et Londres : Duke University Press, 2002.

Schwenger, Cope, « Abortion in Canada as a Public Health Problem and as a Community Health Measure », *Canadian Journal of Public Health*, vol. 64, n° 3, 1973, p. 223 à 230.

_____, « Abortions up 25.6 Percent », *Canadian News Facts*, 16-30 novembre 1973, p. 1113.

Sethna, Christabelle, « All Aboard ? Canadian Women's Abortion Tourism, 1960-1980 », dans Cheryl Krasnick Warsh (dir.), *Gender, Health, and Popular Culture. Historical Perspectives*, Waterloo : Wilfrid Laurier University Press, 2011, p. 89-108.

_____, « The Evolution of the *Birth Control Handbook* : From Student Peer Education Manual to Feminist Self-Empowerment Text, 1968-1975 », *Canadian Bulletin of Medical History/Bulletin canadien d'histoire de la médecine*, vol. 23, n° 1, 2006, p. 89-118.

Shaw, Jessica, *Reality Check. A Close Look at Accessing Abortion Services in Canadian Hospitals*, Ottawa : Canadians for Choice, 2006.

Shelton, James D., Edward A. Brann et Kenneth F. Schulz, «Abortion Utilization : Does Travel Matter», *Family Planning Perspectives*, vol. 8, n° 6, novembre-décembre 1976, p. 260-262.

Wright Pelrine, Eleanor, *Abortion in Canada*, Toronto : New Press, 1972.

NOTICES BIOGRAPHIQUES

Aline Charles détient un diplôme d'études approfondies (DEA) de l'Université Paris VII, un doctorat de l'Université du Québec à Montréal ainsi qu'un post-doctorat de l'Université de Toronto. Elle est professeure au Département d'histoire de l'Université Laval. Elle est aussi membre du Centre interuniversitaire d'études québécoises (CIEQ). Plaçant le genre au cœur de l'analyse, ses recherches explorent l'histoire sociale du Québec au XXe siècle - celle des femmes tout particulièrement - sous différents angles : le système hospitalier, les âges de vie, le travail, les politiques sociales et la citoyenneté. Outre des articles, elle a publié plusieurs ouvrages : *Quand devient-on vieille? Femmes, âge et travail au Québec, 1940-1980* (PUL, 2007) ; *Femmes, santé et professions. Histoire des diététistes et des physiothérapeutes au Québec et en Ontario, 1930-1980* (Fides, 1997, en collab. avec N. Fahmy-Eid *et al.*) ; *Travail d'ombre et de lumière. Le bénévolat féminin à l'Hôpital Sainte-Justine, 1907-1960* (IQRC, 1990). Elle prépare actuellement un ouvrage sur l'histoire des hôpitaux québécois en collaboration avec François Guérard et Yvan Rousseau.

Johanne Daigle est professeure au Département d'histoire et membre du Centre interuniversitaire d'études québécoises (CIEQ) de l'Université Laval. Elle détient un doctorat de l'Université du Québec à Montréal. Ses champs de recherche portent sur deux principaux axes : le rôle des soins de santé dans les régions excentrées du Québec au XXe siècle et l'engagement des femmes en matière de services sociaux dans l'organisation urbaine de la ville de Québec, de 1850 à 1960. Elle a récemment publié quelques articles dans des collectifs canadiens sur le premier sujet, notamment « The Call of the North : Nurses in the Remote Areas of Quebec, 1932-1972 » (dans Meryn Stuart et Jayne Elliott (dir.), *Place and Practice in Canadian Nursing History*, UBC Press, 2008). Concernant le second sujet, elle a publié notamment avec Dale Gilbert le texte intitulé « Un modèle d'économie sociale mixte : la dynamique des services sociaux à l'enfance dans la ville de Québec, 1850-1950 », dans *Recherches sociographiques*, mars 2008). Elle est également responsable d'une exposition intitulée *Naître et grandir à Québec, 1850-1950* (bientôt en ligne au www.cieq.ulaval.ca).

Megan J. Davies est professeure agrégée au Département des sciences sociales, programme Santé et société à l'Université York. Ses principaux intérêts de recherche portent sur l'histoire de la Colombie-Britannique, la santé communautaire, la vieillesse, la médecine en milieu rural et l'histoire de la santé mentale. Elle a publié la monographie *Into the House of Old. A History of Residential Care in British Columbia* (McGill-Queen's University Press, 2003). Ses projets en cours s'articulent autour des thématiques suivantes : la santé en milieu rural et la guérison dans la région de Peace River en Colombie-Britannique (1910-1940), l'accouchement à domicile et les sages-femmes en Colombie-Britannique (1970-1990), ainsi que l'histoire de l'activisme des survivants psychiatriques et les services communautaires de santé mentale dans l'ère postinstitutionnelle. Elle est associée à la création du site Internet L'histoire de la folie au Canada (historyofmadness.ca).

Martin Desmeules est détenteur d'une maîtrise en histoire de l'Université du Québec à Montréal (UQAM) depuis 2009. Dans son mémoire, il s'est intéressé à l'histoire du volontariat international au Québec (1950-1980), s'appuyant notamment sur une étude de cas du Service universitaire canadien outre-mer/Solidarité, Union, Coopération (SUCO). Au cours de ses études de deuxième cycle, il a occupé un poste d'assistant de recherche au Centre d'histoire des régulations sociales (CHRS) de l'UQAM. Il occupe depuis juillet 2011 un poste de coordonnateur au sein de l'équipe du CHRS.

Jayne Elliott est facilitatrice et administratrice à l'Unité de recherche sur l'histoire des sciences infirmières de l'École des sciences infirmières de l'Université d'Ottawa. Ses recherches sont axées sur l'histoire de la santé en régions éloignées et de la médecine au Canada, en particulier l'histoire des soins infirmiers et des hôpitaux en milieux rural et éloigné. Elle est codirectrice, avec Meryn Stuart et Cynthia Toman, de l'ouvrage *Place and Practice in Canadian Nursing History*.

Sarah Glassford détient un doctorat en histoire canadienne de l'Université York à Toronto. Elle s'intéresse à l'histoire des organisations de bénévolat, des Canadiennes pendant la Première Guerre mondiale et à celle de l'éducation sur la citoyenneté auprès des enfants pendant l'entre-deux-guerres. Ses recherches doctorales et postdoctorales sur l'histoire de la Croix-Rouge canadienne étaient financées par le Centre de recherches en sciences humaines (CRSH). Elle a reçu le prix Hilda-Neatby 2009 pour son article intitulé « "The Greatest Mother of Them All" : Carework and the Discourse of Mothering in the Canadian Red Cross Society During the First World War », qui porte sur l'histoire des femmes. Elle est professeure à temps partiel à l'Université d'Ottawa et à l'Université Carleton, où elle donne des cours sur l'histoire des soins de santé, l'histoire internationale et l'histoire canadienne.

François Guérard enseigne l'histoire à l'Université du Québec à Chicoutimi depuis 2003. Spécialiste en histoire de la santé, il est membre chercheur du Centre interuniversitaire d'études québécoises (CIEQ). Depuis sa soutenance de thèse de doctorat à l'Université du Québec à Montréal et ses études postdoctorales à l'Université McGill, ses travaux portent essentiellement sur l'histoire des services hospitaliers et d'hygiène publique dans le Québec des XIXe et XXe siècles. Il s'est particulièrement penché sur les rapports sociaux établis autour de la mise en place de ces services. Il s'intéresse actuellement à l'histoire méconnue des hôpitaux à but lucratif et à celle des clientèles hospitalières, de même qu'aux transformations des discours relatifs à l'hygiène de vie au cours du XXe siècle. Ayant publié une synthèse d'*Histoire de la santé au Québec* et de nombreux articles, il rédige actuellement avec Aline Charles et Yvan Rousseau un livre sur l'histoire des hôpitaux au Québec.

Janice Harvey est professeure d'histoire au collège Dawson à Montréal. Elle a obtenu son doctorat en histoire à l'Université McGill en 2001. Membre du groupe de recherche du

Centre d'histoire des régulations sociales (CHRS), elle oriente ses recherches sur la pauvreté, la régulation sociale, le risque et la mise en place des services sociaux, plus précisément au sein de la communauté protestante de Montréal durant la période allant du XIXe siècle jusqu'au début du XXe siècle. Elle est codirectrice (avec Jean-Marie Fecteau) de l'ouvrage *La régulation sociale entre l'acteur et l'institution* (PUQ, 2005), dans lequel elle a rédigé un article sur l'interaction entre les familles et les directrices des institutions pour enfants à Montréal. Elle a aussi publié plusieurs articles sur le développement du réseau protestant des services sociaux, l'importance de la religion et les églises protestantes dans ce réseau, l'aide aux vagabonds, le choix des institutions comme modèle caritatif et le rôle des femmes dans la gestion des institutions charitables. Elle collabore actuellement (avec Jean-Marie Fecteau) au projet de l'INRS sur l'histoire régionale de Montréal. De plus, elle travaille à la rédaction d'un article portant sur la perception de la pauvreté et de la santé publique comme risque social. Enfin, elle entend publier un livre traitant des institutions caritatives pour enfants dirigées par des femmes à Montréal au XIXe siècle.

Passionnée d'histoire militaire, d'histoire des femmes et d'histoire de la santé, **Mélanie Morin-Pelletier** s'intéresse spécialement aux infirmières militaires canadiennes qui ont servi outre-mer pendant la Première Guerre mondiale. Sa thèse de maîtrise, primée par l'Université de Moncton, explore le vécu et l'expérience de guerre des infirmières militaires canadiennes à travers les témoignages qu'elles ont laissés. Cette thèse intitulée *Briser les ailes de l'ange. Les infirmières militaires canadiennes, 1914-1918* a été publiée aux Éditions Athéna en 2006. Plus récemment, l'auteure s'est penchée sur la réinsertion sociale des infirmières militaires canadiennes. Au printemps 2010, elle a soutenu avec succès une thèse doctorale novatrice qui examine la contribution des infirmières militaires montréalaises et torontoises à la société civile d'après-guerre. Ayant comme objectif d'étendre ses recherches au reste du Canada, Mélanie Morin-Pelletier a entrepris des études postdoctorales portant sur les infirmières militaires des Maritimes. Tout comme sa maîtrise et son doctorat, ses recherches postdoctorales bénéficient de l'appui financier du Conseil de recherches en sciences humaines du Canada.

Isabelle Perreault poursuit ses études postdoctorales à l'Institut Simone de Beauvoir de l'Université Concordia. Sa thèse de doctorat de l'Université d'Ottawa, intitulée *Psychiatrie et ordre social. Analyse des causes d'internement et des diagnostics donnés à Saint-Jean-de-Dieu dans une perspective de genre, 1920-1950*, fait ressortir les liens entre les discours des proches demandant l'internement d'une personne et les connaissances médicales justifiant la mise à l'écart de cette dernière selon des critères médicaux. L'auteure étudie actuellement les traitements psychiatriques de choc utilisés entre 1925 et 1955 dans cette même institution, plus particulièrement la lobotomie. L'étude des traitements permet de mettre en lumière la logique psychiatrique qui légitime les interventions physiologiques dans les cas de « maladies mentales ».

Julien Prud'homme est un historien associé au Centre interuniversitaire de recherche sur la science et la technologie (CIRST) et à l'Institut Santé et société de l'Université du Québec à Montréal, où il enseigne aussi l'histoire du Québec contemporain et l'histoire des sciences. Il a obtenu son doctorat au Département d'histoire de l'UQAM, en plus d'avoir effectué des séjours de recherche au Gorsebrook Research Institute de l'Université Saint Mary (Halifax) et au Centre Maurice-Halbwachs (École normale supérieure-École des hautes études en sciences sociales/ENS-EHESS, Paris). Ses principales publications portent sur l'histoire des professions de santé depuis le milieu du XXe siècle, ainsi que sur l'histoire de l'éducation et de l'État au Québec. Il travaille actuellement sur l'évolution des interventions et des identités professionnelles dans les secteurs de la déficience intellectuelle et de l'autisme, en collaboration avec l'Institut universitaire en déficience intellectuelle et en troubles envahissants du développement de l'Université du Québec à Trois-Rivières.

Christabelle Sethna est professeure associée à l'Institut d'études des femmes et à la faculté des sciences de la santé de l'Université d'Ottawa. Elle a publié de nombreux articles sur l'histoire de l'éducation sexuelle, de la contraception et de l'avortement. Elle a reçu le prix Riddell de la Société historique de l'Ontario pour le meilleur article en histoire de l'Ontario. Elle a complété une étude subventionnée par le Centre de recherches en sciences humaines (CRSH) sur l'impact de la pilule anticonceptionnelle sur les femmes célibataires canadiennes entre 1960 et 1980. Avec Steve Hewitt de l'Université de Birmingham, en Grande-Bretagne, elle a réalisé une étude sur la Gendarmerie royale du Canada et son espionnage des groupes de libération des femmes au Canada dans les années 1960 et 1970. Cette étude a attiré l'attention au pays et sera bientôt publiée. L'auteure travaille actuellement sur un autre projet subventionné par le CRSH qui porte sur les voyages passés et présents entrepris par les Canadiennes afin d'accéder à des services d'avortement.

Véronique Strimelle est professeure agrégée au Département de criminologie de l'Université d'Ottawa. Elle a complété une maîtrise en histoire en Belgique ainsi qu'un doctorat en criminologie à l'Université de Montréal. Formée à la médiation et à la gestion de conflit, elle poursuit actuellement des recherches sur divers aspects de la justice restauratrice, tant au plan théorique qu'empirique. Ses autres recherches étaient axées sur l'histoire des institutions d'enfermement pour mineurs, la réintégration sociale des personnes judiciarisées et les formes de contrôle postinstitutionnel.

Marie-Claude Thifault est professeure agrégée à l'École des sciences infirmières de l'Université d'Ottawa. Historienne spécialiste de l'univers asilaire québécois et canadien, elle est l'auteure de plusieurs articles sur l'enfermement asilaire au tournant du XXe siècle et est la coauteure du livre *Une toupie sur la tête. Visages de la folie à Saint-Jean-de-Dieu* (Boréal, 2007). Finaliste aux Prix littéraires du Gouverneur général, cet ouvrage est une contribution à l'histoire culturelle, plus précisément à l'histoire des sentiments en milieu institutionnel. Ses plus récentes recherches s'intéressent aux religieuses hospitalières les Sœurs de la Providence, fondatrices de l'École de gardes-malades de l'Hôpital Saint-Jean-de-Dieu, et à l'intégration d'un service professionnel de soins de santé spécialisé en médecine mentale et offert par des infirmières diplômées au sein de l'institution psychiatrique montréalaise. Elle pilote actuellement une étude appelée *Le champ francophone de la désinstitutionnalisation en santé mentale. Enjeux sociohistoriques, normes et pratiques 1920-1980* et subventionnée par les Instituts de recherche en santé du Canada (IRSC).

Cynthia Toman détient un doctorat en histoire de l'Université d'Ottawa. Elle a récemment pris sa retraite de son poste de professeure agrégée à l'École des sciences infirmières de l'Université d'Ottawa. Ses plus récentes publications sont *An Officer and a Lady. Canadian Military Nursing and the Second World War* (UBC Press, 2007) et *Place and Practice in Canadian Nursing History* (UBC Press, 2008), qu'elle a codirigées avec Jayne Elliott et Meryn Stuart. Ses principaux intérêts de recherche portent sur l'histoire des infirmières militaires, les technologies médicales, le travail des infirmières et l'histoire des soins de santé.

INDEX

A

Abitibi, 105, 137, 142, 151

accessibilité des services médicaux, 152, 156. *voir aussi* régions isolées

accouchement, 135, 153. *voir aussi* nourrissons

à domicile, 291-292

connotation spirituelle, 292

et autochtones, 277, 292-293

infirmières, 51, 112, 113, 272, 286

légalisation des sages-femmes, 272, 288-289

médicalisation, 275

naturel, 275-276

préparation, 290-291

réformes, 275

rituel de bénédiction, 293

sages-femmes, 271-272, 295

Acte concernant les écoles d'industrie, 17, 21

Acte concernant les écoles de réforme, 17, 21

AGMEPQ (Association des gardes-malades enregistrées de la province de Québec), 233, 234

alcoolisme, 239-240

alimentation

convalescents, 49

diète pour enfants, 42-43

enfants, 40, 41-42, 47

importance, 40, 41-42, 56

malnutrition, 43

nourrissons, 47

orphelinat, 40-42

pauvres, 50-51

allaitement, 45-46, 56. *voir aussi* nourrissons

Allemang, M., 157

Ambulance Saint-Jean, 69

American Association of Hospital Social Workers, 188-189

American Presbyterian Church, 51

Amérine (sœur supérieure), 233

Anderson, C., 276, 280

anesthésistes, 262

Anglican Church Home, 48

anglo-protestantes, 33-57, 254

Armstrong, P., 279-280, 282, 285, 295

Asile Saint-Anne, 212

Assistance publique, 137, 139, 141, 199

assistantes sociales, 10, 205-206, 207, 212, 213-214. *voir aussi* Hôpital Saint-Jean-de-Dieu ; professions paramédicales ; service social en santé

Associated Charities, 46

Association canadienne des travailleuses et travailleurs sociaux, 189

Association canadienne pour l'abrogation de la loi sur l'avortement (ACDA), 310

Association médicale canadienne, 310

associations caritatives. *voir aussi* bénévolat ; *les différentes associations*

enfants pauvres, 21

et femmes bénévoles, 36, 52, 60

et travail social, 203

financement, 37, 38, 44, 64

rôle, 60

structure, 37, 60

associations professionnelles, 188-189, 190, 231, 262, 263

assurance-maladie, 64, 155, 256

audiologistes, 251

Augustine (sœur), 230, 233
Augustines, 91
autisme, 257
autochtones, 87, 130, 131, 163, 272, 277, 292, 312
autonomie, 107, 119-120, 125, 129, 167, 252, 316
avancées technologiques, 230
avortement
    approche féministe, 298
    Arbortion Act, 301
    Association canadienne pour l'abrogation de la loi sur l'avortement (ACDA), 310
    Canadians for Choice, 313
    Caravane de l'avortement, 309-310
    clinique Morgentaler, 304-305
    comité d'avortement thérapeutique (CAT), 303-304, 308, 310, 312-313
    coût, 304-305, 308
    délais, 310
    en Grande-Bretagne, 300-301
    et militantisme, 309-310
    eugénisme, 301
    gouvernement Harper, 313-314
    Grande-Bretagne, 307
    historiographie, 299
    illégal, 300, 302
    inégalité d'accès, 305, 308, 312, 313
    légalisation, 303-304, 310-313
    Montréal, 304, 307
    Ottawa, 309
    projet de loi 34, 297
    récits, 302-303, 306-308, 310-311
    rôle des médecins, 310-311
    Society for Humane Abortion, 305-306
    thalidomide, 301, 303, 306
    thérapeutique, 299
    Toronto, 308
    tourisme de l'avortement, 298

Université McGill, 302
Vancouver, 309

B
Badgley, R., 310
Baldwin, R., 285
Barton, H. A., 111
Basset, J., 159
Bayly, L., 167
Beaudoin (garde), 146
Bell, I., 281, 282, 294
Bellefeuille, G. de (Dr), 209, 210, 239
bénévolat, 35-36, 59-60, 63, 73, 199. *voir aussi* associations caritatives; religieuses
Berger, B. M., 295
Bethune, N., 173-174
Bien-être social, 135, 207, 304
biomédecine, 276
Bolduc, Y., 297
Bonfield, 114, 116-117, 117f
Boschma, G., 8
Bouchard, G., 135
Bouglé, C., 11
Bourget, É. (Mgr), 21, 22, 81
Bourrassa, H., 96
Brown, F., 195
Burgess, M., 193
Burland J., 52-53
Bush, P., 280, 282, 294

C
campagne
    importance pour enfants, 41
    institution de Saint-Hubert, 25
campagnes
    antivénériennes, 194-198, 206
    collecte de sang, 70, 76-77
    éducation sanitaire, 36, 57, 195
    financement, 54
Campbell, A., 200
Canadian Association of Inhalation Therapists (CAIT), 262, 263
Canadians for Choice, 313

care, 257, 260, 261-262, 266
case-work, 189-190, 206
caste, 11
catholicisme
    mission spirituelle, 99
    propagation de la foi, 84-85, 86-88, 124
    relecture, 9
    social, 81
Central Convalescent Military Hospital, 202
Centre d'ergothérapie départementale, 248
Charles, A., 12, 79-102, 349
Chartres, F., 193
chimiothérapie, 236
chirurgie, 173, 174, 236, 255
choléra, 39, 40
City Improvement League, 55-56
classes sociales. *voir* rapports de classe
Claveau (Dr), 149, 150, 151, 155
Clegg, L., 167
clergé, 88-89, 92, 136, 137, 154
clientèle hospitalière, 82
Code des professions, 259
Cohen, Y., 9, 230-231, 252-253
collecte de sang, 70, 76-77
Collège des médecins du Québec, 297
Collège des médecins et chirurgiens (Québec), 128
Comission Castonguay-Nepveu, 151
Comission Montpetit, 207
Comission royale d'enquête, 96
commission Montpetit, 210-211
compétences, 9, 63-66, 71, 112, 146, 162, 168, 172-180
comportements sexuels déviants, 26-27
congrégations hospitalières. *voir aussi* Soeurs de la Providence
    contraintes territoriales, 90-91
    diversité des fonctions, 81
    effectifs, 93-94
    gestion de la main d'œuvre, 95-98
    implantation, 88-91
    rayonnement international, 83f, 84-86, 85f

Conseil national des femmes du Canada, 65
contamination, 40, 41
contextes de travail, 9
contre-culture, 273, 277, 283, 284-285, 295
convalescents, 82, 167-168
    aide aux infirmières militaires, 167
    Central Convalescent Military Hospital, 202
    Croix-Rouge, 66
    grands brûlés, 180
    hébergement par religieuses, 66
    hébergement pour femmes, 48-49
    Ladies' Benevolent Society, 49-50
    Murray Bay Convalescent Home, 41, 49
Copp, T., 178
Corporation des techniciens en inhalothérapie (CTIQ), 262, 263
Corporation des travailleuses sociales, 264
Council of Women. *voir* Montreal Local Council of Women
Cour des jeunes délinquants, 227
Courville, S., 133-134
Cousture, A., 127
crise des années 1930, 105, 133, 142-143, 209, 210, 218
Croix-Rouge
    collecte de sang, 70, 76-77
    Croix-Rouge Jeunesse, 75
    définition de la santé, 73
    et santé publique, 73-77
    évolution de la Société canadienne, 60-65, 124
    financement, 66
    formation infirmière, 109, 114-115, 124
    infirmières en région isolée, 106-107, 123-124
    liens avec les gouvernements, 70
    profil des infirmières, 106-107, 124
    programme de soins infirmiers, 74, 76
    rémunération infirmières, 118
    rôle, 9, 59-60, 62, 66, 69, 72
    secourisme, 76
    travail en temps de guerre, 65-73

travail en temps de paix, 73-77
travail féminin, 63
cure, 260, 261-262

D

Dagenais, M., 252-253
Daigle, J., 8, 12, 127-156, 349
Davies, M. J., 271-296, 349-350
Davis, E., 285
Davis, M. J., 13
Dean, H. E. L. (Daisy), 202-203, 204
déficients intellectuels, 212, 215, 218, 220
dégénérescence héréditaire, 208-209,
    214-215
délinquance
    cadre théorique, 18-20, 32-33
    comme problème social, 20, 32-33
    contamination, 24-25, 27
    définition, 17
    des jeunes filles, 22, 26-27, 31, 32
    législation pour mineurs, 21-22, 23
DeMarco, C. (Dre), 280, 282, 285, 295
déménagement
    Anglican Church Home, 48
    Centre de distribution de lait, 54
    Montreal Diet Dispensary, 51
    Montreal Founding and Baby
        Hospital, 47
    Montreal Ladies' Benevolent Society, 38
    Protestant Orphan Asylum, 37
    Sisters of St. Margaret, 50
    Sœurs du Bon-Pasteur, 25
démunis
    alimentation, 50-51
    asile, 209
    colons, 139, 155
    en région éloignée, 147
    femmes âgées, 48-49
    financement, 37, 139, 191, 209
    frais d'hospitalisation, 139-141
    hospitalisation, 191
    hygiène des mères, 52
    internement des enfants, 218-219
    internement des personnes âgées, 219

médicaments, 139
orphelins protestants, 37
placement des filles, 23
rôle des «ladies,» 39-40
vagabondage, 23-24, 217, 219
dentistes, 260
déplacements
    automobile, 119
    en région isolée, 119-120
    régions isolées, 148
    traîneau à chien, 119-120, 119f, 132f
déqualification, 265
désinstitutionnalisation, 230, 248, 250
Desloges (Dr), 206, 221
Desmeules, M., 13, 229-250, 350
déviance, 17, 26-27
Devlin, F. É., 209, 211, 225, 238-239
Dick-Read, G., 275, 285
diététistes, 10, 255
diplômes. *voir aussi* formation
    importance, 316
    infirmières, 10, 164, 189, 234-235,
        234f, 248, 258
    inhalothérapie, 262, 263, 264
    religieuses, 98, 231, 248, 264
    travail social, 189
dispensaires
    alimentation pour les pauvres, 50
    antivénériens, 187
    bénéficiaires, 148
    construction, 140
    dispensaire de Bonfield, 116-117
    distribution de médicaments, 86
    en zone isolée, 86, 106-107, 112
    financement, 141
    gestion bénévole, 36
    gestion infirmière, 148
    sans titulaire, 151
Dodd, D., 64, 131, 253
Dooley, C., 214
Driver, M. F., 238
Drummond, G., 50
Drummond, J., 50, 67
Duchemin, G., 128f

Ducpétiaux, É., 27
Duffin, J., 8
Dumont, M., 7
Dunant, H., 61
Durkheim, É., 18
Dyke, E., 190

E
Earles, R., 108
East General Hospital, 195
école d'industrie, 21-24
École de Chicago, 214
École de physiothérapie et de thérapie
    occupationnelle, 251
école de réforme, 21-24, 26-31, 212
École de service social de l'U. de
    Montréal, 199
École de service social de l'U. McGill, 199
École de technologie en thérapie par
    inhalation (ETTI), 262
École des gardes-malades, 230, 232, 233-
    237, 249
école Emmélie-Tavernier, 212
école Saint-Jean de Bosco, 212
éducation des enfants, 41, 75. voir aussi
    délinquance; réforme des filles
éducation des femmes, 197
éducation des mères, 52-53
éducation populaire, 55-57, 74, 87,
    195, 206
éducation sanitaire, 36, 74, 77
effectifs
    accouchements à domicile, 278
    couverture en région éloignée, 148
    Hôpital Saint-Jean-de-Dieu, 209-210,
        211, 241-242
    hôpitaux, 86, 255
    infirmières, 149-150
    infirmières de colonie, 139, 141-142,
        144f-145f, 149-150
    infirmières hospitalières, 201
    institutions religieuses, 81, 97-99
    professions paramédicales, 252, 257,
        264-265

religieuses, 93-94, 94f, 97-99, 101
religieux, 93
travailleuses sociales, 199
Église catholique, 79, 93, 99, 164
électrochocthérapie, 236
élites. voir aussi rapports de classe
    rôle dans soins de santé, 36, 44, 65
    vision de l'aide aux démunis, 39-40, 44
Elliott, J., 8, 12, 105-126, 131, 315, 350
enfants. voir aussi nourrissons
    idéologie des soins, 39-40, 41-43, 55
    regard sur l'enfance, 25-26
Enloe, C., 161
épidémies
    choléra, 39, 40
    en orphelinat, 40
    et aide aux orphelins, 39
    grippe espagnole, 73, 209
    scarlatine, 40
    typhus, 39, 40
    variole, 40
épidémiologie, 215
ergothérapeutes, 10, 71, 179, 251, 252,
    255, 256, 257, 259, 264
État. voir aussi financement;
    gouvernement (Québec);
    gouvernement fédéral
    aide aux démunis, 36
    aide aux orphelins, 39
    assurance-maladie, 64
    entretien des délinquantes, 22, 23
    et délinquance, 19, 21-22
    et hospitalières, 92, 96
    et infirmières, 194
    État-providence, 227
    financement des soins de santé, 225
    gestion des hôpitaux, 100
    intervention en soins de santé, 64, 70-71,
        92, 131, 207, 210
    paiement des frais d'internement, 221
    politiques sanitaires, 207
    rémunération des assistantes sociales,
        207
    rôle dans colonisation, 133-135

rôle dans formation, 256
rôle dans santé publique, 147
États-Unis. *voir aussi* contre-culture
  avortement au Canada, 300
  et Canadiens français, 84-85
  et Kootenay, 278
  exil vers Canada, 276-277, 279
  immigrants suédois, 111
  influence, 206, 226, 285-286
  législation de l'avortement, 305-306
  présence des hospitalières, 83f, 84,
    85f, 91
  réforme de l'accouchement, 275-277,
    279
  tourisme de l'avortement, 300, 311
été
  mortalité infantile, 53
  saison des maladies, 41
  vente de lait, 53
eugénisme, 299, 301, 304, 306
Evans, D. J. (Dr), 53
exercice physique, 39-40, 41

F
Fahmy-Eid, N., 10, 226-227
Far East Welfare Team, 71
Farr, L., 292
Fecteau, J.-M., 18, 19
Fédération du Québec pour le planning
  des naissances, 313
Fédération interprofessionnelle de la santé
  du Québec, 313
Female Benevolent Society, 37. *voir aussi*
  Montreal Ladies' Benevolent Society
féministes. voir accouchement ;
  avortement ; contre-culture ; sages-
  femmes
Ferguson, F., 169
filles « incorrigibles, » 25
filles « perdues, » 22, 26
financement. *voir aussi* campagnes
  activités, 67-68
  aliénés mentaux, 221
  Assistance publique, 137, 141

associations caritatives, 37, 44, 64
  colonisation, 138-141
  distribution de lait, 53-54
  école de réforme, 22, 29-30, 31
  formation, 192
  frais d'accouchement, 135
  hôpitaux, 225
  hospitalières, 88-89, 92, 100
  orphelinat, 39
  Plan Vautrin, 136-137
  refuge pour personnes âgées, 48
  rémunération des assistantes sociales,
    207
  services aux vétérans, 193-194
  travail social, 203
Finkbine, S., 306
Fitzpatrick, D., 108
Fletcher, M., 176
Forbes, M., 196-197
formation. *voir aussi* diplômes
  aide-soignants, 165
  Croix-Rouge, 192
  école d'infirmières, 190, 254
  école de gardes-malades, 254
  École des gardes-malades, 230, 233-237
  équipe thérapeutique, 247
  ergothérapeutes, 247
  hospitalières, 82, 230-231, 247-248
  hygiénisme, 192, 195, 197
  infirmière Croix-Rouge, 109, 114-115
  infirmière de colonie, 138
  infirmières en psychiatrie, 229-250
  infirmières militaires, 163-165, 201
  inhalothérapie, 262
  matériel éducatif (sages-femmes),
    283-284
  occupation thérapeutique, 238, 247-250
  professions paramédicales, 256-257,
    259, 262, 264
  religieuses, 98
  sage-femme, 281-288
  sage-femme communautaire, 278-279,
    281-288
  santé publique, 114

soins cliniques, 248
spécialisation, 230
travail social, 189, 192, 199, 201, 207,
    225-226
Fortin, D., 310
Fortin, G., 152
Foucault, M., 129
Foundling Hospital. *voir* Montreal
    Foundling and Baby Hospital
Fraser, E., 201-203, 204
Frères de la Charité de Saint-Vincent-de-
    Paul, 22
Friendless Emigrant Society, 39
fromage, 42
front pionnier, 86-87, 127. *voir aussi*
    régions isolées
Fulford, M., 48

G
Gagnon, M.-L., 138-139
Gamelin (Mère), 81
gardes-malades, 213, 229, 230-231. *voir
    aussi* infirmières
Gardner, J., 289
Gass, C., 197, 204
Gerber, D. A., 108-109
gestion féminine
    hospitalières, 80, 82-83, 88-90, 92,
        98-99, 101-102
    Protestant Infants' Home, 45
    travail social, 199, 202
Gingras, G. (Dr), 251
Glassford, S., 12, 59-76, 350
Godbout, 151
Gordon, P. H., 77
Gorham, D., 64
Gossage, P., 44
gouvernement (Québec). *voir aussi* État ;
    gouvernement fédéral ; législation
    aide aux orphelins, 38-39
    colonisation, 128-129, 135, 144f-145f
    entretien des délinquantes, 22
    et religieuses, 92
    frais d'internement, 221

projet de loi 34, 297
    réforme de l'enseignement, 256
gouvernement fédéral. *voir aussi* État ;
    législation
    assurance hospitalisation, 256
    assurance maladie, 256
    Guerre de Corée, 71-72
    légalisation de l'avortement, 303-304,
        305, 309-310, 311-312
    Seconde Guerre mondiale, 70-71
gouvernements provinciaux. *voir* État ;
    gouvernement (Québec) ; législation
Gowett, M (sœur), 240
Grace Hospital, 201
Grégoire, J. (Dr), 141
Grenier, G., 208
grippe espagnole, 73, 209
Groulx, H., 227
Guérard, F., 9, 12, 79-102, 210, 350-351
Guerre de Corée, 71-73
Guerre des Boers, 65-66
Gunn, J., 122
Gunn, J. I., 190

H
Haileybury (hôpital), 115, 122-123
Hamel, O. (Dr), 248
Harrison, J., 301
Harvey, J., 11, 35-57, 351
Harvie, M., 69
Hastings, C., 204
Heap, R., 8
historiographie. *voir aussi* sources
    avortement, 299
    histoire orale, 274
    professions paramédicales, 252-254
    sages-femmes, 274-275
    soins de santé, 231-232
    soins infirmiers, 231-232
Holland, L., 196-197
Home and School of Industry, 44-45
Hôpital chinois de Montréal, 87
Hôpital chinois de Vancouver, 87
Hôpital de Bordeaux, 212

Hôpital de Nelson, 294
Hôpital des Incurables, 96
hôpital général canadien
   n°10, 158f, 179
   n°15, 171, 171f
   n°4, 201-202
Hôpital Notre-Dame, 82, 254
Hôpital Royal Victoria, 59, 96, 198-199
Hôpital Saint-Jean-de-Dieu
   assistantes sociales, 205, 213-214, 225
   département de service social, 207, 226
   École des gardes-malades, 230, 232-233
   effectifs, 209-210, 211, 241-242
   évolution, 230-231, 249-250
   localisation, 229-230, 249
   mandat, 211, 213-214, 225, 230-231
   procédure d'admission, 209-210, 211
   séances de remotivation, 242f
Hôpital Sainte-Jeanne-d'Arc, 82
Hôpital Sainte-Justine, 82
hôpitaux de quarantaine, 82
hôpitaux généraux, 230
Hospital for Sick Children, 193, 195, 201
Hospitalières de Saint-Joseph, 91
hospitalisation
   assurance-hospitalisation, 149, 153
   frais, 135, 141, 148
   frais d'accouchement, 135, 153
   gratuité, 150, 153
How, J., 108
Hutnyk, J., 301
hydrothérapie, 236
hygiène. *voir aussi* hygiénistes
   formation des infirmières, 235
   hygiène mentale, 206, 212, 226, 234
   quartiers pauvres, 36, 52
   santé publique, 73, 131, 150, 196, 200
hygiénistes, 186, 189, 195, 202

I
idéologie
   accessibilité des soins, 152, 153
   aide aux démunis, 39-40, 56-57, 151
   aide aux soldats, 61-62

aliénation mentale, 208, 210
colonisation, 133-135, 151, 156
conditions sanitaires, 52, 56-57
conservatrice, 221
contre-culture, 273
dégénérescence héréditaire, 208
délinquance, 18-20, 26-27
eugénisme, 299, 301, 304, 306
féministe, 127
hygiène publique, 153
maladie mentale, 206, 212, 214, 220, 226
modernité, 152
nation canadienne-française, 84-85, 127, 132, 133-135, 152, 156
nursing, 9
oisiveté, 240
patriotisme, 68, 74, 161
rôle de l'État, 151
service social en santé, 188, 206, 214
soins aux enfants, 39-40, 41-43, 55
soins charitables, 9, 102, 316
soins de santé, 150-151, 221
soins professionnels, 9, 97-98, 102, 316
travail féminin, 63-64, 97-98, 102, 159-162, 180-181
illégalité
   avortement, 300, 302
   sage-femmes, 138, 280
   soins infirmiers, 128
image
   Croix-Rouge, 66, 68
   infirmières, 10, 66, 120-121, 232
   infirmières militaires, 160-161
immigrants, 36, 74, 87, 107, 108, 111
infirmières. *voir aussi* rapports de genre ; social service nurses
   accouchements, 135, 153
   compétences, 129, 157, 168
   conditions de vie, 139-140
   conduite automobile, 120
   de colonie, 132, 148-149, 149-150
   de district, 130, 156

de la Croix-Rouge, 74-75, 105-107, 112, 124
déplacements, 119-120
diplômes, 10, 66, 230
en régions éloignées, 186
et aide-soignants, 166-168, 180-181
et care, 266
et clergé, 137
et médecins, 115-116, 128-129, 136, 143, 150-151, 166-167, 178, 180-181
et travail social, 188-190, 191, 204
formation, 258
frais encourus, 139-140
historiographie, 159-162, 185-187
honoraires, 140, 153
image, 10, 105, 119-121, 157, 168, 180-181
infirmières militaires, 157-181, 185-186, 185-187
infirmières psychiatriques, 230-231, 249-250
médecine préventive, 147-148, 153
mission, 237
modèle britannique, 130-131
Montreal Diet Dispensary, 51
profil social, 165, 255, 258
qualités, 237
rémunération, 139-140, 233
rôle, 137-138, 158, 180-181, 193, 230, 240
rôle moral, 146, 152, 237
sages-femmes, 138
santé publique, 141
soins aux brûlés, 169-170, 175
stage professionnel, 235, 242-243, 249
stratégies de carrière, 266
sur le front, 109-110, 157, 165-172, 180-181
vente de médicaments, 139-140, 153
infirmiers, 163
inhalothérapie, 254, 262-264
Institut AMS-Hannah, 317
Institut de la Providence, 81

Institut Mont-Saint-Antoine, 22, 31
institution
assistantes sociales, 207-208
définition, 18
et acteurs, 18-20
et femmes bénévoles, 36
religieuses hospitalières, 80, 81, 94-95
rôle, 230
spécialisation, 212
transfert, 212
insulinothérapie, 236
internement
alcoolisme, 212, 216-217
aliénation mentale, 208-209, 216
asile, 208-210
augmentation des demandes, 25, 209-211, 210, 218
congés, 223-224
débauche, 216-217
désinstitutionnalisation, 230
enfants, 217
et régulation sociale, 26, 32
litiges familiaux, 217
malades chroniques, 219
prison de réforme, 21, 27
protection de l'enfance, 21, 27, 32, 224
réticences, 221
revenus familiaux, 221-223
rôle des familles, 24, 32, 217-221
Iverly Settlement, 54

J
Jaffrelot, C., 11
James, W., 206
jardinage, 41, 239
jeux pour enfants, 41, 56

K
Kaur, R., 301
Kellough, M., 178
Kelm, M.-E., 130
King, T., 131
Kingston, M. J., 193
Kinnear, M., 266

Kiriline, L. de
    accouchements, 113-114
    conditions de vie, 118-121
    correspondance privée, 106-107,
        116-118
    et Canadiens français, 123
    et Dr Dafoe, 105-106, 115-116
    et jumelles Dionne, 105-106
    formation, 109, 113
    identités, 107, 124-125, 126
    infirmière, 105-106, 112-118
    parcours, 109-111
    position sociale, 118, 120-124
    programme d'éducation, 114
    relation avec sa mère, 107, 116-118, 126
Kirkland Lake (hôpital), 115, 122-123
Klassen, P., 292
Kniseley, M., 200
Kootenay
    hôpitaux, 275
    Kootenay Childbirth Couseling
        Center, 293
    localisation, 272
    rôle, 272
Kremler, E., 292

L
Labonté, A., 205, 212, 213, 220
Labonté, G., 176
lait. *voir aussi* allaitement
    distribution, 36, 42, 47, 52-53
    et tuberculose, 51
    importance, 42, 51
    nourrissons, 47
    pasteurisation, 53
    vente, 53
Lamaze, F., 275
Lamont, P., 169, 173, 177
Lang, R., 275, 276, 280, 285
Lavallée, I., 157
LBS. *voir* Montreal Ladies' Benevolent
    Society
Leboyer, F., 275
législation

aide aux démunis, 36
aliénation mentale, 209
assistance médicale, 153
Assistance publique, 141, 199
assurance-hospitalisation, 153
assurance-maladie, 64
avortement, 303-304, 305, 310-313
campagnes antivénériennes, 195-197
Code criminel, 298-299, 303, 304
colonisation, 134-137, 134-140, 142,
    149, 150-151
délinquance, 21-22, 24
Loi de l'assistance publique du
    Québec, 199, 207
Loi sur la santé et les services sociaux,
    153
Loi sur les aliénés, 211-212, 216, 221
population asilaire, 212
projet de loi 34, 297
travail infirmier, 148
Lemieux, M., 140
LeRoy Miller, G., 74
Lessard (Dr), 135
Lévine, P., 129-130
logement, 36, 50, 56
oi de l'assistance publique du Québec,
    199, 207
Loi sur les aliénés, 211-212, 216, 221
Louise de l'Assomption (sœur), 205, 210,
    212, 225

M
MacDermot, L., 196
MacDonald, L., 186
MacDonald, M., 292
malades chroniques, 212, 219, 225
malades incurables, 96, 208, 211, 212, 225
maladie d'Azheimer, 257
maladies infantiles, 40
mandats, 9
Mann, S., 186
Mansell, D., 253
Martel, É. (Dr), 137, 146-147
Massachusetts General Hospital, 188

massage thérapeutique, 255
May Gaskin, I., 275, 284, 285
Mayer, R., 207
McAndrew, B., 178
McClintock, A., 130
McLeod, L., 193
McPherson, K., 8, 9, 131, 253-254
médecine préventive, 146-147, 149,
    206, 225
médecins. *voir aussi* rapports de genre
    et bénévoles protestantes, 51
    et distribution de lait, 52-53
    et infirmières, 115-116
    et infirmières de colonie, 128-129,
        136, 143, 150-151
    et infirmières militaires, 166-167, 178,
        180-181
    et orphelinats, 40
    et religieuses, 92
    visites aux nourrissons, 46
médicalisation, 129, 131, 230, 255, 275,
    276, 279
médicaments
    abortifs, 299
    achat par infirmières, 139-140
    administration, 236, 262
    avancées technologiques, 172-173
    consommation, 139
    contraceptifs, 299
    distribution, 86, 139-140
    gratuité, 153
    métrazol, 178
    pénicilline, 172-173, 175-178
    prix, 139-140
    thalidomide, 301, 303, 306
Melosh, B., 258
Meyer, A., 206
Mignault, M., 205, 212, 213, 214-221, 227
ministère de l'Agriculture, 149
ministère de la Colonisation, 137, 142-143
ministère de la Défense, 71
ministère de la Santé, 137, 141, 146-148,
    150-151, 195, 207
ministère du Bien-Être social, 207

ministère du Rétablissement civil des
    soldats, 192-193
Minville, E., 96
mission, 9, 81, 86-88, 99, 101, 237
modernité, 129, 138, 238
Montréal. *voir aussi* les différents hôpitaux
    clinique Morgentaler, 304-305
    gestion des hôpitaux, 82
    Hôpital chinois, 87
    participation des anglo-protestantes,
        35-57
    quartiers insalubres, 36, 56
    service social, 197-199
    social service nurse, 198
    Sœurs du Bon Pasteur, 17-32
    subvention de la ville, 53-54
    tourisme de l'avortement, 304-305
Montreal Diet Dispensary, 50, 56
Montreal Foundling and Baby Hospital,
    43f, 46-47, 52
Montreal General Hospital, 37, 193,
    196-197
Montreal Ladies' Benevolent Society, 37,
    38, 38f, 48-49
Montreal Local Council of Women, 36,
    47, 52-55
Moore Convalescent Home, 49
Moore, E. L., 187, 193
Morel, 214
Morgan, G., 122
Morgentaler, H., 304-305, 310, 311
Morin-Pelletier, M., 12, 185-404, 351
mortalité, 162
    épidémies, 40
    et avancées technologiques, 172
    et pénicilline, 173
    infantile, 52, 53, 56, 131, 142
    maternelle, 131, 314
    Montréal, 56
    nourrissons, 36, 45-46, 47, 114,
        150, 187
Murray Bay Convalescent Home, 41, 49
Murray, A., 200
Myles, M., 285

N

Nadeau, É. (Dr), 138-139
naissance. *voir* accouchement
Nansen, 110
National History Society, 52
nature féminine, 26-27, 63-64, 316
Nicolson, C. B., 166-167
Nightingale, F., 236, 316
Noël, O. (Dr), 209, 210, 211, 218
normes institutionnelles, 18
normes professionnelles, 131, 164. *voir aussi* professionnalisation
nourrissons
    abandon, 44, 45
    aide protestante, 44-47
    allaitement, 45-46, 56
    éducation des mères, 52
    mortalité, 36, 45, 47, 114, 150, 187
    prise en charge, 44-46
    soins, 52-53, 56, 272, 289
    vaccination, 45
Nouvelle-Zélande, 130, 138, 152
nursing, 9, 249
nutritionnistes, 51

O

Oates, F., 180
obstétrique, 275
occupation thérapeutique, 231, 232, 236, 237-240, 240f, 249-250
oculistes, 40
Odent, M., 275
Ontario. *voir aussi* Toronto
    Bonfield, 116-117
    campagne antivénérienne, 195
    cercles de sages-femmes, 284
    population suédoise, 121-122
    Wilberforce, 74
orphelins
    aide gouvernementale, 39
    et épidémies, 39-40
    et POA, 37-38
    et Sœurs du Bon-Pasteur, 22-23
orthophonistes, 251, 252, 256, 259, 264

Ouditt, S., 110
outils médicaux, 283-284

P

Palumbo, A., 271, 280-281, 282, 294
pansements
    fourniture aux hôpitaux, 59
    travail infirmier, 74, 166, 169-171, 179
Parr, J., 107
Patterson, J. L., 165
pauvreté. *voir* démunis ; quartiers pauvres
Payette, L., 10
Pelletier, M.-E., 28
pénicilline, 172-173, 175-178
Pense, B., 171
Pepper, E., 177
perfectionnement, 316. *voir aussi* diplômes
Perreault, I., 12, 205-228, 351-352
personnes âgées, 48-49, 219
Petitat, A., 94
physiothérapeutes, 10, 186, 251, 252, 255, 261
Pickles, K., 130
Pierson, R., 158
PIH. *voir* Protestant Infants' Home
Pinel, P., 237-238
Plan Bennett, 207
Plan Vautrin, 136-137, 142
plantes médicinales, 289-290
Platt, A., 19
Plumpre, A., 63, 122
POA. *voir* Protestant Orphan Asylum
Pomeroy, A., 198-199, 204
potagers, 42, 119, 239
Powell, M. G., 310
Prairies, 138
pratiques institutionnelles, 18
Première Guerre mondiale, 67-68, 109, 111, 131, 157-158, 210
prison de réforme, 21, 27
professionnalisation, 64, 69-70, 76-77, 98, 152, 238, 249, 258

professionnalisme, 124, 252, 253-254, 259, 265

professions paramédicales, 251-267. *voir aussi* assistantes sociales; diététistes; ergothérapeutes; physiothérapeutes; psychologues; travailleuses sociales
apparition du terme, 251, 254-255
care, 257-258
effectifs, 257
et infirmières, 10, 252-254, 257-258
et médecins, 257-258, 260-261
évolution, 254-257
féminisation, 264-266
formation, 264
histoire, 10
professionnalisation, 259

profil social. *voir aussi* rapports de classe
avortement, 303, 308
classe moyenne, 125, 303
infirmières, 255, 258
infirmières militaires, 165
ladies, 39
professions paramédicales, 255, 259
travail féminin, 125

Pronovost, B., 127

protection de l'enfance, 220-221

Protestant Infants' Home (PIH), 45

Protestant Orphan Asylum (POA), 37-38

Protestant Orphan's Home, 49

protestantisme. *voir* anglo-protestantes

Prud'homme, J., 13, 247, 248, 251-267, 352

psychiatrie. *voir aussi* Hôpital Saint-Jean-de-Dieu
aide paramédicale, 255
évaluation mentale, 245-247
formation infirmière, 233-234
manuel Riverin, 235-236, 246
militaire, 178-179
social work, 226
théories, 206, 214-215, 226, 227, 249

psychologues, 252, 255, 257, 259

psychothérapie, 179, 236

Pure Milk League, 52, 53

Q

qualités féminines, 9, 63-64, 146, 235-236, 237, 260, 316

quarantaine, 40

quartiers pauvres, 36, 52, 53

Québec. *voir* gouvernement (Québec); Montréal; Québec (province)

Québec (province), 82-85, 135, 139, 141, 147-148, 196-197, 209

R

rapports de classe
bonne société et démunis, 39-40
classes dominantes, 19
contrôle social, 19
image de la femme, 161-162
Kiriline, 121
peur des classes dominantes, 208
préjugés, 40
travail féminin, 40, 64, 160

rapports de genre
assistantes sociales, 227
dentistes, 260
en psychiatrie, 232
et compétences, 316
formation, 251
hygiénistes dentaires, 260
inégalité salariale, 265-266
infirmière, 119-120, 129-130, 136, 252-253
infirmière militaire, 72, 158-159, 166, 168, 180
infirmière/médecin, 247
infirmière/patient, 236
inhalothérapeutes/infirmières, 263-264
inhalothérapie, 262-264
médecine, 265
médecins/personnel auxiliaire, 254, 263
métier d'homme, 262-263
pensionnaires, 239-240
professions paramédicales, 10-11, 251-252, 252-254, 261
religieuses, 80, 92, 93, 101-102
religieuses/médecin, 247

rôle de l'État, 227
soins de santé, 7
Ratté, V. (Dr), 150-151
Rawling, B., 165
Ray, B., 281, 282, 294
réadaptation, 179, 243, 247-248, 251, 256
recherche en soins de santé. voir
    historiographie ; sources
réforme des filles. *voir aussi* école de
    réforme
    conversion, 30
    efficacité, 31-32
    étude, 30
    financement, 22, 29, 31
    objectifs, 26-27, 30-31
    punition, 28-29
    santé, 30
    silence, 28
    stratégies, 27-29
    travail, 29-30
régions isolées
    Abitibi, 127, 142
    colonisation, 133-135, 142
    conditions de vie, 118-121, 123-124
    déplacements, 119-120, 148
    dispensaires, 112, 113
    infirmières de colonie, 128-129,
        137-138, 140
    infirmières de la Croix-Rouge, 74,
        106-107, 112, 123
    missions hospitalières, 86-87, 88-90
    Ontario, 106-107, 116-117
    Québec, 127
    services infirmiers, 131, 143-146
    système économique, 133-135
régulation sociale. *voir aussi* Hôpital
    Saint-Jean-de-Dieu ; rapports de
    classe ; service social en santé
    définition, 20
    par internement, 26, 32
relations professionnelles. voir rapports de
    classe ; rapports de genre
religieuses
    « désintéressement, » 100

diplômes, 98
et médecins, 92
formation, 247-248
hospitalières, 80, 80f, 81-82, 93-94
légitimité, 97, 99
personnel rémunéré, 97-98
rôle, 9, 26, 31-32, 101, 247-248
travail collectif, 80
travail non rémunéré, 80, 97-98, 99
rémunération
    et indépendance financière, 10, 125
    et vocation, 316
    frais d'accouchement, 135
    indemnités pour orphelins, 39
    infirmière de la Croix-Rouge, 118, 125
    pour entretien des délinquantes, 22
    religieuses, 29-30, 80, 95-96, 97-98,
        99, 101
    sages-femmes, 282-283
    soins de la santé, 10
représentations. voir idéologie
respectabilité, 72, 119-120, 124-125, 307
Reverby, S., 258
Richmond, M., 206
Rogers, E. T., 194
Ross, B., 169
Rousseau, N., 131, 315
Royal Victoria Hospital. voir Hôpital
    Royal Victoria
Rutherdale, M., 130

S
Sacré-Cœur-de-Landes, 154
sages-femmes, 138, 271-296
Saint-Pierre, A., 96
salaire, 101
salubrité, 36, 40-41, 43, 50, 56
sanatoriums, 82, 238
Santa Cruz Birth Center, 275
santé des enfants, 30
santé publique
    Croix-Rouge, 62, 73, 74, 77, 114
    expertise infirmière, 74, 138, 141
    formation, 114

gouvernements, 64
importance, 73, 131
Montréal, 35, 44, 52
rôle de l'État, 147
Savage (Mme), 146
Savard (Mgr), 149
scarlatine, 40
Scott, J., 158
Seconde Guerre mondiale, 68-69, 157-158, 171-172, 174
Service de l'Assistance publique, 135, 139
Service des unités sanitaires, 149
Service médical aux colons, 128, 132, 141, 147, 150
Service provincial d'hygiène, 135
service social en santé
agences, 207
assistantes sociales, 205-206, 225-227
campagnes antivénériennes, 195-197
évolution, 187-195, 226
formation, 256
infirmières militaires, 186-187, 191-192, 200, 204
mandats, 193-194, 195-196, 200, 203, 206, 207
Montréal, 197-199, 204
pionnières, 191, 226
spécialisation, 204
Toronto, 200-203, 204
Sethna, C., 13, 297-314, 352
Sisters of St. Margaret, 46, 49-50
Slocan City, 280
Smellie, E., 185, 190
Smith, M., 131
social service nurses, 187, 191, 193-194, 196, 198, 200, 203
socialisation, 243
Société de colonisation du Québec, 149
Society for Humane Abortion, 305-306
Sœurs de la Charité de la Providence. voir Sœurs de la Providence
Sœurs de la Charité de Québec, 91, 97f
Sœurs de la Providence. voir aussi Hôpital Saint-Jean-de-Dieu

École de gardes-malades, 230, 233-234
financement, 221
gestion hospitalière, 84, 87, 91
manuel Riverin, 235-236
mission, 87, 89f
rémunération, 96
TEMM, 235-236
vocation spirituelle, 84
Sœurs du Bon Pasteur, 17-32
Sœurs grises, 39, 44, 46, 84, 91
Sœurs missionnaires de l'Immaculée-Conception, 86
Sœurs missionnaires de Notre-Dame-des-Anges, 91
soins aux brûlés, 169-170, 173, 175, 179-180
soins aux mères, 272, 289, 290. voir aussi allaitement
soins aux nourrissons. voir nourrissons
soins de santé. voir aussi historiographie ; sources
et médecine, 8
histoire, 7-10
idéologie, 9, 43-44, 55
soins médicaux, 230
Soucy, R. (Dr), 262, 263
sources
archives de la Défense, 159
archives médicales, 233
correspondance privée, 107-109, 159, 233
délinquance des filles, 20
dossiers infirmières militaires, 159, 186-187
dossiers médicaux, 241
entrevues, 132, 159, 273-274
historiographie, 159-162, 185-187, 206
historiographie francophone, 315
œuvres de bienfaisance protestantes, 37
rapports annuels, 233, 241
rapports de travail, 207-208, 233
Service médical aux colons, 132
spécialisation, 64, 188-192, 204
St. Andrews Military Hospital, 202

St. Michael Hospital, 195
Stephens, G., 199
Stephenson, B., 310
Stevenson, P., 283
stress post-traumatique, 173, 178-179
Strimelle, V., 11, 17-32, 352
Strom, P., 281
Stuart, M., 8, 79, 80, 112, 186
syndicats, 98, 99, 101, 258-259

T
technologie, 230, 248, 252, 255, 262-264
TEMM, 235, 237
Tennant, C., 177
thalidomide, 301, 303, 306
thérapie occupationnelle, 255
thérapies parallèles, 278
Thifault, M.-C., 7-14, 13, 229-250,
    315-317, 352-353
Tiller, G., 313
Tipliski, M., 231
Toman, C., 8, 12, 79, 80, 157-181,
    248, 353
Toronto, 190, 200-203. *voir aussi* les
    différents hôpitaux
sages-femmes, 277
Toronto East General Hospital, 280
Toronto General Hospital, 122, 190, 191,
    193, 195, 308
    formation en obstétrique, 113
Toronto General Hospital Training
    School for Nurses, 66
Toronto Neighborhood Workers'
    Association, 203
Toronto Western Hospital, 195, 197,
    201, 202
tourisme de l'avortement, 298, 300, 302-
    303, 311, 313. *voir aussi* avortement
Trail, 281
traitement moral, 231, 237-240
transfusions sanguines, 173-175
travailleuses sociales, 71, 72, 186, 188-189,
    199, 200, 204, 225-226, 252. *voir
    aussi* Hôpital Saint-Jean-de-Dieu;

service social en santé; social service
    nurses
Tremblay, M.-A., 152
trousse de sage-femme, 283
Trudeau, P.-E., 303, 309
typhus, 39, 40

U
Union catholique des cultivateurs (UCC),
    143

V
vaccination, 46
vagabondage, 23-24, 217, 219
Vancouver Birth Centre, 280
Vancouver Free Childbirth Education
    Centre, 276
Vancouver Women's Caucus (VWC), 309
Vancouver, hôpital chinois, 87
variole, 40
Verdun Protestant Hospital, 227
vétérans
    hospitalisation, 192
    pension, 214
    retour au pays, 238
    retour en famille, 192, 193, 204
Victorian Order of Nurses, 190
Villeneuve (Dr), 209, 247

W
Weldon, O. E., 193
Wellesley Hospital, 195
Whitby Military Hospital, 202
Wilberforce, 74
Wilkinson, M., 193-194
Winnipeg General Hospital, 191
Wood, P., 130
Woolsey, T., 174
Working Girls' Home, 49

Y
YWCA, 49, 50

Z
Zieger, S., 186